Classics in Psychiatry

This is a volume in the Arno Press collection

Classics in Psychiatry

Advisory Editor

Eric T. Carlson

Editorial Board

See last pages of this volume
for a complete list of titles

DIE

PSYCHISCHEN STÖRUNGEN

DES

KINDESALTERS

H[ermann] Emminghaus

ARNO PRESS

A New York Times Company

New York • 1976

Editorial Supervision: EVE NELSON

————◆————

Reprint Edition 1976 by Arno Press Inc.

Reprinted from a copy in Robert H. Goddard
  Library at Clark University

CLASSICS IN PSYCHIATRY
ISBN for complete set: 0-405-07410-7
See last pages of this volume for titles.

Manufactured in the United States of America

————◆————

Library of Congress Cataloging in Publication Data

Emminghaus, Hermann, 1845-1904.
    Die psychischen Störungen des Kindesalters.

    (Classics in psychiatry)
    Reprint of the 1887 ed. published by H. Laupp,
Tübingen.
    1. Child psychiatry. 2. Psychiatry--Early
works to 1900. I. Title. II. Series. [DNLM:
WS E54p 1887a]
RJ499.E423 1975   618.9'28'9   75-16701
ISBN 0-405-07428-X

DIE

PSYCHISCHEN STÖRUNGEN

DES

KINDESALTERS

VON

Dr. H. EMMINGHAUS,

PROFESSOR UND VORSTAND DER PSYCHIATRISCHEN KLINIK IN FREIBURG I.B.

———————

MIT 12 HOLZSCHNITTEN.

TÜBINGEN 1887.

VERLAG DER H. LAUPP'SCHEN BUCHHANDLUNG.

DRUCK VON H. LAUPP JR. IN TÜBINGEN.

Vorwort.

Die vorliegende Arbeit ist als der Druck schon vorgeschritten war wiederholt für längere Zeit unterbrochen worden. Besonders brachte meine Uebersiedelung von Dorpat nach Freiburg eine erhebliche Verzögerung der Beendigung des Manuscriptes zu Stande. So ist denn der erste (allgemeine) Theil der Arbeit in Wirklichkeit älter, als er nach der Jahreszahl des Titelblattes erscheint und in diesem Sinne bitte ich zu rechtfertigen, dass ein paar neuere Publicationen in demselben nicht berücksichtigt sind.

Die Darstellung trägt vor Allem den Interessen des Arztes ohne Rücksicht darauf, ob er Kinderarzt, Irrenarzt, Specialist auf dem Gebiete der Idiotenbehandlung sei, Rechnung. Specielle psychiatrische Auseinandersetzungen und Discussionen glaubte ich daher vermeiden zu müssen. Ueberall war ich bemüht, das Gesagte durch Vorführung von Beispielen zu beweisen und damit die doctrinäre Darstellung, welche leichter und kürzer gewesen wäre, zu umgehen.

Nur bei der Idiotie und der Hysterie, bei welchen die Vorführung von Beispielen zu Weitläufigkeiten geführt haben würde, habe ich von dieser Methode Abstand genommen und verweise bezüglich der Casuistik dieser ohnehin ziemlich bekannten und vielfach beschriebenen Störungen auf die angeführte Literatur.

Die Abbildungen typischer Fälle konnten leider, weil es dem Plane des Ganzen widersprach, nicht durch Lichtdruck wiedergegeben werden. Die Holzschnitte Fig. 1—6, am erheblichsten die so gut wie misslungene Fig. 4, sind weit hinter den Erwartungen zurückgeblieben, welche mir die Probeabzüge bei der Correctur erweckten. Die Schuld trifft den Maschinenmeister der Druckerei.

Das Original für den Holzschnitt Fig. 8 stellte mir Herr College Wildermuth in Stetten zur Verfügung und ich bitte ihn hier meinen herzlichsten Dank dafür entgegenzunehmen. Alle übrigen Figuren entstammen Fällen meiner Beobachtung.

Freiburg i./B., April 1887.

E.

Inhaltsverzeichniss.

Einleitung.

Zwei wichtige Disciplinen, welche im Laufe der Zeit zu selbstständigen Zweigen der Pathologie herangewachsen sind, theilen sich gegenwärtig in die Aufgabe die Lehre vom Irresein im Kindesalter zu fördern: die Kinderheilkunde und die Psychiatrie. Keine von beiden kann heute die in Rede stehende Krankheitsgruppe von ihrem Gebiete ausschliessen oder gar der andern zuweisen. Denn die Kinderheilkunde will alle Krankheiten des unerwachsenen Menschen erforschen, an welchem Organe oder Organsystem sie auch ablaufen, welcher Art, ob anatomisch nachweisbar oder funktionell sie auch sein mögen. Wo sie mit der Lehre von gewissen funktionellen Hirnkrankheiten wie Epilepsie, Eklampsie abschliesst, reihen sich ihrer Darstellung doch ganz unmittelbar und naturgemäss die Psychosen des Kindesalters an.

Die Psychiatrie wiederum hat die krankhaften psychischen Lebenserscheinungen des Menschen im Ganzen zum Gegenstand ihrer Forschungen gemacht; sie soll und sie will, wie sie das auch von jeher bewiesen hat, Rede und Antwort stehen über das Irresein des erwachsenen Alters, des Greisenalters, der Jugend und eben auch der Periode der Kindheit.

In der allumfassenden Krankheitslehre nehmen also die Kinderpsychosen zur Zeit ein Gebiet ein, auf welches beide Disciplinen zugleich gerechte Ansprüche erheben, welches gewissermassen ein neutrales Grenzgebiet zwischen denselben darstellt. Bei dem Eifer, ihr Wissen auf die grösstmögliche Höhe und Vollkommenheit zu bringen, der jeder Specialität eigen ist, dürfen wir wohl erwarten, dass die — bisher auch erfreulich friedliche — gemeinsame Arbeit der beiden Specialitäten auf dem Gebiete der Kinderpsychosen in der Zukunft reiche Früchte tragen, dass eine die andere fördern und ergänzen wird.

Eine Ergänzung der Forschung ist hier aber schon durch die Beschaffenheit des Materials vorbereitet. Denn wie ich schon einmal an anderer Stelle hervorgehoben habe und nachher auch von Anderen (Scherpf, Cohn, Möller) betont worden ist, sieht der Kinderarzt zahlreiche Fälle von Psychosen, die zu leicht, zu rasch verlaufen, als

dass sie in den Beobachtungskreis des Irrenarztes, in die Irrenanstalt,
gelangten. Der Kinderarzt aber beobachtet zahlreiche Fälle, wenn überhaupt, dann sicher nur flüchtig, für eine kurze Zeit, welche den weitaus
grössten Theil ihres Verlaufes in der Irren- (oder Idioten-) anstalt durch-
machen müssen, weil sie mit eigenthümlichen, der Behandlung in der
Familie nicht zugänglichen Symptomen einhergehen, oder in ihrem Verlaufe auf eine Decomposition der psychischen Verfassung hinarbeiten,
welche die Existenz in einem Privathause ganz unmöglich macht.

Es ist aber nicht nur die erwähnte Beschaffenheit des Beobach-
tungsmateriales, welches die beiden Disciplinen auf eine wechselseitige
Ergänzung ihrer Forschungen hinweist, auch die Methode der Beobachtung, die ganze Anschauung und Auffassung des Stoffes selbst ist
und kann nicht gleich sein in der Kinderheilkunde und in der Psychiatrie; dafür sind sie eben Specialitäten. Der Kinderarzt von heute ist
ebensogut Anatom und Physiolog wie Patholog und Hygieiniker des
K i n d e s a l t e r s; er kennt das K i n d, das gesunde wie das kranke, in
allen Lebenslagen, in seinen zahllos variirenden Typen. Um dieses täglich erneute und sich stetig erweiternde Wissen ist er dem Irrenarzte
voraus, wie es sein Beruf auch ganz nothwendig mit sich bringt. Ohne
nur darüber nachzudenken bildet er sich eine Psychologie s p e c i e l l
d e s K i n d e s a l t e r s aus und diese ist eine natürliche, nicht systema-
tisirte, sondern intuitive Psychologie, die, weit entfernt von haarspal-
tender Begriffsunterscheidung, die krankhaften Seelenzustände des Kindes in ihren Hauptbestandtheilen rhapsodisch erfasst und auch so beschreibt, wo sich Gelegenheit dazu bietet.

Der Irrenarzt ist wiederum Anatom, Physiolog, Patholog auf dem
Gebiete der Centralorgane des Nervensystems. Ihm ist die psychologische Detailarbeit, wo er Krankheitsbilder erforscht und entwirft, zur
andern Natur geworden. Da er aber unter hundert Fällen, die er stu-
diert und behandelt, kaum einen zu sehen bekommt, der ein kindliches
Individuum betrifft — von den Idiotenärzten sehe ich natürlich ab —
so ist er jedenfalls mehr Specialist in Hinsicht auf die anatomisch-phy-
siologischen Eigenschaften und Krankheiten der Centralorgane des Er-
w a c h s e n e n. Wenn ihm auch die psychischen Eigenschaften des Kindesalters sehr wohl bekannt sind — er handhabt sie doch nicht alltäglich, lebt nicht mit und in ihnen wie der Kinderarzt, an welchen sie
ohne weiteres und unaufhörlich herantreten. Weniger gewohnte Gesichtspunkte muss er heranziehen, von den Gedanken ganz abstrahiren,
welche ihm als Arzt die geläufigsten sind, wenn er ein psychisch krankes
Kind untersucht und beobachtet, weil das Seelenleben des Kindes im
gesunden wie im kranken Zustande ganz incommensurabel mit demje-

nigen des Erwachsenen ist. Die Psychologie, welche er in sich besitzt, ist, auf physiologischer Grundlage ruhend, vollkommen systematisch; sie unterscheidet scharf die einzelnen Eigenschaften und Processe des Seelenlebens und sie hat eine sehr ausgebildete Nomenclatur, welche die allgemeine Symptomatologie der Psychosen mit Recht beherrscht. Um dieses Wissen ist wieder der Irrenarzt dem Kinderarzte voraus.

Nicht blos mit der Auffassung der allgemeinen, hervorstehenden Züge des Krankheitsbildes einer Kinderpsychose wird sich der Irrenarzt begnügen, er wird tiefer auf die Analyse des Symptomencomplexes eingehen und alle einzelnen Elemente desselben in Massgabe seiner psychologischen Kenntnisse genau feststellen wollen. Dabei aber versagt fast allenthalben seine Psychologie und diejenige Nomenclatur, welche deren Begriffe vertritt. Das Kind ist schon nicht »vollsinnig«, wie der Erwachsene, die Moral, die Vernunft, die letzterem zugesprochen wird, geht ihm ab, und was sehr richtig Wille, freier Wille genannt wird, das kann dem Kinde gar nicht zugesprochen werden. Das Kind hat dagegen positive psychische Eigenschaften, welche diesen Negationen in seiner psychischen Gesammtverfassung die Wage halten, die bei den Erwachsenen spurlos verschwunden sind. Die physiologische Psychologie nimmt gemeinhin gar keine Notiz von diesen kindlichen psychischen Eigenschaften, da ihr Zuschnitt auf die Vorgänge und Zustände in der »Seele« des Erwachsenen genommen ist, sie besitzt daher auch keine Wortbegriffe, um diese natürlichen Phänomene zu bezeichnen; es mangelt ihr an Ausdrücken für die kleinen Aequivalente, die beim Kinde für die Moral, für die Vernunft, den freien Willen des Erwachsenen vorhanden sind. Wenn aber die physiologisch-psychischen Eigenschaften des Kindes noch nicht mit hinreichender Genauigkeit beschrieben und in Wortbegriffe gefasst sind, wie können da die Elementarerscheinungen der Psychosen dieser Lebensperiode psychopathologisch scharf zu isoliren und zu bezeichnen sein? Es bedarf eben einer neuen Ueberarbeitung des seit mehr als hundert Jahren angesammelten casuistischen Materials über Kinderpsychosen, um endlich eine allgemeine Symptomatologie derselben herzustellen. Darüber, dass eine solche noch nicht existirt, beginnen Psychiater [1]) wie Kinderärzte [2]) sich neuerdings zu beklagen. Die Psychopathologie wird diese Arbeit auf sich nehmen müssen. Der Kinderheilkunde wird sie dieselbe desshalb nicht zuweisen können, weil sie die Anomalien des Seelenlebens aller Entwickelungsstufen des Menschen zu erforschen hat und von ihr gerade die Trennung

---

1) Schüle, Handbuch der Geisteskranken. I. Aufl. S. 224. — Möller, Arch. f. Psych. u. Nkhtn. Bd. XIII. S 188 ff.
2) Cohn, Archiv f. Kinderheilk. Bd. IV. S. 43.

der krankhaften von den normalen psychischen Lebensäusserungen erwartet, ja gefordert wird.

Diese Leistung der Psychiatrie wird ganz sicher mit Anerkennung von der Kinderheilkunde aufgenommen werden und dieser die Mittel in die Hand geben, die zahlreichen Fälle sehr leicht und schnell verlaufender Psychosen des Kindesalters, die ihre Vertreter allein zu sehen bekommen, viel genauer zu studiren und deren Krankheitsbilder viel eingehender zu beschreiben, als es bisher möglich gewesen ist.

Wir sagten also nicht zu viel, wenn wir oben darauf hinwiesen, wie eine wechselseitige Ergänzung der Forschungen der Kinder- und Irrenärzte über die Psychosen des ersten Lebensabschnittes in der nächsten Zukunft reiche Früchte zu tragen verspricht, und wir knüpfen grosse Hoffnungen, ja zuversichtliche Erwartungen an dieses Zusammenarbeiten beider Disciplinen. Die Psychiatrie, die seit Anbeginn ihrer Selbstständigkeit das Studium der Kinderpsychosen nicht aus dem Gesichtskreis verloren hat, darf jetzt, seitdem in den letzten Jahren auch das Interesse der Kinderärzte diesem Gegenstande zugewendet ist, sicher darauf rechnen, dass sie neue der Erfahrung entnommene Aufschlüsse über die Pathologie der Kinderpsychosen von den Vertretern der Pädiatrie erhält. Denn die letzten werden gewiss bei dem reichen Material, das an gewissen Psychosen sich ihnen darbietet, manche von den Irrenärzten an vereinzelten Fällen gewonnenen Anschauungen zu läutern im Stande sein.

Begriff der Kinderpsychosen.

Ehe wir versuchen, den Begriff der Kinderpsychosen festzustellen und deren allgemeine Charakteristik zu geben, ist eine Vorfrage zu erledigen.

Kindheit ist die physiologisch scharf gekennzeichnete Lebensperiode von dem Augenblick der Geburt bis zur beginnenden Geschlechtsentwickelung und so gehören a l l e in diese Lebensperiode fallenden Psychosen in das Bereich unserer Betrachtungen. Die Anzahl der zurückgelegten Lebensjahre entscheidet da, wo die Grenze der Kindheit gegen die Jugend in Frage kommt, keineswegs. Wir halten uns streng an die somatischen Eigenschaften der Entwickelung und Differenzirung des Geschlechtstypus.

Wenn bei auffallend frühzeitigem Eintritt dieser Wandlung Irresein beobachtet wird, so fällt dasselbe t r o t z d e r n i e d e r e n J a h r e unter den Begriff der P s y c h o s e n d e s J u g e n d a l t e r s. Umgekehrt gehören a l l e Geistesstörungen bei solchen Knaben und Mädchen, die durchaus

kindlichen Habitus darbieten, selbst wenn dieselben **17, 18 Jahre alt sein sollten**, zu den Kinderpsychosen. Mit dieser Erklärung wenden wir uns den folgenden Erörterungen zu.

In einer Zeit, in welcher die wissenschaftlichen Interessen der ganzen medicinischen Welt der Anatomie, Physiologie und Pathologie der Centralorgane des Nervensystems zugewendet sind, bedarf es wenigstens keiner langen Auseinandersetzungen darüber, dass die psychischen Lebenserscheinungen Funktionen der Grosshirnrinde, die psychischen Störungen also gleichwerthig mit Krankheiten dieses Organes sind. Es darf auch als allgemein bekannt vorausgesetzt werden, dass die mit Geistesstörungen, Seelenstörungen, Psychosen bezeichneten Symptomencomplexe nichts anderes sind als Krankheitsbilder a u s g e b r e i t e t e r, — diffuser — Affektionen der Corticalsubstanz des Grosshirns, welche für die pathologische Untersuchung entweder als grob anatomische, oder als histologische oder als chemische Krankheiten nachweisbar sein können. Von diesen in ihren einzelnen Formen sehr vielgestaltigen und zahlreichen Krankheiten decken sich zur Zeit nur einige, ja eigentlich nur eine Gruppe derselben mit bestimmter fassbaren Symptomencomplexen, nämlich die verschiedenen Formen der Atrophie der Corticalsubstanz des Grosshirns, denen die Krankheitsbilder des Blödsinns entsprechen. Eine grosse Anzahl uns heute bekannter diffuser Veränderungen der Hirnrinde harrt dagegen noch der sicheren Begründung ihrer Symptomatologie und die meisten der von Alters her bekannten psychopathischen Krankheitsbilder können wir gegenwärtig nur als corticale Erkrankungen des Grosshirns überhaupt ansprechen, ohne aus deren Erscheinungen einen annähernd zutreffenden Schluss auf die in dem Organ der psychischen Verrichtungen ablaufenden Krankheitsprocesse wagen zu dürfen.

Die Erfahrung erweist fernerhin, dass in manchen Fällen selbst sehr schwerer psychischer Störungen keinerlei unseren dermaligen Hilfsmitteln erkenntliche Veränderung der Grosshirnrinde nachweisbar ist. Es besteht hier dasselbe Verhältniss zwischen postmortalem und vitalem Befunde, wie bei gewissen Krankheiten anderer Abschnitte des Nervensystems, der Oblongata, des Rückenmarks, des Sympathicus und der peripherischen Nerven einschliesslich der Sinnesorgane. In allen diesen Theilen können, wie allgemein bekannt ist, eklatante, selbst die schwersten Störungen lokalisirt sein, ohne dass der genauesten Untersuchung eine mikroskopische oder chemische Anomalie des Organes nachweisbar wäre. So spricht und lehrt man denn wie in der Pathologie dieser Nervenapparate, so auch in derjenigen der Hirnrinde noch nothgedrungen von funktionellen (dynamischen) Störungen. Die Hoffnung, dass diese

Gruppe von Krankheiten mit der Zeit immer mehr sich reduciren werde, ist bei der regen rüstigen Arbeit, welche die Neuzeit auf dem Gebiete der Neuropathologie entfaltet, wohl berechtigt.

Die Anforderungen aber, welche der wissenschaftlichen Medicin aus ihrem Mutterboden, der Praxis, erwachsen, gestatten uns nicht, der Erfüllung dieser Hoffnung einfach abwartend entgegen zu sehen. Auch wenn wir keine Vorstellung von den ihnen zu Grunde liegenden Vorgängen haben, müssen wir die unserer Erkenntniss unabweislich als krankhafte sich darstellenden Lebenserscheinungen zergliedern und allgemein-phänomenologischen Gesichtspunkten unterordnen lernen. In dieser Analyse ganz bestimmter mit Regelmässigkeit der unbefangenen Beobachtung sich darbietenden Symptome und dem durch einfache Erfahrung geleiteten Aufbau von Krankheitseinheiten aus denselben besteht die gegenwärtige Psychopathologie; sie ist sich stets bewusst, an welchem Organe die sie beschäftigenden, ihr Existenz verleihenden, Krankheiten ablaufen, aber sie gesteht ihre Unkenntniss wie von dem eigentlichen Wesen der psychischen Processe, so auch von demjenigen ihrer krankhaften Abänderungen offen ein. Die zum Theil sehr scharfsinnigen Hypothesen über die Natur der unter normalen und pathologischen Verhältnissen in den Gewebselementen der Hirnrinde ablaufenden Vorgänge sind ihr nichts als Calcül, dem allein das wissenschaftliche Bedürfniss nach einer einheitlichen Auffassung der Naturerscheinungen Halt gewährt.

Selbstverständlich musste diese Disciplin als ihre erste Aufgabe die Feststellung des Begriffes »psychische Störung« betrachten. Wenn sie zu der Erklärung gelangte, dass unter psychischer Störung alle Symptomencomplexe zu verstehen sind, welche sich aus Anomalien der geistigen Gefühle (des Gemüths), des Vorstellens und des Wollens zusammensetzen, so ist damit nur die psychische Störung der Erwachsenen gemeint.

Die Masse der Irreseinsfälle gehört bekanntlich dem erwachsenen Alter an; die Zahl der Fälle kindlicher Seelenstörung ist jenen gegenüber geradezu unmerklich. Jene ist also das Prototyp der geistigen Störung. Und dass sie folgerichtig auch als Prototyp bei der Definition wirkt, beweist der Umstand, dass als Merkmal die Anomalien des Wollens angeführt werden. Unmöglich konnte die Psychopathologie, berücksichtigte sie bei der Definition der Geistesstörung auch diejenige des Kindesalters, dieses Kennzeichen derselben anführen. Aus dem Mangel anatomisch-physiologischer Grundlagen für ihre wissenschaftliche Organisation erwächst ihr die Aufgabe, die lediglich ihrer Aeusserung und ihrem Ablaufe nach unterschiedenen psychischen Lebensäusserungen unter einander scharf zu trennen, im Gebrauche der entsprechenden Bezeichnungen aber genau und consequent zu sein. Mit der physiologischen Psychologie versteht sie unter Wollen im strengen Sinne des Wortes das zweckbewusste, von Motiven bestimmte Handeln und Unterlassen, dasjenige Wollen, dem im praktischen Leben Freiheit zuerkannt wird. Diese geistige Fähigkeit erkennt die Psychiatrie in Uebereinstimmung mit dem bürgerlichen und dem Criminalrecht, wie überhaupt, so besonders, wenn sie in foro auftritt, dem kindlichen Menschen vollständig ab. Sie kann also nicht so inconsequent sein, die psychische Störung des Kindesalters dann mit einzuschliessen, wenn sie Seelenstörungen als Symptomencomplexe definirt, die sich zusammensetzen aus Anomalien des Gemüthes, des Verstellens — und des W o l- l e n s. Es ist nöthig noch einen Augenblick bei diesem Gegenstand zu verweilen.

Beim Erwachsenen sind die psychischen Processe zu einem gewissen Gleichgewichte gelangt und desshalb spricht man von einer harmonischen Wechselwirkung derselben unter einander. Die geistige Störung hat man die Störung dieses Wechselverhältnisses genannt und diese Bezeichnung ist nicht etwa nur eine einfache Tautologie. Eine höhere massvolle Einheit organischer, dem Bewusstsein als Gefühle, Vorstellungen, Erkenntnisse, Entschlüsse sich kundgebender Vorgänge, ist das geistige Leben des Erwachsenen. Das Wesen dieser Vorgänge besteht in dem Ineinandergreifen von Erregungen und Hemmungen innerhalb der Nervencentralorgane, welchen die empirische Psychologie in den Bezeichnungen moralische Gefühle, Vernunft, freie Willensbestimmung Ausdruck verlieh. Geistige Störung des Erwachsenen vernichtet ausnahmslos eine, zwei oder alle drei dieser psychischen Fähigkeiten, und an diesen Defekten wird sie im Einzelfalle nachgewiesen und demonstrirt. Die psychische Gesundheit des Erwachsenen kann also nur in dem Vorhandensein dieser Fähigkeiten bestehen. Anders ist es mit der psychischen Gesundheit des Kindes.

Nicht mit Unrecht hat man von dem Geisteskranken behauptet, dass er auf die Stufe des kindlichen Menschen überhaupt zurücksinke. Ist damit der bündige Beweis geliefert, wie man ihn einfach als Erwachsenen setzt, so ist auch zugleich erwiesen, wie gross der Unterschied zwischen unseren empirischen Vorstellungen vom geistigen Durchschnittstypus des Erwachsenen und des Kindes sei. Denn der geistige Gesammtzustand, der für dieses normal ist, gilt, wenn er jenem eigenthümlich wird, auch gleich für krankhaft. Mit einem Worte, das Gleichgewicht der psychischen Funktionen, welches stillschweigend bei jedem Erwachsenen vorausgesetzt wird, fehlt dem kindlichen Menschen. Und warum?

Von den geistigen Gefühlen, die dem Erwachsenen als fertige psychische Eigenschaften zukommen, sind in der ganzen Kindheit wachsenden Keimen gleich, erst in Entwickelung begriffen die ästhetischen und moralischen Gefühle. Sie gestatten dem Selbstgefühl des Kindes freies Walten und desshalb tritt im psychischen Gesammtzustand der Kinder der nackte Egoismus scharf hervor. Von den Vorstellungsprocessen sind die Wahrnehmungen, die Richtung der Aufmerksamkeit auf die Sinnenwelt, Gedächtniss, Erinnerung und namentlich die Thätigkeit der Phantasie in der Kindheit übermächtig über das Denken in abstrakten Begriffen, das richtige Urtheilen und Schliessen. Daher sind die Kinder der Sinnlichkeit hingegeben, »zerstreubar«, bei lebhaftem Merken und leichtem Erinnern, bei frischem »Verstande« mangelt ihnen die »Vernunft«. Endlich gibt es nur Begehrungen und Strebungen in der Kindheit, wie schon erwähnt, kein Wollen, welches mit vernünftigen Motiven jene regulirt, also verwirklicht oder hemmt. Daher ist das Handeln oder Unterlassen der Kinder eigenartig, von dem starken Selbstgefühl, das ihnen ja als normaler Zug zukommt, bestimmt, nur auf Gewinnung, Erhaltung subjektiver Lustzustände, auf Vermeidung subjektiver Unlust gerichtet. Zu alledem haftet der Aktivität des kindlichen Seelenlebens noch ein hoher Grad von Leidenschaftlichkeit an, die den Mangel an Vernunft (Principien) und in diesem enthaltenen Mangel an freiem Wollen wieder deutlich aufzeigt. Völlig unvergleichbar (S. 2) sind daher die psychischen Gesammtzustände der Kinder mit denjenigen der Erwachsenen.

Die Vorstellungen, welche die medicinische Anschauung aus unzähligen Erfahrungen an ebenso unzähligen Individuen von dem geistigen Durchschnittstypus der Kinder gewonnen hat, gehen aber noch viel weiter als die soeben mit wenigen Worten versuchte Charakteristik des psychischen Gesammtverhaltens des Kindes.

Wir besitzen schematische Vorstellungen von dem geistigen Durchschnittstypus des Kindes in den ersten Wochen, Monaten, von dem Kinde, das ein halbes Jahr, ³/₄ Jahr, ein Jahr und herauf bis zu 13 und 14 Jahre alt ist. Wir besitzen in uns weiterhin Vorstellungen von dem geistigen Typus der Knaben und der Mädchen auf den einzelnen Stufen der Kindheit; sie sind natürlich in wenigen Sätzen nicht zu beschreiben.

An diesen uns aus der Erfahrung erwachsenen, indessen ideal gewordenen Vorstellungen messen wir die im Einzelfalle beobachteten psychischen Lebenserscheinungen ab, wobei wir zahlreiche Varietäten (gutartige, wilde, geistig etwas träge, regsame Kinder, mädchenhafte Knaben, knabenhafte Mädchen etc.) unberücksichtigt lassen.

Aus der Vergleichung der psychischen Lebenserscheinungen gege-

bener kindlicher Individuen mit jenen Durchschnittstypen treffen wir
die Entscheidung, ob normale oder nicht normale geistige Eigenschaften
vorliegen. In den Fällen, in welchen erhebliche Abweichungen vom
Durchschnittstypus der betreffenden Altersklasse auffallen, ist diese
Entscheidung leicht und sie geht immer dahin, dass psychische Krankheit besteht. Die leichteren Abweichungen aber bieten gewöhnlich
grosse Schwierigkeiten für das ärztliche Urtheil. Die Flüssigkeit der
Uebergänge zwischen Gesundheit und Krankheit ist nirgends schärfer
als auf dem Gebiete der psychischen Lebenserscheinungen ausgesprochen. Wo nun gar noch wie in der Kindheit und der Jugend keine länger dauernde Gleichmässigkeit der geistigen Verfassung besteht, sondern ein unaufhörlicher Wechsel einzelner Zustandsformen stattfindet,
deren Eintritt natürlich nicht an Tag und Stunde gebunden ist, da muss
der mittleren Breite geistiger Gesundheit ein ungewöhnlich grosser
Spielraum zugestanden werden. Aber wir müssen danach ringen, die
völlige Vermischung der Begriffe geistiger Gesundheit und Krankheit
zu verhüten, und nicht ganz fehlt es an Anhaltspunkten zur Zurecht-
findung auf diesem schwierigen Gebiete.

Wir kennen g e i s t i g e A b n o r m i t ä t e n der Kinder, länger
dauernde und eben desshalb auffallende Abweichungen vom geistigen
Durchschnittstypus und dessen Abwandelungen nach der Altersstufe und
dem Geschlecht, die weder einfache Varietäten geistiger Zustände noch
Psychosen sind. Der in der Kindheit ablaufende geistige Entwickelungsprocess, dessen einzelne Phasen jene wohlbekannten Alterstypen der
Knaben und Mädchen, Elementen gleich, vorführen, ist doch nichts anderes, als das Produkt aus geistigen Einflüssen (psychischen Lebensrei-
zen) und individueller Anlage.

Gerade auf dem Vorwiegen des einen oder des andern dieser Faktoren beruhen die geistigen Abnormitäten der Kinder. Daher unterscheiden wir zwei Arten derselben.

Der oben erwähnte Mangel an Gleichgewicht der psychischen Processe, der Mangel an fester Individualität, Charakter oder wie man es
nennen will, ermöglicht es, dass s t a r k e u n d n a m e n t l i c h a n h a l-
t e n d e p s y c h i s c h e B e e i n f l u s s u n g der Kinder geistige Zustandsformen hervorbringt, die kein Mensch für krankhaft hält, aber jeder
doch für ungewöhnlich erklärt, weil sie d e u t l i c h v o m D u r c h-
s c h n i t t s t y p u s n a c h A l t e r s s t u f e u n d G e s c h l e c h t u n d d e s s e n
S p i e l a r t e n a b w e i c h e n. Diese Abnormitäten sind immer einseitig,
d. h. sie betreffen das Gemüth, oder das Vorstellen und Denken, oder
gewisse Begehrungen und Strebungen allein, stören an sich nicht die
Funktionen des Gesammtorganismus (nur indirekt etwa durch üble Ge-

wohnheiten, die sie involviren) und sie weichen ziemlich rasch der Beseitigung des ursächlichen Momentes. Auf diesen Umstand fällt das
Hauptgewicht, weil er die Genese des abnormen Zustandes zeigt. Damit
steht im Einklang, dass derartige abnorme Kinder sich im Uebrigen,
nämlich abgesehen von der Gruppe ungewöhnlicher psychischer Lebenserscheinungen in der Regel als ächte Kinder ihrer Altersstufe und ihres
Geschlechts erweisen. Diese abnormen geistigen Zustände sind lediglich
als Varietäten der psychischen Entwickelung desshalb nicht zu erachten,
weil nicht ausnahmslos bei Einwirkung jener Einflüsse auch die unge-
wöhnlichen (daher abnorm geheissenen) psychischen Zustände resul-
tiren. Ein gewisses, so zu sagen geistiges Trägheitsmoment schützt
manche Kinder gegen diese Wirkungen bezw. vor den Folgen derselben,
andere aber nicht. Es gehören in diese Kategorie von Abnormitäten die
Frühreife des Gemüthes (Sentimentalität, Weltschmerzlichkeit) der Kinder, welche durch viel häusliches Unglück und pessimistische Weltauf-
fassung der Eltern, Pfleger etc. entsteht; die Frühreife einziger Spröss-
linge, bejahrter, zumal kränklicher und reicher Leute, die in einer
ängstlichen, an Hypochondrie mahnenden Aufmerksamkeit auf die eigene
Person in Angelegenheiten der Gesundheit sich offenbart; die intellectuelle Frühreife einsam unter lauter Erwachsenen lebender Kinder; die
sexuelle Frühreife des kindlichen Geisteslebens, welche durch schlechte
Einflüsse entsteht; der ebenso entstandene Hang zur Unehrlichkeit, zu
schlimmen Handlungen; das Maass des Uebermuthes, den die Flegeljahre mit sich bringen, überschreitende Wildheit und Unbotmässigkeit
der Knaben, welche auf laxer Erziehung beruht, u. dgl. mehr.

Anders verhält es sich mit den psychischen Abnormitäten der Kin-
der, welche dem U e b e r w i e g e n d e s a n d e r n, d i e g e i s t i g e E v o-
l u t i o n b e e i n f l u s s e n d e n F a k t o r s, d e r i n d i v i d u e l l e n A n-
l a g e nämlich, ihren Ursprung verdanken. Hier findet sich kein ungewöhnlicher psychischer Einfluss. Es mögen ganz alltägliche geistige
Existenzenbedingungen um das Kind herrschen, und doch fügen sich
die psychischen Zustände, die dasselbe auf verschiedenen Altersstufen
erkennen lässt, mithin dessen geistiger Entwickelungsprocess durch längere Zeiten hindurch, nicht den bekannten Durchschnittstypen nebst
allen Varietäten, die dieselben zulassen. Vorgänge dieser Art sind schon
oft als psychisch krankhafte Störungen der Kinder beschrieben worden.
Und in der That hier ist die Entscheidung, ob Psychose — Erkrankung
des Geistesorgans, der Hirnrinde — vorliege, ob sie ausgeschlossen sei,
oft im gegebenen Falle schwierig, selbst unmöglich. Es mischen sich
die Erscheinungen, aus welchen wir auf die geistige Gesundheit der
Kinder schliessen, mit denen der Psychose bis zur Unkenntlichkeit; die

Flüssigkeit der Uebergänge zwischen den nun einmal doch als Gegensätze dastehenden Begriffen Gesundheit und Krankheit, hier tritt sie energisch hervor.

In diese Kategorie von abnormen Zuständen gehören die spontane, nicht in unsinniger Treibhauscultur begründete, intellektuelle Frühreife der sog. Wunderkinder, die später oft Idioten werden; Verzögerung (Stillstand) der geistigen Entwickelung, zusammenfallend mit dem spontanen Hervortreten gewisser Neigungen und Fertigkeiten (zum Rechnen, zur Musik, zum Zeichnen, zu mechanischen Arbeiten etc.) die ebenfalls nicht selten in Imbecillität übergeht; auffallend ernste, aus den das Kind treffenden psychischen Einflüssen nicht erklärliche, Gemüthsart, welche in nicht wenigen Fällen habituell melancholische Verstimmung nach sich zieht; das frühzeitige Erwachen geschlechtlicher Regungen und Neigungen, die instinktive Bosheit, welche unter günstigsten Lebens- und Erziehungsverhältnissen auftretend, Verdacht auf beginnende degenerative Psychosen erwecken müssen; das stille träumerische, energielose Wesen mancher rationell erzogener Kinder, das mit Hang zur Einsamkeit und Phantasterei verbunden ist und oft der Sander'schen Form der primären Verrücktheit späterer Lebensstufen antecedirt.

Die Psychopathologie des Kindesalters muss sich mit diesen immer ernst zu nehmenden abnormen Geisteszuständen unbedingt beschäftigen; nicht kann sie dieselben desshalb bei Seite lassen, weil sie nicht als notorische, voll ausgebildete Geisteskrankheiten des Kindesalters hingestellt werden können. Der Charakter der Gefahr, der ein wesentliches Merkmal der krankhaften Störung ist, haftet doch unstreitig diesen Zuständen an, welche oft genug nur sog. unreife, d. h. erst um die Periode der Geschlechtsentwickelung oder noch später erst fertig vorliegende, dann erst »gezeitigte« Seelenstörungen darstellen. Aber manche dieser abnormen Kinder entgehen doch dieser Gefahr, nämlich der Gefährdung der geistigen Gesundheit späterer Lebensperioden, und entwickeln sich zu normalen Männern und Frauen. Desshalb und weil die Abweichung vom Durchschnittstypus geistiger Entwickelung in der Kindheit doch nicht hochgradig ist, können wir diese Zustände nicht schlechthin als Kinderpsychosen bezeichnen.

Entschieden krankhaft ist dagegen die Abweichung vom Durchschnittstypus und als Seelenstörung, Geistesstörung, Psychose des Kindesalters zu bezeichnen, wenn die geistigen Gefühle (Gemüth) das Vorstellen, das Begehren und Streben zugleich, erheblich und besonders für längere Dauer alterirt sind, so dass die Wiederkehr des regelmässigen Zustandes verzögert ist.

Die Geistesstörungen sind meistens Krankheiten von längerer Dauer, die sich oft auf viele Jahre, ja auf die ganze Kindheit (und noch über diese hinaus) erstrecken. Es gibt aber auch ganz kurz dauernde psychische Störungen der Kinder, wie die pathologischen Affekte, die gerade desshalb transitorische genannte Tobsucht, der Raptus melancholicus solche vorführen. Hier scheint allein die Intensität für die Erkennung auf krankhafte Geistesstörung entscheidend zu sein. Es dürfte aber schwer halten, aus dem Erscheinungscomplex allein diese Entscheidung mit Sicherheit zu treffen; denn heftige Affekte sind im Kindesalter wegen der herrschenden Leidenschaftlichkeit gewöhnliche Vorkommnisse, wilde Unartigkeit — Sich wie rasend geberden —, brüske Verzweiflungsausbrüche sind im Ganzen keine Seltenheiten. Es ist aber bekanntlich eine Eigenschaft des kindlichen Geistesorganes, dass bei stärkster Perturbation der in ihm ablaufenden Erregungsprocesse doch sehr bald der regelmässige Zustand desselben namentlich auf gewisse psychische Reize hin eintritt und höchstens eine leichte, kurz dauernde Ermüdung ihm folgt.

Die transitorischen Geistesstörungen dauern bei aller Kürze ihres Verlaufes doch immer noch länger als diese physiologischen Unterbrechungen des Normalverhaltens, und sie bringen Reaktionserscheinungen, länger anhaltende geistige und oft auch körperliche Erschöpfung, häufig sogar einen kritischen Schlaf von langer Dauer hervor. Dieses consecutive Stadium der Störung ist, obwohl es symptomatologisch von dem eigentlichen Paroxysmus sehr verschieden ist, doch nur ein Bestandtheil des Ganzen. Die baldige Restitution des Normalzustandes ist also bei genauer Betrachtung auch hier nicht vorhanden.

Bei den länger dauernden psychischen Störungen der Kinder ist die Intensität der Alteration stets scharf ausgesprochen, und sie tritt gewöhnlich in e i n e r Gruppe psychischer Lebenserscheinnngen besonders stark hervor. Bei dem Blödsinn, der acuten Dementia, der cerebralen Neurasthenie leiden in erster Instanz die intellektuellen Fähigkeiten, bei der Melancholie die Stimmung; bei der Manie sind Begehren und Streben vorzugsweise verändert etc. Es prävaliren also im Krankheitsbilde gewisse psychische Symptome über andere ebenfalls krankhaft veränderte geistige Lebensäusserungen.

Die psychische Störung im Kindesalter bringt fernerhin beinahe noch häufiger als diejenige der Erwachsenen Störungen des Gesammtorganismus, Anomalien der Ernährung der secretorischen, visceralen und vasomotorischen Innervationen als leichtere, der Motilität und Sensibilität als schwerere Symptome mit sich. Für unsere wohlbegründete Auffassung der Psychosen, die in denselben corticale Krankheiten des

Grosshirns erkennt, sind sie ungleich mehr als concomitirende Erscheinungen; wenn wir auch noch nicht von jeder derselben sagen können, wir verständen ihren Ursprung aus Rindenaffektionen, so bilden sie doch in den Einzelfällen mit den psychischen Symptomen eine pathologische Einheit, ein Ganzes.

Es ist eine der wichtigsten Aufgaben für die Kinderheilkunde und die Psychiatrie der neuesten Zeit durch umfassende Studien diese Krankheitseinheiten scharf von einander zu trennen. Dem klinischen Standpunkte der Forschung, welcher Pathogenese, Krankheitsbild, Verlauf und Ausgang — alle zusammen überblickt und mit diesen Faktoren rechnet, nach ihnen unterscheidet, gebührt das Vertrauen für die Zukunft.

Endlich ist die psychische Störung im Kindesalter auch der Erscheinungsweise nach entweder K r a n k h e i t s p r o c e s s oder k r a n k h a f t e r Z u s t a n d. Der psychopathische Krankheitsprocess, der sich aus einer Reihe von Zuständen (Invasionsstadium, Acme, stad. decrementi; Melancholie, Manie etc.) zusammensetzt und mit Heilung endigen kann, zeigt allemal einen Krankheitsvorgang im Geistesorgan, also in der Gehirnrinde an. Indem er die psychische Individualität des Kindes in einer Weise verändert, die keiner Spielart oder Abnormität der geistigen Entwickelung entspricht, ist er e t w a s g a n z N e u e s, j a U n e r w a r t e t e s i m g e i s t i g e n G e s a m m t z u s t a n d e d e s K i n d e s, e i n e t i e f e i n g r e i f e n d e V e r ä n d e r u n g, die sich immer ziemlich rasch entwickelt, also dem entspricht, was man acut beginnende Krankheit nennt. Und gerade an dieser Veränderung, aus der Vergleichung des geistigen Kindes von jetzt (Status präsens) und von ehedem (Anamnese) wird er erkannt, sogar von Laien (Eltern, Lehrern) richtig vermuthet.

Der psychopathische Zustand, einer a b g e l a u f e n e n K r a n k h e i t d e s S e e l e n o r g a n e s entsprechend, repräsentirt immer die N e g a t i o n einzelner oder vieler oder fast aller psychischer Fähigkeiten, Eigenschaften. Er schliesst die Heilung vollständig und, was beim Kinde besonders wichtig ist, die weitere Entwickelung der geistigen Eigenschaften aus. Er ist identisch mit g e i s t i g e r S c h w ä c h e, die beruht auf dem Mangel an intellektuellen Fähigkeiten, welcher den Mangel intellektueller Gefühle nothwendig mit sich bringt. Der psychopatische Zustand im Kindesalter ist entweder »angeboren«: das mit demselben behaftete Kind entwickelte sich von Geburt an in seinen geistigen Eigenschaften anders, meistens langsamer und weniger allgemein als andere kindliche Individuen; in diesem Falle war im fötalen Leben oder bald nach der Geburt eine Hirnkrankheit abgelaufen — oder er ist erworben: das betreffende Kind entwickelte sich eine Zeitlang ebenso wie andere Kinder, bis eine Hirnkrankheit von kürzerer oder längerer Dauer und im Einzelfalle variablen Symptomen, oft von dem Charakter eines psychopathischen Processes, mit relativer Heilung, d. h. mit Defect an psychischen Fähigkeiten endigte, welcher wenigstens die allgemeine geistige Weiterentwickelung für die Dauer hindert. Partielle geistige Weiterentwickelung, nämlich die instinktive oder durch Versuche der Erziehung (Abrichtung) geförderte Ausbildung eines Restes geistiger Fähigkeiten ermöglicht der psychopathische Zustand sehr wohl; indessen bleibt trotz alledem der Idiotismus, und um diesen handelt es sich hier allein, das was er ist, ein im Ganzen unheilbarer geistiger Schwäche-zustand für die ganze Dauer des übrigen Lebens.

Geschichte der Kinderpsychosen.

Literatur: J. B. Friedreich, Syst. Lit. d. ärztl. u. gerichtl. Psychol. Berl. 1833. Nro. 820—828. — Derselbe, Handb. d. allg. Pathol. d. psych. Krankh. Erlangen 1839. S. 9 f. u. S. 212 ff. — Berkhan, Correspondenzbl. d. deutsch. Ges. f. Psychiatrie. 1863. Nro. 5 u. 6; 1864. Nro. 9 u. 10 — L. Scherpf, Jahrbuch f. Kinderheilkunde. N. F. XVI. S. 267 ff.

Die Geschichte der Kinderpsychosen ist im Vergleiche zu anderen Abschnitten der Pathologie auffallend arm an denkwürdigen Thatsachen. Obgleich ohne Zweifel zu allen Zeiten in der medicinischen Praxis Fälle von kindlichem Irresein beobachtet worden sind, beginnt die eigentliche Geschichte unserer Krankheitsgruppe doch erst mit der zweiten Hälfte des vorigen Jahrhunderts. Bis dahin war den Aerzten bekannt und geläufig nur eine Form von Seelenstörung im Kindesalter: die angeborene oder frühzeitig erworbene geistige Schwäche, welche durch zwei Arten, den endemischen Blödsinn oder Kretenismus und den sporadischen Blödsinn (Idiotismus) vertreten ist. Viel wissenschaftliches Interesse scheinen aber auch diese Krankheitsformen den Aerzten der älteren Zeit nicht abgewonnen zu haben.

Erst mit dem selbstständigen Hervortreten der Psychiatrie aus den Grenzen der allumfassenden Pathologie, welches in der genannten Periode der Geschichte der Medicin geschah, begann auch die Lehre vom Irresein des kindlichen Alters sich zu entwickeln. Es ist das Verdienst der Psychiatriker zuerst diesen Gegenstand in Angriff genommen zu haben, welcher von den Kinderärzten lange gänzlich bei Seite liegen gelassen wurde. Einige jener Schriften, die damals in rascher Folge bei allen civilisirten Nationen ziemlich gleichzeitig erschienen und sehr wesentlich dazu beitrugen, dass Psychiatrie zu einer eigenartigen Disciplin erhoben wurde, brachten gleich Mittheilungen über Fälle von Irresein bei Kindern. So die Arbeiten von

G r e d i n g [1]ˏ P e r f e c t [2]), H a s l a m [3]), R u s h [4]). Die in Rede stehenden Beobachtungen beweisen, dass es sich in ihnen nicht um Fälle
von angeborenem oder früh in der Kindheit entstandenem Blödsinn gehandelt habe. Daher war der Satz, den C a r u s [5]) 1808 in seiner Psychologie aussprach, in sich schon widerlegt als er concipirt wurde, dass
nämlich Kinder zwar blödsinnig aber nie »wahnsinnig« werden könnten;
unter Wahnsinn verstand man damals nämlich jede Psychose, die nicht
unter den Begriff des Blödsinns fiel. Da C a r u s nicht Irrenarzt war,
ist dieser Ausspruch ihm nicht weiter zu verargen, aber auch ziemlich
irrelevant für die Geschichte der Kinderpsychosen.

In den ersten Jahrzehnten unseres Jahrhunderts brachte die psychiatrische Literatur mehrere casuistische Beiträge zur Lehre von den
Kinderpsychosen von J ö r d e n s [6]), E s q u i r o l [7]), V e r i n g [8]), V o-
g e l [9]), B e h r e n d [10]), F o v i l l e [11]), S p u r z h e i m [12]) u. A., welche
die Pathogenese des kindlichen Irreseins (Entstehung desselben nach
Schreck, acuten Krankheiten, geistiger Ueberanstrengung, Kopfverletzung, peripherischem Nervenreiz) aufzuhellen begannen, die Symptomatologie erweiterten und bewiesen, dass die kindlichen Psychosen
der Heilung sehr wohl zugänglich sind.

Eine bemerkenswerthe, unsern Gegenstand sehr nahe berührende
Arbeit über den Selbstmord im Kindesalter lieferte C a s p e r in seinen
Beiträgen zur medicinischen Statistik im Jahre 1825.

Während noch immer die Kinderheilkunde den Psychosen keine
Rücksicht angedeihen liess, hatte die Lehre vom Irresein der ersten
Lebensperiode in der Psychiatrie schon festen Boden gewonnen. In den
zahlreichen Schriften, welche J. B. F r i e d r e i c h [13]), zwar Gerichtsarzt,
aber ein eifriger Forscher auf dem Gebiete der Seelenstörungen in den
dreissiger Jahren herausgab, ist die Literatur unseres Gegenstandes

---

1) J. E. G r e d i n g, Vermischte med. u. chir. Schriften, Altenburg 1781.
S. 280.
2) P e r f e c t, Merkw. Fall v. Wahnsinn, a. d. Engl. Leipz. 1794.
3) H a s l a m, Observat. on madn. Ed. 2. Lond. 1809.
4) R u s h, Med. Unters. u. Beob. üb. d. Seelenkr. a. d. Engl. Leipzig 1825.
(Original erschienen 1812.)
5) C. G. C a r u s, Psychologie. Leipz. 1808. Bd. 2. S. 332.
6) J ö r d e n s, Hufeland's Journal. Bd. IV. S. 224.
7) E s q u i r o l, Des mal. ment. Tom. I. S. 30 ff.; die Geisteskrankh. etc.
übers. v. B e h r e n d, Berl. 1838. S. 18, 19.
8) V e r i n g, Psych. Heilkunde. Leipz. 1818. II. 2. S. 77.
9) V o g e l, Rust's Magazin. XII. S. 458.
10) B e h r e n d, ibid. XIV. S. 78.
11) F o v i l l e, Dict. des sc. méd. Paris 1829. I. S. 516.
12) S p u r z h e i m, Beobachtungen über den Wahnsinn a. d. Engl.
Franz. bearb. v. E m b d e n. Hamburg 1818. S. 110.
13) J. B. F r i e d r e i c h, Handb. d. allg. Path. etc. S. 9.

ziemlich vollständig enthalten. In lebhaftem Kampfe gegen die damals
stark verbreitete moralistische Theorie der Geisteskrankheiten, welche
das Irresein als eine Folge von Ausschweifungen, Sünde, Lasterhaftig-
keit u. dergl. mehr hinstellte, kommt er auch auf den Satz seiner Geg-
ner, dass im Kindesalter, der Lebensperiode der Unschuld, Psychosen
sehr selten seien. Er hat ganz richtig zu erwidern, dass »der Blödsinn«
in dieser Lebensperiode häufig vorkommt, dass auch das fieberhafte Delirium, dessen somatischen Ursprung Niemand bezweifeln wird, bei Kindern einen dem Blödsinn ähnlichen Charakter hat, so dass sich die allgemeine Behauptung aufstellen lässt, es müsste dem kindlichen Alter
überhaupt eine besondere Neigung zur Erzeugung dieser Form von psychischer Abnormität eigenthümlich sein.« — Er erwähnt ferner zur
Erklärung des relativ seltenen Vorkommens psychischer Krankheiten
im Kindesalter, dass die psychischen Ursachen derselben, wie starke
»Leidenschaften« worunter heftige und zugleich nachwirkende Affekte,
tiefer greifende Gemüthserschütterungen gemeint sind — weniger vorkommen als in späteren Lebensperioden, dass Krankheiten des Sexual-
systems, des Pfortadersystems, des Herzens etc., welche nach F r i e d-
r e i c h 's Auffassung die wichtigsten somatischen Ursachen der Psychosen darstellen, im Kindesalter höchst selten seien. Endlich spricht er die
Erfahrung aus, dass, wenn solche Momente auf das kindliche Gehirn
einwirkten, die gewöhnlich bei Erwachsenen psychische Störung hervor-
brächten, sehr leicht die Funktionen desselben gänzlich »unterdrückt«
würden, während im erwachsenen Menschen Einwirkungen der Art »aus
dem lebhaften Kampfe zwischen einwirkender Ursache und Gehirnleben
psychische Krankheitsformen mit dem Charakter der Exaltation hervorgehen werden.« Die Behauptung freilich, die der genannte Autor,
sich gegen C a r u s wendend, aussprach, dass a l l e bei Erwachsenen
beobachteten Seelenstörungen auch bei Kindern vorkämen, hat heute
keine Geltung mehr. In jener Zeit beherrschte ja die Anschauung der
Psychiatriker ganz vorzugsweise der phänomenologische Standpunkt bei
der Feststellung und Diagnose der Psychosen in der Theorie und Praxis.
Eine Anzahl gegenwärtig nach umfassenderen Gesichtspunkten als psychische Krankheitseinheiten erkannte Störungen verbargen sich jener
Zeit unter verschiedenen damals acceptirten Formen des Irreseins. Unter
jenen noch zu wenig gewürdigten Seelenstörungen waren aber einige,
die gar nicht bei Kindern beobachtet werden, ja gar nicht vorkommen
können, wie gewisse Formen der Paranoia, die progressive Paralyse und
zahlreiche Irreseinsformen, deren allgemeine ätiologische Momente auch
specifische Züge dem Krankheitsbilde derselben, dessen Entwickelung
und seinem Verlaufe aufdrücken wie den Psychosen des Jugendalters,

den Puerperalpsychosen und denjenigen von Klimacterium und Grei-
senalter.

Mehrere casuistische Mittheilungen, welche in jene Zeit fallen, vervollständigen die schon vorhandenen Erfahrungen über Aetiologie und
Symptome der Kinderpsychosen. Kindliches Irresein mit vorwaltender
Perversion des Gemüthes führt ein von P r i c h a r d [1]) erzähltes Beispiel
vor. Aehnlich, aber schwerer ist die Psychose in der Beobachtung, die
M a r c [2]) ausführlich referirt, geartet. G u i s l a i n [3]) erwähnt in seinem
berühmten Werke über die Phrenopathien einen Fall von Manie, die
sich bei einem Kinde erst drei Jahre nach einem Schlage auf die
Nase entwickelt hatte, eine Beobachtung, die völlig im Einklang steht
mit dem, was wir jetzt über die Pathogenese traumatischer Psychosen
genau wissen. Ein Fall von Z e l l e r [4]) ergibt weiterhin, dass die Irreseinsform, welche G u i s l a i n, Z e l l e r selbst und nachher G r i e s i n g e r,
sowie alle Irrenärzte bis zu Ende der 60er Jahre für die einzig typische
hielten, auch dem Kindesalter nicht fehlt: es ist diejenige, welche mit
Melancholie beginnt, in Manie übergeht und mit Dementia abschliesst.
S t o l z [5]) war der erste, welcher die Krankengeschichte mit Obduktions-
befund eines n i c h t originär blödsinnigen, sondern nach Manie in geistige Schwäche mit Aphasie verfallenen Kindes mittheilte. Schwere
Destruktionen fanden sich in beiden Vorderlappen des Gehirns. Zwei
Fälle von kindlicher Manie, die J a c o b i [6]) erzählt, bieten nichts Besonderes.

Die Schrift von G r i e s i n g e r [7]), welche nachmals geradezu ein
Kanon für die Irrenheilkunde werden und dieselbe Jahrzehnte lang beherrschen sollte, brachte in ihrer ersten Auflage 1845 wie alles, was
die damalige Erfahrung über Psychosen aufzuweisen hatte, so auch die
Lehre von den Kinderpsychosen vollständig erschöpfend, in knappster
Form zur Darstellung. Der Werth des Abschnittes lag nicht in casuistischen Beiträgen eigener Erfahrung, über welche G r i e s i n g e r damals
noch nicht in grösserer Anzahl verfügte, sondern in der feinen Verar-
beitung des vorhandenen Materials vom anthropologisch-klinischen Gesichtspunkte aus, welche schon damals seine besondere Stärke ausmachte.
Wichtige Erkenntnisse sprach er aus, indem er betonte, dass Irresein

1) P r i c h a r d, A treatise on insanity. Lond. 1835. S. 57.
2) M a r c, Die Geisteskrankheiten in ihrer Beziehung zur Rechtspflege.
Deutsch v. I d e l e r. Bd. I. S. 66.
3) G u i s l a i n, Neue Lehre von d. Geistesstör. (Phrenopathien) übers. v.
K a n s t a t t. Nürnb. 1838, S. 138; W u n d e r l i c h 's Uebersetzung. S. 209.
4) Z e l l e r, Allg. Zeitschr. f. Psychiatrie. I. S. 17.
5) S t o l z, Med. Jahrb. d. österr. Staaten. 1844. S. 257.
6) J a c o b i, Hauptformen d. Seelenstörungen. Leipzig 1844. S. 584.
7) G r i e s i n g e r, Pathol. u. Ther. d. psych. Krankh. Stuttgart 1845.

im Kindesalter allemal einer, wenn auch temporären, Hemmung der
geistigen Entwickelung gleichkommt, dass Kinderpsychosen gern reci-
diviren, und dass nach der Genesung die geistige Gesundheit für das
ganze spätere Leben gefährdet bleibt.

Von den Arbeiten, welche die nächsten Jahre aufzuweisen hatten,
ist rühmlich bekannt diejenige von H e s s e [1]) über den Pavor nocturnus
der Kinder. Dieses Phänomen steht ja in allernächster Beziehung zu
den Psychosen des Kindesalters. T h o r e [2]) der sich etwas später mit
demselben Gegenstande beschäftigte, wählte die dafür weniger passende
Bezeichnung: hallucinations dans la première enfance. W o o d w a r d [3])
schildert geisteskranke Kinder, die er von den blödsinnigen scharf ge-
schieden wissen will, welche aber doch nur milde Formen der Imbecillität mit den bekannten einseitigen Talentirungen, Unstätigkeit und
Unfähigkeit die Aufmerksamkeit zu fixiren und Mutacismus darbieten.
Epileptische Begleiterscheinungen fehlten in mehreren Fällen ausserdem auch nicht. E n g e l k e n [4]) macht eine Mittheilung zur Casuistik
des mit Chorea verlaufenden Irreseins der Kinder und dessen erfolg-
reiche Behandlung mit Opium. Die Beobachtungen von H o h l [5]), R o m-
b e r g [6]), F o r b e s W i n s l o w [7]), A l b e r s [8]) und R ö s c h [9]) haben nur
den Werth, dass sie das noch immer sehr spärliche Material vermehren.
Eine grössere Arbeit K. W. I d e l e r 's [10]) behandelt den »Wahnsinn«,
nämlich das Irresein der Kinder, im Ganzen noch vom moralistischen
Standpunkte aus, bezeichnet daher eher einen Rückschritt als eine Förderung unseres Gegenstandes.

Vom Jahre 1854 beginnt endlich auch die Kinderheilkunde an der
Pathologie der Psychosen Interesse zu nehmen; das Journal für Kinderkrankheiten bringt in diesem Jahre die Uebersetzung einer Arbeit von
C h. W e s t [11]) über Epilepsie, Blödsinn und Irresein der Kinder, in
welcher der bekannte englische Kinderarzt den physiologisch-psychologischen Gesichtspunkt bei der Betrachtung des kindlichen Irreseins

---

1) H e s s e, Ueber das nächtliche Aufschrecken der Kinder im Schlaf etc.
Altenburg 1845.
2) T h o r e, Ann. méd. psych. 1849. S. 72.
3) W o o d w a r d, Americ. Journ. of med. 1846. Journal f. Kinderkrankheiten. VII. 1846. S. 377.
4) E n g e l k e n, Allg. Zeitschr. f. Psych. V. S. 373.
5) H o h l, Journal f. Kinderkrankh. IV. S. 452.
6) R o m b e r g, Deutsche Klinik. 1851. S. 178.
7) F o r b e s W i n s l o w, Ref. in Allg. Zeitschr. f. Psych. VIII. S. 280.
8) A l b e r s, Froriep's Tagesberichte. 1852. Psychiatrie, Bd. I. Nro. 6.;
Nov. Nro. 661. S. 41.
9) R ö s c h, Beobachtungen über d. Cretinismus. Tüb. 1851. S. 86.
10) I d e l e r, Annalen d. Charité. Berlin 1853. H. 2. S. 329.
11) C h. W e s t, Journal f. Kinderkrankh. 1854. H. 7—8. S. 1.

vertritt und eine Reihe eigener Beobachtungen als Beispiele seinen Auseinandersetzungen beifügt. Die deļätere Wirkung der Epilepsie auf das
psychische Leben geht aus dem ersten Theile der Arbeit mit voller
Klarheit hervor. Der Abschnitt über den Idiotismus bringt wenig Neues,
ist den Hauptsachen nach des Verfassers [1]) Lehrbuch der Kinderkrankheiten entnommen. Am wichtigsten ist die Darstellung des eigentlichen Irreseins der Kinder. Es wird darauf hingewiesen, wie bei Kindern ebenso gut wie bei Erwachsenen Seelenstörungen vorkommen,
welche nach West im wahren Sinne des Wortes Verrücktheit oder
Geisteszerrüttung genannt werden müssen, dass aber diese Störungen nicht durch Hallucinationen und fixe Ideen sich auszeichnen,
sondern unter der Form von Gemüths anomalien auftreten, dabei
einen so milden Verlauf nehmen können, dass sie vielleicht gar nicht
den Verdacht vorhandener Geistesstörung erwecken. So namentlich die
hypochondrischen und diejenigen Formen der kindlichen Psychosen, die
wir jetzt passend als neurasthenische bezeichnen. Das ätiologische
Moment der geistigen Ueberbürdung hebt er besonders scharf
hervor, schreibt übrigens dessen Ursache hauptsächlich den Kindern
selbst zu.

Kurz aber bemerkenswerth ist eine auf zahlreiche Fälle eigener
Beobachtungen gestützte Arbeit Bierbaums [2]) über den Erethismus
cerebri, denjenigen Zustand, der fast der einzige Repräsentant der Psychosen in der ersten Periode der Kindheit ist.

Mit dem Selbstmord im Kindesalter beschäftigt sich eingehend eine
Arbeit von Durand-Fardel [3]).

Zu Anfang der 50er Jahre wurde im Bicêtre zu Paris eine eigene
Abtheilung für geisteskranke Kinder (und jugendliche Individuen) ein-
gerichtet. Dirigirender Arzt derselben war Paulmier [4]), welcher sich
durch statistische Angaben über die Häufigkeit der Kinderpsychosen
und durch eine klinische Bearbeitung der Manie bei Kindern und jungen
Menschen entschiedenes Verdienst erwarb.

Casuistische Mittheilungen von L. Meyer [5]), Bucknill und
Tuke [6]), von Schubert [7]), die den Jahren 1855—1858 angehören

---

1) Ch. West, Pathologie und Ther. d. Kinderkrankh. Deutsch von Weg-
ner, Berlin 1857. S. 154 ff.
2) Bierbaum, Journal f. Kinderkrankh. XXIII. 1854. S. 384 ff.
3) Durand-Fardel, Ann. méd. psych. 1855. S. 16.
4) Paulmier, Des affect. ment. chez les enfants etc. en partie de la
manie; Thèse. Paris 1856.
5) L. Meyer, Virch. Arch. Bd. VIII. 1855.
6) Bucknill a. Tuke, Psycholog. med. Lond. 1858. S. 235.
7) Schubert, Correspondenzblatt f. Psych. 1858. Nro. 15.

seien der Vollständigkeit wegen erwähnt. G ü n t z [1]) lieferte unter dem wenig passenden Namen: »Wahnsinn der Schulkinder« im folgenden Jahre eine originelle, auf eigene Beobachtungen gestützte Beschreibung des Verlaufes und der Ausgänge gewisser Erschöpfungsneurosen des Gehirns, welche wir später (bei der Neurasthenia cerebralis) noch erwähnen werden. Er schreibt diese Psychosen speciell dem Einflusse der Ueberbürdung in der Schule zu. H. N e u m a n n [2]) spricht sich 1859 mit gewohnter Bestimmtheit dahin aus, dass der Idiotismus, dem er einige Paragraphen widmet, die Regel bezüglich der kindlichen Seelenstörungen bilde. Ausnahmsweise, fügt er hinzu, können auch im zarten Alter alle möglichen complicirten Formen der Seelenstörung vorkommen.

Im Jahre 1860 trat M o r e l [3]) mit einem neuen System der Geisteskrankheiten hervor. Er gründete seine Classification der Psychosen auf die Aetiologie derselben. Die erste Gruppe, die er aufstellt, sind die Folies héréditaires, deren vier Classen unterschieden werden, welche auf einer stetigen Steigerung sowohl der psychischen wie der hereditär degenerativen somatischen Anomalien in der Descendenz begründet sind. Die erste dieser vier Classen ist vertreten durch das nervöse Temperament, welches zur Irrsinnigkeit hinneigt, die zweite durch das Irresein in Handlungen, die dritte durch einen angeborenen Hang zu Lastern aller Art, der mit Missbildung des Schädels, der Ohren, Zwergwuchs etc. verbunden auftritt, während die vierte Classe den angeborenen Idiotismus repräsentirt. Damit berührt das System von M o r e l direkt die Lehre von den Kinderpsychosen, freilich nur eine, aber beinahe die wichtigste, weil häufigste Form derselben, den Idiotismus. Die anderweitigen Formen des kindlichen Irreseins erwähnt M o r e l zwar auch, jedoch gleich G r i e s i n g e r u. A. nur bei den allgemeinen ätiologischen Verhältnissen des Irreseins. Der Abschnitt: de la folie chez les enfants (S. 101) bringt ausser ein paar eigenen Beobachtungen nichts Besonderes.

Noch eine bedeutende und zwar der Pädiatrie angehörende Leistung auf dem Gebiete der infantilen Psychosen hat das Jahr 1860 aufzuweisen, einen Vortrag von C h. W e s t über Geistesleben und Geistesstörungen in der Kindheit [4]). Eine kurze Betrachtung der geistigen Eigenschaften der Kinder im Vergleich zu denen der Erwachsenen bildet die Einleitung. Es werden in derselben erwähnt: die schwach ausgesprochene geistige Individualität der Kinder, deren Geduld, nämlich Freiheit von Sorgen in schweren Leiden, deren Hingabe an die Gegen-

---

1) G ü n t z, Allg. Zeitschr. f. Psych. Bd. XVI. S. 215.
2) H. N e u m a n n, Lehrbuch d. Psych. Erlangen 1859. S. 144 ff.
3) M o r e l, Traité des mal. ment. Paris 1860.
4) C h. W e s t, Journal f. Kinderkrankheiten. 1860. Heft 7—8. S. 24 ff.

wart, Neigung zu Phantasiespielen nebst Sinnestäuschungen, nächtliches Aufschrecken und Schlafwandeln, Schwäche von Verstand und Vernunft, die Leidenschaftlichkeit und Selbstsucht der Kinder, die leicht zur Uebertreibung und Lüge führt. Der pathologische Theil des Vortrages berührt zunächst die asthenischen und irritativen psychischen Begleit- und Folgeerscheinungen körperlicher Krankheiten, die nicht so ernst zu nehmen sind als bei Erwachsenen. Namentlich nicht das Vergessen der Sprache nach somatischen Krankheiten, sofern es nicht mit Schwerhörigkeit und Taubheit zusammenhängt. Dann wird das Stillstehen bezw. der Rückschritt in der geistigen Entwickelung erwähnt, welcher nicht ohne Weiteres zu Besorgniss, aber auch nicht zu günstigen Erwartungen schlechthin veranlassen muss. W. deutet an, dass jeder Fall als solcher zu nehmen sei, bringt aber wenig Gesichtspunkte, nach denen individualisirt werden soll. Jedenfalls ist seiner Erfahrung nach die intellectuelle Schwäche in prognostischer Hinsicht weniger bedenklich als die Schwäche der »moralischen Kräfte«, der Mangel an Liebe und Anhänglichkeit zu den Angehörigen, Neigung zu Unthaten, Bösartigkeit, Trotz und grundlose Wuth. Notorisch begleiten dergleichen Erscheinungen gern die Epilepsie der Kinder und gehen der späteren Imbecillität voran, oder sie arten mit den Jahren in (epileptische) Geisteskrankheit aus. Weiterhin spricht W. von den Psychosen der Kinder nach heftigen Gemüthserschütterungen und vom Selbstmorde in der ersten Periode des Lebens, dann von der geistigen Ueberbürdung und ihren psychopathologischen Folgen, wobei er wieder den falschen Ehrgeiz der Kinder selbst anschuldigt, und auf die Gefahren der mangelhaften Sorge für die körperliche Entwickelung hinweist. Die Symptome der cerebralen Neurasthenie der Kinder, der eigentlichen Ueberbürdungspsychose, kannte W., wie man sieht, schon vor 24 Jahren genau. Besonders betont er noch am Schlusse seines Vortrags die denselben zukommende Neigung der Kranken, Mitgefühl, eventuell durch Uebertreibung ihrer Leiden, durch Erheuchelung von solchen zu erzwingen.

Von den psychopathologischen Symptomen, welche bei Chorea vorkommen, handelt eine Mittheilung von Marcé[1]) 1860. Er bespricht die Sinnestäuschungen, maniakalische Aufregung, Delirien und »moralischen« Verkehrtheiten, welche diese Neurose nach seiner Ansicht in mehr als der Hälfte der Fälle begleiten.

Interessant und wichtig zugleich ist die Arbeit John Conolly's[2]) über Geistesstörungen im Kindesalter, welche 1862 erschien. Ohne be-

---

1) Marcé, de l'état mentale dans la chorée. Mem. de l'Acad. d. Med. XXIV. I. 1.
2) J. Conolly, Journal f. Kinderkrankheiten. 1862. Heft 9 u. 10.

sonders genau auf die physiologisch-psychologischen Eigenschaften des Kindesalters einzugehen, schildert der Verf. mit bewundernswerther Naturtreue hauptsächlich e i n e Form geistiger Abnormitäten der Kinder, deren Kern die vorübergehende oder anhaltende Perversität der geistigen Gefühle ausmacht. Die Darstellung ist so plastisch, dass diese Typen abnormer Knaben und Mädchen förmlich vor uns stehen, ihre ungesunden psychischen wie somatischen Züge und Eigenschaften scharf markirt hervortreten. Schwer aber wird es uns, die vom Verfasser auch nirgends angedeutete Grenze zwischen Irresein im wahren Sinne und entwickelungsgeschichtlicher auf äussere Einflüsse zurückzuführender Abnormität zu finden. Auch wird der Unterschied zwischen den beschriebenen und den besser gekennzeichneten Irreseinsformen der Kinder, wie den Idiotismus, den Erschöpfungspsychosen, der cerebralen Irritation etc. nicht genügend, oder gar nicht aufgezeigt. Das casuistische Material an Beispielen, welches C. anführt, ist werthvoll und wird es immer bleiben.

Hart vorbei an der Gruppe der Kinderpsychosen geht im J. 1863 S k a e [1]), welcher vorschlägt, die verschiedenen Formen des Irreseins in natürliche Ordnungen einzutheilen. Die Gesichtspunkte für seine Classifikation sind zum Theil ätiologische, denn er unterscheidet das klimakterische, senile Irresein u. s. w. Wenn S k a e die Literatur gut gekannt hätte, würde er die exquisit natürliche Gruppe der Kinderpsychosen in seinem Systeme um so weniger weggelassen haben als dasselbe das Irresein der Pubertät als eigene Form enthält. Die Seltenheit der nicht unter Idiotismus fallenden Kinderpsychosen mag ihn diesbezüglich einigermassen entschuldigen.

Die erste Skizze — anders kann man es nicht nennen — einer Monographie der Kinderpsychosen gab B e r k h a n [2]) im Jahrgang 1863 des Correspondenzblattes für Psychiatrie. Zwei Fälle von kindlichem Irresein, die er selbst beobachtet hat, boten, wie es scheint, dem noch heute auf unserem Gebiete thätigen Forscher damals Veranlassung, den Seelenstörungen der ersten Lebensperiode, welche n i c h t unter die Begriffe Idiotismus und Cretinismus fallen, näher zu treten. Das Material der Arbeit bilden, die eigenen Beobachtungen B's eingeschlossen, 55 Fälle [3]) psychischer Störung innerhalb der 12 ersten Lebensjahre. Als Irreseinsformen, welche in der genannten Lebensperiode vorkommen, unterscheidet er 1) Melancholie, 2) Manie, 3) hallucinatorisches Irre-

---

1) S k a e, Journal of ment. science. IX. S. 153 ff.
2) B e r k h a n, Correspondenzblatt der d. Ges. f. Psychiatrie. 1863. S. 65. 1864. S. 129. (Nachtrag.)
3) Vgl. den N a c h t r a g a. a. O. S. 136.

sein (»Hallucinationen-Wahn«), 4) Schwach- und Blödsinn. Letzterer bildet a) den Ausgang nicht geheilter Melancholie und Manie, und b) die allerdings schwer von dem Idiotismus abzutrennende Form des Schwachsinns mit Aufregung, welche nach gut begonnener körperlicher und geistiger Entwickelung in den ersten Lebensjahren sich nach Einwirkung gewisser ätiologischer Momente (Schreck, Sturz, fieberhafte Krankheit) unter Convulsionen rasch entwickelt. Da wir später noch von der Häufigkeit und allgemeinen Aetiologie der Kinderpsychosen zu handeln haben werden, ist ein näheres Eingehen auf die Resultate der noch heute wichtigen Arbeit Berkhan's hier unnöthig. Ein paar Worte nur über die der kleinen Arbeit beigefügten Schlusssätze: Es ist wünschenswerth, sagt B., dass durch Veröffentlichung von möglichst vielen Fällen das sehr spärliche Material über Kinderpsychosen vermehrt werde; das Irresein der Kinder findet sich doch gewiss häufiger als gemeinhin angenommen wird, denn durch genaue Anamnese bei manchen Geisteskranken der Irrenanstalt erfährt man, dass vollständiges Irresein schon vor der Pubertätsperiode bestanden hat; es gibt nach B's. eigener Erfahrung Leute, die in der Kindheit psychisch erkrankt, als Erwachsene noch mit einzelnen Wahnvorstellungen oder »partieller« Verrücktheit behaftet in der menschlichen Gesellschaft sich bewegen und nie für krank gehalten wurden.

Fielding Blandfort [1]), welcher die Psychosen des Kindesalters in gedrängter Kürze abhandelt, unterscheidet vier Formen derselben: 1) den angeborenen Idiotismus, 2) den Idiotismus, welcher sich in Folge von Krämpfen (Epilepsie) entwickelt, 3) eine eigene Form von pathologischem Geisteszustand, die er mindestens als dem Idiotismus sehr nahestehend bezeichnet; es ist die gemüthliche und geistige Entartung der Kinder, die sich durch Unlenksamkeit, Bosheit, gepaart mit Unlust und Unfähigkeit zum Lernen offenbart. Bezüglich der Darstellung die F. B. von diesem Zustande gibt, finden wir Anklänge an J. Conolly (s. o.) der denselben früher und an Maudsley, der ihn ziemlich gleichzeitig beschrieb. 4) Die wirkliche Geistesstörung ist nach F. B. sehr selten bei Kindern, häufiger bei jungen Leuten und sie ist seinen Auseinandersetzungen nach gewöhnlich durch die Symptome und den Verlauf der Neurasthenia cerebralis gekennzeichnet, welcher wir im speciellen Theile einen Abschnitt widmen werden. Bezüglich der Aetiologie der Kinderpsychosen fällt nach F. B. das Hauptgewicht auf die erbliche Disposition; die psychischen Gelegenheitsursachen sind im Kindesalter noch so gut wie nicht vorhanden. Die Prognose der ererbten Geistes-

---

1) Referat im Journal f. Kinderkrankh. XLVIII. 1867. Bd. I. S. 16 ff.

krankheit der Kinder ist im Allgemeinen zwar, jedoch nicht absolut ungünstig; bei einer Psychose, die durch äussere Einwirkung auf das Nervensystem herbeigeführt wurde (z. B. durch eine fieberhafte Krankheit) sind die Aussichten verhältnissmässig günstig. Die therapeutischen Indikationen: Anstaltsbehandlung oder nicht, Schulbesuch oder nicht, medicamentöse oder diätetische Behandlung, Beaufsichtigung nach der Genesung oder nicht, sind in jedem Falle verschieden.

Wir erwähnen nur flüchtig die den Jahren 1863—69 angehörenden casuistischen Mittheilungen von Millar [1]), W. Nasse [2]), B. Weber [3]), Liebermeister [4]), welche die Erfahrungen über die psychischen Entartungen, das postfebrile und febrile Irresein der Kinder erweitern; dann W. Sanders auf Griesinger's Veranlassung unternommene Arbeit über eine specielle Form der primären Verrücktheit [5]), welche die ersten Anfänge der daselbst beschriebenen Krankheitsform in der Kindheit nachweist, endlich einen Aufsatz Steiner's [6]) über Chorea magna, Katalepsie und religiöse Ekstase bei einem 13jährigen Kinde, in welchem Verf. der Ansicht derjenigen beipflichtet, welche die Chorea magna zu den Psychosen stellen.

In diese Zeit fällt das Erscheinen der Physiologie und Pathologie der Seele von H. Maudsley, deren deutsche Uebersetzung von R. Böhm im J. 1870 herausgegeben wurde. Diese Schrift bezeichnet einen wesentlichen, vielleicht den wichtigsten Wendepunkt in der Entwickelung der Lehre von den Kinderpsychosen. Maudsley geht über den empirischen Gesichtspunkt bei der Betrachtung der Psychose hinaus und hält durchweg den Standpunkt der physiologisch-pathologischen Auffassung ein. Dass ihm dabei mancherlei missglückte, lässt sich nicht läugnen. Die Hauptsache ist und bleibt aber, dass er das Irresein des kindlichen Alters als essentielle, durch die physiologischen Bedingungen dieser Altersstufe des Menschen scharf gekennzeichnete Gruppe von Irresein erkannte und hinstellte. Was alle Psychiatriker damals schon wussten, ohne doch von diesem Wissen fruchtbaren Gebrauch zu ma-machen und demselben Ausdruck zu geben, hat er in feste Gestalt gebracht: er hat die ätiologische Form des kindlichen Irreseins in die Psychopathologie eingeführt, die schon die verwandten ätiologischen Formen des Jugendirreseins (Hebephrenie, Kahlbaum 1863), der klimakterischen Psychosen, des senilen Irreseins als specifische vom

1) J. Millar, Lancet. 1863. 23. May.
2) W. Nasse, Allg. Zeitschr. f. Psych. XXI. 1864. S. 1 ff.
3) B. Weber, Med. chir. transact. 1865. II.
4) Liebermeister, Deutsch. Archiv f. klin. Med. I. S. 559.
5) W. Sander, Archiv f. Psych. u. Nervenkrankh. I. S. 387.
6) Steiner, Lehrbuch f. Kinderheilkunde. N. F. II. 1869. S. 205.

Lebensalter, also von ganz allgemein ätiologischen Verhältnissen bestimmte Irreseinsformen besass. Charakteristisch vor allem ist für das Kindesalter,'nach Ma u d s l e y dasjenige Irresein, welches er sensu-motorisches nennt. Es ist der abnorme oder pathologische Geisteszustand, wie er in der Wuth der Thiere und der Epileptiker vorliegt (delirante, feindliche Apperception der Aussenwelt), oder das unmotivirte (unwillkürliche) Lachen. Daran schliesst sich das hallucinatorische, mit Symptomen von Chorea innig verbundene Irresein der Kinder. Wiederum »sensumotorisch« ist seinem Wesen nach der Somnambulismus, eine in der Kindheit häufige psychopathische Erscheinung. »Sobald sich bestimmte Vorstellungen in der Seele des Kindes gebildet haben, sind auch Wahnvorstellungen möglich«, aber bei den anfangs kleinen Summen von solchen und der mangelhaften Association derselben, ist noch keine Methode in der Narrheit wie beim Erwachsenen, sondern es waltet die Phantasie, wie im Alpdrücken der Kinder vor, es spielt sich ein Drama vor ihnen ab, sie leben in der visionären Welt geradeso wie in der reellen. Aber die Phantasie der geisteskranken Kinder ist ungesund, sie bringt Bilder zusammen, die keinen natürlichen Zusammenhang haben. Die Formen des kindlichen Irreseins, welche Ma u d s l e y als specifische aufstellt sind folgende: I. M o n o m a n i e oder partielles Irresein im Vorstellen (Partial ideational insanity): die krankhafte Vorstellung wirkt auf die Bewegungscentren und erlangt einen unwiderstehlichen Nisus zur Reaktion nach aussen, so dass sie zum unwiderstehlichen, krankhaften Triebe wird; II. C h o r e a - a r t i g e s D e l i r i u m oder choreartiges Irresein in der Vorstellungsthätigkeit (Choreic ideational insanity): wie bei Chorea vielfache isolirte Reizung motorischer, so liegt hier vielfache isolirte Reizung von Vorstellungen vermittelnden Zellengruppen vor; Verwirrtheit, automatischer Charakter des Deliriums ist die Folge dieser gewöhnlich mit ächter Chorea verbundenen Psychose der Kinder. III. K a t a l e p t i s c h e s I r r e s e i n, vorzugsweise bei kleinen Kindern vorkommend. Es sind hier Zustände von Stupor gemeint, welche mit Explosionen in Handlungen verbunden sein können. Aufrichtig überzeugt von der Eigenartigkeit dieser Irreseinsformen ist M. offenbar selbst nicht gewesen, denn er vermag sie nicht scharf von den choreatischen und epileptischen Psychosen zu trennen. IV. E p i l e p t i s c h e s I r r e s e i n — die bekannten Formen dieser Gruppe von Geistesstörungen. V. M a n i e — die bekannten Irreseinsformen. VI. M e l a n c h o l i e — wiederum die bekannte und so bezeichnende Psychose. VII. A f f e k t i v e s oder m o r a l i s c h e s I r r e s e i n, meistens hereditär begründet. Es bildet zwei Formen: a) i n s t i n k t i v e s I r r e s e i n, welches bestehen soll in »Verkehrtheit eines fundamentalen Instinkts« oder im »abnormen Auftreten krankhafter Triebe«. -— Mit aller Ueberzeugung kann man hier den Deduktionen M a u d s l e y 's nicht folgen, der auf einmal den pathologisch-physiologischen Standpunkt verlassend, vom »Instinkte der Selbsterhaltung« des Individuums und der Art ausgeht, den Egoismus und die Unarten, die Bosheit der Kinder berührt und aus diesen Eigenschaften, die in wüster Zerstörungssucht, Gewaltthätigkeit, Mordtrieb, sowie andererseits in vorzeitigen sexuellen Begierden gipfelnden Psychosen der Kinder herleitet. Die pathologisch-physiologische Theorie von der krankhaften Reizung gewisser Ganglienzellengruppen, von welcher M. so gerne Gebrauch macht, wäre hier ausreichend gewesen und hätte nichts präsumirt. b) M o r a l i s c h e s I r r e s e i n : es umfasst die Fälle systematischer »moralischer« Verrücktheit, die mit intellektueller Schwäche coincidirt. Es sind in der Regel hereditär belastete Kinder, bei denen diese Irreseinsform auftritt. Sie sind dem Lernen abgeneigt und auch unfähig dazu, verstehen aber schlau zu lügen und zu betrügen. Die Keime späterer Verworfenheit in sich tragend, erscheinen sie als degenerirte menschliche Wesen, welche noch »die gefallene Majestät des Menschen« zeigen, indem sie bei allen geistigen Defekten doch nicht auf die Stufe der Thiere herabsinken.

Es ist passend mit M a u d s l e y diesen Abriss der Geschichte der Kinderpsychosen zu schliessen. Alles was nach ihm von den Psychiatern und Kinderärzten der verschiedenen Nationen auf unserem Gebiete gearbeitet worden ist, bildet, als heute noch vollständig massgebend, wesentliche Bestandtheile der folgenden Darstellung. Wegen der Seltenheit der schwereren Kinderpsychosen, sofern sie nicht unter den Begriff des Idiotismus fallen, ist jeder Bearbeiter derselben auf die Beobachtungen und Forschungen aller seiner Zeitgenossen mehr angewiesen als auf seine immerhin spärlichen eigenen Erfahrungen; kein Kinderarzt, kein Irrenarzt vermag wohl heute vorzugsweise, geschweige denn lediglich auf diese gestützt, eine Pathologie der Kinderpsychosen zu entwerfen. Ich will nicht unterlassen, die Literatur, welche diese letzten fünfzehn Jahre über unsern Gegenstand hervorgebracht haben, hier am Schlusse der historischen Einleitung anzuführen:

S t a r k, Irrenfreund. 1870. Nro. 4—6. — C o l l i n e a u, Allg. Zeitschr. f. Psychiatrie. XXVII. S. 92. — V o i s i n u. C o u y b a, Union méd. 1872. Nro. 76. S. 926. — S t e i n e r, Compendium der Kinderkrankh. Leipz. 1872. S. 66 ff. — W i e d e m e i s t e r, Allg. Zeitschr. f. Psychiatrie. XXIX. S. 574. — M e s c h e d e, ibid. XXX. S. 84. — L ä h r, ibid. ibid. S. 132. — F e i t h, ibid. ibid. S. 236. — K e l p, ibid. XXXI. S. 75. — C h a t e l a i n, Ann. méd.-psychol. 1870. Sept. S. 260. u. Allg. Zeitschr. f. Psychiatrie. XXXII. S. 110. — R i n e c k e r, ibid. ibid. S. 560. — E m m i n g h a u s, Allg. Psychopath. Leipzig 1878. S. 307. — S c h ü l e, Handb. d. Geisteskrankh. Leipz. 1878. S. 222. (IIte Aufl. S. 202.) — v. K r a f f t - E b i n g, Lehrb. d. Psychiatrie.

1879. I. S. 141. (2. Aufl. I. S. 158.) — K ö h l e r , Allg. Zeitschr. f. Psych.
XXXVI. S. 474. (Tageblatt d. Naturforschervers. zu Kassel. 1878. S. 281.) —
B o u c h u t , Gaz. des hôp. 1878. S. 176. — Z i t , Centralzeitung f. Kinder-
heilkunde. 1879. Nro. 8. — S c h e r p f , Jahrbuch f. Kinderheilk. N. F. XVI.
S. 267. — K e l p , Irrenfreund. 1879. S. 113. — F r ä n k e l , ibid. 1880. S. 21.
— R e i c h , Berl. klin. Wochenschr. 1881. Nro. 8. — M ö l l e r , Archiv f.
Psychiatrie u. Nervenkrankh. XIII. S. 188. — E m m i n g h a u s , Maschka's
Handbuch d. gerichtl. Med. Tübingen 1882. IV. S. 159. — C o h n , Archiv f.
Kinderheilk. Bd. IV. S. 28 ff. — K r ä p e l i n , Compendium d. Psychiatrie. Leipz.
1883. S. 50. — A r n d t , Lehrb. d. Psychiatrie. Wien u. Leipz. 1883. S. 322.
— C l e v e n g e r , Amer. Journ. of Neurol. a. Psych. Nov. 1883. — B a g i n s k y ,
Lehrb. d. Kinderkr. Braunschw. 1883. S. 376 ff. — L e i d e s d o r f , Wiener
med. Wochenschr 1884. Nro. 26—27.

Allgemeine Aetiologie.

Literatur. W e s t , Journ. f. Kinderkrankh. 1860. H. 7—8. S. 29 ff. —
B e r k h a n , a. a. O. S. 74. — M a u d s l e y , a. a. O. S. 273 ff. — V o i s i n
u. C o u y b a , a. a. O. S. 926 ff. — Z i t , a. a. O. S. 194 ff. — S c h e r p f ,
a. a. O. S. 270 ff. — C o h n , a. a. O. S. 32 ff. — M ö l l e r , a. a. O. S. 188 ff.
— M o r e l , Traité des mal. ment. Paris 1860. S. 571 ff. — L e g r a n d d u
S a u l l e , Erbl. Geistesstörung. Deutsch v. S t a r k . Stuttgart 1874.

Die a l l g e m e i n e P r ä d i s p o s i t i o n zu psychischen Störungen
ist nach den übereinstimmenden Anschauungen der Irrenärzte im Kindesalter jedenfalls erheblich geringer als in allen übrigen Lebensperioden. Ob dieselbe aber, wie lange Zeit hindurch behauptet wurde, geradezu verschwindend schwach sei, ist neuerdings mehr als fraglich geworden (W e s t , B e r k h a n , Verf., A r n d t u. A.). Noch ist es leider
nicht möglich, ein zuverlässiges Urtheil über die relative H ä u f i g k e i t
der Kinderpsychosen abzugeben, welche allein eine richtige Vorstellung von der allgemeinen Prädisposition des Kindesalters zu geistigen
Störungen gewährt.

Was die Methode zur Ermittelung der Frequenz des kindlichen
Irreseins anlangt, so ist selbstverständlich das Verfahren, aus Irrenan-
staltsstatistiken zu schliessen ganz fehlerhaft und auch deshalb aufgegeben worden. Denn man weiss jetzt zuverlässig, dass überhaupt nur
ein kleiner Bruchtheil der geisteskranken Kinder (einschliesslich der
kindlichen Idioten) in die Irren- und Idioten-Anstalten gelangt [1]), während die Mehrzahl in den Familien verbleibt, auch wenn die geistige
Störung langwierig und hochgradig zugleich ist.

Mit dem angedeuteten Fehler sind auch diejenigen statistischen
Erhebungen behaftet, welche die in eine Provinzialirrenanstalt während
eines gemessenen Zeitabschnittes Aufgenommenen nach den einzelnen

---

1) Im Königreiche Sachsen fanden sich bei den Volkszählungen innerhalb
der Staatsirrenanstalten, Krankenhäuser, Versorgungsanstalten, geisteskranke
Kinder 1867 : 0, 1871 : 7, 1875 : 1, zusammen 8; ausserhalb der Anstalten (in
den Familien) 1867 : 122; 1871 : 38; 1875 : 34, zusammen 194. (M ö l l e r , a.
a. O. S. 193; das Original I, IV, VII, Jahresbericht des Landes-Medicinal-Col-
legiums über d. Medicinalwesen im Königr. Sachsen — ist mir nicht zugänglich.)

Altersklassen zählen und vergleichen, wieviel Lebende jeder correspondirenden Altersklasse in der betreffenden Provinz überhaupt vorhanden sind [1]). Damit ist natürlich das Procentverhältniss der geistig Erkrankten gar nicht ermittelt.

Zuverlässigere Anhaltspunkte zur Abschätzung der Frequenz des kindlichen Irreseins bietet die (bei der Volkszählung) vorgenommene Zählung aller innerhalb und ausserhalb der Irren- und Idiotenanstalten vorhandenen Geisteskranken der einzelnen Altersstufen verglichen mit der Zahl der Lebenden derselben Altersstufen. Wir entlehnen von Oldendorff [2]) eine Tabelle dieser Art, welche für unseren Zweck sehr geeignet ist: sie verwerthet die Resultate der Volkszählung von 1871 in 13 deutschen Staaten, nämlich in: Preussen, Baiern, Sachsen, Sachsen-Weimar, Sachsen-Altenburg, Schwarzburg-Sondershausen, Schwarzburg-Rudolstadt, Reuss jüngere und ältere Linie, Braunschweig, Oldenburg, Sachsen-Meiningen, Anhalt, verarbeitet daher sehr grosse Grundzahlen und die Ergebnisse bei den verschiedensten Stämmen eines grossen Volkes, sie zählt für sich die Frequenz des Blödsinns und der nicht unter Blödsinn fallenden Geistesstörungen auf verschiedenen Altersstufen.

Altersgruppen.	Gesammt-Bevölkerung.	Blöd-sinnige.	Blödsinns-Quote auf 10,000.	Irrsinnige.	Irrsinns-Quote auf 10,000.
1—5. Lebensjahr	4316861	440	1.02	80	0.18
6—10. »	3842581	2545	6.62	268	0.69
11—15. »	3554766	4817	13.55	518	1.46
16—20. »	3119147	5331	17.09	922	2.95
21—30. »	5527720	10719	19.39	4473	8.09
31—40. »	4486901	8714	19.42	7146	15.93
41—50. »	3608590	6860	19.01	7099	19.67
über 50. »	5302971	8345	15.74	10664	20.11

Diese Zusammenstellung gibt aber doch kein vollkommenes, sondern nur ein annähernd richtiges Bild von der Frequenz der Psychosen im Kindesalter. Zunächst ist, wie Oldendorff selbst schon bemerkt, die Ermittelung der Blödsinnsquote in den niedersten Altersklassen unvollständig; denn die Geistesschwäche ist in ihren ersten Anfängen schwer zu ermitteln, daher auch schwer zu behaupten; die Angehörigen der betreffenden Kinder weigern sich aus leicht begreiflichen Gründen oft dieselbe einzugestehen. Dann ist klar, dass bei der Zählung nach Quinquennien das wahre Ende der Kindheit gar nicht in Betracht kommt.

---

1) Vgl. hierzu die Auseinandersetzungen bei Möller, a. a. O. S. 188 ff.
2) Oldendorff, Real-Encyklopädie d. ges. Heilkunde r. A. Eulenburg, Wien u. Leipzig 1881. Bd. VII. S. 292. Art. Irrenstatistik.

Dieses Ende ist der Beginn der Geschlechtsentwickelung, der natürlich nicht an e i n b e s t i m m t e s Jahr gebunden ist, das wieder von einem bestimmten Tage — dem Geburtstage — bezeichnet wird. Endlich ist auch hier wieder geltend zu machen, dass eine gewisse und vielleicht nicht allzugeringe Zahl infantiler Psychosen, welche bei relativ leichtem und raschem Verlaufe mit Heilung sicher innerhalb eines Jahres endigen, gar nicht zur Kenntniss der statistischen Zähler gelangt. Ich glaube daher auch heute [1]) noch behaupten zu müssen, dass die Frequenz der Kinderpsychosen grösser ist, als sie sich in den Statistiken, auch den gründlichsten, darstellt und darstellen kann. Es ist mithin die Frage nach der wirklichen Häufigkeit der Psychosen im Kindesalter wohl ohne weiteres noch als u n g e l ö s t zu bezeichnen. Auch die Prädisposition der e i n z e l n e n P e r i o d e n d e r K i n d h e i t zu psychischen Störungen gibt sich nur undeutlich in den statistischen Zusammenstellungen zu erkennen, eben weil dieselben nach Quinquennien rechnen. Der Zukunft bleibt es überlassen, Zahlen über die Frequenz der Psychosen wenigstens des späteren Kindesalters und des Knabenalters beizubringen. Vorerst entscheidet diesbezüglich nur die auf den allgemeinen Eindruck gestützte Erfahrung der Kinderärzte und Irrenärzte, welche dahin geht, dass in der S ä u g l i n g s p e r i o d e die Prädisposition zu Psychosen beinahe ganz fehlt, also fast vollkommene Immunität gegen psychische Störung besteht. Wir könnten von hieher gehörigen Symptomencomplexen höchstens den sog. Erethismus cerebralis und die Schlafsucht der Säuglinge anführen, freilich auf die Gefahr hin, dass eingewendet würde, sie könnten doch auf die Bezeichnung Kinderpsychosen kaum Anspruch machen. Nach d e r e r s t e n D e n t i t i o n (späteres Kindesalter) können schon, wie die ärztliche Erfahrung erweist, ab und zu erworbene Seelenstörungen vorkommen; die originären geistigen Schwächezustände, die im Säuglingsalter allenfalls nur vermuthet werden können, sind in dieser Kindheitsperiode oft schon sicher zu erkennen. Während des K n a b e n a l t e r s endlich steigert sich — das beweisen einigermassen die zur Zeit vorliegenden statistischen Erfahrungen — die Prädisposition zu Psychosen stetig bis zum Ende der Kindheit.

M e s c h e d e gebührt das Verdienst, zuerst hervorgehoben zu haben, dass die Kinderpsychosen in zwei Gruppen zu sondern sind, je nachdem die Seelenstörung v o r oder n a c h der zweiten Dentition zur Entwickelung gelangt (a. a. O. S. 85, 86.).

Die Frage, ob die G e s e l l s c h a f t s s c h i c h t e, welcher die Kinder ausweislich des Standes der Eltern angehören, von Einfluss auf deren

---

1) Vgl. Verf. Allg. Psychopathologie. Leipzig 1878. S. 307.

Prädisposition zu Psychosen sei, ist nur bezüglich einer Form, nämlich des Idiotismus, entschieden. Dieser wiegt, wie später erörtert werden wird, in den armen Klassen der Bevölkerung entschieden vor. Wie es sich mit den anderen Psychosen in dieser Hinsicht verhalte, geht nicht einmal annähernd aus den bisher publicirten Fällen von Kinderpsychose hervor; denn oft genug ist über den Stand der Eltern der erkrankten Kinder gar nichts gesagt. Die Statistik hat diese Frage bisher noch nicht in Angriff genommen.

Ueber den Einfluss, welchen das Geschlecht auf die Prädisposition der Kinder zu Psychosen ausübt, gibt die Statistik ebenfalls keine Auskunft. Berkhans kleine Zusammenstellungen der publicirten Fälle von kindlichem Irresein (erste Abhandlung und Nachtrag s. o. S. 22) zählt unter 55 Fällen 24 Knaben und 13 Mädchen, während bei 19 Individuen das Geschlecht nicht erwähnt war. Die Summe der Fälle von Kinderpsychosen mit Angabe des Geschlechts (unter Ausschluss aller Fälle von Idiotismus), welche ich in der Literatur gefunden habe, dazu diejenigen meiner Beobachtung gerechnet, beträgt 163, davon sind Knaben 93, Mädchen 70. Selbstverständlich vermögen so kleine Zahlen nicht viel zu beweisen.

Conolly (a. a. O.) nahm an, dass Knaben und Mädchen gleich häufig an Psychosen erkrankten, meinte aber, dass bei den ersteren das Irresein den Eltern und Lehrern leichter auffalle. Bei den Mädchen soll nach Conolly geistige Störung von den Eltern gerne in der Absicht, die Chancen späterer Verheirathung nicht zu schwächen, verheimlicht werden. Aehnlich äussert sich auch Zit, wahrscheinlich abhängig von Conolly. Scherpf neigt zu der Annahme, dass gegen Ende der Kindheit, wenn die Geschlechtsentwickelung nahe sei, die Prädisposition bei den Mädchen mehr zunähme als bei den Knaben. — Fielding-Blandfort[1]) sagt bestimmt: »es werden mehr Mädchen zwischen 12—18 Jahren krank als Knaben«, bleibt aber den Beweis der Zahlen schuldig.

Ob die allgemeine Prädisposition des Kindesalters zu geistigen Störungen Schwankungen unterworfen ist, kann augenblicklich desshalb nicht entschieden werden, weil wir über die Frequenz der Kinderpsychosen in früheren Zeiten keine statistischen Aufzeichnungen haben. Nur wenn solche vorhanden wären, würden wir im Stande sein zu behaupten oder andererseits zu verneinen, dass die fortschreitende Culturentwickelung und ihre Consequenzen für das Leben der Kinder in Schule

---

1) Fielding-Blandfort, Seelenstörungen, deutsch v. Kornfeld. Berlin 1878. S. 55.

und Familie (Ueberbürdung und künstliche Frühreife) die Disposition zu Psychosen in der Kinderwelt steigere. Die zum Theil sehr heftigen Aeusserungen, welche über diese Frage in der neueren Zeit — jedoch in dieser nicht allein — gefallen sind, die eine förmliche Bewegung hervorgerufen haben, sind nicht auf die festesten Fundamente gestellt. Im speciellen Theile unserer Darstellung (bei der cerebralen Neurasthenie) werden wir diesen Gegenstand wieder aufnehmen.

Die individuelle Prädisposition ist nach den Lehren der Psychiatrie entweder angeboren oder erworben. Was die angeborene Prädisposition anlangt, so unterscheidet man mit Recht zwischen erblicher und der im fötalen Leben und bei der Geburt entstandenen Anlage zu Psychosen (Hirnaffektionen überhaupt.)

Die erbliche Prädisposition zu Krankheiten des Geistesorganes kann einen Krankheitsprocess nachahmend progressiv sein, indem die leichteren geistigen Anomalieen der Vorfahren sich zu schweren und schwersten Seelenstörungen bei den Nachkommen zeitigen, welche schon im Kindesalter scharf hervortreten. Morel hielt, wie wir früher bereits (S. 20) erwähnt haben, diesen Vorgang im Allgemeinen für die Regel. Den Idiotismus stellte er als das Schlussresultat dieser erblich-psychischen Entartung hin (Hérédité progressive). Spätere Forschungen brachten aber den Beweis, dass dieser Vererbungsprocess auch umgekehrt, gerade regressiv verlaufen kann, indem schliesslich geistig gesunde und gesund bleibende Individuen aus einem neuropathisch belasteten Stamme hervorgehen können [1]. Da wir es hier nur mit den Psychosen des Kindesalters zu thun haben, können unmöglich die Einzelheiten alle angeführt werden, zu welchen die Erkenntniss der Psychiatrie über die Verhältnisse der Erblichkeit gelangt ist [2]. Es sei nur erwähnt, dass die Gefahren für die geistige Gesundheit der Descendenten dann am grössten sind, wenn zur Zeit der Zeugung:

1) beide Eltern geisteskrank waren — cumulative Vererbung (Legrand du Saulle),
2) einer der Erzeuger geisteskrank, der andere mit einer schwereren Nervenkrankheit behaftet oder auch nur nervös erschöpft war,
3) die Eltern blutsverwandt und in der Ascendenz bereits Nerven- und Geisteskrankheiten vorgekommen sind,

---

1) Berti, (Mem. d. istituto Venet. di Scienze XIV. S. A. Vent. 1869. u. Arch. f. Psych. u. Nervenkrankh. II. S. 526.) theilt einen Stammbaum mit, in welchem in mehreren Linien die Vererbung erlosch, nachdem sogar Blödsinn bei einem der Stammväter vorhanden gewesen war.
2) Vgl. die Lehrbücher der Psychiatrie.

4) beide Erzeuger verschiedenen neuropathisch belasteten Stämmen
angehören [1]).

Kehren derartige ungünstige Zeugungsverhältnisse bei sich folgenden Generationen wieder, so dürfte der progressive Verlauf des Vererbungsprocesses mit Abschluss durch angeborenen Idiotismus schwersten Grades im 4ten oder 5ten Gliede beinahe sicher zu erwarten sein.
Wenn der Vererbungsprocess eine Generation intakt von Geistes- (bezw.
Nerven-) krankheit lässt, so kann die Anlage doch fortbestehen und
wirksam auf die nächstfolgende Generation (die dritte) übertragen werden. Dies ist die indirekte Vererbung, Vererbung per saltum (B u r-
r o w s), atavistische Vererbung (L e g r a n d d u S a u l l e), deren Effekte
sich bereits im Kindesalter geltend machen können, aber durchaus nicht
müssen. Es ist wahrscheinlich, dass die indirekte Vererbung von dem
günstigen, den regressiven Verlauf des Vererbungsprocesses anbahnen-
den Einfluss der vollen Gesundheit des einen Erzeugers herrührt, welcher Einfluss natürlich auf der folgenden Generationsstufe wieder verdorben werden kann.

Die Resultate der Anstaltsstatistik und viele andere Beobachtungen
sprechen dafür, dass im Allgemeinen der E i n f l u s s d e r M u t t e r bei
der Vererbung grösser sei, als derjenige des Vaters.

Sehr schätzenswerthe Untersuchungen über die Gesundheitsverhältnisse der Kinder notorisch geisteskrank gewesener Individuen hat
H a g e n [2]) angestellt. Von den in 25 Jahren aus der Irrenanstalt zu
Erlangen Entlassenen, oder in derselben Verstorbenen hatten n a c h-
w e i s b a r Nachkommen:

	Zusammen.	Männer.	Frauen.
überhaupt	488	266	222
1) Unbekannt wie die Nachkommen beschaffen	233	137	96
2) Alle Kinder gesund	167	94	73
3) Alle Kinder geisteskrank oder idiotisch	6	2	4
4) Alle Kinder gestorben	25	9	16
5) Ein Theil der Kinder geisteskrank oder idiotisch	18	9	9
6) Ein Theil der Kinder gehirn- oder nervenkrank	6	4	2
7) Ein Theil der Kinder gestorben	30	9	21
8) Moralische Entartungen der Kinder	3	2	1.

Es vererbten also von den 255 Individuen der Rubriken 2—8 über-

---

[1]) Stammbäume, welche diese Verhältnisse exemplificiren, finden sich bei
D o u t r e b r e n t e, Annal. méd.-psych. 1869. Sept., Nov.; reproducirt bei L e-
g r a n d d u S a u l l e, Erbl. Geistesstör. Deutsch v. S t a r k. Stuttgart 1874.
S. 40, 41; M ö b i u s, die Nervosität. Leipzig 1882. S. 41.
[2]) H a g e n, Statistische Untersuchungen über Geisteskrankh. etc. Erlangen
1876. Cap. VII. »Katamnese«. S. 336.

haupt 24, nämlich 11 M., 13 Fr. die Geisteskrankheit. Nimmt man nun mit H a g e n an, dass die 233 Individuen der Rubrik 1 die gleiche Zahl von geisteskranken Kindern haben mochten, so verdoppeln sich die Zahlen der Vererbungsfälle: zusammen 48; M. 22, Fr. 26. H a g e n macht ferner »das gewiss sehr weitgehende Zugeständniss«, dass er auch diese Zahlen noch verdoppeln möchte, weil von dem Ende seiner Zählungsperiode bis zum Abschluss seiner Tabellen fast 4 Jahre vergangen waren und in dieser Zeit noch Geisteskrankheiten unter den Nachkommen jener Individuen aufgetreten sein mochten. So kämen denn zusammen 96 = 44 M. u. 52 Fr. betreffende Vererbungsfälle von Geisteskrankheiten heraus. Das Procentverhältniss stellte sich daher für die Männer auf 16, für die Frauen auf 28. Wir müssen H a g e n unbedingt beistimmen, wenn er auf d i e s e E r g e b n i s s e gestützt ausspricht »dass die Vererbung psychischer Krankheit n i c h t s o h ä u f i g und nicht so unbedingt stattfindet, als man nach dem sich aufdrängenden Eindruck der positiven Fälle glauben sollte.«

Nehmen wir hinzu, dass nach U l l r i c h s [1]) statistischen Erhebungen die psychische Morbilität der erblich Belasteten beider Geschlechter am grössten ist in dem Alter von 16—20 Jahren, also jenseits der Kindheit, so scheint es beinahe, als ob das ätiologische Moment der Erblichkeit in der Pathogenese der Kinderpsychosen nicht die hohe Bedeutung beanspruchen dürfe, welche ihm von fast Allen, die sich bisher mit unserem Gegenstande beschäftigt haben, beigemessen wird. Wieder müssen wir uns hier vergegenwärtigen, wie unsicher doch bei aller Mühe', die ihre Eruirung kostet, noch die Resultate der Statistik mit dem Material der Irrenanstalten und dessen Derivaten sind: offenbar werden nur die länger dauernden und zugleich schweren Fälle von kindlichem Irresein, diejenigen, in welchen die geistige Störung ganz eklatant ist, gezählt werden können ebensowohl bei »katamnestischen« Ermittelungen über die geistigen Gesundheitsverhältnisse der Descendenten notorisch Geisteskranker, wie bei den Zählungen der in Irrenanstalten aufgenommenen Fälle, in welchen das Irresein der Descendenten schon in der Kindheit begann. Unberechenbare, vielleicht sehr grosse Fehler müssen sich da einschleichen, bedingt durch Indolenz, Unwissenheit wie durch Abneigung der Angehörigen etc. der betreffenden Individuen den wahren Sachverhalt anzugeben.

Demgegenüber erweist aber die ärztliche Erfahrung überhaupt, besonders diejenige der Kinderärzte, Neuropathologen und Irrenärzte, dass die erblich belasteten Kinder eine eigene Gruppe von theils kränklichen,

---

1) U l l r i c h in Hagens Statistik etc. S. 191.

theils für den geübten diagnostischen Blick wirklich kranke Individuen darstellen. Diese Gruppe hat nach Art einer naturgeschichtlichen Gattung zahlreiche Spielarten und es hiesse beinahe alles, was die specielle Pathologie der Kinderpsychosen zu bieten vermag, an dieser Stelle anführen, wenn wir diesen Zustandsformen jetzt schon näher treten wollten. Damit habe ich zugleich gesagt, dass der erblichen Anlage d o c h eine sehr hohe Bedeutung in der Pathogenese der Kinderpsychosen zukommt. In der That deliriren diese erblich belasteten Kinder leicht auf die geringfügigsten Ursachen hin, schon bei leichtem Fieber, bei Störungen des Verdauungsprocesses, Wurmreiz, Zahngeschäft, peripherischer Verletzung etc. Sie sind zu abnorm lange anhaltenden Verstimmungen in Folge gewöhnlicher Vorkommnisse geneigt, die zu kurzdauernden Psychosen sich ausdehnen können; ihnen schadet leicht die geistige Arbeit in Schule und Haus, die andere Kinder ohne Folgen abmachen, indem sich oft nicht unbedenkliche Erschöpfungszustände des Gehirnes bei ihnen einstellen; ferner scheinen die Wirkungen depressiver Gemüthsbewegungen, des Schrecks, der Strafen länger dauernde, selbst das Leben gefährdende Geistesstörungen bei ihnen besonders leicht hervorbringen zu können. Es handelt sich also um e i n e g e s t e i g e r t e p s y c h i s c h e Morbilität bei diesen Kindern, welche einen pathologischen Zustand der Centralorgane anzeigt. Den unvermeidlichen Einflüssen der Aussenwelt und gewissen abnormen Einflüssen des eigenen Organismus vermag das Organ der geistigen Processe nicht zu widerstehen. Die Ausgleichung der physiologischen Störung der geistigen Processe ist erschwert, sie wächst unverhältnissmässig leicht zur pathologischen Störung heran. Die hereditär belasteten Kinder bieten sehr häufig eines oder das andere, selbst eine ganze Gruppe der zuerst von M o r e l, dann von G r i e s i n g e r u. A. beschriebenen D e g e n e r a t i o n s z e i c h e n dar.

Diese klinisch sehr wichtigen Degenerationszeichen sind entweder m o r p h o l o g i s c h e oder f u n k t i o n e l l e. Zu den ersteren gehören: die Schädeldeformitäten (allgemein verengter Schädel, Kephalonie, Rhombo-, Lepto-, Klinokephalie, Schädelscoliose); auffallend stark gewölbter oder sehr flacher Gaumen, Defekte desselben, Hasenscharte; fehlerhafte Stellung und Defekte der Zähne; abnorme Grösse oder abnorme Kleinheit der Ohren, unvollständige Bildung oder Mangel einzelner Theile der Ohrmuscheln; Epispadie, Hypospadie, Kryptorchismus; auffallend graciler Bau; überzählige Glieder; Asymmetrien (halbseitige Agenesien) des Gesichts, der Extremitäten mit oder ohne Contrakturen; abnorme Pigmentirung der Iris, der Haut; abnormer Haarwuchs. — Funktionelle Degenerationszeichen sind: Stottern, auffallende Muskelunruhe, Grimassiren, Zuckungen einzelner Muskelgruppen, un-

gleiche Innervation bilateraler Muskelgebiete; allgemeine oder circum-
scripte Hyperalgesie, Irradiation schmerzhafter Reizungen; Unregelmässigkeiten der visceralen und vasomotorischen Innervation; abnorme
Schlafzustände jeder Art, namentlich Pavor nocturnus und Zähneknirschen im Schlafe; habituelle Enuresis nocturna; frühzeitiges Erwachen
des Geschlechtstriebes mit Hang zur Masturbation; überstürztes oder
sehr verzögertes Wachsthum; Unregelmässigkeiten des Temperatur-
ganges in fieberhaften Krankheiten; Convulsionen bei verschiedenartigen physiologischen und pathologischen Vorgängen im Körper;
plötzliche apoplektiforme Anfälle eventuell mit Exitus lethalis.

Eine der erblichen Prädisposition sehr nahe stehende Anlage
zu Psychosen ist diejenige, welche den Descendenten von Tuberkulösen und fernerhin solchen Individuen zugesprochen wird, deren Zeugung
im Rausche (des Vaters oder beider Eltern) stattgefunden hat [1]. Dass
bei den Kindern sehr jugendlicher, sehr betagter, sehr armer Eltern eine
besondere Prädisposition obwalte, bedarf noch des Nachweises. Unzweifelhaft steht fest, dass der Aufenthalt gesunder Eltern in Cretinen-
gegenden bei den von ihnen daselbst erzeugten Kindern öfter die Disposition zu Cretinismus begründet [2].

Nicht ererbt, aber angeboren ist die Prädisposition, welche
begründet wird durch längeren Druck, schwere Insulte, denen der Kopf
des Kindes im Uterus, bei der Geburt ausgesetzt ist [3] bei allgemein
verengtem Becken, Beckentumoren, forcirten Zangengeburten, Prager
Handgriff bei grossem Kopfe, protrahirten Geburten überhaupt.

Wir können das Capitel der angeborenen Prädisposition zu Psychosen nicht schliessen, ohne noch besonders einer biologischen
Erfahrung zu gedenken, welche oben nur flüchtig erwähnt wurde. Es
ist die Erfahrung, dass erblich belastete Kinder öfter die Erscheinung
verzögerter körperlicher Entwickelung darbieten. Um die
Lebensperiode, da der Beginn der Geschlechtsentwickelung mit allen
ihren Zeichen nach allgemeiner Erfahrung eintreten sollte, bleibt bei
diesen Individuen der kindliche Habitus für längere Zeit fortbestehen.
Wiederholt schon hat man gerade unter solchen Verhältnissen Geistesstörung von längerer Dauer auftreten sehen, ohne dass besonders wirk-
same Gelegenheitsursachen, wie Kopftrauma, fieberhafte Krankheiten,
Schreck etc. vorausgegangen wären. Im Sinne unserer oben (S. 6—7)

---

1) Lit. über diese Gegenstände bei v. Krafft-Ebing, Lehrb. d. Psychiatrie. II. Aufl. Stuttg. 1883. I. S. 175.
2) Maffei. Neue Unters. üb. d. Cretinismus. Erl. 1844. II. S. 145.
3) Vgl. hierzu L. Meyer, Archiv. f. Psych. u. Nkh. I. S. 125. — Gud-
den, ibid. II. S. 367.

abgegebenen Erklärung müssen wir diese Fälle von Irresein als ächte K i n d e r psychosen bezeichnen. Es handelt sich dabei nicht etwa um Idiotismus, der ja oft genug Verzögerung der körperlichen Entwickelung mit sich bringt, sondern um andere, eventuell der vollkommenen Heilung fähige Geistesstörungen. Die in diese Kategorie gehörenden Fälle, die ich kenne, sind folgende:

Fall von J a c o b i [1]). 16jähr. Knabe von durchaus kindlichem Habitus. Mutter und Mutterbruder blödsinnig; Pat. selbst früher geistig gesund. Krankheitsform: Mania periodica, Ausgang: Dementia.

Fall von W i e d e m e i s t e r [2]). 18jähr. Mädchen. Tochter eines epileptischen Potators; geistig gesund bis zum 14. Jahre, in welchem Epilepsie auftritt und fortan Stillstand der körperlichen und geistigen Entwickelung. Im 18. Jahre noch ganz kindlicher Habitus. Krankheitsform: Epileptische Dementia von langer Dauer. Ausgang: Heilung mit äusserst schwachem geistigen Defekt nach Eintritt der Menses im 19. Jahre.

Fall von K e l p [3]). 16jähr. Knabe, kleine Statur, vollkommen kindlicher Habitus. Mutter während der Gravidität mit diesem Kinde melancholisch (geheilt), eine Schwester epileptisch. Krankheitsform: Melancholie mit Selbstmordversuchen. Ausgang: Heilung.

Fall von M ö l l e r [4]). 15jähr. Knabe, welcher auch bei der Entlassung nach 1½ Jahren noch vollkommen kindlichen Habitus darbietet. Selbstmord des Vaters und mehrerer Brüder desselben; bei allen diesen Familiengliedern Gemüthsleiden, die auch sonst noch in der Familie herrschten. Krankheitsform: Manie. Ausgang: Heilung.

E i g e n e B e o b a c h t u n g : Adam Mandli, 17jähr. estnischer Bauernknabe. Vollkommen kindlicher Habitus. Epilepsie bei des Vaters Bruder. Krankheitsform: Mania periodica mit gewöhnlichem Verlaufe. (Wiederkehr der Anfälle.)

Wahrscheinlich gehört hieher auch ein Fall von N a s s e [5]). 15jähr. Mädchen. Erblich stark belastet. Eintritt der Menstruation nach Anwendung von Emmenagogis (in der Anstalt) im 1ten Jahre. Krankheitsform: Mania periodica von nymphomanischem Charakter. Ausgang: Dementia.

Es unterliegt keinem Zweifel, dass auch im Kindesalter die P r ä d i s p o s i t i o n zu psychischer Störung e r w o r b e n und damit der Einwirkung von Gelegenheitsursachen vorgearbeitet werden kann. Das Material an genauer beschriebenen Fällen von Kinderpsychosen ist noch zu spärlich, um diese Verhältnisse zur klaren Anschauung zu bringen, wie solche bezüglich der Erwachsenen vorliegt. Einige wohl hierhergehörige Fälle sind folgende:

---

1) J a c o b i , Hauptformen der Seelenstörungen. I. S. 117.
2) W i e d e m e i s t e r , Allg. Zeitschr. f. Psychiatrie. Bd. XXIX. S. 574.
3) K e l p , Allg. Zeitschr. f. Psych. Bd. XXXI. S. 77.
4) M ö l l e r , Archiv f. Psych. Nervenkrht. Bd. XIII. S. 188 ff.
5) N a s s e , Allgem. Zeitschr. f. Psych. Bd. XXI. S. 12.

A l b e r s [1]) berichtet von zwei Geschwistern (6jähr. Knabe und 8jähr. Mädchen), welche im Desquamationsstadium der Masern befindlich, dabei von Neuem fiebernd, durch den Eindruck ihres schwer betrunkenen Vaters heftig erschreckt, in acute Geistesstörung verfielen.

M e s c h e d e [2]) theilt die Krankengeschichte eines $5^{3}/_{4}$jähr. Mädchens mit, das bis zum 4ten Jahre geistig und körperlich gut entwickelt, im 3.—4. Jahre an Würmern und Wechselfieber, kurz nach vollendetem 5ten Jahre 14 Wochen lang an heftigem Keuchhusten und öfterem Nasenbluten gelitten und bald darauf die ersten Symptome geistiger Störung hatte wahrnehmen lassen.

Ich selbst beobachtete folgenden Fall: N. N. 14jähriger gut begabter Knabe von vollständig kindlichem Habitus, bei welchem sich bei genauester Nachforschung keinerlei erbliche Prädisposition nachweisen lässt, war mit Ascariden behaftet; gelegentlich stärkerer Schulanforderungen (Versetzung in eine höhere Classe), Neurasthenia cerebralis mit somnambulen Zuständen. Der weitere Verlauf der Krankheit ist mir unbekannt geblieben.

Einen zweiten von mir beobachteten, wahrscheinlich hierhergehörigen Fall vgl. unten bei „Ohrenkrankheiten" (S. 42).

V e r a n l a s s e n d e U r s a c h e n. Die veranlassenden Ursachen der Kinderpsychosen sind wie diejenigen der Psychosen überhaupt o r g a n i s c h e, p s y c h i s c h e oder g e m i s c h t e; sie wirken entweder r a s c h, selbst unmittelbar (nähere, direkte Ursachen) oder e r s t n a c h e i n i g e r, s e l b s t w i e e s s c h e i n t r e c h t l a n g e r Z e i t (entfernte, indirekte Ursachen). Endlich gibt es ätiologische Momente von s c h l e i c h e n d e r W i r k s a m k e i t, die gewissermassen erst die Prädisposition und mit ihrer Fortwirkung, welcher das Kind bei seiner geistigen Unreife und abhängigen Lebensstellung sich viel weniger als der Erwachsene entziehen kann, die psychische Störung selbst hervorbringen. Man könnte sie deshalb c u m u l a t i v e Ursachen der Kinderpsychosen nennen.

Unter die o r g a n i s c h e n Ursachen gehören selbstverständlich in erster Linie a l l e K r a n k h e i t e n d e s G e h i r n s u n d s e i n e r H ä u t e, welche im Kindesalter vorkommen. Die allgemeine Psychopathologie muss noch bis zur Stunde diese Krankheiten unter den Ursachen der Psychosen anführen, weil (S. 7) eine pathologisch-anatomische, bezw. histologische Definition derjenigen Affektionen noch nicht möglich ist, welche die einzelnen Irreseinsformen herbeiführen. Für die klinische Praxis in der Psychiatrie gilt ohnehin im Sinne des Satzes: a potiori fit denominatio, dass die diagnosticirbare Hirnkrankheit allemal im Einzelfalle die Diagnose der Geistesstörung aufhebt: ein Symptomencomplex, der einige Zeit als Melancholie bezeichnet wurde, wird als solcher

1) A l b e r s, Froriep's Tagesberichte. Bd. I. Nro. 6. Nov. Nro. 661; 1852. S. 41. (Psychiatrie.)
2) a. a. O.

gegenstandslos, wenn z. B. die Zeichen einer tuberkulösen Meningitis klar zum Vorschein kommen etc. Wir verweisen daher, um unnütze Wiederholungen zu vermeiden, was diesen Gegenstand betrifft, auf Steffens erschöpfende Darstellung der Hirnkrankheiten in diesem Handbuche.

Kopfverletzungen. Von den besonders schweren Insulten, denen der Kopf des Kindes bei der Geburt in seltenen Fällen ausgesetzt ist, war oben schon die Rede. Als gleichwerthig mit denselben sind zu betrachten Traumen des Kopfes gleich nach der Geburt (Sturz des Neugeborenen auf den Kopf bei präcipitirtem Geburtsvorgang). Diesen Momenten kann nach den vorliegenden Erfahrungen die Bedeutung entfernter Ursachen hauptsächlich einer Seelenstörung im Kindesalter, des Idiotismus nämlich, zuerkannt werden. (Eine Beobachtung von Crichton Browne über »moralische« Entartung nach Kopfverletzung durch die Zange bei der Geburt steht noch isolirt da.)

Leichtere Kopfverletzungen kommen in den späteren Perioden der Kindheit ungemein häufig vor. Sie gehen in der Regel ohne alle weiteren Folgen vorüber. Wenn schwerere Kopfverletzungen chirurgische Krankheiten, der Diagnose zugängliche Affektionen des Schädelinhaltes, wie Meningitis, Hirnabscess etc. [1] nach sich ziehen, so spricht man selbstverständlich nicht von traumatischem Irresein; die psychopathischen Symptome gehen dann vollständig in der Diagnose der Grundkrankheit auf. Dies gilt auch noch von der Epilepsie nach Kopftraumen, welche die Hauptkrankheit bleibt, auch wenn sich mit ihr geistige Schwäche entwickelt. Unter traumatischen Psychosen der Kinder verstehen wir demnach nur jene Erkrankungen, welche sich an meist schwerere Kopfverletzungen als reine Irreseinsformen anschliessen.

Die mir zur Zeit vorliegende Casuistik der Kinderpsychosen enthält unter 103 Fällen, bei welchen überhaupt ein ätiologisches Moment angegeben ist, 14 Fälle von traumatischem Irresein, also 13,6 % [2].

---

1) Vgl. Beely, dieses Handbuch Bd. VI. 2.
2) Diese Verhältnisszahl erscheint gross, wenn man vergleicht, was die Statistik bisher über die Frequenz des traumatischen Irreseins überhaupt, d. h. im Sinne des S. 8 Gesagten der Erwachsenen beigebracht hat: Schlager (Zeitschr. d. Gesellsch. d. Aerzte zu Wien 1857. S. 454) fand unter 500 Geisteskranken 49 (9,8 %); v. Krafft-Ebing (Ueber die d. Gehirnerschütterung u. Kopfverletz. hervorgegang. psych. Krankh. Erl. 1868. S. 58) unter 4062 Geisteskr. der Anstalt Illenau 55 (1,3 %); Landerer (Die Privat-Irrenanstalt Christophsbad etc. Stuttg. 1878) unter 2420 Geisteskranken 27 (1,1 %). — Die Grundzahl 103 ist aber entschieden viel zu klein, als dass man sichere Schlüsse aus derselben ziehen könnte.

Ueber die chirurgischen Charaktere der Kopfverletzungen ist in diesen Fällen nichts ausgesagt; in zwei Fällen meiner Beobachtung, die mitgezählt sind, findet sich am Kopfe kein Residuum des stattgehabten Trauma.

Auch die traumatischen Psychosen der Kinder schliessen sich entweder direkt (primäres traumatisches Irresein) der Kopfverletzung an, oder es vergeht eine Wochen bis Jahre betragende Zwischenzeit (secundäres traumatisches Irresein) bis zum Ausbruch der Psychose. Die Kopfverletzungen können demnach nähere, determinirende oder entfernte Ursachen kindlicher Psychosen sein.

Das p r i m ä r e traumatische Irresein der Kinder verläuft entweder als einfacher Schwachsinn, als Schwachsinn mit Alteration des Gemüths (psychische Degeneration mit Furor) oder als maniakalische Aufregung, wie folgenden Beispiele beweisen:

Lisa Tinne, 14jähr. estnisches Bauernmädchen. Gesund bis zu einem Sturz vom Leiterwagen herab auf den Kopf im 5ten Jahre. Von da ab Stillstand der geistigen Entwickelung, Unfähigkeit Lesen, Schreiben und Rechnen zu erlernen; Gemüthsart unverändert. Im 14ten Jahre (kindl. Habitus) Chorea, welche mit hochgradiger Verworrenheit verläuft. Nach Beseitigung der Chorea und der Verworrenheit die Intelligenz von einem etwa 5jähr. Kinde, dazu noch kindliches Lallen, statt k wird t gesprochen.   (Eigene Beobachtung.)

Beobachtung von Z i t (a. a. O.). Gesundes 13jähr. Mädchen. Sturz vom Leiterwagen herab auf den Kopf. Bewusstlosigkeit von einiger Dauer. Seit der Verletzung Aenderung des Charakters: Reizbarkeit, Zornmüthigkeit, spontane Wuthanfälle mit wildem Zerstörungstrieb, Unfähigkeit Neues zu erlernen, Vergessen von mancherlei früher Erlerntem.

Beobachtung von S a v a g e (Journ. of ment. sc. Jan. 1879; Virch. Jhrb. 1879. II. S. 67). 14jähr. erblich stark belasteter Knabe. Schlag auf den Kopf; Bewusstlosigkeit für einige Augenblicke. Darauf Pat. auffallend still und verdriesslich, nach einigen Tagen ganz verwirrt und aufgeregt. Dauer dieses Zustandes sechs Monate. Ausgang: Heilung.

Das s e c u n d ä r e traumatische Irresein der Kinder, ohne deutliche Prodrome beginnend, erscheint nach den bisher vorliegenden Beobachtungen am häufigsten als S c h w a c h s i n n, welcher, wenn im frühen Kindesalter entstanden, unter den Begriff des Idiotismus fällt; er entspricht der primären Dementia nach Kopfverletzungen der Erwachsenen. Wahrscheinlich gehören manche Fälle dieser Art zum primären traumatischen Schwachsinn, indem die ersten Anfänge der psychischen Störung, weil sie leise waren, übersehen worden sind. Es können ferner maniakalische Exaltation mit Wuthparoxysmen, periodischer Furor, beide ohne deutlichen Intelligenzdefect, auch Anfälle von Melancholie die späteren Folgen von Kopfverletzungen bei Kindern sein. Wir finden also auch die bei Erwachsenen vorkommenden Krankheitsformen, es fehlt aber die progressive Paralyse traumatischen Ursprungs im Kindesalter.

In der Aetiologie des Idiotismus spielen Kopfverletzungen eine sehr wichtige Rolle — es ist daher im speciellen Theil dieser Gegenstand wieder aufzunehmen. Zur Illustration der übrigen Formen secundär-traumatischen Irreseins mögen folgende Fälle dienen:

G u i s l a i n (Phrenopathien, deutsch v. C a n s t a t t. S. 183). 7jähr. Mädchen. Im 3ten Jahre Schlag auf die Nase, danach Caries der Nasenknochen [1]), die nach 2 Jahren heilt. Darauf furiose Manie ohne Einbusse an Verstand, der sogar auffallend entwickelt für das Alter erscheint.

P r i c h a r d (cit. bei M a u d s l e y, Zurechnungsfähigkeit d. Geisteskrankh. S. 61.) ?jähr. Knabe, starke Kopfverletzung. Später chronische maniakalische Exaltation mit Unbändigkeit, Rohheit, Excessen aller Art bei intacter Intelligenz.

C o n o l l y (Referat im Irrenfreund 1864. S. 86.) 10jähr. von Vatersseite erblich belastetes Mädchen. Im 2ten Jahre Fall auf den Hinterkopf, welchem Erbrechen und Koma folgt. Krankheitsform: periodische Wuthparoxysmen bei intacter Intelligenz, Gutmüthigkeit, Folgsamkeit in den Zwischenzeiten.

Einen Fall von Mania furiosa nach Schädeltrauma sah B r i e r r e d e B o i s m o n t (Ann. d'hyg. publ. 1858. X. S. 367) in einer italienischen Anstalt. Er betraf einen Knaben von 10 Jahren. Ob primäres oder oder secundäres traumatisches Irresein vorlag, bleibt ungewiss.

V o i s i n (a. a. O.) .... Knabe. 14 Tage nach Kopftrauma: Erbrechen, Abmagerung, Nahrungsverweigerung, traurige Stimmung. Nach 4 Wochen: verkehrte Handlungen; dann Fieber, trockene Lippen, rothes Gesicht, ungleiche Pupillen, Erbrechen, dazu intermittirender melanch. Stupor. Ausgang?

Wilhelm A... 15 J., kindl. Habitus; Sohn eines reizbaren Mannes, von klein auf wenig begabt. Mehrere Kopfverletzungen. 2 Jahre darnach Wechsel von maniakalischer Aufregung und melancholischer Depression. Genauere Beschreibung des Falles folgt unten (Circuläres Irresein). (Eigene Beobachtung.)

Dass auch bei Kindern durch Kopfverletzungen lediglich eine Prädisposition zu Psychosen begründet werden kann, welche bei Einwirkung entsprechender Gelegenheitsursachen später zur Geltung kommt, macht mir eine eigene später (bei O h r e n k r a n k h e i t e n) anzuführende Beobachtung wahrscheinlich.

W ä r m e b e s t r a h l u n g   d e s   K o p f e s ist für die Psychopathologie des Kindesalters einmal wichtig, indem ihre ätiologische Beziehung

---

1) Die Caries der Nasenknochen ist nicht als Ursache des Irreseins in diesem Falle anzusprechen, da wir über ihre Beziehungen zur Geistesstörung nichts wissen, die Erscheinungen in diesem Falle aber gut mit sonstigen Erfahrungen über Spätwirkungen der K o p f t r a u m e n bei Kindern zusammenstimmen.

zum Idiotismus — Schlafen des Säuglings am heissen Ofen (G r i e s i n-
g e r) festzustehen scheint. Hier handelt es sich also um eine Ursache
von cumulativer Wirkung. Dann kommt bisweilen, wie S t e i n e r[1])
beobachtet hat, bei Kindern acute Manie als Folge von Insolation vor,
wobei es sich wohl der Hauptsache nach um Wirkung der Sonnenhitze
auf den blossen Kopf handelt. A. V o g e l[2]) erwähnt ebenfalls die
wenige Stunden nach der Insolation des Kopfes auftretenden Delirien,
oft furibunder Art mit Entwickelung ausserordentlicher Muskelkraft,
welche nach einem halben bis 2 Tagen verschwinden. Eigene Erfahrungen über diese Störungen besitze ich nicht.

N e r v e n k r a n k h e i t e n. Chorea (minor et major) E p i l e p s i e
und H y s t e r i e sind im Kindesalter so innig mit Psychosen verknüpft,
dass wir den entsprechenden Irreseinsformen im speciellen Theile besondere Abschnitte widmen werden. Es sei hier nur hervorgehoben,
dass namentlich der Epilepsie im Kindesalter eine ausserordentlich cumulative Wirkung hinsichtlich der Verminderung und Alienation der
psychischen Fähigkeiten und Eigenschaften zukommt.

N e r v e n v e r l e t z u n g und N e u r a l g i e. Die Intoleranz der
Kinder gegen schmerzhafte Reize, ihr oft unsinniges Gebahren bei solchen ist allgemein bekannt. Nervenverletzung und Neuralgie können
aber auch — jedenfalls nur bei besonders prädisponirten Kindern —
Psychosen herbeiführen. Sie wirken dann als accidentelle Ursachen.

Die Casuistik der Kinderpsychosen verfügt, was die Bedeutung
dieser ätiologischen Momente anlangt, zur Zeit über folgende Fälle:

Fall von J ö r d e n s[3]). 13jähr. Lehrbursche, plötzlich verworren, bald
darauf völlig „rasend"; bald Ermüdung und damit etwas Beruhigung,
beim Treten auf die Füsse sofort wieder Verworrenheit und Furor. In
horizontaler Bettlage gleich wieder vernünftiges Reden; ruhige Nacht.
Morgens beim Aufstehen sofortige Wiederkehr des verworrenen Wuth-
zustandes, der beim Liegen wiederum verschwindet. J. bemerkt bei genauer Untersuchung am rechten Fuss nahe dem Grosszehenballen eine
kleine erhabene geröthete Stelle, von welcher aus — durch Druck —
sofort sich die Wuthparoxysmen hervorbringen lassen; eine Incision be-
fördert einen kleinen Glassplitter heraus, nach dessen Entfernung die
Anfälle sofort verschwanden. Der Kr. war befremdet, als man ihm sein
Gebahren erzählte (Amnesie) und bat um Verzeihung.

Fall von E n g e l k e n[4]), 10jähr. Kind. Wegen Zahnschmerzen, Versuch den kranken Zahn herauszuziehen. Darauf Chorea mit vollständiger
Verworrenheit. Heilung mit Opium in 3 Wochen.

1) S t e i n e r, Compendium der Kinderkrankh. S. 67.
2) A. V o g e l, Kinderkrankh. 5. Auflage. S. 303.
3) J ö r d e n s, Hufeland's Journal. 1791. IV. S. 224 ff.
4) E n g e l k e n, Allg. Zeitschr. f. Psych. V. S. 373.

Fall von Zit[1]), 12jähr. Knabe, früher ganz gesund. Verrenkung des rechten Daumens durch Sturz, trotz der Einrichtung heftige Schmerzen. Maniakalische Anfälle von solcher Heftigkeit, dass Pat. in die Irrenanstalt gebracht werden musste.

Fall von Krafft-Ebing[2]), 10jähr. Knabe, erblich belastet, schwächlich, rasches Wachsthum, Schulanstrengung. Täglich mehrmals gelegentlich der Paroxysmen einer Intercostalneuralgie Zwangsvorstellungen von Schimpfnamen und gemeinen Handlungen, deren Aeusserung er kaum unterdrücken kann. Dabei häufig ängstliche Stimmung. In der Zwischenzeit munter und wohl. Anämie; Status nervosus, Schmerzpunkte am 4. 8. und 9. Intercostalnerven: Betastung dieser Nerven macht Angst und erzeugt bei weinerlicher Stimmung die Zwangsvorstellungen der Schimpfworte. Heilung der Neuralgie und ihrer psychischen Begleiterscheinungen durch entsprechende Behandlung.

Ohrenkrankheiten. In mehrfacher Weise können Ohrenkrankheiten im Kindesalter Hirnaffektionen hervorbringen. Die ätiologischen Beziehungen derselben zu Meningitis, Hirnabscess, Sinusthrombose haben wir hier nicht abzuhandeln (vgl. Steffen, Bd. VI d. Hdb.). Das schwerste psychische Leiden, welches aus Ohrenkrankheiten bei Kindern hervorgehen kann, die Taubstummheit, ist in v. Tröltsch's Abhandlung (Bd. V, 2. d. Hdb.) über die Ohrenkrankheiten bereits bearbeitet. Psychopathologisch sehr werthvolle Auseinandersetzungen bietet auch des genannten Autors Abschnitt über den chronischen Katarrh der Trommelhöhle, in welchem auf die Schicksale hingewiesen ist, unter denen der geistige Entwickelungsprocess auch nur schwerhöriger — nicht tauber — Kinder zu leiden hat. Wenn unter solchen Verhältnissen gewisse Ohrenkrankheiten als cumulative Ursachen bestimmter geistiger Alterationen zu betrachten sind, so gibt es wieder andere Affektionen des Gehörorganes, welche Gelegenheitsursachen meist rasch verlaufender Psychosen werden können.

Bouchut[3]) hat mehrere hierhergehörige Fälle mitgetheilt, in welchen acute Trommelhöhlenaffektionen bei Kindern vorübergehende Zustände von Furor hervorbrachten. Genau so verhielt sich auch der folgende Fall, auf welchen bereits oben (S. 40) hingewiesen wurde:

John Ansberg, 15 Jahre alt, lettischer Bauernknabe, vollkommen kindlicher Habitus. Die genauesten Nachforschungen ergaben, was etwaige erbliche Prädisposition zu Psychosen anlangt, durchaus negative Resultate. Im ersten Lebensjahre bereits doppelseitiger Ohrenfluss mit Schmerzensäusserungen und mässiger Schwerhörigkeit, welche in der Folge in keiner Weise die geistige Entwickelung, das Lernen stört. Pat. war ein

---

1) Zit, a. a. O. S. 165. (S.A. S. 7.)
2) v. Krafft-Ebing, Die transit. Stör. des Selbstbewusstseins. Erlangen 1868. S. 73.
3) Bouchut, Gaz. des hôp. 187.

intelligentes Kind und besuchte die Schule mit ausgezeichnetem Erfolge. Im 13. Jahre Sturz mit dem Kopf voran auf einen Balken. Bewusstsein nicht gestört, aber eine fieberhafte Krankheit mit starkem Kopfschmerz von zweiwöchentlicher Dauer. Genesung. Im 15. Jahre plötzlich Schwindel, Ohrensausen, Ohrenschmerz, bedeutende Schwerhörigkeit; nach einer Woche bei Fortbestehen der übrigen Symptome complete Taubheit. Gang taumelnd, Hitze im Kopf so stark, dass Pat. nach Eis schreit. Kopfschmerz paroxysmenweise, dabei Erbrechen, Strampeln mit Händen und Füssen, Pat. nimmt die eigenthümlichsten Körperstellungen ein. Benommenheit und Delirium. Wüthende Zornesausbrüche, ausfahrendes Benehmen gegen die Eltern, Beschimpfen derselben, was bei dem klugen und artigen Knaben ganz ungewöhnlich erscheint. Mit Ermässigung des Ohrenschmerzes Nachlass dieser Erscheinungen. Bei der Aufnahme in die Klinik: doppelseitige eitrige Otitis media mit grossen Defecten beider Trommelfelle. Bei rationeller Behandlung der Ohrenkrankheit blieben Schmerzanfälle und damit Furor-Paroxysmen aus. Der Knabe erwies sich trotz enormer Schwerhörigkeit als sehr intelligent. Ich rieth zur Ueberführung in eine Taubstummenanstalt.

(Eigene Beobachtung.)

Anders und zwar mehr elementar gestalten sich die psychopathischen Erscheinungen im folgenden Fall:

Hans B. 7 Jahre alt, Sohn einer sehr nervösen Mutter, scrophulös; Scarlatina, in der Defervescenz indolente Otitis media mit rapider Zerstörung beider Trommelfelle bis auf kleine Reste. Ohne dass Ohrenschmerz besteht, bei absoluter Taubheit mehrere Tage psychische Erregung bis zur Jactation; Pat. gibt anhaltend seine optischen und tactilen Sinneswahrnehmungen in Worten Ausdruck: „jetzt geschieht das", „jetzt fühle ich das" etc., ohne dass man ein positives oder negatives Interesse an diesen Vorgängen bei ihm bemerken oder vermuthen konnte.

(Eigene Beobachtung.)

Bei einem jugendlichen Erwachsenen sah ich einmal eine schwere Cerebral-Neurasthenie, welche mit einer perforativen Otitis media eingetreten war und mit deren Heilung wieder verschwand. Er war erblich belastet.

Vielleicht gebührt dem exsudativen Ohrkatarrh der Kinder (v. Tröltsch [1])) in Zukunft hier eine Stelle, da er wie es scheint, Störungen hervorrufen kann, welche dem sog. Erethismus cerebralis der kleinen Kinder entsprechen.

K r a n k h e i t e n d e r N a s e. Das Interesse der Aerzte wendet sich gerade in unserer Zeit auch dem lange ziemlich vernachlässigten Capitel der Nasenkrankheiten zu (H a c k u. A.). Es darf als bereits feststehend betrachtet werden, dass, wie Neurosen überhaupt, so auch Neurosen des Grosshirns (Cerebral-Neurasthenie schwereren Grades) von

---

1) v. T r ö l t s c h, Lehrbuch d. Ohrenkrankh. 6te. Aufl. S. 404 ff.

diesen Krankheiten veranlasst werden können, namentlich dann, wenn neuropathische Disposition besteht.

Delasiauve theilt eine merkwürdige Beobachtung, welche hieher gehört, mit: Bei einem 9jähr. Mädchen hatten sich Insektenlarven in Nasen- und Stirnhöhle angesiedelt, es war heftiger Kopfschmerz mit manikalischen Paroxysmen vorhanden. Die Behandlung, welche im Rauchen arsenhaltiger Cigaretten bestand, beseitigte bald durch Tödtung der Parasiten den Kopfschmerz und die Wuthanfälle.

Congenitale wie erworbene Herzkrankheiten bringen nach Zit (a. a. O.) nicht selten traurige Gemüthsart mit Theilnahmlosigkeit oder zorniges, aufbrausendes, unartiges Wesen mit sich. Es würden diese Erscheinungen also mit dem übereinstimmen, was man hinsichtlich der psychopathischen Symptomencomplexe bei Herzkrankheiten überhaupt anzugeben weiss (Mildner, Witkowski u. A.). Einen Fall von »ächter Melancholie« bei Mitralinsufficienz hat Zit bei einem 12jähr. Mädchen beobachtet. Der Beziehungen zwischen Chorea, Herzkrankheit und Irresein werden wir später noch gedenken.

Krankheiten des Verdauungstractus. Erhebliche psychische Störungen werden offenbar auch im Kindesalter nur selten durch Krankheiten des Digestionsapparates hervorgebracht. Wenn diese Affektionen zu den wirksamen Ursachen der Psychosen von einiger Dauer und Intensität gehörten, so müsste die statistische Forschung sehr viel grössere Zahlen über die Frequenz des Irreseins im Kindesalter nachweisen. Leichteste Störungen der psychischen Processe, die keine Statistik zählen kann, bringen allerdings diese Krankheiten öfter hervor. Wir erinnern uns hier der von erfahrenen Kinderärzten in diesem Handbuch gemachten Angaben über die psychische Veränderung der Kinder bei der Dentition (Bohn [1])), der hysterisch hypochondrischen Störungen, welche bei gewissen Rachenkrankheiten (Kohts [2])) vorkommen können, jener Hemmung der geistigen Entwickelung bis zur leichten Imbecillität mit entsprechendem Gesichtsausdruck, welche die Tonsillenhypertrophie höherer Grade allerdings hauptsächlich vermöge der Beeinträchtigung des Hörens leicht hervorbringt. Der psychischen Symptome, welche häufig den chronischen Magenkatarrh bei Kindern begleiten, gedenkt Wiederhofer [3]) in Kürze, aber aus seiner kurzen Beschreibung erkennt man sofort die cerebrale Neurasthenie der Kinder heraus; ausserdem erwähnt Wiederhofer die Hypochondrie, welche der Magendarmkatarrh unter Umständen mit sich bringt.

---

1) Bohn, dieses Handbuch. IV. 2. S. 124.
2) Kohts, dieses Handbuch, ibid. S. 137 u. 143.
3) Wiederhofer, dieses Handbuch. IV. S. 373.

Die H e l m i n t h i a s i s, dieses allgemein verbreitete Uebel der Kinder, hat ebenfalls nur in seltenen Fällen und zwar durch Zusammentreffen mit anderen prädisponirenden und Gelegenheitsursachen geistige Störung zur Folge. Die Casuistik der Kinderpsychosen müsste doch geradezu überreich sein, wenn den Darmschmarotzern eine wesentliche Bedeutung in der Aetiologie dieser Krankheiten zufiele. Dass die Lehre von den Wurmpsychosen, der Mania verminosa, stark übertrieben worden ist, wird heute allgemein anerkannt. Aber man gibt noch zu, dass die Helminthen Chorea, Epilepsie, selbst Aphasie hervorbringen können. Ich habe noch kein geisteskrankes, überhaupt noch kein mit einer Nervenaffektion behaftetes Kind in meiner Behandlung gehabt, bei dem ich nicht selbst die Untersuchung auf Helmintheneier in den Dejectionen vorgenommen hätte und unter den weit über 100 betragenden Fällen dieser Art habe ich nur einigemal beobachtet, dass spontaner Abgang oder die Abtreibung der Parasiten die vorhandene Störung des Nervenapparates so rasch beseitigte, dass ein Schluss ex juvantibus auf die Pathogenese der Krankheit erlaubt war.

In einem Falle handelte es sich um delirante Verworrenheit mit ganz leichter Fieberbewegung bei einem etwa 5jähr. Mädchen, die nach Erbrechen eines Spulwurmes sofort sistirte und dauerndem Wohlsein wich.

Dann sah ich hier, in der Nachbarschaft meiner Klinik vor einigen Jahren ein 8jähr. Bauernmädchen, welches mit leichtem Fieber und einem ängstlich-melancholischen Stupor behaftet war; die in unserer Umgebung andauernd herrschenden ganz leichten Formen des Abdominaltyphoid liessen zunächst an diese Krankheit denken, bis am 3ten Tage eine ziemliche Anzahl von Spulwürmern spontan abgingen und rasche Genesung eintrat.

Einen Fall, in welchem nicht psychische Störung im engeren Sinn, aber eine nahe verwandte Affektion des Gehirns vorlag und die Aetiologie auf das Zusammenwirken von Helminthiasis (Ascaris) Anämie und stärkerer Schulanstrengung hinwies, habe ich schon früher mitgetheilt [1]).

Dass cerebrale Neurasthenie mit nächtlichen somnambulen Zuständen durch die Concurrenz von Wurmkrankheiten (Ascariden) mit stärkerer geistiger Arbeit entstehen können, machte eine S. 37 angeführte Beobachtung wahrscheinlich.

In allen diesen Fällen waren also noch anderweitige ätiologische Momente (Fieber, wenn auch leichtes, Anämie, vermehrte geistige Ar-

---

1) Vgl. Jahrb. f. Kinderheilk. N. F. Bd. IV. S. 392. — Einen ähnlichen Fall, der allerdings ein jugendliches Individuum (17 J. alt) betrifft, hat auch D e b o u t (Bullet. gén. de thérap. 1856, 15. Jan.) mitgetheilt: öftere Anfälle von Delirium mit allg. chron. Krämpfen. Besserung nach Entleerung von Ascariden. Plötzlicher Tod. Im Magen geronnenes Blut und etwa 20 Spulwürmer. Im Hirn nichts Abnormes.

beit) sicher vorhanden. Ebenso verhielt es sich in einer Beobachtung von Henoch [1]).

12jähr. Knabe, Schmerzen in der Gegend des Colon descendens, Druckempfindlichkeit daselbst, mässiges Fieber (Blutegel, Kataplasmen, Calomel), am 4ten Tage Nachlass der Schmerzen, dafür allabendlich ekstatische Symptome mit Irrereden, grosse Unruhe, Umherwerfen, allgemeines Zittern bis Mitternacht dauernd; bei Tage völlige Euphorie. Am 10ten Tage plötzlich Abgang zweier ungewöhnlich grosser noch lebender Spulwürmer, womit alle krankhaften Erscheinungen sofort verschwanden.

Plötzlich ausgebrochene Manie mit Hallucinationen und zerstörungssüchtiger Wuth, welche auf mehrere Santoninpulver unter Abgang vieler Ascariden ebenso rasch wieder aufhörte, hat Schüle [2]) bei einem Kinde beobachtet, Cramer bei einem 9jähr. Knaben seit 4 Jahren bestehende Phosphorvergiftungsideen, welche nach Entfernung von Ascariden verschwanden. Von anderweitigen prädisponirenden oder gelegentlichen Ursachen ist bei diesen Fällen nichts gesagt; wahrscheinlich haben aber solche neben der Helminthiasis bestanden. Auch bezüglich der älteren Beobachtungen (Whytt, Ruer u. A.) von acutem Irresein bei Kindern, das nach Beseitigung von Spulwürmern schwand, möchte ich dieselben Annahmen machen.

Constitutionelle Krankheiten. Fieber und acute Krankheiten. Dass bei neuropathisch disponirten Kindern schon gelegentlich geringer Fieberbewegungen Sinnestäuschungen, Angst, Verworrenheit, Schreckhaftigkeit, kurz Fieberdelirien sich einstellen ist allgemein bekannt. Höhere Temperaturgrade bringen dieselben Erscheinungen auch bei nicht belasteten Kindern hervor.

Im Stadium decrementi, in der Reconvalescenz von fieberhaften acuten Krankheiten, als Nachkrankheiten von solchen sind leichtere, nicht lange dauernde psychische Störungen bei Kindern meiner Ueberzeugung nach viel häufiger, als die in der Literatur niedergelegte Casuistik nachweist. Auf die einfachsten Erscheinungen dieser Art, welche zumal bei kleinen Kindern nicht selten sind, hat zuerst Ch. West [3]), dann Weisse [4]) die Aufmerksamkeit gelenkt; es handelt sich der Hauptsache nach um Erinnerungsschwäche, welche am auffallendsten im Verluste der Spracherinnerungsbilder — einer Art der funktionellen Aphasie — zu Tage tritt. In solchen Fällen entsteht leicht die Befürchtung, dass Imbecillität eingetreten sei, da auch eine geistige Trägheit im

---

1) Henoch, Vorlesungen über Kinderkrankh. Berlin 1883. S. 498.
2) Schüle, v. Ziemssen Handb. d. Pathol. etc. Bd. 16. Handb. d. Geisteskrankh. S. 303.
3) West, Journ. f. Kinderkrankh. 1860. Heft 7—8. S. 30 ff.
4) Weisse, Correspondenzblatt f. Psychiatrie. 1863. S. 324.

übrigen Verhalten der Kinder hervortritt. Diese Zustände, welche dem Verlernen des Gehens nach acuten Krankheiten bei kleinen Kindern gleichen, gehen fast immer nach einiger Zeit in Genesung über.

Complicirtere Geistesstörungen von kurzer Dauer, aber mit heftigen Erscheinungen verlaufend und notorisches Tage, Wochen und Monate anhaltendes Irresein sieht man wie bei Erwachsenen, so auch öfter bei Kindern, nicht selten mit Abfall des Fiebers, nach bereits eingetretener Defervescenz, desgleichen in der Abheilungsperiode von acuten Krankheiten auftreten, bei denen die Temperatursteigerung nicht erheblich zu sein pflegt. Dieses Irresein in F o l g e von acuten Krankheiten, dessen Frequenz im Allgemeinen (dies ist gleichwerthig mit: bei Erwachsenen S. 6) nach den Ermittelungen von C h r i s t i a n, R ü p p e l, S i m o n 0,3 bis 1,5 % der Irreseinsfälle ausmacht, fand ich unter den mehrfach erwähnten 103 Fällen von Kinderpsychosen 26mal, also in 25 % der Fälle.

Die Mehrzahl der Fälle betrifft Irresein in Folge von T y p h u s a b d o m i n a l i s:

G r i e s i n g e r (Pathol. u. Therap. d. Geisteskrankh. S. 149: 10jähr. Knabe, psychische Störung nach Typhus. — F e i t h (Allg. Zeitschr. f. Psych. Bd. XXX. S. 236: 5jähr. Knabe; in der 5ten Woche des Typhus bei fieberlosem Zustande Fortdauer der Diarrhöe, Aphasie, Coordinationsstörungen, melancholischer Zustand (3 Wochen lang), darauf heitere Verstimmung mit Geschwätzigkeit (14 Tage lang), Dauer demnach 5 Wochen, Ausgang: Heilung. — N e u r e u t t e r (bei Z i t, a. a. O.) 3jähr. Knabe, in der 5ten Woche des Typhus Verfolgungswahn mit vielfachen Nervensymptomen. Dauer: längere Zeit, Ausgang: Heilung. — Z i t (a. a. O.), 3jähr. Mädchen, in der 6ten Woche des Typhus schmerzhafte Periostitis, gegen welche eine kleine Dosis Chloral angewendet wird, bald darauf furiose Manie. Dauer: mehrere Stunden, Ausgang: Heilung. — B a g i n s k y (Lehrbuch d. Kinderkrankh. S. 124), 4jähr. Kind. Nach Typhus psychische Störung mit affenartigen Grimassen. Dauer 4 Wochen; Ausgang: Heilung. — H e n o c h (Vorles. über Kinderkrankh. II. Aufl. S. 703), 6jähr. sehr heruntergekommenes blutleeres Mädchen, unmittelbar nach der Defervescenz von Typhus Anfälle furioser Manie, abwechselnd mit Stupor. Dauer? Ausgang: Tod (Collaps). — H e n o c h (ibid.), 12jähr., sehr verzogener, reizbarer Knabe, im stad. decrementi (Ende der 2ten Woche), der Typhus: maniakalischer Zustand „tagelang", Typhus recidiv in der 5. Woche), nach einigen Tagen Wiederkehr der psychischen Störung, dabei Erscheinungen leichten Collapses. Dauer 3 Tage. Ausgang: Heilung. — Höchst wahrscheinlich, gehört auch folgender Fall hierher: E s q u i r o l (Dict. des sc. méd. Tome III, Paris 1816. S. 168), 9jähr. Kind, „échappé à une fièvre ataxique, Manie von etwas ungewöhnlichem Verlauf. Behandlung mit China. Dauer: 2 Monate. Ausgang: Heilung [1]).

---

1) M a u d s l e y, (Physiol. u. Pathol. d. Seele, deutsch von B ö h m) S. 287.

Seltener offenbar tritt Geistesstörung als Complikation oder Nachkrankheit der acuten Exantheme, des Gelenkrheumatismus [1]), des Erysipel etc. auf. Es gehören hieher folgende Beobachtungen :
    F o v i l l e (cit. bei B e r k h a n a. a. O.), 7¹/₂jähr. Mädchen. Masern,
darnach Manie. — T o r v i l l e (cit. bei S c h e r p f, S. 292), 9jähr. Mäd-
chen, Masern, darnach Manie. — A l b e r s (a. a. O.), 6jähr. Knabe,
Masern im Desquamationsstadium nach einem Schreck maniakalische
Exaltation mit Anfällen von Furor. Dauer 6 Wochen, Ausgang:
Heilung. — A l b e r s, ibid., 8jähr. Mädchen, Schwester des vorigen
Falles, Schreck, Krankheitsform, Dauer, Ausgang dieselben (vgl. S. 37).
— A l b e r s, ibid., 5jähr. Knabe, Scharlach, in der Desquamationspe-
riode maniakalisch zornige Aufregung. Dauer 3 Wochen, Ausgang:
Heilung. — M ö l l e r (a. a. O.) 8jähr. erblich belastetes Mädchen. Schar-
lach. Unmittelbar nach Verschwinden des Exanthems Verfolgungswahn.
Dauer ³/₄ Jahr. Ausgang; ziemlich complete Heilung. — K o w a l e w s k i
(Medic. Westnik 1883. Nro. 3/4), 11jähr., erblich nicht belasteter Knabe.
1) Scharlach mit Diphth. und Pneumonie. Danach Empfindlichkeit, Reizbarkeit, Pavor nocturn. 2) Masern, 4 Monate später als das Scharlach.
Danach Melancholie mit Sinnestäuschungen. Dauer: 13 Monate. Ausgang:
Heilung. — H. W e b e r (Med. chir. transact. XLVIII. S. 135), 13jähr. sehr
reizbares Mädchen. 1. M a s e r n, gleich nach der Defervescenz ängstlich melancholisches Delirium mit Sinnestäuschungen und fixen Wahnideen. Behandlung mit Morphium. Dauer 3 Tage. Ausgang: Heilung. 2. S c h a r -
l a c h 1³/₄ Jahre später als die Masern; gleich nach geschehener Defervescenz wiederum Geistesstörung von demselben Charakter wie bei den
Masern. Behandlung mit Morphium. Dauer 1 Nacht. Ausgang: Heilung. — B r o s i u s (Irrenfreund 1866. S. 67), 6jähr. Knabe. Scharlach.
Im Defervescenzstadium Verfolgungsdelirien mit Hallucinationen. Dauer:
24 Stunden. Ausgang: Heilung. — T h o r e (Ann. méd.-psych. VI. 1860.
S. 168) 5jähr. Knabe. Pneumonie. Während der Genesung bei Fieber-
losigkeit Gesichtshallucinationen von Thieren, Männern und Verfolgungsdelirien. Dauer: 2 Tage. Ausgang: Heilung. — F e r b e r (Arch. d. Heilkunde. Bd. X. S. 259), 8jähr., von Muttersseite her neuropathisch belasteter
Knabe, seit 6 Jahren wiederholten Anfällen von Gelenkrheumatismus
ausgesetzt. Beim 6. Anfall Chorea (Athetose?), Contractur der unteren
Extremitäten und atypische Melancholie mit Sinnestäuschungen. Dauer
etwa 4 Wochen. Ausgang: Heilung. — Z i t (a. a. O.), 3jähr. Mädchen.
E r y s i p e l [2]), darnach Melancholie.
    Bei H a s l a m's Fall (a. a. O.) Irresein mit Convulsionen bei einem
2¹/₂jähr. Mädchen nach der Impfung, ist es wahrscheinlich, dass Epi-

---

berichtet von einem 11jähr. Knaben, welcher nach einer »langwierigen, nicht
näher zu bezeichnenden Krankheit« in religiöses Irresein und Chorea verfiel.
    1) Einige Fälle von rheumatischer Psychose bei Individuen, die auf der
Grenze der Kindheit standen vgl. bei R e h n, dieses Handb. Bd. III. 1. S. 13.
    2) M o r e l, Traité de mal. ment. S. 101 erwähnt ein 11jähr. Mädchen das:
après la repercussion d'une maladie de cuir chevelu (Erysipel?) Chorea und
furiose Manie bekam.

lepsie mit secundärer Geistesstörung vorlag. Eine Beobachtung von Spitzka (Erlenmeyer's Centralblatt 1883. S. 164) betrifft die postscarlatinöse Epilepsie mit Irresein, welche man neuerdings besser kennen lernt; einen Fall der Art habe ich selbst in Behandlung. Fränkel (Irrenfreund 1874. S. 70) erzählt einen Fall von Idiotismus, welcher nach Variola in der 4. Lebenswoche sich entwickelt hatte und im Alter von 7 Jahren notorisch war.

Eine besondere Stellung unter den acuten Krankheiten nimmt der Keuchhusten ein, von welchem hinlänglich bekannt ist, dass er mit sehr leichtem Fieber verläuft und oft genug Veränderung der Stimmung, mürrisches, reizbares Wesen, Angstzustände mit sich bringt, welche im 3ten Stadium verschwinden. Eigentliche Psychosen sind ebenfalls bisweilen als Folgen dieser Krankheit beobachtet worden. Ein Fall von Meschede wurde schon S. 37 erwähnt. Einige hierher gehörige Fälle hat Ferber (Jahrbuch d. Kinderheilkunde. N. F. S. 230 ff.) mitgetheilt:

7jähr. Knabe mütterlicherseits stark psychopathisch belastet, früher schon einmal leicht melancholisch gewesen, sehr intelligent. Im Keuchhusten Psychose, die sich der kindlichen Hysterie unterordnet. Ausgang: Heilung. — 5jähr. nenropathisch nicht belastetes Mädchen. Im Keuchhusten eine ähnliche Psychose, wie in dem vorigen Falle. — 9jähr. neuropathisch nicht belastetes Mädchen. Im Keuchhusten „erhebliche Verstimmung."

Möller (a. a. O.) beschreibt folgenden Fall: 13jähr. Mädchen; indirekte erbliche Belastung von väterlicher und mütterlicher Seite her. Seit dem 12. Jahre Zuckungen in den Extremitäten, die nach einem Schreck zunehmen. Während des Keuchhustens die ersten Symptome von Irresein in Form hallucinatorischer Verrücktheit, welche mit Complikationen (eigenthüml. Schlafzuständen) ein Jahr anhielt und zur Zeit der Publication noch bestand.

Lyssa verläuft wie bei Erwachsenen, so auch bei Kindern von Anfang bis zu Ende mit erheblichen Störungen der psychischen Processe [1]).

Malaria. Bohn [2]) unterscheidet neben vertiginösen, convulsivischen und soporösen Formen der Intermittens eine Intermittens psychopathica. Es sind typische tertiane oder quotidiane Anfälle von Irresein in Form von Erregtheit, Verwilderung oder verzweiflungsvoller Melancholie. Grundzug derselben ist hochgradige Angst; es besteht hintendrein Amnesie für die Zeit des Anfalles. Bohn beobachtete dieses paroxysmelle Irresein bei Kindern von 2½, 5, 6, 14 Jahren. Eine hierhergehörige Beobachtung findet sich auch bei Liebermeister [3]): 2½jähr. Mädchen; mehrere Intermittensanfälle, die entweder

---

1) Vrgl. Verf. Bd. III. 1. d. Handb. S. 376.
2) Bohn, Bd. II. d. Handb. S. 457 ff.
3) Liebermeister, Deutsch. Arch. f. klin. Med. I. S. 559.

mit Sopor oder mit Delirien, ängstlichem Rufen: „der Mann will mich holen" verliefen.

Temperaturcontraste können unter gewissen Bedingungen auch Ursachen kurzdauernder Psychosen bei Kindern werden. Reich [1] beobachtete in dem besonders strengen Winter von 1881—82 vier Fälle von transitorischem Irresein bei Knaben von zarter Constitution, welche im Alter von 6—10 Jahren standen. Die psychische Störung brach aus, nachdem die Kinder vorher durch Herumlaufen in der Kälte oder Schlittenfahren stark abgekühlt, in heisse Stuben eingetreten waren und sich der strahlenden Ofenwärme direkt ausgesetzt hatten.

Anämie und Chlorose. Die Erfahrung lehrt, dass Blutarmuth sehr häufig die psychopathischen Processe (S. 13) begleitet. Es sei nur in Erinnerung gebracht, dass mit der recenten Geistesstörung sich oft Verdauungsstörungen, Mund- und Rachenkatarrh einerseits, andererseits Schlaflosigkeit, innere Unruhe, ängstliche oder mit Heiterkeit verbundene Vielbeweglichkeit, also Muskelarbeit in gesteigertem Maasse verbinden. Unter solchen Umständen ist die Anämie eine natürliche Folge der schon vorhandenen Psychose. An Erwachsenen, dem Gros der Geisteskranken, sieht man die Anämie Schritt für Schritt mit der psychischen Reconvalescenz sich bessern und ich kann auf die zwar nicht zahlreichen, eigenen Erfahrungen an Kindern gestützt von diesen dasselbe aussagen. Ich lasse die Frage, welche Bedeutung der Anämie in der Aetiologie der Kinderpsychosen zukomme, offen, will aber nicht in Abrede stellen, dass Fälle vorkommen, in welchen diese Krankheit als Ursache betrachtet werden muss. Das Irresein nach acuten Krankheiten, welches ich nicht einfach als geistige Störung in Folge von Anämie bezeichnen möchte, ist hierbei ausgeschlossen.

Intoxicationen. Transitorisches Irresein bei einem Kinde nach Vergiftung mit Datura hat Thore [2] einmal beobachtet, Zit [3] lange Zeit hindurch bleibende Reizbarkeit nach Belladonnavergiftung. Toxische Psychosen von chronischem Verlaufe, bei welchem Gifte als cumulative Ursachen wirken, kommen bei Kindern als Idiotismus nach Opiummissbrauch (Einschläfern der Kinder mit Opium) nach Voisin [4] als saturnines Irresein vor und leider fehlt, was das wichtigste ist, die Gruppe der Alkohol-Psychosen durchaus nicht im Kindesalter, mit welcher wir uns im speciellen Theile noch näher beschäftigen müssen.

Psychische Ursachen. In der Aetiologie der Kinderpsycho-

1) Reich, Berl. klin. Wochenschr. 1881. S. 109.
2) Thore, Ann. méd.-psychol. 1849. S. 72.
3) Zit, a. a. O.
4) Voisin, a. a. O.

sen kommt den psychischen Ursachen die hervorragende Bedeutung nicht zu, welche denselben für das Zustandekommen geistiger Störung bei Erwachsenen beigemessen werden muss. Während nämlich nach Parchappe 67 %, nach Hare und Guislain 66%, nach Obersteiner bei genauester Sichtung der entsprechenden Fälle immerhin noch 40 % der Irreseinsfälle überhaupt (also der Erwachsenen) auf psychische Ursachen zurückzuführen sind, finde ich unter den mir bekannten 103 Fällen infantiler Psychosen, bei denen ein ätiologisches Moment angegeben ist, 24 Erkrankungsfälle aus psychischen Ursachen. Wenn es erlaubt ist, aus einer so kleinen Zahl überhaupt Schlüsse zu ziehen, so wird unbedingt das resultirende Verhältniss von 23,3 % als ein günstiges bezeichnet werden müssen. Dem Selbstmord im Kindesalter und dessen veranlassenden Momenten werden wir im speciellen Theil einen besonderen Abschnitt widmen; er ist aus mancherlei Gründen von diesen allgemeinen Erörterungen ausgeschlossen.

Schreck. Der Häufigkeit nach steht unter den psychischen Ursachen oben an der Schreck. Schreckhaftigkeit ist eine charakteristische Eigenschaft des kindlichen Seelenlebens, welche nur den ganz phlegmatischen Kindern, den dreisten Strassenjungen, den älteren Knaben, den abnormen »knabenhaften« Mädchen abgeht. Das Erschrecken hat aber auch bei Mädchen und kleinen Knaben nur ganz ausnahmsweise andere als momentane Folgen; denn wenn dem nicht so wäre, müssten die Kinderpsychosen, namentlich die ganz leichten und kurzdauernden noch viel häufiger sein, als die Erfahrung ergibt. Ziemlich sicher ist wohl in allen Fällen von geistiger Störung der Kinder nach Schreck eine individuelle Prädisposition anzunehmen. Darauf deuten schon Beobachtungen, wie die folgenden hin, in welchen es sich nicht um wahre geistige Störung nach Schreck, aber um etwas derselben nahe Verwandtes, um psychopathische Elementarerscheinungen handelt.

Stark[1]) erzählt: Einem 8jähr. Knaben wurde ein Holzkästchen gezeigt, aus welchem bei Druck auf eine Feder ein Männchen mit einer Fratze heraushüpfte: entsetzliches Geschrei, lautes Weinen, Davonlaufen des Knaben weit hinaus ins Feld. Nur mit Mühe und nach langem Ueberreden war er ins Haus zurückzubringen; obgleich man ihm sagte, was er bei seinem Alter hätte selbst wissen müssen — dass das Ding ja nur von Holz sei, so konnte man ihm den verschlossenen Kasten nicht einmal von ferne zeigen, ohne dass er in heftiges Weinen ausbrach, und lebhafte Furcht zeigte. — Ein 7jähr. Mädchen gerieth beim Anblick eines Bildes, welches einen zornigen Mann darstellte, in solches Entsetzen, dass sie weinte, schrie und am ganzen Leibe zitterte; man brauchte ihr später nur die Schachtel, in welcher das Bild aufbewahrt

---

1) Stark, Irrenfreund 1870. S. 66.

wurde zu zeigen, um die gleichen Erscheinungen bei ihr hervorzurufen. Völlig vergeblich war, dass man ihr sagte, das Bild sei ja nur gemalt und könne ihr nichts thun.

Brach[1]) und Bouchut[2]) theilen Fälle (12jähr. Mädchen, 10jähr. Knabe) von stabilen Hallucinationen nach Schreck, welche den schreckhaften Sinneseindruck zum Inhalt hatten, mit. Gleich einigen verwandten Fällen werden dieselben später bei Betrachtung der Sinnestäuschungen noch erwähnt werden.

Die mir bekannte Casuistik der Kinderpsychosen nach Schreck zeigt, obwohl sie nur eine kleine Zahl von Fällen umfasst, dass bisher beinahe ausschliesslich bei Mädchen und jüngeren Knaben dieses ätiologische Moment bedeutungsvoll gewesen ist. Ich kenne nur zwei Beobachtungen (Spurzheim, Vering a. a. O.), die 14jähr. Knaben betreffen, welche nach Schreck geisteskrank geworden waren. Die übrigen Fälle führe ich der Wichtigkeit der Sache wegen in Kürze sämmtlich an:

P. Frank (cit. bei Leidesdorf a. a. O.) 6jähr. Mädchen. Schreck über Soldaten, welche ihr Heimathsdorf besetzten. Tags darauf ein Anfall von Somnambulismus mit Handlungen, welche militärische Griffe etc. imitirten. Verlauf? Ausgang?

Vering (a. a. O.) 12jähr. Mädchen, Melancholie nach Schreck. Verlauf? Ausgang?

Pinel (cit. bei Scherpf) ?jähr. Kind. Manie nach Schreck. Verlauf? Ausgang?

Vogel (a. a. O.) 11jähr. Mädchen. Zarter graciler Bau. Schreck über einen Bock, der auf das Kind zuspringt. Der Pflegevater schilt es heftig, und nöthigt es dem Thiere nochmals entgegen zu treten. Darauf leichte trübe Verstimmung. Nach dem bald darauf erfolgten Tode des Pflegevaters Zwangsvorstellungen des Inhaltes, dass sie ihre Pflegemutter tödten müsse. Dauer? Ausgang: Heilung.

Esquirol (Dict. des sc. méd. Band 16. S. 168), 8jähr. Kind (muthmasslich Mädchen) heftig erschreckt durch seine Gouvernante zur Zeit der Belagerung von Paris. Darnach Manie. Ausgang?

Morel (a. a. O. S. 101), 10½jähr. Mädchen, vorzeitige Entwickelung der Intelligenz. Schreck über betrunkene Arbeiter, die das Kind insultiren. Darauf Convulsionen, Aphasie, welche nicht rückgängig wird, psychische Degeneration vom Charakter des Furors, die wohl epileptisch war, da im späteren Verlaufe notorische Epilepsie auftrat.

Derselbe (ibid. S. 102), 5jähr. Knabe lebhafter Schreck. Darauf Convulsionen, Aphasie, anhaltende Unruhe, (turbulence continuelle); epileptische Anfälle nicht beobachtet. Ausgang?

Lähr (Allg. Zeitschr. f. Psych. Bd. 30. S. 132), 1½jähr. Kind von lebhaftem Naturell. Schreck über den „Knecht Ruprecht" zur Weih-

---

1) Brach, Med. Zeitg. v. Ver. f. Heilk. in Pr. 1837. Nro. 3. citirt bei Fechner, Psychophysik. II. S. 512.
2) Bouchut, Gaz. des hôpit. 1878. S. 176.

nachtszeit, sofort Stupor und kataleptische Symptome. Marasmus, Tod nach 8 Tagen. (Section wurde nicht gestattet.)

K e l p (Allg. Zeitschr. Bd. 31. S. 77), 6jähr. Mädchen. Schreck über den betrunkenen Vater. Zwei Convulsionsanfälle, Aphasie, maniakalische Aufregung mit Zerstörungstrieb, nach deren „baldigem" Schwinden für einige Zeit weinerliches, scheues Wesen besteht. Ausgang: Heilung.

B o u c h u t (Gaz. des hôp. 1877. Nro. 36), 11jähr. Knabe. Schreck über die Exhumation einer Leiche auf dem Grundstück seines Vaters. Darnach häufige nächtliche Anfälle von Delirium und der Hallucination jenes Eindruckes; später somnambule Zustände (wahrscheinlich epileptisch). Ausgang?

Endlich erinnere ich noch an die beiden schon früher S. 48 erwähnten Fälle von A l b e r s, in denen Schreck (über die Trunkenheit des Vaters) während des Stad. desquamationis der Masern die determinirende Ursache der psychischen Störung war, welche nach 6 Wochen mit Heilung endigte.

F u r c h t, A n g s t. Furchtsamkeit und Aengstlichkeit sind Dispositionen zu Gemüthsbewegungen, welche der Schreckhaftigkeit nahe verwandt sind und zu den normalen Eigenschaften der Kinder, wieder mit Ausnahme der Strassenbuben und älteren Knaben gehören. Sie führen offenbar selten ausgesprochene Psychosen herbei. F i n l a y s o n [1]) berichtet von einem Kinde, welches aus Furcht und geistiger Ueberanstrengung vor einer Prüfung in Manie verfiel und S t e i n e r [2]) behandelte einen 6jähr. Knaben, der in zwei Jahre lang dauernde hypochondrische Melancholie verfiel, als die Schwester, seine einzige Gespielin, an tuberkulöser Meningitis gestorben war; der Gedanke, dass auch er an dieser Krankheit sterben müsse, war Ursache und Inhalt der Psychose dieses Knaben.

Selbstmord aus Furcht und Angst kommt bei Kindern, wie wir später sehen werden, nicht selten vor.

G r a m oder K u m m e r — beide werden wohl im Kindesalter ziemlich gleichwerthig sein — stehen ebenfalls mehr in ätiologischer Beziehung zum Selbstmorde, höchstens also zu einer Form des kindlichen Irreseins (Melancholie) als zu den Psychosen im Ganzen.

Ein ergreifendes Beispiel ungewöhnlicher Wirkung des Kummers theilt Ch. W e s t (a. a. O.) mit: Ein 5jähr. Knabe verfiel, nachdem er bei leichtem Unwohlsein dem Begräbniss seines Vaters beigewohnt hatte, in Melancholie und starb nach 16 Tagen.

Mit einem Worte müssen wir an dieser Stelle des H e i m w e h's gedenken, welches doch nichts anderes ist, als Gram oder Kummer über das Entferntsein von den Angehörigen und den durch Gewohnheit lieb

---

1) F i n l a y s o n, The obst. Journ. of Gr. Brit. a. Irel. 1876 (nach Z i t).
2) S t e i n e r, Comp. d, Kinderkrankh. S. 68.

gewordenen Eindrücken der Heimath. Die hohe psychopathologische Bedeutung dieses ursächlichen Moments ist allgemein bekannt, ebenso bekannt aber dürfte sein, dass von demselben weniger wirkliche Kinder als noch sehr jugendliche, besonders weibliche Individuen betroffen werden, arme Geschöpfe, welche man frühe aus dem Hause gibt, damit sie sich ihren Unterhalt selbst verdienen. Schon Esquirol ¹) hat gesagt, dass Kinder selten von Heimweh befallen werden. In der That besitzt die forensische Psychopathologie, deren Erfahrungen zur Entscheidung dieser Frage am ehesten geeignet sind, nur ein paar Beispiele von Nostalgie mit Gewaltakten (Brandstiftung), welche unzweifelhaft Kinder betrafen, gegenüber sehr zahlreichen Beobachtungen über diese Psychose bei jugendlichen Individuen beiderlei Geschlechts. Marc (Die Geisteskrankh. in ihr. Bef. f. Rechtspfl. Deutsch v. Ideler II, S. 251) erwähnt einen 14jähr. Knaben, welcher eine Züchtigung erlitten hatte und Feuer im Pferdestall seines Herrn anlegte, um zu seinen Eltern zurückzukommen. — Einen anderen Fall hat Richter (Jugendliche Brandstifter S. 69 ²)) mitgetheilt: Ein noch nicht menstruirtes 14jähr. Mädchen, bei einem Bauern in Dienst, mit den bekannten psychopathologischen Erscheinungen der Nostalgie behaftet, legte Feuer an, nachdem sie einen Verweis über einen Dienstfehler erhalten und sich in der Erwartung des Besuches ihrer Mutter getäuscht hatte. Als Motiv gestand sie später, sie habe es aus Heimweh gethan.

Wenn sich Gram und Kummer mit den Nachwirkungen des Schrecks, mit Scham, mit Furcht vor peinlichen Situationen verbinden, ferner wenn die häuslichen Verhältnisse im Ganzen sich sehr traurig gestalten, die geistige Existenz beinahe nichts anderes ist als Gewärtigung widerlicher Eventualitäten und Scenen, dann kann bei besonders prädisponirten Kindern psychische Störung eintreten. Eine Prädisposition muss in solchen Fällen unbedingt angenommen werden, da doch verhältnissmässig selten auf diese Einflüsse hin Irresein entsteht. Ich nehme an, dass dieselbe entweder gleichwerthig mit erblicher Anlage ist, oder dass eine besondere Tiefe des Gemüthes vorliegt, die dann in solchen traurigen Fällen selbst zur Krankheitsanlage wird.

In meiner Klinik befand sich vor Kurzem ein estnisches Bauernkind, Anna K. 12 Jahre alt, welches sofort an schweren, vorwiegend bulbären Nervensymptomen mit trauriger Verstimmung erkrankt war, als der Lehrer in der Schule es wegen einer Ordnungswidrigkeit an der Nase gepackt und so in die Ecke gezerrt hatte. Es war ein Kind von besonderer Gemüthstiefe.

---

1) Esquirol, Die Geisteskrankheiten. Deutsch v. Bernhardt. I. S. 250.
2) Nach v. Krafft-Ebing, Gerichtl. Psychopathol. II. Aufl. S. 95.

Rinecker (a. a. O.) sah bei einem 11jähr. Mädchen nach einer Zurücksetzung und Beschämung in der Schule Geistesstörung mit Epilepsie auftreten.

Kelp (Allg. Zeitschr. f. Psych. Bd. 31. S. 78) berichtet von einem 13jähr. von des Vaters Seite her erblich belasteten schwach begabten Knaben, bei welchem Melancholie in Folge von Schulstrafen auftrat.

v. Krafft-Ebing (Lehrbuch d. Psych. I, 2. Aufl. Bd. III. S. 141) sah bei einem 15jähr. Knaben von kindlichem Habitus maniakalisch-stuporöses circuläres Irresein sich entwickeln, nachdem im Mai 1878 sein Bruder zur bosnischen Armee eingezogen und zu derselben Zeit das Lieblingspferd des Knaben krepirt war.

Möller's (a. a. O. beschriebenen) Fall eines im 15ten Jahre noch durchaus kindlich organisirten Knaben haben wir oben (S. 36) schon erwähnt. Derselbe war erblich schwer belastet, den unglücklichsten häuslichen Verhältnissen um so mehr ausgesetzt, als er ausserehelich geboren war und von dem späteren Manne seiner Mutter roh behandelt wurde etc.

Imitation (Contagion). Gegenüber der allgemein adoptirten Lehre, dass Chorea, Epilepsie, Hysterie der Kinder durch Imitation, Contagion übertragen werden können, erscheint es auffallend, dass Geistesstörungen durch »sporadische psychische Ansteckung« (ausgenommen die Hypochondrie) so weit sich feststellen lässt, bei Kindern noch nicht beobachtet worden sind. Was das massenweise Auftreten gewisser ungewöhnlicher psychischer Phänomene in der Kinderwelt anlangt, so möchte ich nicht wie Morel, Scherpf u. A. die Kinderkreuzzüge, die mittelalterlichen Tanzplagen, sofern sie kindliche Individuen betrafen, als Beweise für die Psychosen durch Imitation anführen, weil dieselben einer längst vergangenen Zeit mit ganz anderen, uns nicht genügend bekannten Verhältnissen und Anschauungen angehören, also gar nicht mehr stichhaltig sind. Ueber einige hierher gehörige unzweideutige Erfahrungen verfügt indessen die Neuzeit. An mehreren kleinen »Epidemien« von Geistesstörung mit religiös-ekstatischen Zuständen und hysterischen Symptomen waren entweder Kinder und Erwachsene oder ausschliesslich Kinder betheiligt. Schon bei der bekannten Predigerkrankheit in Schweden vom Jahre 1841 wurden Kinder ergriffen; das jüngste war ein Mädchen von 8 Jahren [1]. Die Predigerkrankheit in Baden im J. 1852 und 1856 [2] herrschte ausschliesslich unter der kindlichen Bevölkerung, der Altersklasse von 10—13 Jahren. Die Erweckungen im Waisenhause zu Elberfeld [3] bestanden in religiöser Verzückung mit Convulsionen, von denen Individuen von 7—17 Jahren

---

1) Amelung in Cannstatt's Jahresbericht. 1842. S. 622.
2) Rees, Allg. Zeitschr. f. Psych. Bd. XIII. S. 445.
3) Velthusen, ibid. Bd. 19. S. 275.

betroffen wurden. Die »Epidemie d'hystéro-démanopathie« von M o r-
z i n e, welche zuerst 1861 und dann nochmals 1864 auftrat und von
K u h n [1]) beschrieben wurde, ergriff Mädchen von 12 bis 13 Jahren.
Bei anderen ähnlichen Invasionen zu Belfast 1859, Rödgen bei Sanders-
leben 1876, Verzegnis 1878 handelte es sich nach deren Beobachtern
G i r a u d - T e u l o n, S e e l i g m ü l l e r, F r a n z o l i n i um jugendliche
und erwachsene Individuen.

        G e m i s c h t e U r s a c h e n. Gewisse unter den ätiologischen Mo-
menten der Kinderpsychosen angeführte Schädlichkeiten müssen als
gemischte Ursachen bezeichnet werden, weil bei ihnen organische und
psychische Einflüsse innig zusammen wirken. Es sind die in verkehrter
P f l e g e und E r z i e h u n g, im S c h u l b e s u c h wurzelnden Schädlichkeiten und die verfrühte g e s c h l e c h t l i c h e R e i z u n g. Kinderheilkunde und Psychiatrie haben von jeher diesen Einflüssen eine besondere
Aufmerksamkeit gewidmet und die Hygiene des Kindesalters erblickt
in ihnen ernste Gefahren, welche sie durch prophylaktische Massregeln
zu bekämpfen bestrebt ist. Es lässt sich nicht läugnen, dass diesen Schädlichkeiten eine ganz bestimmte Bedeutung in der Aetiologie der kindlichen Geistesstörungen zukommt. Nur ist vor Ueberschätzung derselben zu warnen. Sie haben alle Eigenschaften cumulativ wirkender
Ursachen, indem ihr schädlicher Einfluss zuerst unmerklich leise, dann
steigend immer deutlicher sich geltend macht; es kann so zunächst eine
psychische Abnormität entstehen, welche der Beseitigung der Ursache
rasch wieder weicht. Wirkt aber die Ursache fort, so vermag eben dieselbe unter begünstigenden Umständen, namentlich wenn eine angeerbte
oder angeborene Prädisposition vorhanden ist, auch ausgesprochene Geistesstörung hervorzubringen. Es lässt sich daher über die Wirksamkeit
dieser Ursachen w e n i g A l l g e m e i n e s aussagen; die I n d i v i d u a-
l i t ä t der von diesen Schädlichkeiten betroffenen Kinder i s t s e l b s t-
v e r s t ä n d l i c h i m m e r d a s W e s e n t l i c h s t e.

        Unter den mir vorliegenden 103 Fällen von Irresein im Kindesal-
ter, bei denen ein ätiologisches Moment angegeben wird, befinden sich 17
(16,5 %) auf die in Rede stehende Kategorie von Ursachen zurückführende
Fälle; 8 derselben waren notorisch erblich belastete Kinder, bei sechs
ist diese Frage nicht berücksichtigt und nur bei 3, von denen 2 meiner
Beobachtung angehören, war keine hereditäre Belastung nachweisbar.

        P f l e g e und E r z i e h u n g. Gänzlicher Mangel an Pflege und
Erziehung bringt, wie vereinzelte Beobachtungen namentlich früherer

---

1) K u h n, Ann. méd.-psychol. 1865, Mai. Allg. Zeitschr. f. Psych. Bd. 23.
S. 141.

Zeiten an verloren gegangenen oder absichtlich aus der menschlichen
Gesellschaft entfernten, wieder aufgefundenen Individuen beweisen, thie-
rische Verwilderung oder einen dem Blödsinn nahe verwandten Geisteszustand hervor. Die Vernachlässigung der Pflege und Erziehung gefährdet, selbst wenn sie hochgradig ist, weniger die geistige, als die
körperliche Gesundheit der Kinder. Ganz vereinzelt steht in dieser Beziehung eine ältere Beobachtung von B e r e n d s [1]) da, welche einen
11jähr. Knaben betrifft, der bei sitzender Lebensweise und grober Kost
sehr anämisch geworden und in Stupor mit Sinnestäuschungen verfallen
war (Heilung nach 8 Wochen unter Besserung der Lebensverhältnisse).
Die Unarten, die Verwilderung und Rohheit, die schlechte Gesinnung
etc., welche bei Kindern dann entstehen kann, wenn deren Pflege und
Erziehung den Dienstboten, fremden Leuten überhaupt, überlassen
wird, nennt man nicht Geisteskrankheit. Auch die durch zu laxe Erziehung bei den Knaben etwa entstehende Rohheit und Bösartigkeit
wird nur als Abnormität bezeichnet (S. 10). Wenn schlechte Pflege,
Mangel an freundlich-ernster Erziehung mit den Einflüssen harter Behandlung, körperlicher und geistiger Misshandlung seitens der Eltern
und Pfleger zusammentreffen, so liegt ein Verband von Bedingungen
vor, dem man gewiss eine schwere Gefährdung der geistigen Gesundheit der Kinder zutrauen wird. Dennoch sind die einschlägigen Beobachtungen nur sehr spärlich. So hat R ö s c h [2]) Melancholie, die mit
Selbstmord endigte, bei einem 11jähr. Knaben beobachtet, der bei armen
Leuten in Pflege war und schlecht behandelt, auch in der Schule gescholten und geschlagen wurde. Auch der oben S. 36, 55 bereits erwähnte
Fall von M ö l l e r [3]) gehört vielleicht hierher: er betraf einen 15jähr.
erblich sehr schwer belasteten Knaben von kindlichem Habitus, der
ausserehelich geboren, von seinem Stiefvater sehr roh und hart behandelt, von der Mutter verzogen, und wie es scheint, in Folge des Zusam-
menwirkens der angeborenen Prädisposition mit diesen ungünstigen
Erziehungseinflüssen in Geistesstörung verfiel.

Die Erziehung an sich, d. h. ihre psychische Seite, ganz abgesehen
von der leiblichen Pflege, ist doch auch ein Complex von psychischen
und organischen Einwirkungen auf die Kinder. Es fällt aber hierbei,
wie ich schon früher hervorgehoben habe, auf die Individualität des
Zöglings das Hauptgewicht [4]). Strenge Erziehung, harte Behandlung kann wohl bei Kindern von Gemüthstiefe mit Einschüchterung

---

1) B e r e n d s, Rust's Mag. Bd. 14. S. 78.
2) R ö s c h, Beobacht. über d. Cretinismus citirt b. B e r k h a n a. a. O.
3) M ö l l e r, a. a. O. S. 201.
4) Vergl. V e r f. Allg. Psychopathologie. S. 225. 226.

Schreckhaftigkeit, allgemeine Nervenreizbarkeit, damit Störungen des Schlafes hervorbringen; es ist mir aber kein Fall bekannt, der bewiese, dass notorisches Irresein lediglich durch diesen Einfluss entstanden wäre. Sehr milde, nachsichtige, weichliche Erziehung fördert Eigensinn, Launenhaftigkeit, Leidenschaftlichkeit der Kinder und setzt sie bittern Enttäuschungen aus; fördert oft auch die Sorge um das körperliche Wohlsein bis zur Uebertreibung und bringt damit Aengstlichkeit, Furchtsamkeit, mangelhafte Widerstandsfähigkeit gegen alle möglichen Ereignisse hervor; diese Gemüthsbewegungen können dann wohl auch »somatische« Rückwirkungen haben, welche besonders in der Pathogenese der Hypochondrie und Hysterie der Kinder eine Rolle spielen.

Ch. West[1]) behandelte ein 12jähr. Mädchen, die einzige Tochter ihrer Eltern und Gegenstand einer wahrhaft kindischen Liebe derselben. Aus Gefallsucht und um den Eltern ihre Liebe zu beweisen, strengte sich das Kind um den Eltern ihre Liebe zu beweisen, strengte sich das Kind um den Eltern seine Kräfte an; es wurde launig, eigensinnig, hartnäckig, leidenschaftlich, aber bei alledem wurde seine Anhänglichkeit gegen die Mutter immer stärker und inniger. Daher bei einer Krankheit der letzteren nur mit Gewalt aus dem Krankenzimmer entfernt, auf Rath des Arztes überhaupt aus dem Hause in die Pension geschickt, kehrte es in schlechterem Zustande zurück, verfiel auch bald in eine Psychose mit hysterischen Symptomen, der es nach einer vorübergehenden Besserung erlag.

Aeusserst verzogen und reizbar von jeher war auch der oben (S. 47) erwähnte 12jähr. Knabe, den Henoch im stad. decrementi des Typhus maniakalisch werden sah.

Verkehrte klösterliche Erziehung, die allerdings vielleicht mit den allerersten Anfängen der Geschlechtsentwickelung zusammentraf, glaubte Steiner (Jahrb. f. Kinderheilk. N. F. II. 1869. S. 205) in einem Falle, wie mir scheint mit Recht, als Ursache eigenthümlicher, mit Chorea magna verbundener religiös ekstatischer Zustände bezeichnen zu müssen. Der Fall betraf ein 13jähr. noch nicht menstruirtes Mädchen, welches nach dem Tode seiner Eltern von seiner Tante ins Kloster genommen wurde; es musste den grössten Theil des Tages mit religiösen Uebungen zubringen, bei denen es wohl nicht an Askesen gefehlt haben mag.

Der Einfluss der Erziehung im Kindesalter, welcher in späteren Lebensperioden (Jugend, erwachsenes Alter) noch nachwirkt, ist nicht Objekt unserer Betrachtungen. Ihm gehört das meiste an, was bisher von den Irrenärzten über die psychopathologischen Folgen der Erziehung im Ganzen ausgesagt worden ist.

Schulbesuch, Ueberbürdung[2]). Die Klagen über die aus

---

1) Ch. West, Journal f. Kinderkrankh. 1854. Bd. 7—8. S. 27.
2) Zur Literatur vergl. Baginsky, Lehrbuch der Schulhygiene. Stuttgart 1883. S. 361.

Schulbesuch und geistiger Ueberanstrengung resultirenden Gesundheits-
schädigungen der Kinder sind nicht neu. Namentlich ist schon frühzeitig von Peter Frank (1804) auf diejenige Gruppe von Schulkrank-
heiten aufmerksam gemacht worden, welche dem Gebiete der Psychiatrie
angehören. Die praktische Medicin, besonders Pädiatrie und Irrenheilkunde
hatten diesen Gegenstand nicht aus den Augen verloren (Lorinser
1836, West 1854, Schraube, Heyfelder, Güntz 1859, Heyer
1864, Guillaume 1865, Lähr 1875 u. A.) als durch P. Nasse
(1880) und Snell (1882) lebhafte Angriffe auf die Schule gerichtet
und ihr der Vorwurf der geistigen Ueberbürdung und durch diese her-
vorgerufener Psychosen bei Schülern gemacht wurde. Allerdings handelte es sich zunächst und in der Folge, nämlich in dem Streite, den
diese Vorwürfe hervorbrachten, hauptsächlich um die Anforderungen
an die Schüler der oberen Classen höherer Lehranstalten, welche dem
Kindesalter bereits entwachsen sind. Das wichtigste Resultat, welches
die Discussion der Ueberbürdungsfrage ergeben hat ist, dass in der
Mehrzahl der einschlägigen Krankheitsfälle erbliche Prädisposition zu
Nerven- und Geisteskrankheiten nachzuweisen war, dass fernerhin das
für das Jugendalter viel stärker als für die Kindheit ins Gewicht fal-
lende Hülfsmoment der Masturbation nicht ausgeschlossen werden
konnte.

Schulbesuch und Ueberbürdung gehören natürlich zu den sehr complicirten Ursachen der Kinderpsychosen; es wirken hier zusammen, können wenigstens zusammen wirken, langes Sitzen in engen, heissen Schul-
räumen, auf unpassenden Subsellien, Mangel an ruhigem, sorgenfreien
Schlaf, Mangel an ruhiger, sorgenfreier Nahrungsaufnahme (Nachmit-
tagsstunden) und anhaltendes Aufmerken oder sonstige geistige Anstrengung in den Lectionen, bei Erledigung der Schulaufgaben, die im
ehrgeizigen Stimulus bei den guten, in Furcht vor Strafen bei den
schlechten Schülern bestehende Gemüthserregung. Da wir im speciellen
Theile, bei Besprechung der cerebralen Neurasthenie, die Folgen des
Schulbesuches und der geistigen Ueberanstrengung noch genauer zu
betrachten haben werden, können wir hier von der Vorführung ein-
schlägiger Fälle absehen.

Strafen. Züchtigungen[1]). Soweit die Strafen als rein gei-

---

1) Die Kritik der Strafmittel gehört der Hygiene des Kindesalters und
der Schulhygiene an. Auseinandersetzungen dieser Art finden sich bei: Heyfelder, Kindheit des Menschen, München 1859. S. 79. — Guillaume, Die
Gesundheitspflege in den Schulen. Aarau 1865. S. 103. — Baginsky, a.
a. O. S. 447.

stige, als Demüthigungen, Entehrungen zu bezeichnen sind, fallen sie unter den Begriff der Gemüthserregungen, also in entsprechenden Fällen unter die psychischen Ursachen (S. 50 ff.). Bei den körperlichen Strafen, den Züchtigungen etc. verbinden sich — wenn man absieht von den ganz rohen, verstockten Kindern — Gemüthsbewegungen, Schreck, Furcht, Angst, Scham mit sinnlichen Wehgefühlen, starkem Shok des Nervenapparates, eventuell mit Hirn- oder Rückenmarkserschütterungen leichten Grades.

Es handelt sich hier also um gemischte Ursachen der Psychosen im strengsten Sinne des Wortes. Die klinische Erfahrung vermag nur wenige Fälle anzuführen, bei denen diese Einflüsse als Ursachen kindlichen Irreseins angeschuldigt werden mussten. Wir wollen aber zugeben, dass wie auch Baginsky andeutet, dergleichen Vorfälle (in der Schule) vielfach verschwiegen und der Vergessenheit anheimgegeben werden, dass so manche hirnerschütternde Ohrfeige, wenn sie nicht gerade direkte auffällige Folgen (z. B. Ruptur des Trommelfells) hervorgebracht hat, und andere Misshandlungen bei Aufnahme der Anamnesen von Irreseinsfällen bei Kindern gar nicht namhaft gemacht wurden. Erbliche Anlage war in den hierhergehörigen Fällen, wie wir gleich sehen werden, mehrfach constatirt.

Bei den beiden Fällen von Rösch und Möller, welche schon erwähnt wurden, ergab die Anamnese, dass schlechte, rohe Behandlung, Schläge in Haus und Schule vielfach vorausgegangen waren. Der eine Fall betraf einen erblich schwer belasteten Knaben. Maudsley (a. a. O. S. 294) referirt eine Beobachtung Falrets: 11jähr. Knabe, der über schlechte Behandlung „seitens des Lehrers" in tiefe Melancholie verfiel und Selbstmordsversuche machte — Selbstmord bei Kindern in Folge von Misshandlungen ist schon mehrfach beobachtet worden. — Kelp (a. a. O. S. 78) beobachtete einen 13jähr., von des Vaters Seite her belasteten Knaben, der schwach befähigt in Folge von „Schulstrafen" in Melancholie verfallen war.

Cohn (a. a. O. S. 45) hat folgenden Fall: 8jähr. einer belasteten Familie entstammter Knabe. Nach einer Züchtigung in der Schule Chorea mit Wuthparoxysmen von vieljähriger Dauer und Ausgang in Schwachsinn.

Obersteiner (Vierteljahrsschrift f. Psych. I. 1867. S. 177) sah bei einem 14jähr. „Menschen" unmittelbar nach Züchtigung durch den Vater Geistesstörung auftreten.

Ich selbst sah folgende Fälle:

Jaan Loodus, 16jähr. estnischer Bauernknabe von durchaus kindlichem Habitus. Erbliche Disposition nicht nachweisbar. Er war als ruhiger, gehorsamer, ordentlicher Junge bekannt, stand als Hirt im Dienst. Wegen einer Fahrlässigkeit von seinem Herrn arg geprügelt, wurde er alsbald verworren, schrie viel, klagte über Kopf- und Gliederschmerzen, war unruhig und gewaltthätig, zerstörte. In der Klinik bot er das Bild

der Dementia mit anhaltender tobsüchtiger Aufregung. Etwas beruhigt
wurde er nach mehrmonatlicher Behandlung von den Seinigen zurückgenommen.

Einer meiner Hausbediensteten brachte mir vor kurzem seinen 14-
jähr. noch kindlichen Sohn, (ein anderes Kind des Mannes ist Idiot)
welcher vom Gesellen seines Meisters Tags zuvor ein paar überaus derbe
Ohrfeigen erhalten hatte. Er sah sehr blass aus, hatte beschleunigten
Puls, weite, starre Pupillen, klagte über linksseitiges Ohrensausen, Wüst-
sein im Kopfe und bot das Bild leichter Verworrenheit mit Apathie,
vermochte auch den Vorfall gar nicht näher zu schildern, redete immer
nur von den Schlägen, deren Ursache (eine Ungeschicklichkeit bei der
Arbeit) er auch nicht mehr wusste. Die Untersuchung des Ohres auf
der linken Seite ergab normales Trommelfell. Es wurde daher nur Valeriana verordnet, und nach 2 Tagen war Alles wieder in Ordnung.

Geschlechtliche Reizung. Masturbation. Die Krank-
heiten des Geschlechtsapparates, denen im erwachsenen Alter eine nicht
zu verkennende Bedeutung in der Aetiologie der Psychosen zukommt,
zählen nicht zu den wirksameren Ursachen des Irreseins im Kindesalter.
Auf eine Gefahr, welche denselben nicht abgesprochen werden kann,
ist von Irrenärzten und Kinderärzten schon oft und dringend aufmerksam gemacht worden, nämlich auf die Gefahr vorzeitiger Erregung sexueller Gefühle und mit diesen zusammenhängender Masturbation. Phi-
mose, Balanoposthitis bei Knaben, Vulvovaginitis (Oxyuren) bei Mädchen können gewiss zu diesem schädlichen Einfluss Veranlassung geben;
viel häufiger entsteht aber die Masturbation spontan oder durch Verführung. Da die Kinder ausnahmslos, selbst schon im zarten Alter, eine
instinktive Ahnung von dem Unrecht der Selbstbefleckung haben —
denn sie treiben dieselbe im Stillen und ein Geständniss ist selten zu
erlangen (Uffelmann) — da die Reizungen erschöpfend auf das Nervensystem im Ganzen wirken, so ist die Onanie, sofern sie als ätiologisches Moment kindlichen Irreseins wirkt, immer zu den gemischten Ursachen zu rechnen. Evident ist sie eine solche bei älteren Kindern, bei
denen schon vergebliches Ankämpfen gegen das schwächende Laster,
Reue etc. möglich sind.

Die Gefahren für die geistigen Funktionen, welche die Masturbation mit sich bringt, sind daher nicht wegzuläugnen. Darin stimmen
auch die Irrenärzte, Kinderärzte, Hygieniker des Kindesalters und der
Schule, die Aerzte an Kinderinstituten überein, dass die Masturbation
neben motorischen, sensibeln circulatorischen Störungen u. s. w. Gemüthskälte, Abneigung gegen kindliches Spiel (sofern es nicht dem
Laster dient), heimliches verstecktes Wesen, psychische Reizbarkeit,
Neigung zu Zornesparoxysmen und Wuth, Gedächtniss- und Urtheils-
schwäche hervorbringen kann. Dass aber viele Kinder diesen Gefahren

entgehen, dass die schweren Folgen der Masturbation im Vergleiche zu
der Verbreitung dieses eminent übertragbaren Lasters selten sind, wird
von berufenen Fachmännern (A. Vogel[1]), Uffelmann[2]) u. A.)
ebenfalls betont. Es müssen daher besondere Umstände obwalten, wenn
die Masturbation Irresein bei Kindern herbeiführt. Wenn Morel[3])
sagt: Les causes les plus ordinaires des manifestations délirantes chez
les enfants tout les coups reçus à la tête, la présance des vers intesti-
naux et principalement l'onanisme, so deutet dieser Satz nur
darauf hin, dass Morel gerade zahlreiche Fälle vorgekommen sein
müssen, in welchen solche besondere Umstände mitgewirkt hatten. Im
direkten Gegensatz dazu steht das Ergebniss, zu welchem Berkhan[4])
in seiner ersten Zusammenstellung der Fälle der Kinderpsychosen gelangte: er hebt scharf hervor, dass Onanie in keinem einzigen Falle als
Ursache angegeben wurde. Die neueren Forschungen der Psychiatrie
haben bekanntlich ergeben, dass die spontan entstehende und excessiv
getriebene Masturbation überhaupt ein Symptom neuropathischer Anlage ist. Wenn man zugleich erkannte, dass eine weitere Eigenschaft
der neuropathischen Anlage das abnorm frühe Erwachen des Geschlechtstriebes (S. 35) ist, so erscheint der Schluss berechtigt, dass die Kinder,
bei deren Irresein aus Onanie entsteht, unter dem Einflusse jener Schädlichkeit ab ovo gestanden haben. Auf dem Boden dieser angeborenen
Krankheitsanlage des Nervenapparates kann gewiss auch die psychisch und organisch zugleich wirkende Masturbation schwere Folgen
nach sich ziehen. Es muss auffallen, dass Morel, dem wir doch so viel
wichtige Aufschlüsse über die Vorgänge erblich-degenerativer Entartung verdanken, bei seiner oben erwähnten Angabe dieses Umstandes
nicht gedacht hat.

Was das Irresein in Folge von Masturbation (meistens prim. Verrücktheit) beim männlichen Geschlecht anlangt, so hebt v. Krafft-
Ebing[5]) hervor, dass von 38 Fällen seiner Beobachtung 31 notorisch
erblich belastete Individuen betrafen und dass nur bei 3 dieser Fälle
das Irresein vor dem 15. Lebensjahre begann, obwohl die Onanie fast
bei allen Kranken in früher Kindheit war begonnen worden. Bezüglich
der Mädchen ist auf Louis Mayer's[6]) Auseinandersetzungen zu

---

1) A. Vogel, Lehrbuch der Kinderkrankh. 5. Aufl. S. 387.
2) Uffelmann, Handb. d. öff. u. priv. Hygiene des Kindes. Leipz. 1881.
S. 368.
3) Morel, Traité des mal. rumat. S. 101.
4) Bukhan, a. a. O. S. 75.
5) v. Krafft-Ebing, Irrenfreund 1878. S. 129 ff.
6) Louis Mayer, Die Beziehungen d. krankh. Zust. u. Vorg. i. d. Se-
xualorg. d. Weibes zu Geistesstörungen. Berlin 1869. S. 15 ff.

verweisen: »Die Onanie im Kindesalter (bei Mädchen) kann unzweifelhaft der Ausfluss einer angebornen (hereditären) krankhaften Anlage,
vorwiegend im Psychischen sein . . ., die unter Umständen mit
zunehmendem Alter wirkliche Geistesstörung, Schwachsinn, Manie etc. herbeizuführen geeignet ist. . . Andererseits ist nicht zu läugnen,
dass bei psychisch ganz gesunden Kindern die Reizung für Masturbation
schon in den frühesten Lebensjahren erst erweckt werden kann, sei es
durch psychische (unzweckmässige Erziehungsmethoden, Verführung
u. a. m.) sei es durch somatische Ursachen (Erythem, Oxyuris)«. Weiter
meint L. M., dass der Trieb zur Masturbation stärker und hartnäckiger
sei, wenn er Ausfluss einer psychischen Prädisposition, schwächer, wenn
er gelegentlich provocirt ist; im ersten Falle wirke er daher auch
viel nachtheiliger auf den Seelenzustand. Von 7 Mädchen von
1—9 Jahren betreffenden Fällen dieses Autors waren 4 geistig durchaus unbeschädigt geblieben; bei 3 Kindern bestanden psychopathische
Symptome: eines dieser Mädchen (9 Jahre alt) war ausserehelich von
einer Verbrecherin geboren und bot das Krankheitsbild psychischer
Degeneration; von den beiden andern scheint wenigstens eines (5jähr.
Kind) neuropathisch belastet gewesen zu sein.

Sexuelle Reizung, die nicht Masturbation war, nämlich passive Pä-
derastie, hatte Voisin [1] in zwei Fällen (deren Lebensalter er freilich
nicht angibt) als Ursache schwerer Geistesstörung anzuschuldigen.
Beide Kranke standen unter dem Einflusse direkter Erblichkeit.

Beobachtungen, welche die sexuelle Reizung und Masturbation als
alleinige Ursache von Irresein bei Kindern erkennen lassen, finde sich
in der Casuistik nicht.

Allgemeine Symptomatologie.

Zur Lit. vgl. Einiges bei Ch. West, Journ. f. Kinderkrankh. 1860. Heft
7—8. S. 1 ff. — Maudsley, a. a. O. S. 273 ff. — Scherpf, a. a. O. S. 299.
— Verf. in Maschka's Handb. d. gerichtl. Med. Bd. IV. S. 161 ff.

Wenn auch das Material an Beobachtungen über Kinderpsychosen
noch sehr gering ist — es umfasst etwa 200 Fälle, von denen viele noch
dazu nur aphoristisch beschrieben sind so müssen wir doch wenigstens
den Versuch machen, mit Hilfe dieser Casuistik eine allgemeine Symptomatologie des Irreseins im kindlichen Alter zu begründen. Denn
eigenartig, als eine ätiologische Gruppe für sich, gleich den Psychosen
der Jugend, des Greisenalters, stellen sich die Seelenstörungen des Kindesalters der Beobachtung dar; die allgemeine Symptomatologie des

---

1) Voisin a. a. O. S. 931.

Irreseins , welche die Psychiatrie ziemlich abgeschlossen hat , ist rov nehmlich auf die Erfahrungen an Erwachsenen basirt, kann daher nicht als massgebend für die Pathologie der Kinderpsychosen betrachtet werden.

Es liegt natürlich ausserhalb des Planes dieser Schrift , diese allgemeine Symptomatologie der Geistesstörungen überhaupt zu wiederholen, welche in den Handbüchern der Psychiatrie nachzusehen ist. Nur die für das Kindesalter charakteristischen Erscheinungen gestörter Geistesthätigkeit haben wir hier in ihren Elementen kennen zu lernen. Wir beginnen mit den

Anomalien der Gefühle.

Psychische Hyperalgie (Empfindlichkeit, Wehleidigkeit, gesteigerte Impressionabilität). Das lebhafte Selbstgefühl der Kinder bedingt, dass viele geistige Vorgänge, Erkenntnisse oder auch nur Vermuthungen, dass die eigene Person beeinträchtigt sei, psychischen Schmerz, den gewöhnlich Thränenausbruch begleitet, hervorbringen. Von dieser physiologischen Wehleidigkeit, welche als Neid, Eifersucht, überhaupt egoistische Leidenschaftlichkeit zu Tage tritt, unterscheidet sich die krankhaft psychische Hyperalgie dadurch, dass geistige Vorgänge, welche an sich keine Ursachen psychischen Schmerzes zu sein pflegen, bei den Kindern Wehmuth erzeugen. Diese Erscheinungen sind der Kinderheilkunde nicht unbekannt; kommen sie doch bei zahlreichen acuten und chronischen Kinderkrankheiten als psychische Begleitsymptome vor; wir erinnern an die »Weinerlichkeit«, »Launenhaftigkeit«, »Aergerlichkeit« bei Chorea, Pertussis (Gerhardt), in der Prodromalperiode von Cerebrospinalmeningitis, Meningitis tuberculosa, Lyssa etc., welchen sich die Impressionabilität der zarten, nervösen Kinder, dann die psychische Hyperalgie im Beginn und im Verlaufe der progressiven Irreseinsformen bei Kindern anschliessen.

In manchen Fällen kindlicher Psychosen, die durch geistige Ueberanstrengung und verkehrte Erziehung entstanden waren , bemerkte Lähr [1] die in Rede stehende Weinerlichkeit und Reizbarkeit. — Berkhan [2]] berichtet von einem Knaben, bei welchem im 12. Jahre ausgesprochene Melancholie mit hochgradiger Weinerlichkeit verbunden war. Im 6. Jahre hatte er ³/₄ Jahre lang das eigenthümliche Symptom geboten, dass er beim Gang zur Schule] unter vielen Händedrücken und Weinen jedesmal von seinen Eltern Abschied nahm und bei jedem Weggehen vom Hause noch ein oder mehrere Male zurück-

---

1) Lähr, Allg. Zeitschr. f. Psych. Bd. 29. S. 601.
2) Berkhan, Correspond.Bl. d. Psych. 1863. S. 66.
3) Ferber, Lehrbuch f. Kinderheilk. Nro. Ill. S. 231.

kehrte, um den Eltern die Hand zu geben. — Hochgradige Neigung zu wehmüthigen Stimmungen mit heftigem Weinen beim Hören, Singen sentimentaler Lieder, beim Spielen gefühlvoller Stellen auf der Geige beobachtete Ferber[1]) bei einem zarten nervösen Knaben von 8¹/₂ Jahren der Pertussis hatte.

Zur psychischen Hyperalgie in weiterem Sinne gehört auch das ungewöhnliche Tiefgreifen und längere Haften an sich depressiver Eindrücke, welches schon wiederholt bei gemüthswarmen Kindern Selbstmord hervorgebracht hat (vgl. Selbstmord d. Kinder im speciellen Theil).

Ganz aphoristisch sagt Esquirol[2]): Einige Kinder sind über die Zärtlichkeit und Liebkosungen ihrer Mutter (gegenüber den Geschwistern) neidisch; sie werden bleich, magern ab, verfallen in Marasmus und sterben. Beispiele für diese schweren Folgen ungewöhnlicher psychischer Hyperalgie führt er indessen nicht an.

Wie psychische Hyperalgie Prodromalerscheinung, Symptom des Höhestadiums von Geistesstörung bei Kindern sein kann, so kann sie sich auch, wie bekanntlich oft bei Erwachsenen, als letzter Rest derselben in der Reconvalescenz noch zeigen:

Möller (a. a. O.) theilt die Krankengeschichte eines 8jähr. Mädchens mit, bei welchem nach dem Verschwinden eines intensiven mit Sinnestäuschungen verlaufenen Verfolgungswahnes selbst leichte Strafen eine ausserordentliche starke gemüthliche Reaction nach sich zogen.

Psychischer Schmerz. (Seelenschmerz, traurige Verstimmung.) In der Kindheit herrscht durchweg als charakteristischer Zug des psychischen Lebens heitere Stimmung; irgendwie begründete Gemüthsdepressionen pflegen ihr sehr rasch wieder zu weichen. Nur wenige Kinder zeigen die oben erwähnte psychische Abnormität der weltschmerzlichen Stimmung, welche durch die Verhältnisse provocirt ist und sich sehr leicht beseitigen lässt. Daher ist die traurige Stimmung immer ein krankhaftes Symptom, wenn sie spontan, ohne psychische Veranlassung auftritt und längere Zeit anhält. Am häufigsten findet sich diese traurige Stimmung bei körperlichem Unwohlsein der Kinder, im Beginn acuter, im Verlaufe chronischer Krankheiten; specifisch eigenthümlich ist sie dem Vorläuferstadium der tuberkulösen Meningitis und der Lyssa; im Verlaufe des chronischen Magendarmkatarrhs wird sie öfter beobachtet; ebenso bei Chorea minor. Psychosen bringen dieselbe oft als Initialerscheinung mit sich. Seelenschmerz begleitet als wesentliches Zeichen die melancholischen Irreseinsformen der Kinder.

Der Seelenschmerz erreicht verschiedene Grade, deren sich auch bei Kindern im Allgemeinen zwei unterscheiden lassen. Bei dem leich-

---

1) Ferber, Jahrb. f. Kinderheilk. N. F. III. S. 231.
2) Esquirol, Geisteskrankh. deutsch von Bernhardt I. S. 250.

Emminghaus, Psychosen des Kindesalters.

teren Grade macht sich zunächst der Ausfall der normalen kindlichen Heiterkeit bemerklich.   An Stelle der Neigung zu lautem, ge-
schwätzigen, unruhigen Betragen, zur Ausgelassenheit, zum Uebermuth
ist ein dumpfer Ernst getreten, der den gewöhnlichen psychischen Reizen nicht weicht. Das so starke Selbstgefühl des Kindes ist verschwunden, vielleicht sogar in das Gegentheil, in Selbstunterschätzung verwandelt.   Es besteht Hemmung der Vorstellungs- und Denkprocesse,
dabei ist aber düsteres Grübeln über einen oder wenige traurige Gedanken, eventuell Haften peinlicher Zwangsvorstellungen nicht ausgeschlossen. Die Initiative ist im Allgemeinen schwach, höchstens diejenige zum Jammern, zu Handlungen der Selbstpeinigung und Selbstvernichtung lebhaft (seelenschmerzliche, melancholische Aufregung).
Haltung, Bewegung, Gesichtsausdruck und Mienenspiel zeigen die wohl-
erkennbare Mischung von Schlaffheit und geringer Starre. Die Stimme
ist leise, gedämpft, die Antworten erfolgen spät, oft hört man tiefes
Aufseufzen.   Der Blick ist gewöhnlich in die Ferne gerichtet bei mehr
oder weniger weit geöffneten Augen, die Corrugatoren sind contrahirt,
die Mundwinkel leicht herabgezogen, der Mund etwas geöffnet; gewöhnlich ist das Aussehen blass, der Appetit schlecht, die Defäcation
selten, der Puls klein, weich, leer und beschleunigt, der Schlaf unruhig.
Nicht selten wird gerade bei Kindern heftiges Weinen mit Thränen-
secretion ohne Veranlassung beobachtet (Berkhan, Maudsley,
Kelp u. A.), während bei Erwachsenen im Seelenschmerz fast immer
nur die physiognomischen Zeichen des Weinens und keine Thränen zu
Stande kommen.   Dieser Zustand, der physiologischen Trauer der Kinder sehr ähnlich, nur durch längere Dauer und spontanes Auftreten von
derselben sich unterscheidend, ist so oft zu beobachten, dass casuistische
Belege überflüssig erscheinen.

Ziemlich charakteristisch für den Seelenschmerz leichten Grades
ist der Wechsel von Remissionen und Exacerbationen. Bei längerer
Dauer und zunehmender Intensität desselben hören diese Schwankungen auf.

So kommt der höhere Grad des psychischen Schmerzes zu
Stande. Das kranke Kind ist regungslos, wo es hingesetzt, hingestellt
wird, verharrt es in der gegebenen Situation, nur sinkt es in sich zusammen. Die Augen und deren Lider sind gesenkt, der Mund ist gewöhnlich geschlossen bei herabgezogenen Winkeln und tiefen Nasolabialfalten. Die Athmung ist oberflächlich bei nicht seltenen tiefen
Seufzern, die Haut ungewöhnlich kühl, an den abhängigen Theilen cyanotisch, der Puls sehr klein, leer und frequent oder verlangsamt, auch
unregelmässig. Alle Secrete und Excrete fliessen ab, Nahrung wird

nicht aufgenommen, obwohl Fütterung meist gelingt; wie man die Glieder stellt, so bleiben sie stehen (Flexibilitas cerea), geben nur den sich verbindenden Einflüssen der Ermüdung und Schwere allmählig nach. Sensibilität, sogar die Schmerzempfindlichkeit scheinen in diesem Zustande erloschen zu sein. Inpulsive und mehr automatische, sich nicht selten wiederholende zwecklose Handlungen sind dabei nicht ausgeschlossen. Nach der Genesung haben die Kranken oft nur eine summarische Erinnerung für das, was damals in ihnen vorging; Erwachsene aber wissen gewöhnlich von intensivem Seelenschmerz, der allein oder mit Angst verknüpft, oder im Zusammenfall mit furchtbaren Visionen und Gehörshallucinationen das Bewusstsein völlig captivirte.

Der soeben geschilderte Zustand von Regungslosigkeit ist nicht ausschliesslich Wirkung des psychischen Schmerzes von höchstem Grade. Bei Erwachsenen, welche ihn im Allgemeinen häufiger als Kinder — ausweislich der vorhandenen Casuistik — darbieten, kann derselbe ebensowohl von intensiven Wahnideen, Hallucinationen wie von Seelenschmerz abhängen. Beim höchsten Grade der Angst werden wir ihm gleich wieder begegnen. Ein Beispiel, welches diesen Zustand illustrirt ist das folgende, welches ich Kelp (Allg. Zeitschr. für Psych. Bd. XXXI. S. 96) entnehme:

W. B., Knabe von 16 Jahren und durchaus kindlichem Habitus. Genitalien unentwickelt, Pubes nicht vorhanden. Am Halse eine Schnittwunde (Selbstmordversuch). Mutter während der Gravidität mit diesem Kinde gemüthskrank, nachher gesund. Eine Schwester epileptisch. In den ersten Tagen der Anstaltsbehandlung ist Pat. trübe gestimmt, ängstlich, glaubt ein Verbrechen begangen zu haben. Bald jedoch trat völlige geistige und körperliche Starrheit ein. Er wurde immer unzugänglicher, war zu keiner Beschäftigung zu bringen, wollte nicht essen, liess sich aber füttern, liess alle Excremente unter sich. Active Bewegung wurde fast gar nicht mehr gemacht, passiver aber kein Widerstand entgegengesetzt. Die Glieder hatten eine kataleptische Starre angenommen, und verharrten längere Zeit in der Stellung, die man ihnen gab. Für gewöhnlich sass der Kranke ganz ohne sich zu rühren da, nur zeigte er den Trieb sich zu entkleiden, wurde daher fast immer nackt getroffen. Starke faradische Ströme blieben erfolglos. Stupor ab und zu durch Anfälle von Angst unterbrochen, Pat. spricht dann im flüsternden Tone, dass er ein Sünder sei, seine Mutter belogen habe etc. Nach drei Monaten Besserung: Reinlichkeit, Nahrungsaufnahme, Regsamkeit. Er erzählt, dass er zur Zeit der grössten geistigen Starrheit von intensiven Gehörstäuschungen gequält worden sei, von welchen es wohl nach der Krankheitsgeschichte nicht zweifelhaft sein kann, dass dieselben melancholischen Inhalt (Versündigungsideen) hatten. Ausgang: Heilung.

Die Theorie des Seelenschmerzes ist ziemlich identisch mit der Theorie der Schwermuth (Melancholie, psych. Depression), deren Haupt-

symptom ja der Seelenschmerz ist. R i c h a r z [1]) deutete (1848) die
psychische Depression als Wirkung zu langsamer Bewegung der Vorstellungen und der Molecüle bei der Ernährung des Gehirns. Auch der
namentlich von M e y n e r t [2]) eine Zeitlang vertretenen Anschauung, dass
die traurige Verstimmung der Effekt appercipirter Hemmungen des Denkens, Fühlens und Wollens sei, lag dieser Gedanke zu Grunde, der sich bei
D i t t m a r [3]) u. A. wieder findet. M e y n e r t [4]) selbst hat diese Auffassung
später verworfen, wenigstens in ihrer grundlegenden Bedeutung. —
Die ausgesprochene Analogie zwischen spontanem Seelenschmerz (p s y -
c h i s c h e r Neuralgie) und Neuralgie, auf welche G r i e s i n g e r [5]), v.
K r a f f t - E b i n g [6]) u. A. hinwiesen, ist auch theoretisch wichtig: der
Seelenschmerz ist R e i z u n g s erscheinung des Gehirns. Nach M e y -
n e r t s [7]) Auseinandersetzungen hätten wir uns vorzustellen, dass diese
Reizung geradezu von einer a u t o c h t h o n e n I n t o x i c a t i o n der
Gehirnelemente, insbesondere der Rindenganglienzellen herrührt. Durch
Abschwächung und Verlangsamung des Kreislaufes in der corticalen
Blutbahn (Anämie und Stase) wird nach M. einerseits die Abfuhr von
Zersetzungsprodukten aus den Gehirnelementen erschwert, womit der
histologische Befund sklerotischer, colloider Aufquellung der Ganglienzellen zusammenhängen mag. Es kann aber andererseits nach M. (a. a.
O. S. 9) auch »die Attraktion der Gehirnelemente auf die umgebenden,
erregenden und im Gehirnelemente sich umsetzenden Stoffe« verändert
sein, womit als letzte Ursache der Ernährungsstörung in den Ganglienzellen wieder deren mangelhafte Vitalität selbst angeschuldigt ist. An
einer anderen Stelle betont M e y n e r t [8]), dass die funktionelle Hyperämie bei geistiger Arbeit schliessen lässt, es komme den Rindenelementen
die Fähigkeit zu, Kreislauf und nutritive Transsudation in und aus den
feinsten Rindengefässen im Sinne ihrer Bedürfnisse zu beeinflussen.
Beim Seelenschmerz und folgerichtig auch bei der physiologischen
Trauer [9]), bei letzterer aber nur für kürzere Zeit, müsste diese Fähigkeit
der Ganglienzellen geschwächt sein, erloschen vielleicht bei dem höheren

---

1) R i c h a r z, Allg. Zeitschr. f. Psych. Bd. 5. S. 106.
2) M e y n e r t, Anzeiger d. Ges. d. Aerzte f. Wien 1871. Nro. 28 u. psychiatr. Centralbl. 1871. S. 155 f.
3) D i t t m a r, Ueber regul. u. cykl. Geistesstör. Bonn 1877. S. 8.
4) M e y n e r t, Ueber Fortschritte i. Verständniss d. krankh. psych. Geh.-
Zust. Wien 1878. S. 19—20.
5) G r i e s i n g e r, Gesammelte Abhandlungen I. S. 52.
6) v. K r a f f t - E b i n g, Die Melancholie. Stuttg. 1874. S. 177.
7) M e y n e r t, Skizzen üb. Umfang u. wiss. Anordnung d. klin. Psych.
Wien 1876. S. 33 ff.
8) M e y n e r t, Psychiatr. Centralbl. 1871. S. 163.
9) M e y n e r t, Psychiatr. Centralbl. f. Psychiatrie. III. 1881. S. 163.

Grade des pathologischen Seelenschmerzes, sei es in Folge primärer Kreislaufsstörung (Anämie oder Stase), sei es durch Erkrankung des Protoplasmas der Zellen selbst. »Mit der Arterienverengerung ist auch die chemische Folge derselben, die dyspnoetische Ernährungsphase des Vorderhirns gegeben und das Unlustgefühl des Schmerzes mit dieser combinirt« [1]).

Immerhin fragt man bei solchen Erwägungen und Schlüssen vergeblich: Sind es die abnorm funktionirenden Ganglienzellen selbst, welche den Seelenschmerz vermitteln, d. h. ihren eigenen Zustand appercipiren oder müssen noch besondere Zellengruppen (Apperceptionszellen von S c h r ö d e r v a n d e r K o l k, ein Apperceptionsorgan des Gehirns von W u n d t — etwa die Stirnlappenspitze) angenommen werden, welche jene Hemmung des geweblichen Stoffwechsels als psychischen Schmerz bewusst machen? Das hiermit berührte Problem, ob die intellectuellen Gefühle, also auch der Seelenschmerz, physiologischer wie krankhafter, an bestimmte Territorien der Corticalsubstanz gebunden seien, lassen wir als heute ungelöst bei Seite. (S c h r ö d e r v a n d e r K o l k sprach Vermuthungen über die Bedeutung des Scheitel- und Hinterhauptslappens für diese Vorgänge aus.) Ebenfalls noch nicht zu beantworten ist die Frage, welche Centren und Bahnen die physiognomischen und anderweitigen Begleiterscheinungen des Seelenschmerzes vermitteln (System des Thalamus opticus?)

Die von M o s s o [2]) neuerdings an n i c h t geisteskranken Individuen mit pathologisch eröffneter Schädelhöhle nachgewiesene Zunahme des Hirnvolums bei psychischer Depression (funktionelle Hyperämie) kann ein Reactionsvorgang sein, der aber vielleicht gerade bei Erkrankung der Rindenzellen fehlt.

An den Seelenschmerz schliessen sich unmittelbar an die Angst, die Verlegenheit, die Langeweile und die innere Unruhe. Jenem nahe verwandt, sind sie dennoch etwas für sich, indem ein anderes Gefühlselement als Trauer das Selbstbewusstsein schwer belästigt. Es wäre passend, diese Zustände als p s y c h i s c h e P a r a l g i e n zu bezeichnen.

A n g s t (Angor). Kinder — ausgenommen die dreisten Knaben, namentlich höherer Altersklassen und die jungenhaften Mädchen — offenbaren eine starke Neigung zu Angst, Furcht, Schrecken, jenen Gemüthsdepressionen, welche an der Vorstellung von der allernächsten Zukunft haften. Die pathologische Bedeutung der einfachen Disposi-

---

1) M e y n e r t, Jahrbücher f. Psychiatrie III. 1881. S. 171.
2) M o s s o, Ueber den Kreislauf d. Blutes im menschl. Gehirn. Leipzig 1881. S. 73.

tion zu Angst etc. ist sehr gering, weil dieselbe so allgemein bei Kindern ist. Auffallend stark tritt sie oft hervor bei den zarten nervösen Knaben, die als feige Jungen unter ihres Gleichen verachtet sind und bespottet werden. Aengstlichkeit und Feigheit, Schreckhaftigkeit können als psychopathische Erscheinungen wichtig werden, wenn sie zumal neben anderen Zeichen psychischer Störung als etwas Neues im Verhalten der Kinder sich bemerklich machen. In zahlreichen Beobachtungen über Kinderpsychosen werden diese Symptome angeführt, aber immer nur schlechthin, ohne nähere Beschreibung ihrer Aeusserungsweise. Werthvoll ist daher eine Mittheilung von Rinecker (Allgem. Zeitschr. f. Psych. Bd. XXXII. S. 561): Ein 13½jähr. Knabe, in Schwermuth verfallen, schreckte vor Kindern, vor Thieren wie Hunden, Katzen, selbst Hühnern, Tauben zurück, wo er ihnen begegnete, und wich ihnen in weiten Bogen aus. Schon Vering (a. a. O.) hebt hervor, dass bei Kindern und jungen Leuten, welche in Folge von Schreck geisteskrank geworden seien, den Verlauf der Psychose hochgradige Aengstlichkeit als auffallendes Symptom auszeichnete. Einen diese Angabe durchaus bestätigenden Fall habe ich kürzlich in der Klinik gehabt, er betraf einen freilich schon im Anfange der Pubertätsentwickelung befindlichen Knaben, wesshalb ich ihn hier nicht näher beschreibe. Bekannt ist die Aengstlichkeit und Schreckhaftigkeit vor Wasser, Luftzug und glänzenden Gegenständen bei Lyssa der Kinder.

Zur Aengstlichkeit gehört auch die Angst vor dem Alleinsein, namentlich bei Dunkelheit, vor dem Alleinschlafen, welche freilich zumal kleineren Kindern durch die verkehrten Einschüchterungen seitens der Dienstboten, durch Erzählen schauerlicher Geschichten beigebracht werden und sich noch in der ganzen Kindheit, selbst noch über diese hinaus dann forterhalten kann. Angst vor dem Alleinsein, die nicht in dieser Weise gezüchtet ist, beobachtet man bei erethischen, sog. nervösen Kindern besonders bei Mädchen; als neues Symptom tritt sie öfter bei Cerebralneurasthenie und bei Lyssa der Kinder auf.

Spontane Angst, die wie die Bezeichnung sagt, ohne erkenntliche Ursache, besonders ohne psychische Veranlassung auftritt, verhält sich analog dem unmotivirten Seelenschmerz. Gleich diesem ist sie stets eine pathologische Erscheinung.

Die Angst ist beinahe das geläufigste psychische Elementarsymptom, weil sie so vielen Krankheiten eigenthümlich ist: den organischen und funktionellen Hirnkrankheiten (Meningitis, Hämorrhagie, Epilepsie), der Neurasthenie und Hysterie, der Chorea, den inneren Blutungen, der Anämie und Chlorose, Cardialgie, zahlreichen Vergiftungen (Ta-

baksangst bei ersten Rauchversuchen der Knaben), den fieberhaften
Krankheiten in allen Stadien ihres Verlaufes — und eben auch zahlreichen Psychosen, obenan der Melancholie.

Die spontane Angst wiederholt Grad für Grad, Zug für Zug die moti-
virte Angst der Kinder in ihren Krankheitsbildern, täuscht auch gleich
dieses, freilich nur ganz dumpf, Gefahren für die allernächste Zukunft
vor und verdient desshalb im vollen Maasse die Bezeichnung: peinlicher
Erwartungseffekt. Bei Kindern scheint die bestimmte Lokalisation der
Angst in der Herzgegend (Präcordialangst) weniger häufig zu sein, als
bei Erwachsenen, die bisweilen auch nur von vager innerer Angst zu
berichten wissen. Es gibt eine grosse Anzahl von Graden der spontanen Angst. Die Unterscheidung von d r e i Intensitätsstufen scheint
mir hinreichend für die Praxis zu sein.

Die l e i c h t e r en Grade der Angst bringen hervor: Zittern, Horri-
pilationen, Zähneklappern, schlaffe Haltung, Blässe des Gesichtes, Erwei-
terung der Pupillen bei offenstehenden Augen, mässige Oeffnung des
Mundes, Spuren von Contraction der Mm. frontales, Beschleunigung,
Kleinheit des Pulses, Beschleunigung und intercurrente Stockung der
Respiration; häufig sind automatische Acte (Nesteln und Zupfen, Zer-
knittern etc.) wie bei der Verlegenheit. Die Begehrungen schweigen,
Vorstellen und Denken sind verlangsamt, oft leicht verworren; die
Stimme ist zitternd, leise, die Sprache hastig, abgebrochen. Häufig sind
Schweisse; Schreckhaftigkeit ist fast immer vorhanden. Bei längerer
Dauer dieses Zustandes macht sich Appetitlosigkeit, Schlafstörung und
rasch wachsende Abnahme der Ernährung geltend.

Bei dem s c h w e r e r en Grade der Angst besteht neben Schlaffheit mässige Starre der Gesammtmuskulatur unter Umständen mit
Zwangsstellungen (Abwehrpositionen); es macht sich Unruhe und Jactation bemerklich: Ortswechsel, Umherlaufen, hastiges Fortspringen,
An- und Auskleiden, selbst tobsüchtiges Gebahren mit Zerstörungssucht.
Dabei sind die Bewegungen oft etwas ungeschickt, der Gang leicht taumelnd, aber es ist starke Kraftentwicklung möglich. Lautes misstönen-
des Schreien, Ausstossen unarticulirter, schriller oder heiserer Laute
vervollständigen die Scene. Puls, Respiration, Pupillen verhalten sich
wie bei dem leichteren Grade der Angst, die Farbe des Gesichts ist livide (Blässe mit Cyanose). Das Bewusstsein ist leicht getrübt, von der
Angst ganz captivirt, das Vorstellen und Denken stockt momentan
gänzlich, dann wieder fahren wirre Vorstellungen durch das Bewusstsein, welche sich in impulsiven Acten entladen können. Längere Dauer
dieses Zustandes, der immer Remissionen und Steigerungen darbietet,
bringt bei gewöhnlich absoluter Nahrungsverweigerung und erheblicher

Schlafstörung die Ernährung sehr herunter; dabei bestehen sehr oft noch Durchfälle. Absonderung reichlichen diluirten Harnes ist die Regel. Der höchste Grad der Angst ist durch ganz ähnliche Symptome wie der intensive Seelenschmerz (S. 66/67) charakterisirt: Lähmungsartige Schwäche verbunden mit einer erheblicheren Starre der Muskulatur im Liegen, Zusammensinken des Rumpfes, Herabsinken des Kopfes, Hängen der Extremitäten bei sitzender Position, die Augen weit geöffnet, mit weiten Pupillen in die Ferne blickend, der Mund offenstehend, ungehindertes Abfliessen der Se- und Excrete. Der Puls ist entweder sehr frequent, oder verlangsamt, immer klein, gewöhnlich unregelmässig, die Respiration oberflächlich, verlangsamt, das Gesicht blass, die Extremitäten sind kalt und cyanotisch. Passive Bewegungen bringen das Phänomen der Flexibilitas cerea hervor. Reactionen auf äussere Reize fehlen, die Fütterung gelingt oft nicht, die Ernährung sinkt rasch. Das Bewusstsein ist offenbar stark getrübt, die Erinnerung an den Zustand hintendrein ganz unvollständig, nur diejenige der überstandenen furchtbaren Angst bestimmt und immer für längere Zeit haftend.

Die leichteren Grade der Angst lassen bei Kindern einige Varietäten der Erscheinungsweise zu, welche diagnostisch wichtig sind. Es handelt sich hauptsächlich um impulsive Actionen, welche von der Angst ausgelöst werden, um sog. Masken der Angst (Dick[1])). Dahin gehört das scheinbar lustige Pfeifen, vielleicht das Nachahmen von Thierstimmen, das Singen eines hohen musikalischen Tones, unartiges Betragen einerseits, überströmende Zärtlichkeit gegen Andere, zumal die Eltern und von diesen wieder vorzugsweise gegen die Mutter.

Anhaltendes Singen eines hohen musikalischen Tones beobachteten Nesemann (Deutsch. Arch. f. klin. Med. III. S. 114) und ich bei Kindern im Verlaufe des Wuthstadiums der Lyssa als Aeusserung der Angst. Bohn (a. a. O.) nennt als Erscheinungen der Intermittens psychopathica der Kinder Reizbarkeit und Verwilderung; wie erwähnt, wurzeln nach Bohn diese Zustände in der Angst während des Anfalls. — Angst, die in Zärtlichkeit gegen die Angehörigen in geradezu überströmender Innigkeit sich äussert, ist ein charakteristisches Symptom des Pavor nocturnus. Scenen, wie die folgende, von Lähr (Allg. Zeitschr. f. Psych. Bd. 25. S. 853) geschilderte, werden den Praktikern wohl bekannt sein: Ein 10jähr. Knabe, der Sohn einer hysterischen Frau und eines sehr nervösen, zeitweise melancholischen Mannes, bekommt allabendlich Anfälle von Todesangst, nachdem er $1/2$—1 Stunde geschlafen hat; er ruft dann nach Vater und Mutter mit kreischendem, drei Häuser

---

1) Dick, Allg. Zeitschr. f. Psych. Bd. 33. S. 230. Sehr zahlreiche psychopathische Erscheinungen darunter auch Jubel, Genuss, ein coquettes Herausputzen, Aufsuchen grosser Gesellschaft nennt Dick als Masken der Angst. Der strikte Beweis dafür wird wohl schwer zu liefern sein.

weit hörbarem Geschrei: „ich sterbe, ich sterbe, Papachen, theuerstes Mamachen rettet mich". Dabei umklammert er die Anwesenden mit Armen und Beinen und küsst sie. — Ueberströmende Zärtlichkeit als Symptom der Angst kommt auch bei Lyssa vor. (Verf. Allg. Zeitschr. f. Psych. Bd. 31. S. 525 ff.)

Die Angst der Kinder tritt entweder anfallsweise wie beim Pavor nocturnus, bei der Intermittens psychopathica, oder als länger anhaltender Zustand wie bei sehr vielen Krankheiten auf; dann beobachtet man gewöhnlich Intensitätsschwankungen, nämlich den Wechsel der vorhin geschilderten Grade der Angst. Einem andauernden Angstzustande können auch einzelne Anfälle von Angor nachfolgen, gewissermassen dessen Nachzügler sein. Das war in S t r a c k 's [1] Beobachtung der Fall:

Ein 13jähriges Mädchen, von der Mutter her zu Geistesstörung disponirt, erkrankt an Melancholie, hat Anfangs anhaltende Präcordialangst welche abendliche Exacerbationen macht. Nach Gebrauch von Opium kommen nur noch kurze schwächere Anfälle von Angst jeden Abend, die nach und nach auch bei Opiumgebrauch aufhören.

Bezüglich der T h e o r i e der Angst ist festzuhalten, dass nicht jede Angst Präcordialangst ist. Ausser der eigentlichen Herzensangst, die ungleich häufiger bei Erwachsenen als bei Kindern vorkommt, wird nirgends lokalisirte, vage, innere Angst, dann Angst vor der Stirn (Dysthymia frontalis, G r i e s i n g e r) etc. geklagt. Weiterhin ziehen nicht immer ängstliche Vorstellungen das Herz in Mitleidenschaft; denn es kann bei solchen die Herzthätigkeit unverändert sein, Herzklopfen, Beklemmungsgefühl in der Herzgegend können fehlen; organische Herzkrankheiten, Neurosen dieses Organes bringen bald Angst mit sich, bald nicht. Man kann daher kaum mit A r n d t [2] annehmen, dass das Angstgefühl der Ausdruck sei von a b n o r m e n H e r z b e w e g u n g e n, welche durch a b n o r m e r r e g b a r e Gefühlsnerven e m p f u n d e n und dem Bewusstsein ü b e r m i t t e l t werden.

Die Annahme, dass die physiologische Angst einem Vorgang in der Hirnrinde, die spontane Angst einer krankhaften Störung dieses Organes in e r s t e r I n s t a n z entspreche, und dass die oft vorhandenen Begleiterscheinungen in den peripherischen Nervenbahnen, denjenigen des Herzens etc., irradiirte Erscheinungen sind, hat entschieden den Vorzug vor der cardialen Theorie der Angst. Man findet ähnliche Begleiterscheinungen auch bei der Angst verwandten depressiven Affecten, wie Zorn und Wuth und beim Schreck, ja selbst bei Freude und

---

[1] S t r a c k, Correspondenzblatt f. Psych. 1863. S. 76.
[2] A r n d t, Allg. Zeitschr. f. Psych. Bd. 30. S. 88.

besonders freudiger Erwartung (Präcordiallust, v. K r a f f t - E b i n g).
Hier kann kein Zweifel sein, dass der Ausgangspunkt der Innervations-
veränderungen das Bewusstseinsorgan, die Hirnrinde ist. Ferner kommt
Angst als Prodromalerscheinung sog. Circulationskatastrophen im Gehirn vor (epil. hämorrhag. Anfall) auch bei Meningitis, Gehirnabscess
und den Geisteskrankheiten, deren Sitz doch unzweifelhaft die Hirnrinde ist. Auch das physiologische Experiment hat Thatsachen ergeben,
welche den Einfluss ängstlicher, schreckhafter Bewusstseinserregung
auf das Herz bewiesen: R. W a g n e r [1]) fand, dass bei Kaninchen das
Herz kurze Zeit stehen bleibt, dann etwas raschere Schläge macht, um
bald wieder seinen normalen Rhytmus aufzunehmen, wenn man mit einem
Hammer auf den Tisch schlägt, auf dem das Thier sitzt; nach Durch-
schneidung des Vagus hört dieser Einfluss auf. C o n t y und C h a r p e n-
t i e r [2]) beobachteten bei curarisirten Hunden Blutdrucksteigerung und
stürmische, verstärkte, unregelmässige Herzaction, wenn sie einen anderen Hund in ihrer Nähe einen Schmerzensschrei ausstossen liessen.
Auch dieses Phänomen blieb nach Vagusdurchschneidung aus. Unzweideutig ging fernerhin aus S c h i f f's [3]) Versuchen hervor, dass Angst
und Schreck nach Entfernung des Grosshirns aufhören: die Thiere erschrecken dann nicht mehr vor dem Schrei der Raubthiere, welches sie
ehedem so sehr ängstigte.

Eine nähere Einsicht in die Natur des der Angst zu Grunde liegenden Zustandes der Hirnrinde haben wir nicht. Ebenso wenig wissen
wir, ob und wo etwa das Angstgefühl in der Corticalsubstanz lokalisirt sei. Immerhin kann man sagen, dass auch bei der Angst wahrscheinlich eine vasomotorische Blutsperre in gewissen Gefässbezirken
der Corticalsubstanz besteht, welche die Vorgänge der Ernährung und
der geweblichen Respiration in muthmasslich grossen Massen von Ganglienzellen und die Abfuhr von Zersetzungsprodukten beschränkt, welch'
letztere auch Reizwirkungen ausüben können. Die Erscheinungen am
Herzen könnten wohl zum Theil reactive Erscheinungen sein, die An-
bahnung eines Ausgleichungsvorganges anzeigen. Ein Unterschied zwischen den Processen in der Hirnrinde beim Seelenschmerz und bei der
Angst muss bestehen, dafür sind sie eben verschiedene Seelenzustände.

An die Angst reihen wir an die

V e r l e g e n h e i t (Schüchternheit, Blödigkeit, Befangenheit etc.).

---

1) R. W a g n e r, Nachrichten v. d. G. A. Universität u. d. k. Ges. der
Wissensch. z. Göttingen. 1854. 8. S. 130.
2) C o n t y u. C h a r p e n t i e r, Arch. de phys. norm. et pathol. 1877. S. 525.
3) S c h i f f, Physiol. d. Nervensystems. Lahr 1858—59. S. 333.

Die Verlegenheit kann nur als pathologische Erscheinung bei Kindern bezeichnet werden, wenn sie vor E l t e r n, G e s c h w i s t e r n und B e - k a n n t e n sich geltend macht. Denn vor Fremden »scheuen« alle kleinen und noch viele ältere Kinder sehr oft. Vorwiegende Flexionsstellung der ganzen Figur, daher ein Kleinerwerden derselben, besonders Senkung des Kopfes, Senkung der Lider, unter denen die Bulbi wirr hin- und herschiessen, spastisches Lächeln, Grimassiren, Seufzer und Exspirationsstösse, auch Hüsteln, Pfeifen, ferner leise Stimme, Stottern, wenn überhaupt gesprochen wird, Sich-Drehen und Räkeln, Zupfen und Nesteln, Trampeln und Scharren, Ungeschicklichkeit intendirter Bewegungen und Erröthen sind die charakteristischen Erscheinungen dieses für die Kinder sehr peinlichen Zustandes, welcher dem Seelenschmerz entfernter, der Angst leichteren Grades näher verwandt und oft auch mit der letzteren verbunden ist. Die Angst geht indessen immer auf die nächste Zukunft, die V e r l e g e n h e i t i s t d i e p e i n l i c h e A p p e r - c e p t i o n d e s A u g e n b l i c k s, der depressive Gefühlston der Gegenwart, die sich dem Verlegenen träge in Vergangenheit verwandelt. Dem starken psychischen Spannungszustande bei der Verlegenheit muss Verlangsamung, Stockung des Vorstellens und Denkens, Aufblitzen ungehöriger Gedanken vom Charakter der Impulse, leichte Verworrenheit entsprechen — erfahren wird man von Kindern über diese Vorgänge im Bewusstsein nichts, denn sie hinterlassen keine deutlichen Erinnerungen.

Krankhafte Verlegenheit (vor Eltern etc.) sieht man bei Chorea, bei cerebraler Neurasthenie, bei Melancholie, auch bei der Schwermuth, welche die Prodromalperioden von Lyssa und Meningitis tuberculosa kennzeichnet, dann öfter bei Epilepsie und den psychopathischen Zuständen in Folge excessiv getriebener Masturbation. Als g ü n s t i g e s Zeichen erscheint die Verlegenheit wie bei Erwachsenen, so auch bei Kindern als erstes Signal des Stadium decrementi der Manie, wo sie im Vergleich zu der bisherigen Cordialität, dem Uebermuth, der Dreistigkeit, ja Frechheit der Kranken scharf hervortritt.

Die psychischen Paralgien, welche als L a n g e w e i l e und als in - n e r e U n r u h e (ohne Angst) bezeichnet werden müssen, werden von neuropathischen und gemüthskranken Erwachsenen sehr oft als subjektive Symptome angegeben. Bei Kindern scheinen sie keine wesentliche Rolle in der Symptomatologie der Psychosen zu spielen.

P s y c h i s c h e A n a l g i e (Indolenz). Es gibt, glaube ich, kein Elementarsymptom, welches den Unterschied zwischen Geistesstörung des Erwachsenen und des Kindes schärfer aufzeigte, als die psychische Analgie. Zahlreiche Gefühlserregungen vom Charakter der Depression des Selbstgefühles, deren der gereifte Mensch fähig ist, fehlen noch oder sind nur sehr schwach bei den Kindern. Wie denselben Lärm, Schmutz, Ekelhaftes im Sinne des Erwachsenen überhaupt, Disharmonien der Formen, wie Unordnung, der Farben (trotz der kindlichen Eitelkeit), der Beleuchtungseffekte, sofern alle diese Reize nur nichts Schreckhaftes darbieten, ziemlich gleichgiltige Eindrücke sind, so sind die Kinder im Ganzen auch nicht eines den Moment überdauernden und wirklich tiefgreifenden Mitleids, auch nicht der anhaltenden und zugleich sehr ernsten Gewissenserregung fähig. Höchstens bei älteren Kindern, bei denen sich Wärme der Gefühle mit guter geistiger Begabung verbindet, erreichen diese höchsten intellectuellen Gefühle annähernd die Intensitätsgrade, wie bei den gesunden Erwachsenen. Dessen, was man sittlichen Abscheu heisst, sind Kinder aber ebensowenig fähig wie des ästhetischen Abscheues. Es ist also klar, dass gar Vieles in Abzug gebracht werden muss, was sonst als Einzelfall von krankhafter Indolenz bezeichnet wird, wenn man von psychischer Analgie bei Kindern spricht. Die geistige Indolenz fängt erst an krankhaft zu werden, wenn sie gleichwerthig ist mit Abstumpfung des naturgemäss so starken Selbstgefühls der Kinder. Dieses Selbstgefühl, das in unzähligen Phasen hervortritt und natürlich in ebenso vielen auch beeinträchtigt werden kann, wird sich, wie zukünftige Beobachtungen noch lehren werden, bei Geistesstörungen der Kinder als geschwächt, relativ oder ganz indolent erweisen, wenn keine Gemüthsdepression beim Anziehen schlechter, alter Kleider, Wegnahme von schönen neuen Spielsachen, überhaupt von Besitz, auf den das normale Kind ja immer gestellt ist, erfolgt, wenn Neckerei seitens anderer Kinder, Demüthigungen vor Zeugen, überhaupt Schädigungen desjenigen Ehrgefühls, das den Kindern zukommt, ruhig hingenommen werden. Ein wichtiger Index zur Auffindung dieses Symptomes, auf welches bisher viel zu wenig geachtet worden ist, wird selbstverständlich das Ausbleiben des Weinens sein. Gibt es doch im Leben eines Kindes wenig Tage, an welchen nicht einmal das so starke Selbstgefühl geschmälert würde und desshalb Thränen flössen! Von einem 7jährigen Mädchen, das mit psychischer Degeneration (impulsivem Irresein ohne Schädigung der Intelligenz) behaftet und der Onanie in excessivem Grade ergeben war, berichtet Marc (a. a. O.), dass man das Kind nie habe weinen (aber auch nie habe lachen) sehen. Das von mir beobachtete S. 39 erwähnte Kind (Lisa Tinne) war während des choreatischen Irreseins ebenfalls durchaus indolent. Einige Spielsachen und Bilderbücher, welche ihm geschenkt worden waren, Süssigkeiten, welche ich ihm bei der klinischen Demonstration bringen liess, konnte man ihm wieder abnehmen, ohne dass eine Gemüthsdepression entstand, was um so mehr auffallen musste, als die Kleine immer zuschwatzte, das seien schöne, gute Sachen, die man sich nicht abnehmen lassen dürfe.

Zur psychischen Analgie gehört fernerhin das Fehlen der Verlegenheit vor Fremden, besonders in grösserer Anzahl. Dieses Symptom habe ich in meiner Klinik bisher noch bei jedem kindlichen Idioten und bei allen kindlichen Maniacis demonstriren können. Fehlen der Verlegenheit bei Ausübung der Masturbation war in dem oben angeführten Falle von Marc wiederholt constatirt worden und bildete hier ein Element schwerer Perversität der Gefühle.

Heitere Verstimmung (spontane psychische Lust, Hedonie), bei Erwachsenen ein sehr wichtiges Elementarsymptom, kann bei Kindern nur unter ganz bestimmten Bedingungen als krankhafte Erscheinung bezeichnet werden. Denn heitere Stimmung, Ausgelassenheit bildet die Norm in der Kindheit; selbst auf den späteren Stufen derselben, wo schon mehr Ernst und »gesetztes« Wesen vorhanden ist, sticht sie noch hervor im Vergleich zu dem psychischen Zustande des Erwachsenen. Heiterkeit und Ausgelassenheit, Uebermuth der Kinder lassen sich in der Regel für kurze Zeit beschwichtigen durch Zureden, Verweise seitens älterer, sog. Respektspersonen; dabei ist allerdings der vehemente Reiz zum Lachen gerade beim Verbot des Lachens eine nicht seltene Erscheinung, die aber doch bald bei strengem Verweise der Furcht weicht. Die natürliche Heiterkeit und das sog. Toben der Kinder halten nicht in einem Zuge mit gleicher Intensität an: es entsteht Ermüdung und damit Beruhigung. Man bemerkt dieses Reactionsphänomen auch dann, wenn Kinder geistige Getränke zu sich genommen haben, wo sie dann »aus Rand und Band« sind, dann bei Knaben in den sog. Flegeljahren; beide Zustände von toller Ausgelassenheit mit Uebermuth, welche der ernsten Zurede, dem Schelten nicht oder schwer weichen, remittiren aus Ursache der Ermüdung von selbst. Daher ist die Heiterkeit der Kinder für pathologisch zu erklären, wenn sie durch Einfluss Erwachsener nicht ermässigt wird, und zugleich durch lange Zeit hindurch keine Ermüdung eintritt, wie dieses namentlich bei der Manie und bei den mässigeren Graden des Idiotismus beobachtet wird. Wenn ferner Heiterkeit bei schweren Krankheiten der Kinder auftritt, wenn sie gar proagonale Erscheinung ist, so macht sie an sich schon (auch dem Laien) einen exquisit krankhaften Eindruck. Diese Heiterkeit, auch als heitere Ekstase bezeichnet, bei der gewöhnlich Bewusstseinsumnebelung und Delirien vorhanden sind, habe ich einmal bei einem tuberkulösen Mädchen von 12 Jahren Tage lang vor dem Tode anhalten sehen. Sie ist auch bei Lyssa der Kinder beobachtet worden (Nesemann).

Da die Heiterkeit vorwiegend physiologische Erscheinung im Seelenleben der Kinder ist und nur unter den angegebenen Verhältnissen
pathologische Bedeutung gewinnt, ist ein näheres Eingehen auf die
ganz bekannten Erscheinungen, durch welche sie sich offenbart, unnöthig. Bezüglich der T h e o r i e ist nur zu bemerken, dass für das Wesen dieses psychischen Zustandes in Anspruch genommen werden: reich-
licher, rascher Blutstrom in den feinsten, funktionell erweiterten Gefässen der Grosshirnrinde, lebhafte Zersetzungsarbeit und ebenso lebhafter Anbau von protoplasmatischen Substanzen und Zufuhr von Sauer-
stoff in den Ganglienzellen der Rinde, »apnoische Ernährungsphase«
derselben (M e y n e r t [1])).

Abschwächung, Aufhebung psychischer Lust (psych.
Anhedonie) ist ein sehr auffallendes Symptom geistiger Störung gerade
bei Kindern, deren normale Stimmung eben die Heiterkeit ist. Aus der
Abschwächung der Heiterkeit und ihrem Ausbleiben bei entsprechenden psychischen Reizen schliesst man ohne weiteres zunächst auf Unwohlsein der Kinder. Fieber, Schmerz, überhaupt Störungen des All-
gemeingefühls hemmen ja, wie die tägliche Erfahrung lehrt, das Aufkommen psychischer Lust und namentlich ihres höheren Grades, der
Ausgelassenheit. Bei der Melancholie der Kinder beherrscht Seelenschmerz das Selbstbewusstsein, und so ist die psychische Lust ausgeschlossen. Abschwächung und Fehlen der Heiterkeit sind aber nicht
vollkommen identisch mit Vorherrschen schmerzlicher Gefühle überhaupt:
die psychische Anhedonie ist auch im Stimmungsmangel, in der
Apathie enthalten, welche manchen cerebralen Erschöpfungszuständen,
psychischer Entartung und den leichteren Formen des Blödsinns eigenthümlich ist, bei denen doch sinnliche wie psychische Unlust nicht als
wesentliche Ursachen des Torpors gegenüber erheiternden Einflüssen
angeschuldigt werden können. Die sprichwörtliche Redensart, dass
man Kindern mit einer Kleinigkeit »einen Spass« machen kann, deutet
an, dass die Vertaubung der Lustgefühle sich bei zahlreichen Gelegenheiten (psychischen Reizen) zeigen muss. Und immer wird das Ausbleiben des Lachens und der heiteren Miene der Nachweis sein. Sehr
scharf trat diese Elementarerscheinung bei einem 6jährigen Knaben
hervor, dessen Geistesstörung (psychisch-epileptische Degeneration bei
noch unversehrter Intelligenz) von M i l l a r [2]) mitgetheilt wird: Sobald ihn sein Vater liebkoste, nannte er ihn thöricht und wehrte ihm
ab; Spielzeug, Süssigkeiten und Vergnügungen, alle solche Sachen,

---

1) M e y n e r t, Jahrbücher f. Psychiatrie. III. (1881.) S. 175.
2) M i l l e r, The Lancet. May 23. 1863.

welche andere Kinder sich wünschen, machten ihm nicht das geringste Vergnügen. Das Fehlen der Freude an kindlichem Spiel wird sehr oft als charakteristisch für die psychische Degeneration angeführt. Zu erwähnen ist auch hier das Fehlen der Eitelkeit auf Besitz, auf Putz, neue Kleider etc., ein Symptom, welches bisher (abgesehen vom Idiotismus) noch nicht beachtet worden ist, aber sicher zumal bei Melancholie der Kinder vorkommt. Fehlen der für die Kinder so charakteristischen Lust an Musik hebt Conolly (a. a. O.) besonders bei einer Anzahl seiner Beobachtungen hervor, welche cerebrale Erschöpfungszustände und psychische Entartungen der Kinder betreffen.

Combinirte Gefühlsanomalien und Perversitäten der geistigen Gefühle. Dem Stimmungswechsel kommt in der allgemeinen Symptomatologie der Kinderpsychosen kein Platz zu, da jäher Uebergang einer Stimmungslage in die entgegengesetzte ganz normal im Kindesalter ist (Ausgelassenheit und das höchst charakteristische Umschlagen in Trauer bei geringster Veranlassung — Lachen unter noch auf den Wangen sitzenden Thränen).

Stimmungsmischung (Rührung), jene Gemüthsschwäche, welche auf einem Oscilliren der Stimmung, einem rapiden oft wiederholten Wechsel von Trauer und Lust beruht, daher eine Vermischung beider mehr vortäuscht als ist, kommt normalerweise im Kindesalter kaum, aber gerade sehr häufig an der Grenze derselben in der Pubertätsperiode vor, was auf ihre Beziehung zum Geschlechtsleben hinweist. Das Lachen der Verzweiflung ist dem normalen Kinde ebenso unnatürlich wie das Weinen vor Freuden und wie die aus Erhebung und Zerknirschung zusammengesetzte religiöse Schwärmerei und Ekstase. Daher war es auch ganz klar, dass 1861, als durch »psychische Ansteckung« im Waisenhause zu Elberfeld zahlreiche Kinder in religiöse Ekstase mit Stimmungsmischung höchsten Grades verfielen, nichts anderes als acute Geistesstörung vorliegen konnte. Andere, Kinder betreffende Beispiele von Stimmungsmischung wüsste ich nicht anzuführen.

Leidseligkeit (Schmerzseligkeit K. W. Ideler) ist der Stimmungsmischung nahe verwandt und sie tritt in nächste Beziehung zu den Perversitäten der geistigen Gefühle. Denn ihr liegt psychischer Schmerz zu Grunde, an welchen sich eine Lust heftet, die natürlich Heiterkeit nicht mehr zu nennen ist. Auch dieses Phänomen kommt sehr häufig in der Pubertätsperiode und der Jugend (dem Lebensalter der Romantik) vor, fehlt aber gänzlich beim normalen Kinde. Diesem ist eine Lust am Schmerze in jeder Hinsicht durchaus unnatürlich, daher das Phänomen, wo es auftritt und die Erheuchelung desselben ausgeschlossen ist, stets pathologische Erscheinung. Die Leidseligkeit führt

einen Zustand vor, auf welchen das Wort »Pathos« nicht angewendet
werden kann, weil dieses die dargestellte bezw. zur Schau gestellte, künstliche Leidseligkeit in der Sprache vertritt. Es handelt sich hier um
sehr ernste, ich stehe nicht an zu sagen, um erschütternde Vorgänge
im Bewusstsein der kranken Kinder: mehrfach hat man schon wie Erwachsene, so auch Kinder, die an Lyssa erkrankt waren und eine richtige Ahnung ihres baldigen Todes hatten, mit ernst-freundlicher Miene
von ihren Bekannten Abschied nehmen, ja mit lebhafter Phantasie eingehend von den Ereignissen bei ihrem Leichenbegängniss reden hören,
so dass nur die Annahme möglich war, sie hätten eine krankhafte Lust
an diesen mehr als an traurigen Vorstellungen. Leidseligkeit war auch
vorübergehend in einem Falle von Melancholie, den B e r k h a n (a. a. O.)
mitgetheilt hat, vorhanden:

> 11jähr. Knabe, wie gesagt melancholisch, fasst den Entschluss,
> sich in einen Abgrund zu stürzen: er sieht sogleich in dem Abgrunde
> eine schöne Wiese mit vielen schönen Blumen, um denselben allerhand
> liebliche Gestalten schweben, im Hintergrunde Freunde und Verwandte,
> welche s e i n e n T o d b e w e i n e n und v o n i h m reden; ein e i g e n -
> t h ü m l i c h e s W o h l g e f ü h l e r f a s s t i h n bei diesen Bewusstseinsvor-
> gängen. An der Ausführung des Gedankens sah er sich durch einen
> Kameraden gehindert, der ihn an das Nachhausegehen erinnerte.

Die Leidseligkeit wird ab und zu von Kindern simulirt, wenn sie,
in unartigen Perioden befindlich, viel gescholten, viel vergeblich bestraft worden sind und ihnen stark ins Gewissen geredet wird. Man
erinnert sich von der Schulzeit her derartiger Beobachtungen (Bitten
um Strafe: Sturmlauf auf das Mitleid).

A p a t h i e (Gemüthsstumpfheit) setzt sich zusammen aus der Abschwächung, bezw. Aufhebung der psychischen Schmerz- und Lustgefühle. Sie ist hauptsächlich Symptom der primären und secundären
geistigen Schwächezustände (Dementia acuta, Idiotismus, secundärer
Schwachsinn).

P e r v e r s i t ä t e n d e r g e i s t i g e n G e f ü h l e. Die meisten der
hier zu erwähnenden Perversitäten offenbaren sich in Handlungen oder
Unterlassungen bei Kindern, welche viel seltener als die Erwachsenen
über diese inneren Vorgänge sich aussprechen. Da wir später noch von
den Anomalien der Begehrungen und Triebe, mithin auch deren Perversitäten zu sprechen haben, beschränken wir uns hier auf das Wesentlichste.

P e r v e r s e p s y c h i s c h e U n l u s t ist dann vorhanden, wenn
geistige Vorgänge, welche bei Kindern Lust zu erwecken pflegen, Ursachen von depressiven Gefühlen werden. Zunächst ist in Erinnerung
zu bringen, dass ganz gesunde Kinder, wenn sie sich im Zustande des

psychischen Schmerzes befinden — kleine Kinder, wenn sie einmal ins Schreien gekommen, ältere, wenn sie, wie man es nennt, eigensinnig sind — oft durch nichts beruhigt werden, dass vielmehr auch dasjenige, was sie sonst erheitert, erfreut, jetzt ihre üble Laune nur noch steigert. Von dieser ganz normalen, aber immer nur sehr kurze Zeit anhaltenden Erscheinung sehen wir hier natürlich ab. Halten solche Zustände von Aergerlichkeit und Erbitterung, in Folge welcher die Reaction auf lustbringende Eindrücke eben Unlust (Aerger, Wuth) ist, viele Stunden, Tage oder gar Wochen an, so haben sie pathologische Bedeutung. Es scheint, dass eine Form dieser Gefühlsperversität, die auch beim Irresein der Erwachsenen sich oft genug zeigt, den Kinderpsychosen ebenfalls eigenthümlich ist, nämlich der Hass gegen Angehörige, welche das kranke Kind bisher geliebt hat und nach der Heilung auch wieder liebt wie früher. F e r b e r (a. a. O.) hat dieses Symptom in mehreren Fällen von acutem Irresein bei Kindern (zumal in Folge von Pertussis) beobachtet und dessen Bedeutung richtig gewürdigt. Es ist auch von anderen Forschern beobachtet worden. Ein hierhergehöriger Fall meiner Beobachtung (John Ansberg) wurde oben S. 42 erwähnt. Bei den Anomalien der geistigen Begehrungen (und Aversionen) werden wir der erwähnten Erscheinung wieder begegnen, welche schwer von den letzteren zu trennen ist.

Die Menschenscheue — bei Kindern kann sie wohl nur in der Form der Scheue vor Kindern von Belang sein — ist vielleicht auch zum grossen Theil perverse psychische Unlust, indem das kranke Kind peinlich berührt wird durch die, normale Kinder stets erheiternde und erfreuende, Gesellschaft von Ihresgleichen. Welcher Antheil andererseits der krankhaften Verlegenheit, die wir schon erwähnten, bei dem öfter vorkommenden Symptom der Menschenscheue zufällt, mögen spätere Beobachter festzustellen bestrebt sein.

Da die vollkommenen ästhetischen Gefühle noch nicht zu den normalen Eigenschaften des kindlichen Geisteslebens gehören, ist nicht zu viel Gewicht zu legen auf die gewissen Handlungen der Flegeljahre zu Grunde liegenden Gefühle der Unlust an Ordnung, Sauberkeit, Kunst- und Fleissprodukten, welche in Zerstörung dieser Eindrücke sich entladen.

P e r v e r s e p s y c h i s c h e L u s t. Schadenfreude in ihren zahlreichen Modalitäten, Lust am Lügen, am Verleumden, am Entwenden, am Zerstören von Ordnung, Reinlichkeit (Beschmutzen), Produkten der Mühe und Kunst Anderer, an wüstem, garstigem Betragen, am Obscönen, an Bosheiten jeder Art überhaupt machen den Erziehern so viel zu schaffen, dass unmöglich in diesen Gefühlsverwilderungen gleich Symptome von Irresein des Kindes erblickt werden können. Nur bei langer Dauer und hoher Intensität, dann wenn sie durch keinerlei

Massregeln zu beseitigen sind, das Interesse der Kinder nicht von ihnen abgelenkt werden kann, haben sie die Bedeutung krankhafter Phänomene. Sie weisen dann gewöhnlich auf hereditäre, auf durch Schädeltrauma, Epilepsie, vorzeitige Hysterie begründete Degeneration hin, die in Schwachsinn mit Bosheit auszulaufen droht.

Anomalien des Vorstellens.

Hyperaphie (Steigerung der Wahrnehmung). — Durchaus charakteristisch für die ganze Periode der Kindheit ist es, dass die geistigen Vorgänge, wie sie ihren Ursprung in den Sinneseindrücken nehmen, so auch geradezu von den sinnlichen Wahrnehmungen beherrscht werden. Dieser physiologischen Eigenschaft des kindlichen Geistesorganes sind die meisten Kinderspiele, der sog. Anschauungsunterricht angepasst; von selber tritt sie hervor in der Zerstreubarkeit, Flatterhaftigkeit (S. 8) der Kinder, mit welcher Erzieher und Lehrer oft zu kämpfen haben. Es besteht also im Kindesalter eine physiologische Steigerung der Wahrnehmungsprocesse, eine vorwiegende Richtung der Aufmerksamkeit auf die Reize der Aussenwelt, kurz gesagt Vorwiegen der äusseren Apperception, die allerdings noch im Verlaufe dieser Lebensperiode mehr und mehr abgeschwächt wird durch den Erwerb des potentiellen Wissens und die Ausbildung der Denkprocesse also durch die innere Apperception. In jenem Sachverhalte wurzelt ein durchgreifender Unterschied zwischen der Erscheinungsweise des Irreseins der Erwachsenen und der Kinder. Unwiderstehliche, nicht zum Zwecke der Unterhaltung instituirte Hingabe an die Sinnenwelt, deren Folge ein desultorischer Zustand des Bewusstseins — die Faselei — ist, kommt jenseits der Kindheit nur im geisteskranken Zustande vor. Ist somit in dieser Erscheinung eine Analogie des Irreseins der Erwachsenen mit dem physiologischen Geisteszustande des Kindes gegeben, so versteht sich beinahe von selbst, dass der Steigerung der Wahrnehmungsprocesse in der Symptomatologie des kindlichen Irreseins eine verhältnissmässig geringe Bedeutung zufällt. Nur bei älteren, im Knabenalter vorgerückten Kindern wird man eine anhaltende, von selbst nicht ermüdende und durch psychische Reize nur momentan oder gar nicht zu beseitigende Hingabe an die Sinnenwelt als krankhafte Erscheinung betrachten dürfen.

Diese Eigenschaft nun haben vor allen Kinder, die mit der aufgeregten Form des Idiotismus behaftet sind. Jede Wahrnehmung, besonders diejenige von grellen Sinnesreizen und von Bewegungen fesselt für den Augenblick die Aufmerksamkeit. Gleich erwachsenen Maniacis bieten auch maniakalische Kinder die in Rede stehende Erscheinung; nur wirkt sie hier nicht so auffällig, weil der Beobachter eben die natürliche Hingabe des Kindes an die Sinnenwelt in Rechnung bringt. Voisin a. a. O. hebt besonders hervor, dass die mit Manie behafteten Kinder über alles, was sie umgiebt, ihre Bemerkungen machen; sie liefern damit den Beweis, dass ihren Sinnen kaum etwas entgeht, was die Umgebung darbietet. Ein leicht maniakalischer Knabe, den Lähr [1]) behandelte, achtete bei aller Unruhe, anscheinend ohne aufmerksam zu sein, doch auf alles, was um ihn her vorging und gab die Eindrücke durch vermehrte geistige und körperliche Beweglichkeit kund.

Psychologisch erscheint die Hingabe des Kindes an die Sinnenwelt als Wirkung eines elementaren Vergnügens an der Functionirung seiner Sinnesbahnen und deren Centren und an der Apperception der Aussenwelt, wenn man will als eine Art geistiger Trieb (vgl. unten). Die partielle Erleichterung und Verschärfung der Wahrnehmungsprocesse, welche bei tauben Kindern [2]) im Bereich des Sehapparates, bei blinden in demjenigen des Tastapparates vicarirend eintritt, ist die Wirkung dieses geistigen Triebes, der Lust und dem von dieser abhängigen Trachten nach sinnlichen Eindrücken.

Umgekehrt kann Angst und Sorge um die eigene Gesundheit bei Hypochondrie eine einseitige Verschärfung der sinnlichen Wahrnehmung (meist im Gebiete der Bahnen und Centren der Gemeingefühle) hervorbringen.

Anaphie (Beschränkung, Aufhebung der Wahrnehmungsprocesse) ist wie aus dem Vorhergehenden sich von selbst ergiebt, ein sehr auffälliges psychopathisches Symptom bei Kindern: die gebieterische Macht, welche der Sinnesreiz auf die geistigen Processe des Kindes anregend, Richtung gebend, ablenkend, zerstreuend ausübt, ist gebrochen, bei hohen Graden der Störung erloschen. Schwäche, Verspätung, Ausfall der Reaction auf viele, ja auf alle Sinnesreize ist die Folge und das Zeichen dieser leicht zu erkennenden Störung, welche das wesentlichste Element des sog. Stupor bildet, auf den wir noch zurückkommen.

Hypermnesie. Die Gedächtnissverschärfung zerfällt in zwei, freilich sehr innig zusammenhängende Elementarerscheinungen: das erleichterte Behalten, »Merken« und die erleichterte Reproduktion von Erinnerungsvorstellungen; es ist passend, beide besonders zu betrachten.

Die Aufnahme von Erinnerungsvorstellungen ist in der ersten Kindheit noch gering; etwa mit Beginn des Knabenalters wächst die Fähigkeit zu merken erheblich und nimmt durch die ganze nachfolgende Periode der Kindheit noch bedeutend zu. Dabei vollzieht sich

---

1) Lähr, Allg. Zeitschr. f. Psych. Bd. 29. S. 603.
2) Vgl. hierzu den oben S. 43 angeführten Fall, bei welchem diese Erscheinung ganz acut auftrat.

der wichtige Fortschritt, dass ausser den massenhaft behaltenen (aber auch nach einiger Zeit wieder vergessenen) Erinnerungs b i l d e r n die Erinnerungsv o r s t e l l u n g e n leicht und sicher behalten werden, jene Vorstellungen nämlich, welche Resultate von Denkprocessen sind, die Begriffe, die Urtheile und die einfacheren dem Kinde möglichen Formen der Schlüsse. Selbstverständlich aber erreicht die Deposition dieser Erinnerungsvorstellungen beim Kinde durchaus nicht den Grad, den sie beim Erwachsenen erlangt hat, welcher aus eigener Initiative und Erkenntniss systematisch, mit dem Bewusstsein des Zweckes merkt.

Das Behalten s i n n l i c h e r V o r s t e l l u n g e n, die geringere Leistung des Gedächtnisses, kann erleichtert sein bei den mässigen Graden des Idiotismus. Gewöhnlich handelt es sich dabei um eine einseitige, aber doch sehr weit gehende Verschärfung des Gedächtnisses, um das erleichterte Merken von Zahlen oder von Wortreihen und Sätzen, von Complexen mechanischer Handgriffe zur Ausführung von Arbeiten etc., welches das Maass der bei gesunden Kindern vorhandenen Fähigkeit zu merken weit überschreitet und deshalb zu den partiellen Talentirungen der Idioten gerechnet wird.

So sieht man, wie schon R ö s c h [1]) bemerkte, in Idiotenanstalten Kinder, welche im Verstande sehr weit zurück und wirklich blödsinnig sind, dabei aber Formen recht gut unterscheiden (scharfe Erinnerungsbilder) jede Veränderung der Stellung der Geräthe in einem Zimmer sogleich bemerken, ihre Kleidung sorgfältig in Ordnung halten, auseinandergelegte Figuren richtig und schnell wieder zusammensetzen, zu mechanischer Arbeit sich gut anschicken etc. —

D r o b i s c h [2]) kannte einen schwachsinnigen Knaben, der nach flüchtigem Ueberlesen ihm völlig unverständlicher, sogar in ihm unbekannter (lateinischer) Sprache verfasster Schriftstücke sofort aus dem Gedächtniss ganze Seiten hersagen konnte.

Hallucinationen, die für das Bewusstsein gleichwerthig mit reellen Sinneseindrücken sind, prägen sich fast immer stark ein, selbst im Stupor bei Melancholia attonita, während welcher im übrigen so gut wie kein äusserer Sinnesreiz appercipirt, daher auch nichts der Art behalten wird. K e l p [3]) erfuhr von seinem Kranken, einem 16jähr. Knaben mit kindlichem Habitus, dass er zur Zeit der grössten geistigen Starre (Melancholia attonita) von intensiven Gehörshallucinationen gequält gewesen sei.

Auffallend l e i c h t e s B e h a l t e n a b s t r a k t e r E r i n n e r u n g s v o r s t e l l u n g e n, die zum guten Theil schliesslich noch auf

---

1) R ö s c h, Beobachtungen über den Cretinismus, Heft 2, S. 82 (nach K r a u s s, d. Cretin vor Gericht. Tübingen 1853. S. 106.
2) D r o b i s c h, Empir. Psychologie S. 95.
3) K e l p, vgl. oben S. 67.

Sinneseindrücke, nämlich auf das Hören oder Lesen von Urtheilen zurückzuführen sind, beobachtet man hauptsächlich bei den frühreifen,
altklugen Kindern, den halbkranken sog. Wunderkindern, von welchen
oben S. 11 bereits die Rede war.

Es giebt auch Idioten leichteren Grades, bei welchen, wie Ludwig Meyer [1]) treffend hervorhebt, ein stark entwickelter psychischer
Mechanismus — eben die lebhafte Gedächtnissfunktion — von klein
auf besteht. Das ganze Leben wird gleichsam auswendig gelernt, es
wird die Elementarschule, ohne dass der Schwachsinn auffiele, und unter
Umständen sogar das Gymnasium absolvirt.

Förderung der Reproduktion von bereits zu Gedächtnissmaterial gewordenen Vorstellungen — erleichterte Erinnerung — beobachtet man nicht selten bei leichten
Fieberbewegungen der Kinder; sie schwatzen dann und erzählen wieder
allerhand zahlreiche Erlebnisse, die längst vergessen waren. Auch die
Angst z. B. bei Pavor nocturnus, ekstatischen Zuständen können eine
solche Erleichterung der Reproduktion hervorbringen. Von der als
Chorea magna bezeichneten Form der kindlichen Hysterie ist es bekannt, dass den Kranken im Paroxysmus alles mögliche einfällt, dass
sie fremde Sprachen reden, die sie lange nicht gehört oder gesprochen
hatten, ehedem flüchtig gehörte Lieder singen, Bewegungen imitiren,
die sie einmal gesehen oder nur phantastisch vorgestellt haben u. s. w.;
auch die Beredtsamkeit dieser Kranken mag auf einer krankhaft gesteigerten Reproduktion der Sprachvorstellungen beruhen. — Aus der
Ideenflucht der maniakalischen Kinder erkennt man leicht die, deren
wesentlichstes Element ausmachende, allseitige Förderung der Reproduktion heraus; sinnliche Erinnerungsbilder und abstrakte Erinnerungsvorstellungen laufen dabei bunt in wilder Hast durcheinander.

Amnesie (Gedächtniss- und Erinnerungsschwäche). Nur ein
Theil der das Bewusstsein passirenden Vorstellungen hinterlässt Erinnerungen; dieser Antheil ist aber gerade bei dem Kinde verhältnissmässig gross vermöge dessen natürlicher Neugier, d. h. der Lust am Appercipiren der Sinnesreize, denen die volle Aufmerksamkeit zugewendet ist,
ferner vermöge der von der kindlichen Eitelkeit nicht unabhängigen Wissbegier, dem Interesse des Kindes an Vorstellungen höherer Ordnung, die
sich besonders in den vielen Fragen der Kinder offenbart. Da bekanntlich diejenigen Vorstellungen am besten haften, welche Lustgefühle
(Neugier, Interesse) als Vehikel dienen, so wird die Aufnahme und die
eine kurze Zeit anhaltende leichte Reproducirbarkeit zahlreicher Erinnerungen beim Kinde verständlich; denn der Wissbegier und Neu-

---

1) L. Meyer, Arch. f. Psych. u. Nervenkrankh. Bd. II. S. 437.

gierde liegen doch Lustzustände zu Grunde. Dazu kommt noch der edu-
catorische Einfluss der Uebung des Gedächtnisses, welchen des Kindes
Freude am »Schon-wissen« auf halbem Wege entgegeneilt, so lange das
Wissen noch nicht so ganz sicher sitzt. Aber ein Maass für das, was als
normal in dieser Hinsicht zu bezeichnen wäre, existirt nicht und so
kann die Amnesie, die Gedächtnissschwäche einerseits und die Erinnerungsschwäche andererseits nur mit Hilfe der Schätzung nach allgemeiner Erfahrung annähernd erkannt, im Einzelfalle diagnosticirt werden.
Diese Erkenntniss ist natürlich nur möglich bei den mehr prägnanten
Fällen. Dabei wird man stets in Rechnung bringen, dass die Kinder,
wie sie leicht behalten für eine gewisse Zeit, doch auch leicht wieder
vergessen. Wie viel haben wir in den Kinderjahren dem Gedächtniss
mit Leichtigkeit einverleibt und wie wenig ist von ganzen Massen solcher Vorstellungen geblieben!

Dass gewisse physiologische Zustände, wie Schreck, Angst, Verlegenheit, überhaupt alle Gemüthsdepressionen, ferner Schläfrigkeit,
Halbwachen, die Aufnahme von sinnlichem Gedächtnissmaterial bei Kindern erschweren, ist allgemein bekannt. Bei
den pathologischen Angstzuständen, beim Seelenschmerz, auch bei heiterer Ekstase, bei Bewusstseinsstörungen überhaupt erreicht diese Gedächtnissschwäche höhere Grade. Charakteristisch für die Anfälle von
Pavor nocturnus ist es, dass die Kinder am Morgen nichts von den
Zwischenfällen der Nacht wissen, weil deren Eindrücke sich ihnen
nicht eingeprägt haben. Dieselbe Amnesie besteht in der Regel, wie
bekannt, für die Ereignisse während der epileptischen Anfälle, der
sonnambulen Episoden und der Attaquen transitorischen Irreseins. Bei
fast allen organischen Hirnkrankheiten, acuten wie chronischen, welche
den Druck im Schädel steigern oder zur Destruktion der Hirnrinde
führen, ist die Schwäche des Gedächtnisses für sinnliche Eindrücke eine
charakteristische Erscheinung. Beim schweren Blödsinn der Kinder
tritt die kümmerliche Aufnahme von Erinnerungsbildern stark hervor:
wie der Sinnesreiz vorbei ist, ist er auch null und nichtig für das Bewusstsein geworden, es sei denn, dass er sich schon oft wiederholt und
namentlich eine innige Beziehung zu den wenigen und nur sinnlichen
Gefühlen der Kranken besessen hat. Denn nur das, was körperliche
Lust, wie Essen, Trinken, Wärme, Ruhe u. s. w. oder körperliche Unlust wie Schläge, Entziehung von Genüssen dargeboten hat, prägt sich
dem Gedächtniss dieser Kinder ein. Demgemäss lernen sie auch die
Sprache nicht oder ganz unvollkommen verstehen und vollziehen, sind
kaum zur Reinlichkeit abzurichten etc.

Das Behalten abstrakter Vorstellungen ist zeitweilig beschränkt bei allen eben genannten, das Gedächtniss für Sinnesein-

drücke schwächenden Zuständen und Krankheiten. Ferner im Verlaufe der cerebralen Neurasthenie, in der Reconvalescenz von acuten fieberhaften Krankheiten, in den Zwischenzeiten gehäufter epileptischer Anfälle. Das Gedächtniss für Sinneseindrücke braucht in diesen Zuständen nicht auffällig gestört zu sein.

Der Erwerb des eigentlichen Wissens — bei Kindern hauptsächlich durch Hören und Lesen, weniger durch eigenes Nachdenken sich vollziehend — ist beschränkt bei den geistigen Schwächezuständen jeder Art und auch bei fast allen Psychosen des Kindesalters: das Kind macht keine oder nur sehr langsame, kümmerliche Fortschritte im Lernen, in der praktischen Lebenserfahrung. Griesinger erklärte, wie S. 18 erwähnt, dass jede geistige Störung im Kindesalter einen Stillstand der intellectuellen Entwickelung bedeute. Je länger dieselbe dauert, desto deutlicher tritt dieses Zurückbleiben des kranken Kindes gegen seine Altersgenossen hervor. Zwei hieher gehörige Fälle von Stillstand der geistigen Weiterentwickelung, der bei Kindern im Ganzen als gleichwerthig mit Schwäche des Gedächtnisses für Astracta ist, wurden oben S. 39 bei den traumatischen Psychosen erwähnt; ausser Kopfverletzungen können auch fieberhafte Krankheiten, acute Psychosen, die mit Defect heilen, auch heftige Gemüthsbewegungen (Schreck) diese wichtige Störung herbeiführen, die, wenn sie dauernd wird, unausbleiblich Schwachsinn nach sich zieht.

Unter solchen Umständen lernen die Kinder nichts Neues mehr, dagegen kann der Mechanismus der Reproduktion von vorher erworbenen Gedächtnissmaterialien besonders hervortreten. Ludwig Meyer (a. a. O.) erwähnt einen Schüler, der nach Ablauf der acuten Psychose schwachsinnig geworden, obwohl er zwei Jahre lang kein Buch angerührt hatte, ohne anzustossen viele Seiten aus den Werken des klassischen Alterthums, deutscher, französischer Autoren aufsagen, die Beschreibung von Pflanzen, des menschlichen Gehörorganes, des Auges etc. lieferte — immer mit denselben Worten.

Erinnerungsschwäche ist die Erschwerung bezw. Aufhebung der Reproduktion von sinnlichen oder abstrakten Vorstellungen, welche bereits Gedächtnissmaterial geworden waren. Wie natürlich nicht alles »gemerkt« werden kann, so kann auch lange nicht alles an sinnlichen und abstrakten Vorstellungen von dem Kinde appercepirte ihm erinnerlich bleiben, es wird eben »vergessen« und besonders in der Kindheit sehr rasch, wenn nicht physische Reize, wie starke Gefühle (lebhaftes Interesse, andererseits Furcht vor Blamage, Strafe) oder die Uebung als Hülfsmittel für die Sicherheit der Reproduktion eintreten. Aber auch diese Hülfsmittel können in ihrer Wirkung zeitweilig versagen, dann nämlich wenn depressive Gemüthszustände, wie Angst,

Schreck, Verlegenheit auch Schläfrigkeit, Unwohlsein, also unangenehme
Allgemeingefühle oder gar Schmerzen vorhanden sind, welche Zustände
alle das Seelenorgan des Kindes viel stärker in Mitleidenschaft ziehen
als dasjenige des Erwachsenen.

Die Erschwerung der Reproduktion von Sinneseindrücken, das eigentliche Sich-nicht-besinnen-können gewinnt erst pathologische Bedeutung, wenn sehr oft und bezüglich ehedem ganz geläufig gewesener
Vorstellungen der Ausfall sich zeigt. Dies ist nun bei fieberhaftem
Delirium, beim Pavor nocturnus und Somnambulismus der Kinder (Nichtkennen der Angehörigen) sehr oft, bei den acut entstandenen stuporösen
Zuständen und dem erworbenen Blödsinn immer der Fall. Aber auch
hier ist vor Ueberschätzung des Erinnerungsdefectes zu warnen; denn
vielfach habe ich mich überzeugt, dass die Kranken doch noch mehr sinnliche Erinnerungen besitzen, als es den Anschein hat. Gar mancherlei
haben sie nicht vergessen, vermögen aber die betreffenden Erinnerungen
gewöhnlich nicht, sondern nur unter gewissen Umständen zu documenti-
ren. So erzählt Nièpce von einem der Sprache sehr wenig fähigen und er-
innerungsschwachen Blödsinnigen, der an Lyssa erkrankt, auf einmal
mit auffallender Geläufigkeit über Dinge sprach, die vor Jahren geschehen waren.

Schwäche bezw. Aufhebung der Reproduktion ab-
strakter Vorstellungen, Verlust an Kenntnissen, Wissen ist vielleicht
die wichtigste psychopathische Elementarerscheinung wie bei Erwachsenen, so auch bei Kindern. Wird doch oft aus diesen Symptomen an
sich das Vorhandensein von Geistesstörung erschlossen! Denn das durch
eigene Lebenserfahrung, durch Erziehung und Unterricht von dem
Kinde erworbene Wissen ist der Regulator seines Denkens und Handelns.
Wird dieses Wissen unsicher, lückenhaft, so wird das Denken auch ungenau, oft falsch, das Handeln unzweckmässig, verkehrt. Und Anomalien des Denkens oder des Handelns, welche hauptsächlich auf dieser
Elementarstörung beruhen, sind charakteristisch für alle geistigen
Störungen, ausgenommen die ganz leichte Melancholie und die als
Zwangsvorstellungen bezeichneten psychopathischen Zustände.

Eine ganz vorübergehende Sperrung der Reproduktion von Wissen
ist bei allen depressiven Gemüthsbewegungen, zumal bei Schreck, Angst
und Verlegenheit vorhanden, auch Schläfrigkeit bewirkt dieselbe bei den
Kindern. Erschwert für längere Zeit pflegt die Reproduktion von Wissen
in der Reconvalescenz von acuten Krankheiten zu sein; dahin gehört
auch das schon von West betonte temporäre Vergessensein der Sprachvorstellungen, namentlich noch kleiner Kinder.

Bei allen Krankheiten der Kinder, welche Beschwerden, besonders
anhaltende Schmerzen machen, ist die begleitende Erschwerung der Re-

produktion von Wissen ein gewöhnliches Symptom. Charakteristisch ist sie bei der cerebralen Neurasthenie, bei welcher die Reproduktion von Sinneseindrücken gewöhnlich normal ist. Dass alle progressiven, zu Atrophie der Corticalsubstanz führenden Hirnkrankheiten allmähliches Schwinden der Erinnerungen mit sich bringen, ist bekannt.

Ein eigenthümlicher Erinnerungsdefect kommt bisweilen nach Kopfverletzungen vor. Es kann nämlich das, was kurz vor dem Traume sich dem Bewusstsein eingeprägt hatte, vergessen sein. Der Knabe, der oben S. 61 erwähnt wurde, hatte nach dem Schlage auf den Kopf auch die demselben vorausgegangenen Scenen, die Verursachung des Schlages vergessen. Aehnliche Fälle sind auch von Erwachsenen bekannt.

Alternirendes (doppeltes) Bewusstsein, der Wechsel zweier psychischen Zustände, nämlich eines normalen mit einem gestörten oder zweier krankhaften, wobei immer Amnesie ausschliesslich für die Ereignisse im ungleichartigen Zustande besteht — diese seltene Störung ist bisher einigemale unmittelbar vor der Pubertätsentwickelung bei Mädchen beobachtet worden. So von Dyce[1]), Ogier Ward[2]). Die Fälle, welche Bouchut[3]) als solche von double conscience beschreibt, gehören nicht hierher. (Der eine betraf ein bereits 16jähr. Mädchen, von dem nicht besonders hervorgehoben wird, dass es noch kindlich organisirt war, der andere einen Knaben von 10 Jahren mit Anfällen typischer Delirien nach Schreck.)

Erinnerungstäuschungen, jene in die Gesundheitsbreite gehörenden dadurch charakterisirten Bewusstseinsvorgänge, dass Eindrücke Situationen, Scenen, Erzählungen bekannt, wie faktisch schon einmal erlebt vorkommen, obwohl sie es keineswegs sind, scheinen in jungen Jahren (Sander, Verf:) häufiger aufzutreten, als in reiferen. Ueber deren Vorkommen in der eigentlichen Kindheit ist kaum etwas bekannt. Nur ein Kranker, den A. Pick[4]) beobachtete, dessen Verfolgungswahn in Beziehung zu seinen Erinnerungstäuschungen stand, behauptete schon als Knabe eine solche gehabt zu haben.

Theorie der Wahrnehmungs- und Reproduktionsanomalien. Empfindungsfähigkeit und Erinnerungsfähigkeit sind die beiden das ganze geistige Leben begründenden und beherrschenden Eigenschaften der Hirnrinde. Summen von Einzelempfindungen werden zu Wahrnehmungen im Bereiche der drei höheren Sinne, also zu Gesichts-, Gehörs-, Tastvorstellungen. Diese Anschauungen, Schall- und Tastbilder unterscheiden sich von den durch die niederen Sinne (Geruch und Geschmack) appercipirten Empfindungssummen dadurch, dass sie Urtheile

---

1) Dyce cit. bei Farbet Winslow, On obs. diseases of the brain a. mind II. Aufl. Lond. 1861. S. 389; auch bei Jessen Allg. Zeitschr. f. Psych. Bd. 22. S. 407.

2) Ogier Ward, Canst. Jahresber. 1849. Bd. III. S. 37.

3) Bouchut, Gaz. des hôp. 1877. No. 36.

4) A. Pick, Arch. f. Psych. und Nervkht. Bd. VI. S. 568.

und Begriffe über räumliche und zeitliche Verhältnisse in sich schliessen.
Mit allen ihren Eigenschaften gehen die Wahrnehmungen in das »Gedächtniss« ein, werden zu Erinnerungsbildern, welche mit ganz mattem
Schein von Sinnlichkeit, aber in ihrem begrifflichen Antheil sehr scharf
reproducirbar sind.

H. M u n k 's [1]) bahnbrechende Untersuchungen über die sensorischen
Functionen der Hirnrinde lehrten bekanntlich, dass die corticale Sehsphäre, Hörsphäre, die Fühlsphären der einzelnen Körperregionen —
kurz die Sinnessphäre der Grosshirnrinde überhaupt 1) die Apperception
des peripherischen Eindrucks vermittelt, 2) die Erinnerungsbilder früherer Eindrücke enthält und 3) der begrifflichen Beurtheilung des ap-
percepirten Sinneseindrucks vorsteht. Die Sehsphäre umfasst die Rinde
der Occipitalwindungen, die Hörsphäre einen Theil der Rinde der Tempo-
ralwindungen, die Fühlsphären sind über Corticalsubstanz der Scheitel-
und Stirnlappenwindungen vertheilt. Verlust eines centralen Abschnittes der Seh-, Hör- oder einer Fühlsphäre bringt S e e l e n b l i n d h e i t ,
S e e l e n t a u b h e i t , S e e l e n g e f ü h l l o s i g k e i t hervor: Zustände
von U n f ä h i g k e i t die Sinneseindrücke (mit Hülfe von Erinnerungsbildern) zu a p p e r c e p i r e n , w i e d e r z u e r k e n n e n , überhaupt zu
beurtheilen bei E r h a l t e n s e i n der Perception der Sinnesreize, also
des Sehens, Hörens, Tastens. Mit Hülfe dieses E r h a l t e n s e i n s d e r
P e r c e p t i o n und der bald entstehenden N e u g i e r d e auf Sinneseindrücke, welcher der (von M u n k selbst als unerklärbar bezeichnete) Einfluss der A u f m e r k s a m k e i t a u f S i n n e s r e i z e zu Grunde liegt,
wird diese experimentell gesetzte Störung wieder a u s g e g l i c h e n :
das Thier lernt wie in seiner e r s t e n J u g e n d , als junger Hund, junger
Affe wieder sehen, hören, tasten, indem es neue Erinnerungsbilder sammelt und so der Beurtheilung der Sinneseindrücke wieder fähig wird.
Denn im Bereiche der verschiedenen Sinnesphären ist die Hirnrinde »im
verschwenderischen Ueberflusse« angelegt und die Leitungsbahn steht
mit allen Elementen des Sinnescentrums in Verbindung, so dass der Verlust eines kleinen Abschnittes des letzteren nicht dauernden Untergang
der specifischen Functionen nach sich zieht. Verlust der ganzen Seh-,
Hörsphäre beiderseits, einer ganzen Fühlsphäre hingegen bringt vollständige und der Ausgleichung n i c h t f ä h i g e R i n d e n b l i n d -
h e i t , R i n d e n t a u b h e i t , R i n d e n g e f ü h l l o s i g k e i t (letztere für die entsprechende Körperregion) hervor: wie die Thiere optische,
akustische, bestimmte Stellen des Körpers treffende tactile Eindrücke
nicht mehr percipiren, so lernen sie auch nicht wieder deren Apper-

---

1) H. M u n k , Ueber die Funktionen der Hirnrinde. Gesammelte Mittheilungen etc. Berlin 1881.

ception, womit natürlich der Erwerb von Erinnerungsbildern ausgeschlossen ist.

Der Anwendung dieser Lehren auf die Physiologie und Pathologie
der menschlichen Hirnrinde steht kein Hindernis entgegen. Die Localisation der Seh- und Hörsphäre ist beim Menschen dieselbe wie bei dem
nahe verwandten Affen, die Fühlsphären sind ähnlich vertheilt, soweit
die vorliegenden Erfahrungen erweisen [1]). In den Grundlagen, den Processen der Wahrnehmung, der Erinnerung und des sinnlichen Urthei-
lens, nämlich der Bildung und Anwendung rein empirischer Begriffe [2])
besteht kein wesentlicher Unterschied zwischen dem Seelenleben der
Thiere und des Menschen. Abgerichtete Thiere, wie sie M u n k zu
seinen Versuchen benutzte, haben zudem ein wenn auch beschränktes
Sprachverständniss, welches sie mit dem Verluste der Hörsphäre (beider
Hirnhälften) einbüssen.

Die physiologische Steigerung der Wahrnehmungsprocesse, das
leichte Behalten von Erinnerungsbildern, welche dem Kindesalter eigenthümlich ist und erst gegen Ende der Kindheit mit dem Vorwiegen der
Denkoperationen abgeschwächt wird, wurzelt offenbar in der noch mangelhaften Kenntniss der Erscheinungsreihen der Aussenwelt, also in der
noch unvollständigen Besetzung der Sinnessphären mit Erinnerungsbildern. Dieselbe, besonders den optischen Eindrücken zugewendete
Neugierde, die das Kind offenbart, bemerkte M u n k bei seinen Versuchen im Ausgleichungsstadium der Seelenblindheit: das Thier sammelte
wieder begierig Anschauungs- und Erinnerungsbilder von der Aussenwelt wie in seiner Lebenszeit als junger Hund oder junger Affe. Dass jene
Neugierde beim Kinde ungleich länger anhält als beim Thier, welches die
erzeugte Seelenblindheit etc. überwindet, hat seinen Grund in der höheren
geistigen Capacität des Menschen; der Gesichtskreis ist eben schon im
Kinde sehr gross und es erfasst zu den alten, schon interesselos gewordenen Erinnerungen von Eindrücken immerzu neue Wahrnehmungen,
ihm ist die Anschauungswelt ungleich mannigfaltiger als dem Thier.
Die neugierige Hingabe der idiotischen Kinder an die Sinnenwelt, die
immer dieselbe bleibt, beruht offenbar auf dem raschen Vergessen auch
schon appercepirter Eindrücke; diesen Kindern ist so zu sagen immer

---

1) M u n k, in der Dissertation von L i s s o, Zur Lehre v. d. Localisation
des Gefühls etc. Berlin 1882.
2) Wie beim kindlichen Menschen, so bilden sich auch beim jungen Thiere
associative Beziehungen zwischen den Erinnerungsbildern der einzelnen Sinnessphären aus; die Eigenschaften der äusseren Objecte, welche von verschiedenen
Sinnen wahrgenommen wurden, begründen e m p i r i s c h e B e g r i f f e von diesen
Objecten, welche Begriffe mit Beihülfe von Gefühlen (Annehmlichkeit, Wider-
wärtigkeit der Objecte) sich leicht einprägen und leicht erinnerlich bleiben.
Aus sehr grossen Massen solcher empirischer Begriffe gehen beim Menschen
die am Wortbegriffe haftenden abstrakten Begriffe, aus diesen wieder die abstrakten Urtheile kervor.

alles wieder neu, sie verharren für die Dauer in einem Zustande von
Seelenblindheit, Seelentaubheit geringen Grades.

Die psychischen Processe der erleichterten Reproduktion von Erinnerungsbildern, der Schärfe von ·Gedächtniss und Erinnerungsfähigkeit für abstrakte Vorstellungen entziehen sich bis jetzt gänzlich dem
pathologisch-phy siologischen Verständniss.

Näher gebracht unserm Verständniss sind dagegen durch M u n k s
Entdeckungen die A u s fa l l s e r s c h e i n u n g e n des Wahrnehmens und der
Reproduction. Wenn keinerlei Reaction auf Sinnesreize stattfindet und
der Kranke hintendrein beim besten Willen keine Erinnerungsbilder
dieser Eindrücke aufbringen kann, so ist es beinahe sicher, dass er sich
in dem Zustande von Seelenblindheit, Seelentaubheit und Seelengefühllosigkeit befunden hat (er müsste denn damals nur unfähig zur Reaction gewesen sein und d a z u n o c h inzwischen alle Erinnerungsbilder vergessen haben — eine künstliche Erklärung!) Es ist bekannt, dass
diese sensorischen Ausfallserscheinungen integrirende Bestandtheile des
Koma und Stupor sind, am häufigsten also bei Steigerungen des Druckes
im Schädelraum (Gehirncompression) und bei schwereren Cirkulations-
störungen vom Charakter der Anämie und Stauung vorkommen. Wenn
auch heftiger Seelenschmerz und Angst, intensive Hallucinationen Aufhebung der sinnlichen Apperception und deren Folgen hervorbringen
können, so ist wohl die Vermuthung gerechtfertigt, dass es sich auch
dabei der Hauptsache nach um Kreislaufstörungen in der Hirnrinde
handele.

Doppelseitige Zerstörung der Rinde der Occipitalwindungen (auch
der oberen allein) bringt auch beim Menschen Rindenblindheit, beste-
hend in doppelseitiger Hemianopsie hervor [1]; doppelseitige Zerstörung
des hinteren Abschnittes der oberen Schläfewindungen bedingt, wie
W e r n i c k e [2]) entdeckte, Rindentaubheit.

Ueber die Erschwerung, bezw. Aufhebung der Reproduktion von
Erinnerungsbildern und von abstraktem Wissensmaterial lässt sich vom
physiologisch-pathologischen Standpunkte noch nichts Bestimmtes aussagen. Den Blödsinn, bei welchem beide Anomalien charakteristische
Erscheinungen sind, möchte M u n k auf Einbusse aller Sinnessphären
zurückführen, womit behauptet wäre, dass an die sensorischen Centren
auch die abstrakten Begriffe und das abstrakte Urtheilsvermögen geknüpft
seien. Denn gerade diese Fähigkeiten und die intellectuellen Gefühle fehlen beim Blödsinn, während die sinnliche Wahrnehmung und das sinnliche

---

1) Atrophie dieser Windungen hatte in einem Falle von R. M a i e r , (Pathol.
anatom. Notizen etc., Festschrift, Freiburg i. Br. 1867) »schlechtes Sehen«, Blind-
heit in einem Fall von C a l m e i l (Mal. inflamm. d. cerv. II S. 411,) im Gefolge.
2) W e r n i c k e, Fortschritte der Medicin. 1883. No. 6. S. 177 ff.

Urtheil oft genug unverändert sind. Ich kann mich daher mit jener Ansicht keineswegs einverstanden erklären.

Steigerung der Phantasie (Hyperphantasia). Die Fähigkeit des Geistesorganes aus einfachen Erinnerungsvorstellungen und namentlich Bestandtheilen von solchen neue Vorstellungen schaffend zu bilden, ist bekanntlich im Kindesalter sehr rege. Märchen, Erzählungen erlebt, durchlebt das Kind förmlich mit — das ist das leise Mithalluciniren im centralen Sinnesorgan von Griesinger — Gesellschaften, Ausflügen, Festen etc. sieht es mit lebendiger Anticipation der erwarteten Eindrücke entgegen: es malt sich aus, »wie es sein wird«. Die Zukunftsträume, ausgedrückt in den Worten: »Wenn ich gross bin, dann« u. s. f. sind eben so specifisch für das kindliche Alter, wie die sog. aufgeregte Phantasie, die sich in Furchtsamkeit vor Dunkelheit und Einsamkeit offenbart. Das frei ersonnene Spiel der Kinder unter einander oder mit den Spielsachen ist nichts als das phantastische Setzen einer Wirklichkeit: »Wir thun als ob«... ist die Formel, die diesen Sachverhalt ausdrückt. Dazu kommt endlich noch die Zerstörungssucht der Kinder, deren Werken die Phantasievorstellung von Aenderungen der Objecte vorausgehen muss, das Kritzeln von Figuren, Summen von Melodien, welche, wie so oft, nicht Wiedergabe von Eindrücken gradeauf sind. Mit diesen Erfahrungen stimmt es nur überein, dass bei Hypochondrie, Melancholie der Kinder, ängstliche, entsetzliche, beim Grössenwahn derselben schmeichelhafte, ja sublime Phantasievorstellungen die verkehrten Grundideen begleiten, gewissermassen illustriren. Es dreht sich hier das Vorstellen hauptsächlich um die Zukunft — Erwartungen — und so erkennt man leicht die Neigung der Kinder zu Zukunftsträumen, zum Vorstellen der eigenen Person in der oder jener Situation wieder. Die lebhafte Phantasie steht hierbei im Dienste krankhafter Ideen, nämlich der Wahnvorstellungen — ist also secundäre Erscheinung.

Eine pathologische Steigerung der Phantasie, die bei Kindern immer sehr schwer von der physiologischen zu unterscheiden sein wird, scheint fernerhin in der fast die ganze Kindheit umfassenden Prodromalperiode der originären Verrücktheit vorhanden zu sein. W. Sander, welcher diese Irreseinsform zuerst beschrieb, betont das stille sanfte Wesen, das Sichfernhalten dieser Knaben (es sind fast immer männliche Kranke) von ihres Gleichen und ihre in der Isolirtheit angesponnenen Träumereien und phantastischen Gedanken, die auf später kommende Wahnideen Einfluss haben, also eigenartig, tief sich einprägend sind. Offenbar krankhaft gesteigert war auch die Phantasie in einem von Scherpf (a. a. O.) mitgetheilten Falle, nämlich dem folgenden:

4jähr. Mädchen. 3 Tage vor dem Ausbruch einer tuberculösen Meningitis erzählte das Kind Stunden lang aus den in seinem Gedächtniss aufgespeicherten Erzählungen in wunderbar geschickter Weise componirte Märchen. Zeitweise kam es in ungewöhnliche Erregung dabei, äusserte Verfolgungsideen etc. Fieber, Nackenstarre klärten das Krankheitsbild auf.

Dass Wahnvorstellungen auch bei Kindern unter Umständen von luxuriirender Phantasie ausgeschmückt sein können, sei hier nur erwähnt; wir kommen noch auf diese Erscheinung zurück.

Bei Chorea magna sch int Steigerung der Phantasievorstellungen, welche Bilder von Bewegungen zum Inhalte haben, vorhanden zu sein.

Phantasmen[1]) (Sinnestäuschungen). Wenn zu einer Wahrnehmung eine Phantasievorstellung von sinnlicher Schärfe hinzutritt, mit derselben verschmilzt und sie verfälscht, so spricht man von Illusion. Die Hallucination ist eine Phantasievorstellung von sinnlicher Schärfe, welche neben den Eindrücken der Aussenwelt appercipirt wird; diese Eindrücke können sehr wohl negativ sein, nämlich die Wahrnehmungen der Dunkelheit, Stille etc.

Berkhan, Maudsley, Brosius u. A. unterscheiden ein besonders hallucinatorisches Irresein der Kinder und betonen dessen Häufigkeit. Man sieht, der Hauptaccent fällt auf die Apperception sinnlicher Vorstellungen, denen kein Reiz der Aussenwelt entspricht, auf die Hallucination. Die Illusion, die auch genau genommen weiter nichts ist als eine Hallucination, welche aber durch die Gelegenheitsursache eines Sinneseindruckes ausgelöst wird, erscheint hierbei nicht weiter berücksichtigt; man sagt nicht illusionell — hallucinatorisches Irresein, offenbar deshalb nicht, weil Verfälschungen der Sinneseindrücke durch concurrirende Phantasievorstellungen bei Kindern eminent häufig, daher klinisch von keiner wesentlichen Bedeutung sind. In der That bietet die mir bekannte Casuistik der Kinderpsychosen nur einige Fälle, die als Beispiele für das Vorkommen von Illusionen angeführt werden können.

Berner[2]) beobachtete ein 6³/₄jähr. Mädchen, welches während einer „Melancholie“ in den Speisen allerlei Unreinlichkeiten sah und deshalb die Nahrung verweigerte. — Meschede (a. a. O.) berichtet von seiner 4jährigen Kranken, die an Verfolgungswahn mit massenhaften Hallucinationen litt, dass sie auch einmal auf einem leeren Teller Brod erblickte. — Der im Irrenfreund 1864 No. 6 S. 87 erwähnte 14jähr. Knabe (Hallucinatorische Verrücktheit) glaubte an seinen Fingerspitzen fremde Körper zu sehen. — Ein 13jähr. Kranker, dessen Geschichte Zit (a. a. O.) nach Neureutter erzählt, der ebenfalls an Verfolgungswahn mit Hallucinationen litt, hielt die auf seinem Körper vorhandenen Epidermisschuppen für Läuse.

---

1) Ueber das umfassende Capitel der Sinnestäuschungen vergl. die Lehrbücher der Psychiatrie.
2) Berner, Norsk. Mag. f. Lägevid. 1882. Schmidts Jahrb. 1882 No. 4.

Schwindel (Scheinbewegungen der Objekte) und Makropsie, letztere
bei Pavor nocturnus (F e r b e r u. A.) vorkommend, gehören nicht hierher. Die optische Täuschung beruht hier auf Innervationsstörungen
der Augenmuskeln bezw. des Ciliarmuskels. Der Gesichtseindruck wird
dabei verfälscht geliefert und so appercepirt. (Organischer Phenacis-
mus, K a h l b a u m.)

Wenden wir uns den ungleich wichtigeren H a l l u c i n a t i o n e n
zu, so begegnen wir gleich der Frage: welche Anhaltspunkte haben wir
für die zuverlässige Annahme von Sinnestäuschungen dieser Art bei
Kindern? Z u n ä c h s t d i e b e s t i m m t e A n g a b e des Kindes zur Zeit
oder unmittelbar nach der Zeit des Vorganges, die oft nur ein Augenblick ist. Im allgemeinen kann man die bestimmten Angaben: »ich
sehe, höre, fühle« dies oder jenes, das begleitende Deuten mit dem
Finger, die genaue Beschreibung des Geschehenen, des Gehörten bei
Kindern für zuverlässig halten. Denn sie unterscheiden scharf zwischen
Wirklichkeit und w i l l k ü r l i c h e r Einbildung (»Sich nur denken«).
Die Hallucination ist ihnen aber g l e i c h Wirklichkeit, gleich that-
sächlichem Sinneseindruck der Jüngstvergangenheit, um die sich's immer handelt; denn, wenn gefragt wird, ist der Augenblick der Hallucination gewöhnlich vorbei. Davon, dass eine Hallucination nur Schein,
eben Täuschung sei, ist zudem auch im Momente kein Kind zu über-
zeugen. Ist einige Zeit nach dem fraglichen Bewusstseinsvorgang ver-
strichen, so bleibt zweifelhaft, ob Hallucination oder nur eine lebhafte
Phantasievorstellung, ein lebhafter Gedanke an etwas vorhanden gewesen ist. Kinder verwechseln ja überhaupt oft Erinnerungen an Gedanken, Erzählungen mit Erlebnissen, Eindrücken wenn sie weiter in
der Vergangenheit zurückliegen. Die Hallucination hat bei gemüths-
und geisteskranken Kindern immer eine intensive je nach dem beängs-
tigende (die Regel) oder erhebende (nur selten) Beziehung zu den herrschenden psychischen Gefühlen und Vorstellungen, so dass sie deshalb
die Aufmerksamkeit ganz captivirt. Ueberraschend, daher ebenfalls
die Aufmerksamkeit fesselnd, sind auch die Hallucinationen bei nicht
alienirten Kindern, sofern sie ungewohnte Objekte am wohlbekannten
Orte, Zurufe bei Stille etc. vortäuschen. Daher ist das ängstliche oder
beglückte, neugierige Wenden des Blickes, das entsetzte oder freudige
Starren nach einer Richtung, das mit den analogen Gefühlsäusserungen
verbundene Lauschen, Wenden des Kopfes nach einem Orte für das Hal-
luciniren (der beiden höheren Sinne) charakteristisch. Demnach ist es
natürlich, dass die Hallucinationen sich gewöhnlich dem Gedächtniss
gut einprägen. Wir werden noch Beispiele kennen lernen, welche das
soeben Erörterte beweisen. In der Regel treten die Hallucinationen in
Verbindung mit anderen psychischen Elementarerscheinungen und Symp-

tomencomplexen auf, mit Gemüthsverstimmungen,Wahnideen,Delirium
Stupor. In seltenen Fällen (Beobachtungen von Berkhan, Brach,
Bouchut) besteht abgesehen von dem Irrthum, dass die Hallucina-
tion reeller Eindruck ist, keine geistige Störung. Wohl die häufigste
Ursache der Hallucinationen ist der fieberhafte Process; schon geringe
Fieberbewegungen bringen bei neuropathischen, höhere Steigerung der
Eigenwärme, bei normalen Kindern Phantasmen hervor. Dämmerung,
Dunkelheit, Halbschlaf, welche an sich schon dem Zustandekommen von
Hallucinationen bei Kindern günstig sind, wirken dabei oft mit. Bei
Gehirnhyperämie und Gehirnanämie, Erschöpfungszuständen und manchen Vergiftungen (Alkohol, Belladonna, Datura) bei Epilepsie, Chorea, Hysterie sind Hallucinationen häufige oder integrierende Bestandtheile des Krankheitsbildes. Heftige Angstzustände und Schreck können,
wie später zu erwähnende Fälle erweisen, bei Kindern Hallucinationen
von längerer Dauer hervorbringen. Von den Psychosen der Kinder be-
günstigen die mit Gemüthsdepression (Melancholie), mit Beeinträchti-
gungsideen (Paranoia; secundäre Verrücktheit) verlaufenden Formen das
Auftreten von Hallucinationen ungleich mehr als die expansiven Aufregungszustände; bei Imbecillität und erworbenem Blödsinn höherer
Grade kommen sie so gut wie gar nicht vor.

Die Hallucinationen der Kinder sind nach den bis jetzt vorliegenden Erfahrungen entweder isolirte Vorfälle oder sie treten periodisch auf; in letzterem Fall sind sie entweder stets gleichen oder
wechselnden [1] Inhaltes (stabil oder wechselvoll) und oft erethisch,
nämlich durch psychische Erregung ausgelöst.

Der Häufigkeit nach überwiegen bei weitem die
Gesichtshallucinationen. Von 43 mir bekannten Kinder-
fällen, bei denen Hallucinationen mit Angabe des Sinnes [2], in dessen Bereich sie auftraten, erwähnt sind, betrafen 23 Fälle Gesichtsphantasmen [3]. Isolirt auftretende Gesichtsphantasmen beobachtet man oft genug bei den vereinzelt bleibenden Anfällen von Pavor nocturnus und
Fieberparoxysmen (vgl. den Fall von Liebermeister).

Periodische und zwar stabile Gesichtshallucinationen führen die
folgenden Beispiele vor:

Thore (a. a. O.) 14½monatl. „Kind". Vergiftung mit Datura
strammon. Periodische Anfälle von convulsivischen Bewegungen,

---

1) Kahlbaum, Allg. Zeitschr. f. Psych.
2) Angaben von Hallucinationen schlechthin sind natürlich unbrauchbar.
3) In manchen dieser Fälle waren auch noch Hallucinationen anderer
Sinne vorhanden, daher diese Fälle in den folgenden Rubriken wieder mitgezählt sind.

dabei Gesichtshallucinationen, erschlossen aus dem unaufhörlichen Greifen wie nach Gegenständen, die vor ihm lägen, Nichtgreifen nach Sachen (z. B. die Uhr), nach denen es sonst Verlangen zeigt.

Brierre de Boismont (Journ. of psych. med. 1857 cit. bei Berkhan a. a. O.) 7jähr. erblich belastetes Mädchen. Zufälle, in welchen es auch ausrief: „ich sehe die Engel"; wenn der Anfall vorüber war, sprach es wieder vernünftig.

Cohn (a. a. O.) 14jähr. neuropathisch belasteter Knabe, Chorea. 12 Tage hindurch fast stündlich Anfälle von Angst mit Zuckungen, Delirien und Sehen beängstigender Gestalten. Amnesie für diese Attaquen.

Henoch, (Vorlesungen über Kinderkrkh. II. Auflage S. 195.) 9-jähr. Knabe, von Schwindel eingeleitete, mit stierem Blick, Hitze des Kopfes, Zuckungen in den Händen verlaufende Anfälle stets gleichartiger Hallucinationen, in denen der Kranke grosse Schränke und bewaffnete Männer auf sich eindringen sieht.

Den Uebergang zu den periodisch-wechselvollen Hallucinationen bilden folgende Beispiele, bei wechen der stabile Inhalt der Phantasmen sich etwas verändert.

Berkhan, (a. a. O.) 3½jähr. neuropathisches Mädchen, geistig gesund, sieht ½ Jahr hindurch häufig auf den Zimmerwänden Gegenstände, die es „Decken" nannte; „da sind Decken", sagte sie mit dem Finger deutend. Später modificirte sich diese Vision dahin, dass das Kind ebenfalls an den Wänden „Kringe und Ringe wie Weinlaub", also Muster sah.

Brach (cit. bei Fechner, Psychophysik II S. 512.) Ein 12jähr. Mädchen, heftig erschreckt durch den Anblick eines seltsam ausstaffirten Menschen mit rother Mütze, der an einem Knochen nagte, bekommt Chorea und sieht bei dieser anfallsweise jene Gestalt vor sich, die beim Hinzutreten zurückweicht, beim Blicken durch das Fenster vor demselben erblickt wird. Wenn das Kind nahe an die Wand trat oder in den Spiegel sah, verschwand die Gestalt gänzlich, stellte sich jemand zwischen das Kind und den Ort des Trugbildes, so sah jenes nur Theile desselben und wenn eine Person genau an die Stelle des Phantasma trat, so schwand es das eine Mal ganz, das andere Mal rückte es zur Seite. Mit Abnahme der nervösen Erscheinungen, blasste das Phantasma ab: die rothe Mütze wurde gelb, blass, die Umrisse der Figur wurden undeutlicher, dann schwand der Mann, nur Gesicht, Mütze und Hand mit dem Knochen blieben; schliesslich sah das Kind nur noch ganz blass Knochen und Mütze, die nach der 5. Woche der Krankheit auch verschwunden waren.

Periodische, begrifflich gleiche, aber dem Inhalte nach variable Visionen waren vorhanden in folgendem Falle:

Neureutter (bei Zit a. a. O.) 13jähr. Knabe, Verfolgungswahn nach Typhus (S. 47 erwähnt) Abends und Nachts Phantasmen von Gespenstern oder von Menschen oder von Thieren, die ihn bedrohen und verfolgen.

Hohl (Journ. für Kinderkrankh. Bd. IV S. 452) 5jähr. Knabe, acutes Delirium tremens nach starkem einmaligem Alkoholgenuss, er sieht Bienen und Raupen an der Wand, später aber Ratten und Mäuse überall.

Sehr variable, aber mit wiederkehrenden Typen gemischte Gesichtshallucinationen bietet ein Beispiel von

Thore (a. a. O.) 5jähr. Mädchen von sehr nervöser Constitution. Gelegentlich einer Febris ephemera mit Schreien erwachend zeigt es auf die Wand, wo es neben grossen schwarzen Figuren einen Teufel sieht, der ihm mit Stimme und Geberde droht. Abends nach kurzem Schlaf fuhr es schreiend auf, sah Wassertropfen von der Decke fallen, auch schwarze Figuren. Nach zwei Monaten bei einer leichten Bronchitis nach dem Schlafe am Tage die Vision seines Pathen, der mit ihm spricht, dann diejenige eines Storches, der es zu verschlingen droht, dazu auch schwarze Gestalten.

Gehörshallucinationen (Auditionen) sind im Kindesalter bisher seltener als Visionen beobachtet worden, nämlich in 12 von den 43 mir bekannnten Fällen von Hallucinationen bei Kindern. Beobachtungen wie diejenigen von Wiedemeister, Kelp, Berner, Weber, bei denen einfach von Gehörshallucinationen oder gar nur vom Verdacht auf solche (Fälle von Chatelain, Köhler) die Rede ist, bieten natürlich keine weiteren Gesichtspunkte. Nach Ausscheidung dieser Fälle ist nicht viel mehr über die Gehörshallucinationen der Kinder zu sagen.

Rein periodisch und im Inhalte stets gleich waren die Gehörshallucinationen in einem Falle von

Bouchut (Gaz. des Hôp. 1878 No. 3 S. 17) 10jähr. Knabe. Nach Schreck über einen Theaterbrand, Kopfschmerz, Obstipation, Intermission des Pulses und zwei Monate hindurch jeden Abend Hallucinationen von Geschrei in den Flammen, welche er zu sehen, deren Hitze er zu spüren meinte.

Periodisch mit wechselndem Inhalte waren die Gehörshallucinationen des 5jähr. Kindes in dem oben angeführten Fall von Thore.

Das von Meschede (a. a. O.) erwähnte 5jährige Mädchen hörte einmal während lautlose Stille im Zimmer herrschte sein in der Wiege schlafendes jüngstes Schwesterchen deutlich weinen, andere male beschuldigte es seine 3jährige Schwester, dass dieselbe sie beschimpfe und schlecht von ihr rede.

Mehrfach ist von Kindern berichtet worden, welche Rufe und Verspottungen etc. gehört zu haben behaupteten (Fall 1 von Möller a. a. O.) Fall im Irrenfreund 1864 S. 89). Es handelte sich um Individuen mit Verfolgungswahn, bei denen ja entsprechende Gehörshallucinationen sehr oft vorhanden sind. Die allgemeine Fassung »Vorstellungen«, »Rufe«, »Gerassel«, die noch dazu vor einiger Zeit gehört sein sollten, bürgt aber keineswegs für wirkliche Hallucinationen, es kann auch nur lebhaftes Phantasiespiel vorgelegen haben.

Geruchshallucinationen finde ich bei 43 Fällen von Hallucinationen nur 3mal erwähnt; ohne nähere Angabe der Qualität von Wiedemeister.

Eine ältere Beobachtung von W h y tt, welche M a u d s l e y (a. a.
O.) reproducirt, betraf einen 10jährigen Knaben, der nach einem Sturz
Kopfschmerzen, Lachanfälle und Convulsionen bekam. Er sprach häufig
verworren. Zwischen den Anfällen klagte er über ein Gefühl von Nadel-
stichen in der Nase und über einen seltsamen Geruch.
Im I r r e n f r e u n d 1864 No. 6 S. 89 wird die Krankengeschichte
eines 14jähr. an hallucinatorischer Verrücktheit leidenden K n a b e n [1]) mitgetheilt, der öfter behauptete, stinkende Luft zu riechen.
G e s c h m a c k s h a l l u c i n a t i o n e n erwähnt W i e d e m e i s t e r
(Allg. Zeitschr. f. Psych. Bd. 29. S. 577) als paraxysmelle Erscheinungen
bei einem 13jähr. epileptisch-tobsüchtigen Mädchen. Von einem an
Melancholie leidenden 11jähr. Mädchen berichtet E s q u i r o l (Geisteskrankh., deutsch v. Bernhardt I S. 19), dass es »Täuschungen« des Ge-
schmackes und des Gesichtssinnes hatte. Hier bleibt ungewiss, ob Illusionen oder Hallucinationen vorlagen; ebenso ist es bei einem von C r a -
m e r (Allgem. Zeitschr. f. Psych. Bd. 30 S. 86) genannten Falle (9jähr.
Knabe), bei welchem seit vier Jahren »Phosphorvergiftungsideen« bestanden, die mit der Abtreibung von Ascariden schwanden.
T a s t h a l l u c i n a t i o n e n könnten vielleicht vorhanden gewesen
sein in den Fällen von W h y t t (Maudsley a. a. O.): Gefühl von Stichen
in der Nase; F e r b e r (Jahrb. f. Kindheilk. Bd. III. S. 231.): längere
Zeit bestehende Empfindung eines über die Stirn herabhängenden Haa-
res; B o u c h u t (a. a. O.): Empfindung der Hitze hallucinirter Flammen; M e s c h e d e (a. a. O.): Gefühl von Krümeln im Bett, Empfindung von Würmern, die auf Augen und Nase herumkriechen [2]). Auf-
blähungsgefühle klagte der im Irrenfreund 1864 S. 89 erwähnte Knabe.
H a l l u c i n a t i o n e n m e h r e r e r S i n n e zugleich oder rasch nach
einander sind in einzelnen Fällen auch bei Kindern beobachtet worden.
Es handelt sich entweder um Phantasmen des Gesichts, des Gehörs etc.
neben und durcheinander (Fälle von W i e d e m e i s t e r , W e b e r , M e -
s c h e d e u. A.) oder um correspondirende Phantasmen mehrerer Sinne;
visionäre Gestalten hörten die kranken Kinder sprechen in den Beobachtungen von T h o r e (a. a. O.): Teufel der mit der Stimme droht, der
Pathe der mit dem Kinde redet; von M ö l l e r (a. a. O.): Stimmen
der visionären Verfolger, nämlich der an das Bett des Kindes tretenden
Buben — und endlich in dem erwähnten Falle von B o u c h u t, wo sich
Phantasmen von Flammen, Geschrei und Empfindungen von Hitze ver-
banden.
P h a n t a s i e m a n g e l (Aphantasia.) Die rege Thätigkeit der

---

1) Vgl. S. 98.
2) Die anderen von dem Kinde gemachten Angaben, seine kleine Schwester
habe ihr Holz in die Nase gesteckt, sie geschlagen, sehen eher aus wie Verleumdungen.

Phantasie, welche dem Kindesalter als normale Eigenschaft zukommt, lässt den Mangel an Phantasie selbstverständlich als ein sehr auffälliges psychopathisches Symptom erscheinen. Es fehlen dann oder bleiben nur lau und matt alle jene S. 93 erwähnten geistigen Lebensäusserungen: das Mitleben in Erzählungen, die erwartungsvolle Antecipation künftiger vergnüglicher Eindrücke, die Zukunftsträume überhaupt, wohl auch die Furcht vor der Nacht und Einsamkeit; vor allem aber kann das Kind n i c h t r e c h t oder g a r n i c h t s p i e l e n. Dieses Symptom ist den Kinderärzten sehr wohl bekannt. Wird es doch als vorübergehende Erscheinung bei acuten Krankheiten und in der Reconvalescenz von solchen oft genug beobachtet. Fälle wie der von F e i t h (a. a. O.) erwähnte: ein 5jähriger Knabe, in der Reconvalescenz von Typhus abdom. apathisch und gemüthsleidend, spielt nicht, trotzdem ihm alle Spielsachen hingestellt werden, mit denen er sich früher so gern beschäftigte, gehören zu den häufigen Erfahrungen der Kinderärzte. Phantasiemangel, vornehmlich in dieser Unfähigkeit zum Spiel sich verrathend, ist ein wichtiges Symptom der Erschöpfungszustände des Gehirns bei Kindern (Neurasthenie cerebralis) und bei Melancholie. Dass tiefstehende Idioten nicht spielfähig sind, ist allbekannt.

T h e o r i e d e r H a l l u c i n a t i o n u n d d e r P h a n t a s i e s t ö r u n g e n. Zwischen Phantasiebildern und Phantasmen besteht nur ein gradueller Unterschied. Jene die Intensität von gewöhnlichen Erinnerungsbildern nicht überschreitend, beruhen auf s c h w a c h e r E r r e g u n g, diese, den Sinneswahrnehmungen an Stärke gleichwerthige Bilder vorführend, auf s t a r k e r R e i z u n g corticaler Sinnescentren. Indem die Bewusstseinsprodukte beider Vorgänge räumliche oder zeitliche Begriffe und Urtheile als integrirende Bestandtheile in sich schliessen — die natürlich auch falsch sein können, da auch Unmögliches, ja Unsinniges phantasirt[1]) und namentlich hallucinirt wird — müssen sie schon den Verdacht erwecken, dass sie in der Rindensubstanz ihren Ursprung nehmen; denn nur dieser Organisation dürfen wir Functionen zuschreiben, die wie diese zu den »logischen« gehören. Es stimmt damit überein, dass Phantasiebilder wie Hallucinationen sehr häufig aus psychischer Reizung hervorgehen oder doch durch dieselbe gesteigert und unterhalten werden, in diesen Fällen auch zu den herrschenden Stimmungen passen und Wahnideen, also falsche abstracte Vorstellungen, so zu sagen oft illustriren. Endlich liegt den vorwiegend Erinnerungsbilder, ja selbst ein einziges Erinnerungsbild der Hauptsache nach wiedergebenden Hallucinationen (vgl. den Fall von B r a c h oben S. 97)

---

1) Man denke an die Gestalten des Fauns, der Chimära, des Basilisk, der Sphinx, des Teufels etc.

doch sicher eine Erregung sensorischer Rindenbezirke zu Grunde, weil allein die Hirnrinde wie Wahrnehmungsbilder so auch Einbildungsapperceptionen vermittelt. Innere, nicht der Aussenwelt entstammende Reizungen des peripherischen End- und Leitungsapparates der Sinne bringen nur subjective Empfindungen hervor, Lichtblitze, Töne etc. Diese können allerdings, gleich der physiologischen Empfindung Hallucinationen in der betroffenen Sinnessphäre (Illusion) veranlassen. Die ältere Ansicht (S c h r ö d e r   v o n   d e r   K o l k,   K a h l b a u m,   H a g e n, R i t t i u. A.), dass die Hallucinationen (nicht die Phantasievorstellung) auf Reizungsvorgängen in subcorticalen Centren, in einem »Sinnhirn« (H a g e n) beruhe und dass diesen perceptiven Vorgängen gegenüber die Hirnrinde selbst sich einfach anschauend, anhörend etc. verhalte, beruht auf einem weder durch physiologische, noch durch pathologisch-anatomische Erfahrungen gestützten Calcül. Auch unsere heutigen Kenntnisse von H a g e n s »Sinnhirn«, welches für den opticus Corpus geniculatum externum, oberer Vierhügel, Pulvinar, für den Acusticus die Kerngruppe am Boden der Rautengrube, für den Tastapparat die graue Substanz des Rückenmarks ist, — sind lange nicht ausreichend, eine solche Theorie zu rechtfertigen.

Wenn aber nun doch gewisse Erfahrungen über die Hallucinationen des Gesichtssinnes erweisen, dass die Phantasmen dieses mit beweglichem Aufnahmeapparat versehenen sensorischen Systems mit den Augenbewegungen ihren Ort wechseln, indem die Hallucination dahin projicirt wird, wohin der Blick sich richtet, so muss angenommen werden, dass eine centrifugale bis zum Endapparate — wie H a g e n diesbezüglich richtig bemerkt, nach Art eines Krampfes in motorischen Nerven — sich fortsetzende Erregung stattfindet (vgl. oben S. 97 Fall von B r a c h). Durch diesen Zuwachs unterscheidet sich nicht zum wenigsten die Hallucination von der einfachen Phantasievorstellung, die doch n u r   i n   d e r I d e e an einen Ort im Raume versetzt, da oder dort »gedacht« wird. Das ganze optische System von der Retina bis zur corticalen Sehsphäre bleibt bei jenem hallucinatorischen Vorgange für Sinnesreize erregbar ; wie könnte sonst die Projektion des Phantasma an v e r s c h i e d e n e O r t e des Gesichtskreises stattfinden? Die wirklichen Gegenstände werden gesehen, ja selbst durch das — durchsichtig erscheinende — Phantasma unter Umständen noch hindurch (Glasmalereicharakter der optischen Phantasmen. T u c z e k.) Da, wie M u n k nachgewiesen hat, kleine herdförmige Verluste der excentrischen Partien einer corticalen Sinnessphäre Ausfall einzelner Erinnerungsbilder setzen, darf angenommen werden, dass der Phantasievorstellung schwächere, der Hallucination stärkere Erregungen solcher kleiner Rindenbezirke zu Grunde lie-

gen; denn Vereinigung von mehreren Erinnerungsbildern, von Bruchstücken solcher zu einem neuen Bilde das ist ja das psychologische Wesen
jener Vorstellungen [1]). Abblassen, Abtönung der Hallucinationen bedeutet Nachlass der Reizung der betreffenden corticalen Sinnessphäre [2]) und
Verschwinden einzelner Bestandtheile der Hallucination, wie in dem oben
erwähnten Falle von B r a c h , Nachlass der Reizung kleinerer Bezirke
derselben bei Fortdauer der Reizung an anderen Stellen. Der nahen
Beziehungen der Hallucinationen zum Erinnerungsbild wurde oben schon
gedacht; die sehr häufig beobachtete Wiederkehr inhaltlich gleicher Phantasmen deutet ebenso wie die Erinnerungshallucination auf Wiederkehr
der Reizung in denselben Bezirken der corticalen Sinnesfläche hin. Wenn
sich Phantasmen mehrerer Sinne vergesellschaften, so kann zweierlei
vorliegen : entweder besteht gleichzeitige Reizung mehrerer Sinnessphären, dann braucht, wie dies bei eigentlichem Delirium der Fall ist, kein
Zusammenhang zwischen den verschiedenen Phantasmen zu bestehen —
oder die Reizung einer Sinnesfläche wirkt erregend auf andere sensorische Rindengebiete, dann ist gewöhnlich ein intellectueller Zusammenhang zwischen den Phantasmen vorhanden (Gestalten, die reden etc.)

Die I l l u s i o n ist die mildere Form der Hallucination, indem das
Phantasma zu einer Wahrnehmung des betreffenden Sinnes selbst sich
hinzugesellt : der Erregungsvorgang, von der Peripherie ankommend,
trifft eine Sinnessphäre, die sich in gesteigerter Reizbarkeit befindet;
die Illusion liefert also den Nachweis bestehender Disposition zu Phantasmen. Mit jeder Wahrnehmung müssen sich, soll sie appercipirt, also
verstanden werden, Erinnerungsbilder zum sinnlichen Begriffe verbinden.
Die offenbar sehr starke Erregbarkeit der, Erinnerungsbilder» aufbewah-
renden«, sensorischen Rindenelemente bei Kindern erleichtert das Zustandekommen illusionärer Wahrnehmungen ; Uebersehen von Schreib-
fehlern, Falschlesen sind alltägliche Erscheinungen. Daher ist eben
über den Vorgang der Illusionen in pathologischer Hinsicht sehr wenig
zu sagen (vgl. S. 94).

Die centrale Erregung, welche bei den Vorgängen der Phantasie-
steigerung und Hallucination vorausgesetzt werden musste, beruht hauptsächlich auf Anomalien der Circulation in den Gefässen der Cortical-

---

1) Geradezu massenhafte Associationsbahnen sind nach T u c z e k in den Oc-
cipitalwindungen (V i q d ' A z y r'scher Streifen) vorhanden. Dieser Reichthum
an leitenden Verbindungen erleichtert wahrscheinlich die Combination einzelner
Erinnerungsbilder zu Phantasiebildern und Phantasmen.
    2) Eine Beobachtung S c h r ö d e r v o n d e r K o l k's, (Die Geisteskrankh.
Deutsch von T h e i l e) an seiner eigenen Person, dass febrile Phantasmen des
Gesichtssinnes abblassten, farblos wurden, verschwanden, wenn Kälte auf den
Kopf applicirt wurde und wiederkehrten nach Entfernung der Eisblase, ist ein
beweisendes Beispiel.

substanz: der fieberhafte Process — Hyperämie und Ueberheizung der — Gewebe Intoxicationen mit Alkohol, Opium, auch Datura (Fall von Thore S. 96), bei denen Gefässinnervationsstörungen und veränderte Blutbeschaffenheit ebenfalls zusammenwirken, entzündliche Processe der Pia, aber auch Unterbrechungen des Schlafes (Pavor nocturnus), depressive Gemüthserregungen, bei welchen allemal die Circulation in der Hirnrinde Schwankungen erfährt, (die nach M o s s o ' s U n t e r s u c h u n g e n Wallungshyperämien sind), endlich die mit Alterationen des Kreislaufes im Gehirn innig zusammenhängenden Krankheiten wie Epilepsie, Chorea minor und magna etc. sind die wesentlichsten Ursachen der Hallucinationen.

Der Phantasiemangel beruht offenbar auf Torpor der corticalen Sinnessphären, sei es dass temporär Ernährung und gewebliche Respiration wie bei Erschöpfungszuständen nach acuten Krankheiten darniederliegen oder mit allgemeiner Gehirnarmuth eine kümmerliche Anlage der Sinnescentren der Rinde zusammenfällt.

Anomalien des Vorstellungsverlaufes und des Denkens.

Z w a n g s v o r s t e l l u n g e n. Innere Apperceptionen nicht sinnlicher Beschaffenheit (also nicht Phantasmen), welche plötzlich — den normalen Vorstellungsverlauf unterbrechend — in den Vordergrund des Bewusstseins treten, dabei in keinem logischen Zusammenhang mit den eben dagewesenen Vorstellungen stehen und von den Betroffenen als unsinnig erkannt werden, bezeichnet die Psychiatrie nach dem Vorgange von v. K r a f f t - E b i n g [1] als Zwangsvorstellungen. Es steht fest, dass diese Störung des Vorstellens auch im Kindesalter vorkommt. Nachweisbar kann dieselbe natürlich aber nur bei älteren Kindern sein, bei welchen das Selbstbewusstsein schon so weit entwickelt ist, dass ein Sichauflehnen gegen den Inhalt der Zwangsidee und eine verständliche Mittheilung des abnormen inneren Geschehens möglich wird. Da bei kleinen Kindern dieses innere Geschehen noch weit ausserhalb der gemeinen Deutlichkeit der Dinge liegt, so können Zwangsvorstellungen bei diesen höchstens vermuthet werden.

Die Zwangsvorstellung hat in der Regel die Eigenschaft, dass sie, wenn einmal dagewesen, durch kürzere oder längere Zeit hindurch gerne wiederkehrt und, was wiederum nur für ältere Kinder gilt, als solche wiedererkannt und — freilich vergebens — zurückgewiesen wird. Denn das Bestreben, diese aufgezwungene, unsinnige Vorstellung zu beseitigen, wenn sie im Bewusstsein verharrt, ist ebenso erfolglos, als dasjenige,

---

[1] v. K r a f f t - E b i n g, Beiträge zur Erkennung und richt. forens. Beurtheilung krankhafter Gemüthszustände, Erlangen 1867 S. 36.

ihr spontanes Auftauchen zu unterdrücken, das Sichfestsetzen derselben zu hindern. Gerade der Aerger über die Zwangsvorstellung scheint, wie schon v. Krafft-Ebing hervorgehoben hat, ihre Neigung zur Reproduktion zu bestärken.

Das Wesentliche bei der Zwangsvorstellung ist der krankhafte Zwang im Denken (Westphal), der immer derselbe ist, mag dieselbe rein mental sein oder auf Handlungen hinweisen. Je nach dem Inhalte ist die Zwangsvorstellung entweder einfach albern, unsinnig, also dem gesunden Menschenverstand bezw. der Wahrscheinlichkeit widerstreitend, oder sie ist abscheulich, den intellectuellen Gefühlen, dem Gemüthe oder der Moral oder der Religion zuwider.

Rein mentale und bloss alberne Zwangsvorstellungen können selbstverständlich nur bei älteren Kindern vorkommen, weil schon eine gewisse Welterfahrung dazu gehört, dass der Begriff der Unsinnigkeit vorhanden sei. Meist scheinen sie in der Form der Zwangsvermuthung, welcher ein ängstliches Gefühl anhaftet, aufzutreten. (Ueber Grübelsucht und Zweifelsucht vgl. weiter unten.)

Westphal[1]) erwähnt (nach Casper) einen Kranken, welcher von der Knabenzeit an die Zwangsvorstellung hatte, er könne bei gewissen Gelegenheiten erröthen. — Ein von Westphal selbst beobachteter Kranker, der von ängstlichen Zwangshypothesen gepeinigt wurde, ging schon als Knabe nicht gern durch das Comptoir seines Vaters, weil ihm hier der Gedanke kam, man könne ihn beschuldigen, Papiere weggenommen zu haben.

Diese Zwangsvorstellungen können auch bei Kindern wechseln, sich vervielfältigen, dabei um ein Thema gewissermassen kreisen.

In einem Falle von Wille[2]) war etwa im 12. Jahre im Anschluss an Grübelsucht und Zweifelsucht bei dem Kranken zuerst die Zwangsvorstellung aufgetreten, er könnte durch den Phosphor der Zündhölzer oder durch diese selbst einen Brand stiften; dann quälte ihn die Vorstellung, durch die Speisen etwas ihm Schädliches zu erhalten, weshalb er dieselben tagtäglich auf das Genaueste untersuchen musste. Schliesslich kam ihm allemal, wenn er auf die Strasse ging, die Vorstellung, es könne ein Fensterladen, ein Fenster, ein Dachziegel etc. von oben herabfallen und ihn und andere erschlagen; sah er eine Oeffnung an der Strasse, an einem Hause, so kam ihm die Vorstellung, er und andere möchten hineinfallen, die ihn derart quälte, dass er auf die Polizei ging, um Abhilfe nachzusuchen.

Ein Fall von Westphal[3]) — 14½jähriges, intelligentes Mädchen, vom Autor selbst noch als Kind bezeichnet — zeigte eine eigenthümliche Hemmung geforderter oder nothwendiger Willkürbewegungen, am auffälligsten beim abendlichen Auskleiden und Zubettgehen: die betref-

---

1) Westphal, Arch. f. Psych. und Nvkrh. Bd. VIII. S. 746.
2) Wille, ibid. Bd. XII. S. 17.
3) Westphal, a. a. O. S. 739.

fenden Einzelbewegungen erfolgten explosionsartig, hastig, immer erst nach längerem Zögern und verschiedenen Versuchen, unter Umständen nach dem antreibenden Rufe: „na, na" seitens der Kranken selbst. Das Kind äusserte sich nach der Heilung (schriftlich) sehr klar über die zu Grunde liegenden psychischen Vorgänge: urplötzlich war in ihm der Gedanke aufgestiegen, dass ihm irgend ein Unglück, eine Krankheit, von der es hörte oder was auch sonst ihm zustossen könne und es musste dann mit seiner augenblicklichen Beschäftigung so lange innehalten bis der peinigende Gedanke vorüber war. Dieselbe Wirkung hatte späterhin schon das Denken an einen Unglücks- oder Krankheitsfall, endlich sogar der Einfall irgend einer Unannehmlichkeit überhaupt. Versuche durch eine ableitende Handlung z. B. das Wegsetzen eines Stuhles den jeweilig anwesenden peinigenden Gedanken zu vertreiben, brachten ungeheure Angst hervor und die unwiderstehliche innere Nötbigung, diese Handlung, wenn auch fragmentarisch, noch einmal zu wiederholen (z. B. nochmaliges Wegsetzen des Stuhles oder nur Berührung desselben) um den unangenehmen Gedanken wieder zu verwischen. Auch musste das Kind zum Zweck der Vertreibung eines aufsteigenden fatalen Gedankens flüstern, wobei die innere Erregung sehr heftig war und das Flüstern in kurzen Aufschrei sich verwandeln konnte. Die Bewegungen des Kindes waren hastig und ruckweise, um das Aufsteigen eines neuen unangenehmen Gedankens während desselben unmöglich zu machen.

Die als Berührungsfurcht (Delire du toucher, Legrand du Saulle) oder als Mysophobie (Hammond) bezeichnete Form von Zwangsvorstellungen liegt in einer Beobachtung von Westphal (a. a. O.) vor:

13jähr. Knabe, mit Epilepsia nocturna behaftet, fasst metallene Thierklinken nie mit der Hand, sondern immer mit Benützung des Ellenbogens statt jener an: „es könne Grünspan daran sein"; auch wirft er ungern einen Brief in den Postkasten, er wäscht sich nach jeder schriftlichen Arbeit die Hände, weil Tinte daran und diese schädlich sein könnte.

Eine besondere Form der mentalen Zwangsvorstellungen bildet die sog. Fragesucht oder Grübelsucht. Das Wesentliche dieser Störung besteht darin, dass die krankhafte Hirnthätigkeit den Erkenntnissvorgang der Frage oder des Problems nachäfft, rein formell wiederholt. Meistens sind es Themen auf dem Gebiete der Entstehung der Welt, religiöse Probleme etc. Indem aber die Frage als unsinnig gestellte, das Problem als absurdes sofort erkannt werden, entsteht nicht das wahre Bedürfniss nach Beantwortung; im Gegentheil, das zwangsmässige Auftreten von Fragen und Themen zum Grübeln wird lästig empfunden und zwar um so mehr, als die einzelnen unbeantwortbaren Fragen und Probleme immer neue gleichartige Bewusstseinsvorgänge nämlich halbe problematische Urtheile anregen. Abfertigende Gedanken — »es ist Unsinn« — helfen dabei nichts zur grössten Verzweifelung des Betroffenen.

Mit der natürlichen Fragestellung der kleineren Kinder hat die Störung nichts zu thun, denn jene beruht auf Neugierde und Wissensdrang. Antwort und Belehrung erledigen diese Art Fragen zur vollständigen Befriedigung des Kindes.

v. Kafft-Ebing[1]) berichtet folgenden Fall: Bei einem (zur Zeit der Beobachtung) 19jähr. Mädchen, der Tochter eines alten dem Trunke ergebenen Mannes und einer nervösen Frau, hatten sich im 13. Jahre ohne somatische Beschwerde, ohne irgend einen Anlass oder eine Gemüthsbewegung „grüblerische Gedanken" eingestellt: sie musste sich mit der Ergründung der Dreieinigkeit befassen, grübeln, wie es möglich sei, dass 3 Personen in einer vereinigt sein können? warum Gott seinen Sohn zur Erlösung der sündigen Menschheit opfern und leiden lassen musste, da er ja in seiner Allmacht alle Menschen von vornherein gut hätte erschaffen können? was die Bedeutung der Heiligen und gewisser religiöser Gebräuche sei? wie Gottes Sohn Mensch geworden? Diese Grübeleien kamen anfallsweise mit mehrmonatlichen Zwischenzeiten, dauerten einige Tage bis Pat. heftiges Kopfweh bekam und ganz matt war. Angst war nicht dabei. Als im 18. Jahre die Menstruation eintrat, verloren sich die religiösen Vorstellungen, um Grübeleien über die eigene Abstammung der Kranken (ob sie ein Adoptivkind sein könnte) Platz zu machen.

Von mehreren seiner Fälle berichtet Wille (a. a. O.), dass Grübeleien bis in die Kinderjahre zurück datirten. Der Inhalt derselben ist nicht angegeben.

Wenn zu gewöhnlichen alltäglichen Gedanken die Zwangsvorstellung, diese Gedanken könnten falsch sein und wiederum zu diesem zwangsmässigen Urtheile die Idee sich hinzugesellt, dass dieses Urtheil selbst unrichtig sein könne, so entsteht die sog. Zweifelsucht, ein rapides Schwanken für und wider die Richtigkeit der eigenen Gedanken, das nicht zur Ruhe kommen will. Daraus resultirt natürlich eine enorme Unsicherheit und Aengstlichkeit bei Kindern, welche sie zum geistigen Anschluss an Erwachsene (Autoritätspersonen) veranlasst. Schon Lähr (Allg. Zeitschr. f. Psych. XXIX S. 604) erwähnt einen geistig überanstrengten, intelligenten Knaben, der sich stets in der Nähe des Vaters hielt, ihn womöglich immer und ängstlich ansah, nur ein Interesse für die Schularbeiten hatte, immer glaubte, noch etwas in denselben vergessen zu haben, noch mehr sich für den folgenden Tag vorbereiten zu müssen, weshalb er bis in die Nacht hinein arbeitete.

Das schlagendste Beispiel ist aber folgendes von v. Krafft-Ebing (Allg. Zeitschr. f. Psych. Bd. 35 S. 308) berichtete:

Ein Gymnasiast bittet lange Zeit hindurch regelmässig bevor er an das Studium seiner Aufgaben geht, seinen Hofmeister, dieser möge doch gewiss auf seine Frage, „ob er wohl im Stande sein werde, seine Lection zu lernen" mit „Ja" antworten. Kaum war das verlangte Ja ge-

---

1) v. Krafft-Ebing, Allg. Zeitschr. f. Psych. Bd. XXXV. S. 324.

sprochen, so setzte er sich beruhigt und ganz freudig zur Arbeit. Wagte der Hofmeister, verwundert über die Sonderbarkeit dieser stereotypen Bitte, einmal „Nein" zu sagen, so wurde der Schüler furchtbar aufgeregt, stürmte im Zimmer auf und ab, jammerte und war total unfähig, auf seinem Sitze zu bleiben. Sagte der Hofmeister dann: Beruhige Dich, ich sprach nur im Scherze „nein", so legte sich der Sturm und in einer Stunde war die heftige Aufregung spurlos verschwunden. Wendete man ihm nachher ein, es sei von ihm sehr widersinnig, die Antwort auf seine Frage gleichsam zu dictiren, so erwiderte er: „Entschuldigen Sie, ich sehe das Unsinnige meines Verlangens wohl ein, aber trotzdem bitte ich Sie: sagen Sie stets „Ja", denn hiedurch beruhigt man mich und giebt mir zugleich die höhere Aussicht auf Erfolg." — Die Störung verlor sich wieder; Pat. war zur Zeit, als seine beiden Schwestern wegen intensiver Zwangsvorstellungen in v. K.-Es. Behandlung kamen und dabei von ihm die Rede, gesund und als Beamter im Dienst.

Die bisher besprochenen Zwangsvorstellungen bestehen in Denkoperationen, also Vorgängen die höchstens als innere Handlungen zu bezeichnen sind. Eine andere Gruppe von Zwangsvorstellungen bilden diejenigen, welche begrifflich auf äussere Actionen hinweisen, haben also wesentliche Beziehungen zur Motilität (Westphal). Entweder drängt sich nur eine Kategorie von unsinnigen oder verwerflichen Handlungen mit dem innerlich appercipirten Vorschlag sie zu vollführen auf oder es bildet eine einzelne concrete Handlung den Inhalt der sich aufdrängenden Vorstellung. Dies sind:

Impulsive Zwangsvorstellungen, welche entweder nur in der Idee als theoretische Zwangsvortellungen (Westphal) auftreten oder wirklich in Handlungen sich umsetzen. Ist der Inhalt derselben einfach absurd, so werden sie bei kleinen Kindern nicht nachweisbar sein, höchstens aus gewissen typischen Handlungen, welche auf die Wiederkehr einer specifischen Zwangsidee hinweisen, erschlossen werden können. Es ist möglich, dass manche zu den albernen Angewohnheiten gerechneten als »Faxen« der Kinder bezeichneten Handlungen diesen Ursprung haben. Während die kleinen Kinder diesbezüglich befragt im besten Falle nur aussagen: »ich muss«, geben ältere Kinder zu, dass diese Handlungen unsinnig sind, sie sich derselben, ohne zu wissen warum, nicht erwehren können.

Westphal (a. a. O.) erwähnt eine Kranke, die erwachsen mit Zwangsvorstellungen verschiedener Art behaftet war. Sie erzählte, dass sie im 8ten Jahre oft Stunden lang das Wort „Mappe" wiederholen musste, sie wusste selbst nicht warum.

Ein Knabe, der seit dem 7ten Jahre an postscarlatinöser Epilepsie litt und allmählich der psychisch-epileptischen Degeneration verfiel, zeigte im 10ten und 11ten Jahre andauernd die Sonderbarkeit, dass er, mit dem Fusse irgendwo zufällig anstossend, immer noch zweimal mit diesem Fusse auf den Boden stampfte; wenn er den Arm auf den Tisch postirt hatte, pochte er regelmässig noch 2mal mit dem Ellbogen auf. Auf Befragen gab er an: „ich muss", weiter war nichts zu ergründen. (Eigene Beobachtung.)

Berkhan (a. a. O.) hat folgenden, schon S. 80 erwähnten Fall: 14jähr. Knabe. Abgelaufene Melancholie. Stösst er zufällig gegen einen Stein, so kehrt er noch verschiedene Male zu demselben zurück, um noch zweimal dagegen zu stossen, speit er aus, so wiederholt er das Ausspeien noch zweimal, macht er zufällig einen Tintenfleck, so treibt es ihn, noch 2 daneben zu machen. Ebenso schreibt er über ein falsch geschriebenes Wort noch zweimal das fehlerhafte Wort, streicht alles durch und setzt dann erst das verbesserte Wort darüber, welches oft kaum Platz findet. Er ist sich dieser Ideen bewusst und hat sich über dieselben ausgesprochen. Kämpft er gegen dieselben an und sucht er derartige Aeusserungen zu unterdrücken, so befällt ihn eine Unruhe, die ihn oft noch nach einer Stunde antreibt, der Zwangsidee [1]) nachträglich Folge zu leisten. Es ist jedoch nicht immer die Zahl 3, die sich in seinen Ideen in den Vordergrund drängt, sondern je nach verchiedenen Anschauungen von Nutzen oder Schaden, den einzelne Zahlen stiften könnten, bald 2, bald 4, bald 5 u. s. w.

Impulsive Zwangsvorstellungen mit abscheulichem Inhalte, die nur in der Idee auftreten (theoretisch sind), können ebenfalls nur bei älteren Kindern wegen der Möglichkeit der Gewissenserregung nachweisbar sein. Bei kleinen Kindern entziehen sie sich der Ergründung. Thaten, welche etwa Zwangsvorstellungen bei solchen vermuthen lassen, können natürlich auch andere Ursachen haben.

v. Krafft-Ebing[2]) beobachtete folgenden Fall: 10jähr. Knabe, schwächlich, Sohn einer hysterischen Frau, durch rasches Wachsen und Schulanstrengung heruntergekommen, anämisch, seit 4 Monaten verstimmt, ängstlich. Täglich Anfälle von Intercostalneuralgie mit Zusammenschnürungsgefühlen in Brust und Kopf, dabei Zwangsvorstellungen von abscheulichen Handlungen und Schimpfnamen, deren Aeusserung er beinahe nicht unterdrücken konnte. Der 4, 8, 9 Intercostalnerv im Verlauf gegen Druck schmerzhaft die Betastung dieser Neryen bringt sofort Angst, Weinerlichkeit und das Auftauchen von Schimpfworten im Bewusstsein hervor. (Entsprechende Behandlung, in einigen Monaten Heilung.)

Vogel (Rust's Magaz. XII S. 458) hat folgenden schon S. 52 erwähnten Fall mitgetheilt: 11jähr. Mädchen von zartem Körperbau und feiner Gestalt. Schreck über einen Bock, der auf dem Hofe auf das Kind zuspringt; der Pflegevater, die Furcht desselben vor dem Thiere bemerkend, führt das widerstrebende Kind unter Schelten noch einmal auf das Thier zu. Seitdem ist das Kind verstimmt. Nach dem bald erfolgten Tode des Pflegevaters bei fortbestehender Niedergeschlagenheit des Kindes setzte sich die Idee bei ihm fest, seine Pflegemutter

---

1) Bei Berkhan steht »Wahnidee« im Sinne der 1863 herrschenden Anschauungen.
2) v. Krafft-Ebing, die transitorischen Störungen des Selbstbewusstseins. Erlangen 1868. S. 73.

tödten zu müssen, welche es gerade sehr liebte und von welcher es mit fast zu grosser Zärtlichkeit behandelt wurde. Oft wenn das Kind in den Armen der Pflegemutter lag und sie mit Küssen überhäufte, rief es jammernd: „ach, jetzt kommt es mich schon wieder an!" und auf Befragen gab es an, „dass etwas hinter ihm sei, welches es dazu zwinge." Einmal sagte es auch, dass etwas ihm zurufe, die Mutter zu tödten. (Erethische, imperative Hallucination?) Entsprechende Behandlung, Heilung nach einiger Zeit.

Scherpf (a. a. O. S. 312) behandelte ein 16jähr. stark chlorotisches Mädchen (Israelitin), welches seit dem 10ten Jahre beim Anblick einer Nadel von dem Gedanken geplagt wurde, dieselbe verschlucken zu müssen.

Rinecker (a. a. O.) referirt die Krankengeschichte eines 15jähr. Knaben von zarter Constitution, gracilem Bau und über dem Durchschnittsmass stehender Intelligenz. Im Zusammenhang mit einer tiefen melancholisch-hypochondrischen Verstimmung, in welche er verfiel, nachdem seine Mutter an Phthise gestorben war — er fürchtete jetzt auch der Schwindsucht zu erliegen — bekam er zwingende Selbstmordsgedanken, die ihn in grösste Unruhe mit heftigem Schreien versetzten. Er fühlte den Anfall und sagte: „jetzt kommt der Sturm." Die Gedanken des Selbstmordes sind stets in die imperative Form: „Du sollst" gekleidet. An der Eisenbahn heisst es: „Du sollst Dich auf die Schienen legen"; am Wasser: „Du sollst Dich hinunterstürzen" u. s. w. Aber trotzdem bezeichnet der Kranke jene kategorischen Aufforderungen als „einfache Gedanken, die niemals laut würden," nie höre er eine Stimme. (Besserung durch Extr. Cannab. ind.)

Nach den bis jetzt vorliegenden Erfahrungen kommen die Zwangsvorstellungen besonders bei Kindern vor, welche neuropathisch disponirt sind, oder von schon belasteten Eltern abstammen [1] (Fälle von v. Krafft-Ebing, Wille), bei Kindern von nervöser Constitution mit zartem Bau und feinem Wuchs und auffallender Intelligenz (Fälle von Vogel, Westphal, v. Krafft-Ebing, Rinecker) bei Epilepsie, bei Zuständen von Neurasthenie und der als Dysthymie bezeichneten leichteren Form von Melancholie (Fälle von v. Krafft-Ebing, Rinecker, Westphal, Verfasser).

Eine Theorie der Zwangsvorstellungen existirt noch nicht. Man kann nur sagen, dass dieselben spontanen Reizen bestimmter Ganglienzellen-Gruppen entsprechen müssen. Da die Localisation der intellectuellen Vorgänge nicht bekannt, ja noch streitig ist, ob eine solche existirt, bleibt dahin gestellt, ob in den Zwangsvorstellungen Reizungen einzelner Rindenterritorien oder diffuse Erregungen der Corticalsubstanz zu erblicken sind.

---

[1] Der Umstand, dass die von v. Krafft-Ebing (Allg. Zeitschr. f. Psych. Bd. 35 S. 324 erwähnte Kranke von einem trunksüchtigen, jähzornigen zur Zeit der Zeugung des Kindes schon 57 Jahre alten Vater und einer geisteskranken Mutter stammte, verdient alle Beachtung.

Der Ansicht W e s t p h a l s , dass Zwangsvorstellungen nie in Wahnvorstellungen übergehen, stehen zwei von mir (an Erwachsenen) beobachtete Fälle entgegen. Die Kranken, welche an der sog. Zweifelsucht,
jenem Schwanken zwischen Nicht-Glauben und Glauben ihrer eigenen
Denkresultate leiden, sind für meine Auffassung allemal in d e m Momente
einer Urtheilstäuschung unterworfen, in welchem sie sich für die unsinnige Idee entscheiden. Das gleiche gilt auch für diejenigen Zwangsvorstellungen, welche als unsinnige Vermuthungen sich darstellen: in
den Augenblicken, in welchen der Kranke der Vermuthung sich hin-
gibt, dieselbe für richtig hält, ist er geisteskrank im strengen Sinne des
Wortes. Die Angst und Unruhe, welche den Kranken beim Nicht-
ausführen impulsiver Zwangsvorstellungen befällt, spricht auch nicht
für Intactsein der übrigen geistigen Processe.

Krankhafte A l t k l u g h e i t (Sagacität) und E x c e n t r i c i t ä t sind
ganz einseitige Förderungen des Vorstellungsverlaufes und des Denkens.
Wie es in der Natur der Sache liegt, können sie in unzähligen Einzel-
formen zu Tage treten, aber sie scheinen mir doch nicht ganz der systematischen Ordnung zu spotten. Die Altklugkeit stellt, wie das Wort
selbst sagt, eine Antecipatio aetatis dar und wenn sie krankhaft genannt
werden soll, so darf dieselbe jedenfalls nicht auf unpassende Erziehung,
auf ungünstige Lebenseinflüsse, die von aussen kommen, zurückführbar
sein (S. 10) und sie muss Gedanken erweisen, welche wir nur bei ge-
reiften Menschen zu finden gewohnt sind.

Die meisten Psychosen der Kinder, sofern sie nicht geistige Schwächezustände sind, bringen leicht, wie dies auch bei Erwachsenen der Fall
ist, ziemlich rasch ganz einseitige Verschärfungen der Denkprocesse im
Sinne der herrschenden Stimmungs- und Vorstellungsanomalien zu Stande.

Schon bei den eben betrachteten Zwangsvorstellungen lernten wir
derartige für das normale Kind ungewöhnliche Verbindungen von Vorstellungen kennen. Die Erörterung der Wahnideen und zahlreicher Psychosen wird die Altklugheit ebenfalls als Symptom erkennen lassen.
Ohne diesen Betrachtungen vorzugreifen, erwähnen wir nur, dass hypochondrische Kinder allemal krankhaft altklug sind in Sachen der Gesundheit; melancholische Kinder hinsichtlich ihrer das Ich herabsetzenden
Selbstkritik (die übrigens selten beobachtet wird); bei Manie leuchtet
eine momentane Altklugheit manchmal mitten im Taumel des Ueber-
muths hervor in Form von witzigen Bemerkungen, Dreistigkeiten u. s. w.
Die mit Paranoia (Verrücktheit) behafteten Kinder sind immer baar der
kindlichen Naivität in der Beurtheilung des Verhältnisses ihrer Person
zur Aussenwelt. Altklugheit bemerkt man endlich öfter bei Hysterie der
Kinder, bei Chorea magna und als specifische Frühreife auf dem Gebiete

der Sexualität und der schlimmen Handlungen bei psychischen Entartungsprocessen der Kinder.

Excentrisch nenne ich das Denken bei Kindern, wenn es sich in Associationen ergeht, welche schon nicht mehr unter den Begriff von Altklugheit fallen, weil sie auch nicht einmal dem Gedankeninhalt der gesunden Erwachsenen entsprechen, sondern bizarre Verbindungen einzelner Ideen, Vermischung von »gesunden« mit krankhaften Gedanken vorführen. Hart an der Grenze der Ideenflucht — die wir gleich betrachten werden — steht diese Störung, welche die folgenden Beispiele illustriren:

Der 17jähr. (kindlich organisirte schon S. 36 erwähnte) Bauernknabe meiner Beobachtung, sagte wie es auch öfter Erwachsene Maniakalische thun auf Vorhalt wegen seiner maniakalischen Tollheiten: „ich darf das thun, denn ich bin in einem Irrenhause."

Lähr (Allg. Zeitschr. für Psych. Bd. 29 S. 604) 13jähr. Knabe, erbliche Belastung, Schulüberanstrengung: Erschöpfungspsychose. Während der Vater mit Lähr über den Zustand des Jungen spricht, öffnet derselbe die Thür des Nebenzimmers und sagt: man möge nicht so laut sprechen, er könne ja alles hören.

Voisin (a. a. O.) berichtet: ein „Kind" von 13 Jahren erhing sich und hinterliess ein Schriftstück, welches begann: Je légère mon âme à Rousseau et mon corps à la terre.

Millar (a. a. O.) erzählt von seinem 6jährigen Kranken, dass er seinen Vater thöricht nannte, sobald er ihn liebkoste.

Ideenflucht (Incohärenz). Genau genommen ist im Vergleich zum Erwachsenen das Kind überhaupt ideenflüchtig; es ist faselhaft, weil der leitende Gedanke des Vorstellungsverlaufes noch wenig Inhalt hat, aus diesem Grunde schon nach kurzer Zeit erledigt ist und einem andern weicht; dann aber auch deshalb, weil dieser leitende Gedanke oft über zufälligen Sinneseindrücken, über Einfällen und selbst über denjenigen Vorstellungen vergessen wird, die er selber soeben noch associirt hat. Erziehung und namentlich der Unterricht haben diesem »Abspringen der Gedanken« entgegen zu wirken. Es geschieht dies in den früheren Jahren des Knabenalters bekanntlich durch die mit den pädagogischen Hülfsmitteln bewirkte bezw. erzwungene »Fesselung der Aufmerksamkeit« auf einen dem Kinde gegebenen Gedanken, der leiten soll, durch die sog. Aufgabe. Aeltere Kinder, bei denen schon mehr Wissensbedürfniss vorhanden ist, können sich selbst denkend beschäftigen, weil sie Gedanken, die Interessen erwecken, daher leitend werden, selber finden. Sie nähern sich also bezüglich dieser psychischen Processe den Erwachsenen. Da nun das geistige Naturell der Kinder sehr verschieden ist, indem es im Denken langsame und »bedächtige« Kinder, andererseits flüchtige, »flatterhafte« Kinder giebt, so ist, was die Frage der Ideenflucht bei Kindern anlangt, der Gesundheitsbreite ein gewisser Spielraum zuzugestehen; ohne Weiteres kann keine jener Spielarten der Geistesverfassung krankhaft geheissen werden.

Die Ideenflucht, das überstürzte Vorstellen bezw. Denken tritt in der Rede, dem Vollzug der Sprache zum Ausdruck des Gedankenverlaufes, demnächst in der schriftlichen Ausarbeitung, an die man billiger Weise bei Kindern (im Vergleich zu den Erwachsenen) schon einen milden Maassstab anlegt, dann in anderweitigen Handlungen hervor, wo sie in Vielgeschäftigkeit, einer an sich normalen kindlichen Eigenschaft, sich äussert; beim Spiel vollends herrscht Freiheit und damit grösste Indulgenz gegen raschen Wechsel des Vorstellungsinhaltes. Das unruhige, aufgeregte Spiel der Kinder muss daher schon ganz habituell werden und die Hast muss namentlich im Alleinspielen anhaltend hervortreten, wenn auf krankhafte Ideenflucht geschlossen werden soll. In Kindergesellschaften steigern sich die Einzelnen im ideenflüchtigen Zusammenspiel oft genug: es kommt zum »Toben«, das niemand krankhaft nennt. Dass eine nahe nicht aufzulösende Beziehung der Ideenflucht zu der Steigerung geistiger Triebe besteht, sei hier besonders betont.

Der leichteste Grad der Ideenflucht besteht in dem abspringenden Gedankengang: die Kinder verlieren den Faden in ihrer Rede, bleiben im Wechselgespräch nicht bei der Sache und dieses Abschweifen der Gedanken lässt sich nicht wie bei gesunden Kindern durch ernste Zurede, Appellation an den Ehrgeiz, Androhung von Strafen beseitigen. Als charakteristische Folge der Schwerhörigkeit sieht man, wie v. Tröltsch in diesem Handbuche[1]) klar auseinandergesetzt hat, diese Störung bei chronischen Krankheiten des Mittelohres auftreten, sofern nicht Naturanlage und Erziehung diesen Wirkungen entgegenarbeiten[2]). Bei den leichtesten Graden der Idiotie (aufgeregte Form) ist abspringender Gedankengang regelmässig als stabile Erscheinung vorhanden, vorübergehend pflegt er bei fieberhaften Krankheiten, bei den milden Formen der Manie, wie sie Conolly's (a. a. O.) Schilderungen zu Grunde liegen, für die Dauer der Krankheit sich zu verrathen. In den Remissionen der selbständigen und der zum circulären Irresein gehörenden Manie, als intervalläres Symptom der Epilepsie, bei Chorea kommt abschweifendes Vorstellen und Denken nicht selten vor. Abrupt ist auch das Denken bei der Melancholie der Kinder: der

---

1) Bd. V. 2. S. 122/123.
2) S. 42 habe ich einen Knaben erwähnt, der seit Jahren mit doppelseitiger Otitis media behaftet in meine Klinik kam, ohne diese Erscheinung darzubieten. Er war aber, wie besonders hervorgehoben wurde, ein sehr begabtes Kind.

herrschende Seelenschmerz associirt zwangsmässig traurige, die von aussen angeregten Gedanken unterbrechende, Vorstellungen.

Der höhere Grad der Ideenflucht kennzeichnet sich dadurch, dass bei überstürztem Vorstellen und Denken die Zeit zum Vollzug der Rede nicht mehr ausreicht. Die Sätze bleiben unvollendet. Sei es, dass nur eine Mienenveränderung oder eine Handlung — die dann schon tobsüchtig genannt zu werden pflegen — den Eintritt eines neuen Gedankens beweisen und damit die Elisionen in der Rede erklären, sei es, dass nur ein oft ganz heterogener Gedanke ausgesprochen oder nur der Anfang dazu gemacht wird. Beispiele, welche das vorhin (Gedankensprünge) und das soeben Gesagte erläutern sind die folgenden:

Lisa Oscar, 14jähr. estnisches Bauernmädchen (noch nicht menstruirt), Circuläres Irresein nach Schreck über einen vermeintlich tollen Hund. In der maniakalischen Periode, in welcher sie viel von Teufeln spricht, befragt, ob sie einen Teufel sieht, nimmt sie eine schlaue Miene an, hebt den Zeigefinger in die Höhe, starrt etwas auf die Zimmerdecke, lacht und springt ans Fenster. Auf Befragen warum sie wenig und schnell esse, sagt sie, weil die Vögel auch wenig und schnell essen; warum sie pfeife, weil manche Vögel auch pfeifen. (Eigene Beobachtung.)

Steiner (Jahrb. f. Kinderkrankh. N. F. Bd. II. S. 206). 13jähr. mit Anfällen von Chorea magna, Katalepsie und religiöser Ekstase behaftetes Mädchen. Zwischen den Attaquen antwortet das Mädchen richtig, doch arten die Antworten stets in Gesprächigkeit und Schwatzhaftigkeit aus und enthalten im weiteren Redefluss Mittheilungen, welche nicht streng zur Sache gehören. Auch die Art und Weise, wie das Mädchen antwortet, trägt das Gepräge einer gewissen Feierlichkeit an sich und lässt nur zu bald eine krankhafte Ueberreizung erkennen. Dabei lenkt sie alle ihre Reden auf das Gebiet des Religiösen, spricht viel von der heiligen Jungfrau, von Engeln im Himmel etc. und bricht erst ab, wenn man ihr mit Ernst und Strenge begegnet, worauf sie dann ein tiefes Stillschweigen mit zur Erde gewandtem Blick beobachtet. Damit brauchte natürlich die Ideenflucht noch nicht coupirt zu sein.

Fränkel (Irrenfreund 1880 S. 21 ff.) schildert einen mässig idiotischen Knaben, von welchem die intelligente Pflegerin hervorhob: „wie die Füsse sprangen auch die Gedanken. Blitzschnell wechseln die Vorstellungen und obgleich die Verbindungen nicht fehlen, so kommt doch die Sprache nicht nach und Manches erscheint oft ungereimt, was im Grunde nur eines Mittelgedankens, der unausgesprochen bleibt, bedarf, um so natürlich zu klingen, wie bei gesundem Verstande."

Der höchste Grad der Ideenflucht besteht in völlig ungereimten Schwatzen bezw. Sprechen, meistens Schreien einzelner Worte, ja Bruchstücken von solchen. Beispiele für diesen Grad der Vorstellungsjagd können nicht wiedergegeben werden. Selbst der gewandteste Stenograph ist nicht im Stande nachzuschreiben, wie ich aus Versuchen weiss, die ich in meiner Klinik bei Erwachsenen anstellen liess ; das Gedächtniss des Beobachters reicht erst recht nicht aus für diesen hastigen Schwall der Worte und Silben. Die beiden höheren Grade der Ideenflucht kommen hauptsächlich bei der Manie der Kinder vor, mag dieselbe genuine Manie, Bestandtheil des circulären Irreseins oder Manie im Rahmen von Schwachsinn sein. Auch die psychisch-epileptischen Anfälle, die man nicht Mania epileptica nennen sollte, können sie hervorbringen, ohne dass eigentliches Delirium vorhanden ist.

Trägheit des Vorstellungsverlaufes und des Denkens (geistige Stumpfheit). Bei dem leichtesten Grade dieser Störung sind die Antworten auf Fragen verspätet und erfolgen langsam, schläfrig ; selbständige Darstellungen in Rede und Schrift, mechanische Arbeiten, welche Denkakte erfordern, kosten unverhältnissmässig viel Zeit, Spielzeug, Bilderbücher und Unterhaltungslectüre werden entweder nicht in Angriff genommen oder bald verlassen, es herrscht ein Verhalten, welches als träumerisches Wesen bekannt ist. Dass Kinder über diesen Zustand gleich Erwachsenen von selbst klagen, Langeweile, den Gefühlston derselben, oder gar eine peinliche Oede im Kopfe angeben, ist nicht zu erwarten. Schlaffe Gesichtszüge mit schwacher tonischer Contraktion der Musc. corrugatores und frontales, leicht geöffneter Mund, leerer Blick sind gewöhnlich vorhanden und können durch automatisch erscheinende Bewegungen, Aufseufzen, Trommeln mit den Fingern, Halten des Zeigefingers am Mund[1]), Knibbern der Nägel, manchmal sogar Nägelkauen, Fahren über die Stirn mit der Hand vervollständigt sein.

Der schwerere Grad der Störung ist dadurch gekennzeichnet, dass bei gleich bleibenden übrigen Symptomen Lücken im Vorstellungsverlaufe, Defecte des Denkens entstehen, indem der Faden des Gedankenganges abreisst, der leitende Gedanke, der bei dem leichten Grade der Denkträgheit noch mühsam festgehalten wurde, abhanden kommt. Abgebrochene Rede, Elisionen in der schriftlichen Ausarbeitung, Fallen aus der Construktion, Fehler in den Arbeiten etc. bezeichnen diese Lücken des Vorstellungsverlaufes. Hier ist also auch Incohärenz der sich folgenden Gedanken vorhanden, sie beruht nicht wie bei der Ideenflucht auf übermässigen Zuströmen von Vorstellungen sondern gerade auf dem entgegengesetzten Vorgang, bei welchem Erinnerungs- und Gedächtnissschwäche die wichtigsten Factoren sind.

Es versteht sich von selbst, dass die in Rede stehende Erscheinung jene Stockung des Vorstellungsverlaufes, wie sie jeder Affect, die nor-

---

1) Wie in einem Falle von Strack (a. a. O.)

male Angst, die Verlegenheit mit sich bringen an Dauer übertreffen muss. Aber auch der Intensität nach muss sie erheblicher sein, als die von V i e r o r d t [1]) (ich glaube etwas übertrieben geschilderte) »Unfähigkeit der älteren Kinder, einfache Dinge und Angelegenheiten, welche ihnen am nächsten liegen — in mündlicher oder gar schriftlicher Aeusserung zur klaren Darstellung zu bringen.« Auffällige Trägheit des Vorstellens und Denkens tritt bei leichten Graden des Fiebers im Verlaufe und der Abheilungsperiode schwerer körperlichen Krankheiten, ferner nach epileptischen Anfällen vorübergehend hervor. Dasselbe gilt von der Manie der Kinder, für welche nach P a u l m i e r's (a. a. O.) Beobachtungen intercurrente Zustände vom Stupor charakteristisch sind. Geistige Trägheit begleitet oft die Chorea minor, immer die cerebrale Neurasthenie, die einfache Melancholie, die Dementia acuta der Kinder; spezifisch eigenthümlich ist sie der Idiotie, als »protrahirte Gedankenoperationen« und Lücken im Denken der Idioten allgemein bekannt.

Eine besondere Form von Trägheit des Vorstellungsverlaufes und Denkens bezeichnet L ä h r [2]) als Symptom eines Typus der erblich belasteten Kinder: die Intelligenz erscheint intact, sobald nicht grössere und namentlich dauernde Anforderungen gestellt werden. Dann aber erlahmt die Kraft, die Kinder wollen geistig arbeiten, starren vor sich hin, ohne zu denken, werden mit ihrem Pensum nicht fertig und jede hastige Einwirkung macht sie nur noch unfähiger. Lässt man ihnen Zeit, legt man ihnen nicht zu hohe und lange Aufgaben auf, dann erreichen sie langsamer als andere aber sicher ihr Ziel.

Zu einer Theorie der Ideenflucht und der gegentheiligen Störung, der Trägheit des Vorstellungsverlaufes fehlen noch die Grundlagen. Die Annahme, dass jene auf einer gesteigerten Erregbarkeit, diese auf einem Torpor gewisser, Vorstellungen vermittelnder Ganglienzellengruppen beruhe, ist berechtigt; es ist aber mit denselben nicht viel gewonnen. Wichtig erscheint, dass nach M o s s o s Untersuchungen jede, auch die einfachste Vorstellungs- und Denkoperation von einer Wallungshyperämie des Gehirns begleitet ist; es lässt sich daher eine Betheiligung vasomotorischer Störungen beim Zustandekommen dieser Anomalien vermuthen, indem die Wallungshyperämie bei der Ideenflucht abnorm stark, bei der Trägheit des Vorstellens abnorm schwach sein mag.

W a h n v o r s t e l l u n g e n (Wahnideen, auch Delirien) sind falsche der Wirklichkeit, Möglichkeit, bezw. Wahrscheinlichkeit widersprechende Urtheile, die für gewiss gehalten werden. Dieselben beanspruchen

---

1) V i e r o r d t, dieses Handbuch, Bd. I S. 215.
2) L ä h r, Allg. Zeitschr. f. Psych. Bd. 32, S. 217.

in der Psychopathologie des Kindesalters nicht die hohe Bedeutung, welche ihnen in der Lehre von Irresein überhaupt (also der Erwachsenen) zukommt. Wóhl ist das kindliche Geistesorgan stark zu Störungen geneigt, welche sich in vorwiegend ängstlich-depressiven Delirien, namentlich vom Charakter der Verfolgungsdelirien äussern. Diese Delirien aber, bei denen Sinnestäuschungen, falsche Urtheile und Ideenflucht nebeneinander bestehen (Verworrenheit) sind vorübergehend, der Inhalt derselben wird in der Regel rasch wieder vergessen [1]). Die Wahnvorstellung hat dagegen gerade die Eigenthümlichkeit, dass sie l ä n g e r e Z e i t f o r t b e s t e h t, indem sie häufig reproducirt wird und so sich festsetzt. Der Grund dieser Erscheinung liegt offenbar in den lebhaften geistigen Gefühlen, welche die Wahnvorstellung allemal, auch wenn ihr Inhalt deprimirend für das Selbstbewusstsein ist, bei dem Kranken erweckt und unterhält. Sowohl bei der Conception der Wahnidee als bei ihrer Fixirung findet ähnlich wie bei der Zwangsvorstellung ein krankhafter Zwang im Denken statt, indem sich die falsche Ueberzeugung dem Bewusstsein aufdrängt. Das Bewusstsein steht aber diesem Vorgange nicht wie gewöhnlich bei der Zwangsvorstellung objectiv gegenüber, der Zwang im Denken wird nicht appercipirt; es findet sogar das Gegentheil eines Sichauflehnens gegen die Vorstellung statt nämlich die augenblickliche Erhebung derselben zu einer festen Ueberzeugung, die, wie erwähnt, Bestand hat und noch dazu mit logischen Hülfsmitteln vertheidigt wird, auch das Auftreten neuer falscher Urtheile derselben begrifflichen Kategorie begünstigt, also weitere Wahnideen ausheckt. Diese krankhaften Bewusstseinsvorgänge sind im Kindesalter selten. Die Unterscheidung derselben von Zwangsvorstellungen ist oft nicht möglich. Während die Lehre von den Wahnvorstellungen in der allgemeinen Psychopathologie (die doch nur diejenige der Erwachsenen ist S. 3) ziemlich abgeschlossen vorliegt, weil sie sich auf Tausende und Abertausende von Einzelfällen stützen kann, verfügt die Psychopathologie des Kindesalters meines Wissens nur über 16 hierhergehörige Fälle. Ein so spärliches Material gestattet schon an sich nicht, Zuverlässiges über die Wahnideen der uns interessirenden Lebensperiode auszusprechen; dazu kommt noch, dass einige dieser wenigen Beobachtungen ganz flüchtig berichtet sind. Beschränken wir uns daher auf das Thatsächliche, so erhalten wir folgende vorläufige Gesichtspunkte über die Wahnideen des Kindesalters:

---

1) W. S a n d e r (Arch. für Psych. und Nkrh. Bd. I S. 416) sagt, es s c h e i n e ihm, dass nicht selten Delirien und Sinnestäuschungen, welche gelegentlich nervöser Erkrankungen in der Kindheit aufgetreten sind, Erinnerungen hinterlassen, die von den wirklichen Erlebnissen nicht getrennt werden und später zur Bildung von Wahnsystemen beitragen können.

Hypochondrischer Wahn lag offenbar vor in folgenden Fällen:

Steiner (a. a. O.) 6jähr. Knabe. Nachdem seine Schwester an Meningitis tuberculosa gestorben war, verfiel er in Schwermuth, die weder durch Zureden noch durch Zerstreuung zu bannen war. Der Gedanke, dass auch er an dieser Krankheit sterben müsse, quälte ihn Tag und Nacht. In jedem Husten erblickte er den Anfang der gefürchteten Krankheit, entdeckte er bei seinen täglich vorgenommenen Untersuchungen der Hautoberfläche ein Knötchen oder ein Bläschen, so glaubte er schon einen lebensgefährlihcen Ausschlag zu haben. Dauer 2 Jahre, Ausgang: Heilung.

Maudsley (Physiol. und Pathol. der Seele, deutsch von Böhm, S. 288). 14jähr. erblich schwer belastetes, lebhaftes, intelligentes Mädchen. Häufige durch Depression mit heftigem Weinen eingeleitete Anfälle von Aufregung indem das Kind ruft: „Mutter ich sterbe."

Weitere Fälle werden wir später bei Betrachtung der Hypochondrie noch kennen lernen. Ungewiss bleibt natürlich, ob hypochondrischer Wahn vorhanden war in Beobachtungen wie derjenigen von Cramer: 4 Jahrg lang bestehen »Phosphorvergiftungsideen«, die nach Abtreibung von Spulwürmern verschwinden; es ist nicht gesagt, dass diese Ideen Ueberzeugungen gewesen seien oder Zwangsvorstellungen nach Analogie der Fälle von Wille und Westphal (S. 104, 105) oder gar Geschmackshallucinationen (S. 99).

Auch der mehrfach schon erwähnte Knabe, von welchem Rinecker berichtet, wurde — damals 13½ Jahre alt — nachdem seine Mutter an Phthise gestorben war, von dem Gedanken gequält, dass auch er an dieser Krankheit zu Grunde gehen müsse. Er überwachte seinen Gesundheitszustand mit scrupulöser Aufmerksamkeit. Ob er an hypochondrischem Wahn oder an einer entsprechenden Zwangsidee litt, bleibt unbestimmt.

Von hypochondrischem Wahne kann man unmöglich sprechen, wenn vielfache, vielleicht auch sich widersprechende Klagen über Schmerzen und Sensationen geäussert werden und später Tuberculose zahlreicher innerer Organe manifest wird. Dies war der Fall bei einem von Zit (a. a. O.) beobachteten Kinde.

Melancholischer Wahn, Kleinheitswahn (S. Stricker [1]). Wahnhafte Selbstunterschätzung ist bisher im Kindesalter nur ein paar mal constatirt worden. Es mag sein, dass dieser Wahn öfter vorkommt, als man weiss, indem er vielleicht nicht ausgesprochen wird.

Kowalewski giebt von seinem 11jähr. Kranken an, dass er sich für einen unfähigen, untauglichen, unglücklichen Menschen hielt und Brierre de Boismont [2]) berichtet von einem 12jähr. Mädchen, wel-

---

1) S. Stricker, Vorlesungen über allg. und experim. Pathologie. Wien 1879 III. S. 463.
2) Brierre de Boismont bei Stark, Irrenfreund 1870. S. 69.

ches glaubte, seinen armen, zärtlich von ihm geliebten Eltern zur Last zu sein und sich ins Wasser stürzte, um jene von dieser Last zu befreien. Was speciell den V e r s ü n d i g u n g s w a h n anlangt, so ist der Fall von K e l p (vgl. S. 67.) nur mit Vorbehalt hier zu erwähnen, denn wenn der Knabe (16jähr., kindl. Habitus) während der den melancholischen Stupor unterbrechenden Angstparoxysmen flüsterte, er sei ein Sünder, weil er seine Mutter belogen habe etc. so konnte dies wahr, eine ächt melancholische Erleichterung von Erinnerungen an thatsächliche Vergehen sein.

Der melancholische V e r f o l g u n g s w a h n , ich möchte sagen eine Consequenz des Versündigungswahnes, dadurch charakterisirt, dass sich der Kranke unter gewähnte Verfolgungen, bevorstehende Qualen willig beugt, ist meines Wissens bei Kindern noch nicht nachgewiesen worden.

V e r f o l g u n g s w a h n (Wahn persönlicher Beeinträchtigung. W. Z e n k e r [1]), auch Verfolgtseinswahn.) Diese Wahnform, welche mit den abrupten Verfolgungsideen beim Fieberdelirium der Kinder die allernächste Analogie hat, auch gleich diesen oft in Sinnestäuschungen wurzelt, zeichnet sich dadurch aus, dass der Kranke, ängstlich gereizt, erbost, ja wüthend gegen die gewähnte Verfolgung reagirt, sich gegen die Insultirungen auflehnt. Blass skizzirt, von Zwangsvorstellungen gleichen Inhalts nicht zu unterscheiden, traten die Verfolgungsideen in dem Falle von B e r k h a n hervor, welchen wir schon S. 64, 80, 108 erwähnt haben: der 12jähr. Knabe, der später an notorischen Zwangsvorstellungen litt, fürchtete seine Mitschüler, weil sie ihm nachstellten, er fürchtete sich vor seinen Lehrern , weil sie ihn im V e r d a c h t hätten, verschiedene böse Streiche begangen zu haben. Er glaubte, dass er für den Thäter einiger Diebstähle, von denen die Rede war, g e h a l t e n werde. Das machte ihm solche Angst, dass er nicht mehr aus dem Hause ging und sich verkroch, wenn Jemand das Haus betrat. Ein von W e s t - p h a l erwähnter Knabe (S. 104) glaubte, man habe ihn im Verdacht, Papier im Comptoir seines Vaters weggenommn zu haben.

Der aphoristisch geschilderte Fall von S t e i n e r [2]) deutet die noch unfertige Form des Verfolgungswahnes — Witterung von Gefahr — an: 12jähr. Knabe, Angst und Unruhe, Steigerung derselben in Gegenwart des Vaters, daher bei dieser Fluchtversuche und bei deren Verhinderung Versuche zum Fenster hinaus zu springen, zu demoliren. Nachts sucht Pat. zu entweichen und ebenfalls zum Fenster hinaus zu springen; er geht vollständig angekleidet zu Bett. Es war nichts vorgefallen, was dem Vater hätte zur Last gelegt werden können und auch bei Verwandten benahm sich der Knabe nicht anders.

Schon etwas festeren Gehalt hatten die V e r f o l g u n g s i d e e n bei dem von G ü n t z (a. a. O.) behandelten 11jähr. Knaben angenommen:

1) W. Z e n k e r , Allg. Zeitschr. f. Psych, Bd. 33. S. 221.
2) S t e i n e r , Compendium der Kinderkrankh. Leipzig 1872. S. 67/68.

Er lauscht oft hinter den Gardinen, befragt giebt er an, die Polizei wolle ihn fangen und in der Schule abstrafen lassen. Er meidet seinen Vater absichtlich, versteckt sich vor jedem Fremden, geht gezwungen zum Frühstücks- und Mittagstisch, isst wenig, spuckt oft einzelne Bissen wieder aus und betrachtet die Reste auf dem Teller mit spähendem Blicke. Er zeigt Misstrauen gegen alle Menschen, Argwohn gegen jede Handlung der Seinigen.

Systematischen Verfolgungswahn zeigt der folgende Fall von M e-
s c h e d e (a. a. O.):

5jähr. Mädchen. Vielfache Sinnestäuschungen (vgl. S. 93), glaubt ihre Gespielinnen vor dem Fenster zu sehen, welche sie schlagen wollen; wähnt sich von ihrer kleinen Schwester beschimpft, verleumdet, dieselbe habe sie mit einem Stück Holz geworfen, ihr dasselbe in die Nase gesteckt, ausserdem sie mit der Peitsche geschlagen. Auch von ihrer Mutter, die sie zuweilen verkannte, wähnte sie sich beeinträchtigt, beklagte sich wiederholt darüber, dass diese ihr so viel Krümel ins Bett gelegt habe. Fest fixirt hatte sich die Idee, man wolle sie und ihre Schwester stehlen; sie bat deshalb die Mutter, die Thür doch ja fest zu verschliessen, beruhigte sich erst beim Vorzeigen des Schlüssels. Jedes Geräusch erregte bei dem Kinde Besorgniss und Furcht vor feindlicher Einwirkung.

Weitere Fälle von Verfolgungswahn bei Kindern werden wir im speciellen Theile bei der Betrachtung der Paranoia (Verrücktheit) zu erwähnen haben. Dort wird auch eingehender von den innigen Verbindungen die Rede sein, welche sich oft zwischen Verfolgungswahn und Grössenwahn ausbilden.

Grössenwahn. Das vergnügliche, ja gierige Spielen der Kinder mit Vorstellungen, welche für sie das Erhabene vertreten, mit Grössenideen, wie namentlich grossen Zahlen, ist allbekannt. Immer handelt es sich dabei um Beziehungen dieser Vorstellungen zur eigenen Person des Kindes, die überhaupt normalerweise einen hohen Grad von Selbstgefühl besitzt, gern mit sich prahlt und noch lieber über andere triumphirt (»Ich habe das grösste Stück«, »wir sind vornehmer, reicher als Ihr«, etc.). Bei psychischen Exaltationszuständen arten diese geistigen Eigenschaften der Kinder leicht in ganz überschwängliche, wahnhafte Selbstüberschätzung aus. Die lebendige Phantasie (S. 93) ergeht sich dann in masslossen, das gehobene Selbstgefühl illustrirende Schöpfungen. Der Inhalt der Selbstüberschätzungsideen wechselt indessen sehr oft.

Alle maniakalischen Kinder renommiren und prahlen, machen Projekte und Pläne etc., aber diese Grössenideen haften nicht fest und lange, werden bald nachher wohl auch von den Kindern als Spässe bezeichnet. Ein 8jähr. Knabe, in der Reconvalescenz von Meningitis von maniakalischer Erregung befallen, entwarf Pläne für grosse Reisen, welche er in Begleitung zahlreicher Mitschüler und Kameraden machen wollte, er wurde schwachsinnig (L e i d e s d o r f a. a. O. S. 808.). Ein 10jähr. Mädchen hatte im Verlaufe einer mässigen Chorea öfter Anfälle, in welchen sie sich als Prinzessin geberdete und sprach und von den Ihrigen eutsprechende Dienstleistungen forderte (H e n o c h , a. a. O.). E s q u i r o l (Dict. des sciences méd. Bd. XVI S. 168) behandelte ein maniakalisches Kind, von welchem er unter anderem mittheilt: Il descendit dans la cour de l'hôtel pour ordonner qu' on mît les chevaux, prétendant être le maître ; il assurait avoir gagné une grosse somme à la lotterie. — Ein 11jähr. Knabe geberdet sich in typischen Anfällen von Chorea magna jedes Mal als Befehlshaber eines Heeres (S e e l i g m ü l l e r) und ganz ähnlich verhielt sich in seinen Reden, Schriften und Betragen ein ebenfalls 11-jähr. Knabe, den B a m b e r g e r beobachtete (G l i s s m a n n über Chorea major, Diss. Würzbg. 1863. S. 26 ff.) Ein 14jähr. estnischer Bauernknabe meiner Beobachtung, mit Manie behaftet, wusste viel von dem »Schlangenkönig« zu erzählen, welcher ihm »alles offenbarte« und auch der intellectuelle Urheber seiner maniakalischen Streiche sein sollte. Andere Male erklärte der Junge diese Behauptungen alle für Spässe.

Offen zu Tage liegt in diesen Grössenideen deren Ursprung aus Reminiscenzen von Märchen- und Erzählungsinhalt, also eine ächt kindliche Ausgestaltung des gehobenen Selbstgefühls. Es handelt sich um Ideen, die dem Kinde grossartig erschienen sind, die es auf seine Person nun anwendet. Der Ausdruck Grössenw a h n , dürfte für diese dem normalen Geistesleben des Kindes sehr nahe stehenden Bewusstseinsprodukte fast zu stark sein. Ausgesprochener schon trat der Grössenwahn in einer Beobachtung von M ö l l e r a. a. O.) hervor, indessen auch hier seine Herkunft aus Märchen etc. geradezu verrathend dazu mit Verfolgungswahn innig verwoben:

13jähr. Mädchen, neuropathisch belastet, mit Zuckungen und eigenthümlichen Anfällen von Schlafsucht behaftet. Behauptet Nachts von bestimmten Knaben ihrer Bekanntschaft unanständig behandelt und mit Messern bedroht zu werden, hat entsprechende Gesichts- und Gehörshallucinationen. Letztere waren leise, wie aus dem „Unterirdischen" kommend. Als daher plötzlich diese nächtlichen Verfolgungen aufhörten, kam dies — entsprechend dem Wahne des Kindes — daher, dass die Knaben unterirdische Gänge zum Zweck der Verfolgung sich gegraben hatten. Die Leute, behauptete das Kind, fanden diese Gänge und entdeckten bei weiterem Nachforschen grosse Räume mit unermesslichen Reichthümern, prachtvollen Schlössern, welche zu einem System unterirdischer grosser Städte verbindenden Canälen gehörten. Es wurde der Kranken „klar", dass alle diese viele Millionen betragenden Schätze ihr gehörten, um sie für die erduldeten Verfolgungen zu entschädigen; dieses ihr

Eigenthum aber verprassten jene Leute, die die Gänge fanden; sie betrachtete es als ihre Aufgabe, dasselbe zu schützen, auch die ihr gebührende Krone zu tragen und ihre Schlösser zu bewohnen.

Da die Wahnideen, wie vorhin erwähnt wurde, in der Pathologie der Kinderpsychosen lange nicht die Bedeutung haben, welche ihnen in der Lehre vom Irresein überhaupt zukommt, lassen wir hier die Ansichten über deren Entstehungsweise (aus Stimmungsanomalien, aus Hallucinationen, aus Träumen etc.) bei Seite. Ich gestehe, dass mir noch weniger als bei Erwachsenen gerade bei Kindern die Genese von Wahnvorstellungen durch „Erklärungsversuche" der Stimmungen als plausibel erscheint. Die Entstehung solcher Ueberzeugungen aus Zwangsvorstellungen möchte ich indessen bei Kindern für sehr wohl möglich halten.

Die Theorie der Wahnvorstellungen ist bis jetzt nichts mehr als psychologisches Raisonnement, von welchem hier füglich abgesehen werden kann.

Anomalien des Begehrens und Strebens.

Wenn es auch vom physiologischen Standpunkte aus richtiger ist, die Anomalien des Begehrens und Strebens, welche Produkte der krankhaften Gefühle und Vorstellungen sind, zusammen mit den Gefühls- und Vorstellungsstörungen abzuhandeln, so konnten wir doch aus praktischen Gründen nicht umhin, diese Verschmelzung zu vermeiden. Die Störungen der psychomotorischen Thätgkeit im weitesten Sinne haben auch schon im Kindesalter ein eigenthümliches, semiotisch wichtiges Gepräge, das mindestens eine kurze Betrachtung derselben für sich rechtfertigt und dabei den Vortheil der leichteren Uebersicht über die einfacheren psychopathischen Erscheinungen gewährt.

Begehrungen und ihre Folgen, die Strebungen sind zusammengesetzte psychische Lebensäusserungen. Sei es, dass Begehrung (Wunsch) nach einem angenehmeren Zustande (als der augenblickliche ist), dass Abneigung gegen den Eintritt eines Unlustgefühles im Bewusstsein auftreten — immer handelt es sich um die A n t e c i p a t i o n v o n G e f ü h - l e n i n d e r V o r s t e l l u n g. Diese anticipirende Vorstellung ist der Hauptsache nach Phantasievorstellung vom künftigen Zustande des Bewusstseins, wenn auch Denkakte bei ihrer Entstehung nie ausgeschlossen sind, nämlich fragmentarische Analogieschlüsse, die aus früheren Erfahrungen (Erinnerung) entspringen. Die in Handlung auslaufende Begehrung heisst S t r e b u n g, die in Unterlassung auslaufende Abneigung heisst W i - d e r s t r e b u n g (Aversion). Charakteristisch für das geistige Leben des Kindes ist im Allgemeinen, dass Gefühlszustände, wenn angenehm das Streben nach Verlängerung derselben, wenn unangenehm das Streben nach Herbeiführung eines Lustzustandes ohne weiteres erregen und dass diese Strebungen leichter als beim Erwachsenen sich in Actionen umsetzen. Denn dem kindlichen Menschen ist der höhere Vorstellungsprocess, der als Wahlact der w i l l k ü r l i c h e n Handlung vorausgeht, noch nicht eigenthümlich. Die wichtigste Componente dieses Vermögens zu wollen, die Hemmung

der im Bewusstsein auftauchenden Begehrungen und Strebungen, ist
beim Kinde noch ganz unentwickelt; sie reicht gerade so weit wie die
Erziehung und eigene Lebenserfahrung bezüglich widerwärtiger oder
günstiger Folgen des Handelns das Kind auf eine Selbstbeherrschung ein-
zuüben vermocht haben. Die Strebungen des Kindes erheben sich daher
noch nicht zu derjenigen Stufe geistiger Vollkomenheit, welche als Wille
bezeichnet wird (S. 8). Folgerichtig kann von Willensstörungen
beim Kinde nicht die Rede sein.

Hyperthymie (gesteigerte Begehrlichkeit). Starke Begehrlichkeit, vielfache Wünsche gehören zu den normalen psychischen Eigenschaften des Kindes. Sie gehen hervor aus dem lebhaften Selbstgefühl, der regen Phantasie, dem raschen Wechsel des Vorstellungsinhaltes, dem Mangel an Willensenergie, jener normalen Ungeduldigkeit
der Kinder, welche der Erziehung soviele Aufgaben stellt. Bei der Manie
der Kinder, bei leichten Graden der Idiotie, vielleicht auch als eine Art
Maske der pathologischen Angst (Dick) kommt eine über jenes an sich
schon hohe Maass noch gesteigerte Vielbeweglichkeit vor, die sich zu
erkennen giebt in rastloser Unruhe, ganz unstätem lauten Wesen, mit welchem Renommiren und Prahlen oder auch Drohen »ich werde dies und
jenes thun« zusammenfällt. Der »Trieb zum Muskelgebrauche«
an sich erscheint gesteigert wiederum bei der Manie und den aufgeregten
Formen des angeborenen wie des erworbenen Blödsinns, bei der agitirten
Melancholie und bei der Chorea magna. Nicht selten hat man bemerkt,
dass die Kinder dabei einen auffälligen Grad von Muskelkraft oder eine
besondere Geschicklichkeit in den Bewegungen entwickeln. Oft genug
stellt sich dieser sog. Trieb zum Muskelgebrauche bei seiner pathologischen Steigerung als wilder Zerstörungstrieb dar, (vgl. S. 124).

Eng schliesst sich hier an die Neigung zum Zuschlagen auf andere
Kinder, auf Thiere, ja auf leblose Gegenstände, die man so oft bei Kindern beobachtet. Dem Phänomen der Gewaltthätigkeit ohne Grausamkeit kann ich daher gerade bei den kindlichen Psychosen keine besonderen Gesichtspunkte für die Symptomatologie abgewinnen.

Auch die Begehrlichkeit nach Nahrungsmitteln und Getränk, nach
Genussmitteln wie Süssigkeiten und leichten Spirituosen ist bei der
grossen Mehrzahl der Kinder sehr lebhaft; sie macht sich in dem ganz
alltäglichen Fehler der Naschhaftigkeit bemerklich. Die zur Zeit vorliegenden Beobachtungen über Kinderpsychosen ergeben über unzweifelhaft pathologische Steigerung dieses Triebes keine Auskunft.

Steigerung des Geschlechtstriebes. Da der Geschlechts-
trieb im Kindesalter, wenn überhaupt, dann nur unvollständig vorhanden ist, so kann dessen krankhafte Steigerung in dieser Lebensperiode
auch fast nur fragmentarisch hervortreten, nämlich in Reizungen der

Genitalien (vgl. oben Masturbation S. 61 ff.) und in der Richtung der Phantasie auf geschlechtliche Vorstellungen, ausnahmsweise nur in vorzeitigem Hang zum wirklichen geschlechtlichen Verkehr. Erkrankungen des Sexualapparates, eine Frühreife in der Entwicklung bei übrigens noch kindlichem Habitus (vorzeitige Menstruation der Mädchen), Krankheiten des Rückenmarks, erbliche Belastung und psychische Entartungszustände sind die häufigsten pathologischen Ursachen, Verführung durch andere Kinder, Dienstboten ist die gewöhnlichste äussere Veranlassung des frühzeitigen Erwachens und der Steigerung geschlechtlicher Regungen. Beide Ursachen wirken sicher nicht selten zusammen, namentlich die neuropathische Belastung und die Verführung durch andere Kinder. Erblich zu Neurosen und Psychosen veranlagte Individuen, bei denen oft frühzeitig geschlechtliche Erregungen auftreten, werden, wie sie von selbst der Masturbation verfallen, leicht andere Kinder zur Onanie verführen und selber dieser Verführung auch leichter nachgeben. Auch bei den leichten Graden der Idiotie, bei Hysterie der Kinder kommt geschlechtliche Aufregung vor. Bei der sog. conträren Sexualempfindung (W e s t p h a l) können im späteren Kindesalter schon glühende geschlechtliche Neigungen und zwar ausschliesslich zu Personen desselben Geschlechtes vorhanden sein.

S t e i g e r u n g   g e i s t i g e r   B e g e h r u n g e n und S t r e b u n - g e n (Steigerung geistiger Triebe, i n t e l l e c t u e l l e H y p e r t h y m i e). Als normale geistige Begehrungen, die entsprechende Strebungen anregen, sind zu betrachten: Hingabe der Aufmerksamkeit an Sinnesreize (die Neugierde), das Begehren nach Wechsel des Vorstellungsinhaltes, welches sich in Geschwätzigkeit im Spiel aber auch im Zerstören offenbart, die früher erwähnte Neigung zum Vorstellen des Grossen und Erhabenen, die Wissbegierde, welche das anhaltende Fragen der Kinder bedingt, der Trieb nach Besitz und Eigenthum, die allbekannte Eitelkeit auf Putz etc., das Bedürfniss nach Beweisen der Liebe seitens der Eltern, namentlich der Mutter und die instinktive Anhänglichkeit an diese, endlich der Hang der Kinder die Erwachsenen nachzuahmen, überhaupt sich Fictionen zu machen. Wenn demnach die geistigen Begehrungen und Strebungen beim Kinde sehr zahlreich, mannigfaltig und intensiv zugleich sind, so fragt es sich, was denn schliesslich als krankhafte Steigerung geistiger Triebe bezeichnet werden soll? Von sehr auffallender Anhänglichkeit und leidenschaftlichen Liebesbezeugungen gegen die Eltern, speciell die Mutter (bezw. Pflegemutter) berichten V o g e l (12jähr. Mädchen), W e s t (10- und 12jähr. Mädchen), B e r k h a n (12jähr. Knabe). Es ist schwer ein bestimmtes Urtheil darüber zu fällen, ob diese Erscheinungen wirklich krankhaft waren. Erwägt man aber, welche glühenden Liebes-

versicherungen bei dem Pavor nocturnus der Kinder namentlich den
Müttern gespendet werden, so kann man schon glauben, dass es auch
bei jenen in ruhigerem Zustande des Bewusstseins geäusserten Liebesbezeugungen sich um psychopathische Symptome gehandelt hat.

Zuversichtlich glaube ich hierher die r e l i g i ö s e E x a l t a t i o n
rechnen zu müssen, weil beim Kinde die religiösen Gefühle noch äusserst
schwach, mehr anerzogener Inhalt des Bewusstseins, so zu sagen nicht
Inhalt des Selbstbewusstseins sind. Die religiösen Bewegungen in Kin-
derkreisen, wie sie oben S. 55 erwähnt wurden, liefern für diesen Sachverhalt schlagende Beispiele. (Vgl. hierzu namentlich V e l t h u s e n,
Allg. Zeitschr. f. Psych. Bd. XIX. S. 277 ff.) M a u d s l e y [1]) und S t e i-
n e r [2]) haben Fälle (11jähr. Knabe, 13jähr. Mädchen) mitgetheilt, bei
denen es sich um religiöse Delirien handelt.

Weiterhin verdient die sog. P e d a n t e r i e hier erwähnt zu werden.
Ordnungsbedürfniss und Reinlichkeitstrieb pflegen bei Kindern, zumal
bei Knaben bekanntlich nur allzu schwach entwickelt zu sein (vgl. S. 76).
Daher erweckt pedantisches Wesen, Sucht nach Ordnung und Reinlichkeit bei Kindern immer Verdacht. L ä h r (a. a. O.) hebt als charakteristisch für gewisse Formen von Erschöpfungsneurosen des Gehirns den
Pedantismus der kranken Kinder besonders hervor, leider ohne nähere
Angaben über dessen Erscheinungsweise. Gewisse Zwangsvorstellungen,
bezw. deren erste leise Anfänge können schon im Kindesalter hierher gehörige Symptome hervorbringen: Eine von W i l l e) beobachtete Kranke
»war schon von Kindheit an übertrieben acurat und genau«. Sie hatte
eine instinktive Abneigung gegen jedwede Art von U n o r d n u n g
u n d S c h m u t z, die sie zu f o r t w ä h r e n d e n O r d n u n g s - u n d
R e i n l i c h k e i t s b e s t r e b u n g e n veranlasste. Sie gerieth beim
Anblick solcher Dinge in Unruhe, die sich nicht eher legte, bis sie Ordnung geschafft hatte. An den S. 105 erwähnten Fall von W e s t p-h a l
(Waschen der Hände nach jeder schriftlichen Arbeit) sei hier wieder
erinnert.

Z e r s t ö r u n g s t r i e b, beruhend auf der Lust an Veränderung
der Objecte, aus welcher der Drang solche Veränderungen zu effectui-
ren entspringt, ist wie oben angedeutet eine normale psychische Lebens-
äusserung der Kinder, besonders der Knaben. Die Sachen werden ja
für die Kinder oft erst interessant, wenn sie »kaput« gemacht sind. Es
hat daher der Zerstörungstrieb im entferntesten nicht die hohe Bedeutung für die Pathologie der Kinderpsychosen, welche ihm in der Lehre
vom Irresein im Allgemeinen zukommt. Ueber das Maass des Gewöhn-

---

1) M a u d s l e y, Physiol. und Pathol. der Seele etc. S. 287.
2) S t e i n e r, a. a. O.
3) W i l l e, Arch. f. Psych. und Nvkrh. Bd. XII S. 13.

lichen gesteigert zeigt sich der Zerstörungstrieb manchmal bei Manie, epileptischem Irresein und den aufgeregten Formen des Idiotismus.

Sammeltrieb, gewissermassen der Excess der natürlichen Sucht der Kinder nach persönlichem Besitz, welche Sucht auch in die weiter unten noch erwähnte Neigung zum Entwenden ausarten kann, wurde einmal von Westphal[1]) bei einem 12jährigen Knaben als Zeichen maniakalischer Aufregung nach Hypochondrie beobachtet. Zufällig entdeckte man, dass das Kind seine Taschen angefüllt hatte mit altem Zeitungspapier, Schieferstiftenden, kleinen Stückchen bunten Papiers, Dominosteinen, Schachfiguren, alten Stahlfedern, Bleiknöpfen etc.

Die einseitigen Talentirungen der Idioten, welche Griesinger mit Recht den Kunsttrieben der Thiere verglich, werden wir später (s. Idioten) noch genauer kennen lernen.

Athymie (Schwäche, Mangel der Begehrlichkeit), eine reine Ausfallserscheinung des kindlichen Seelenlebens, erscheint entweder als allgemeiner Begehrungsmangel namentlich bei Melancholie und tiefem Blödsinn, oder im Einzelnen als Mangel an Bewegungsdrang (Regungslosigkeit), Mangel an Appetenz auf Nahrungsmittel, dann als Fehlen der Neugierde, der kindlichen Anhänglichkeit (Fall III bei Müller, a. a. O.) etc., deckt sich demnach ziemlich gerade auf mit der früher erwähnten Apathie.

Krankhafte Aversionen (Abscheu, Widerstreben, auch Widerwille gegen gewisse Zustandsveränderungen). Strack (a. a. O.) berichtet von seiner 12jähr. melancholischen Kranken, dass sie schwer zum Sitzen zu bewegen war, fast immer — wie viele erwachsene Melancholiker — stand. Möller (a. a. O. Fall III) beobachtete hartnäckigen Mutacismus bei einem 8jähr. an Verfolgungswahn leidenden Mädchen. Ob in diesen Fällen Wahnideen vorhanden waren, ist nicht zu ergründen. Was die Nahrungsverweigerung bei Kinderpsychosen anlangt, so genügt das vorhandene Material noch nicht, um die instinktive Sitophobie von der etwa auf Verfolgungswahn oder auf Versündigungswahn beruhenden oder in Oesophaguskrampf[2]) begründeten Aversion gegen Speisen zu trennen; letztere ist im Grunde genommen dasselbe wie die bei Lyssa, Atropinvergiftung, bei Hysterie vorkommende Wasserscheu oder Hydrophobie.

Psychische Aversionen kommen bei ganz gesunden Kindern vorübergehend gar nicht selten vor und werden dann dem Eigensinn zugerechnet, dessen mildere Form die Widerspenstigkeit, dessen schwerere Form der Trotz ist. Häufig schon hat man im Beginne und Ver-

---

1) Westphal, Charité Annalen 1874. S. 498.
2) Vgl. A. Sperrlingk. Ueber ächte Sitophobie. Diss. Dorpat 1883.

laufe von Kinderpsychosen und Chorea minor erhebliche Steigerung des
Eigensinns der Kinder bemerkt; eine Beschreibung dieser Erscheinungen
im Detail ist natürlich wegen deren Vielgestaltigkeit unmöglich, übrigens auch unnöthig, da sie alltäglich sind. Eine Beobachtung von F e r-
b e r [1]) verdient aber, weil sie schlagend ist, hier angeführt zu werden:
ein 7jähr., neuropathisch belasteter Knabe, mit Pertussis und allerhand
psychopathischen Begleiterscheinungen behaftet, sagte, als F e r b e r
ihm beim Weggehen gut zu schlafen wünschte: »nein das wünsche ich
nicht,« und hatte dabei Thränen als Zeichen der Emotion in den Augen.

F e r b e r hat auch (vgl. S. 81) ein anderes psychisches Symptom bei
Kindern zuerst hervorgehoben, welches zu den mit Geistesstörungen eintretenden Veränderungen der Neigungen gehört. Es ist die A v e r s i o n
g e g e n n a h e s t e h e n d e A n g e h ö r i g e, welche die Kinder bisher sehr
liebten, zumal die Abneigung gegen den Vater. In fünf Fällen konnte
F e r b e r diese Aversion constatiren: bei dem eben genannten sehr nervösen Knaben, bei Mädchen von 9 und 5 Jahren, welche der nicht nervösen
Schichte der Bevölkerung entstammten im Verlaufe von Pertussis, endlich bei zwei an Rheumatismus und Chorea leidenden Knaben von 8 und
3 Jahren. Alle waren abweisend, ausfällig mit Worten oder Thaten,
drehten sich um oder machten ihm Grimassen, wenn der Vater an ihr
Bett trat.

P e r v e r s e S t r e b u n g e n (T r i e b e) u n d k r a n k h a f t e I m-
p u l s e. Die p e r v e r s e n G e l ü s t e, abnorme, in der Vorstellung ante-
cipirte, sinnliche Lustgefühle, denen mit Gier gefröhnt wird, beanspruchen in der Pathologie des Irreseins — der Erwachsenen — eine hohe
Bedeutung. Bei kleinen Kindern, bei welchen der Ekel noch nicht
ausgebildet ist, die sinnlichen Triebe daher, wie man sagt, auch leicht
irren können, kommen Spielerei mit Schmutz und Koth, Verschlingen
von allerhand ungeniessbaren Dingen nicht selten als ganz unverfäng-
liche Erscheinungen vor. A n h a l t e n d e perverse Gelüste auf geradezu
widerliche Substanzen, speciell Koprophagie sind in dieser Altersperiode
aber nicht häufig. Einige Fälle von B o h n [2]) verdienen hier angeführt
zu werden.

2jähr. Mädchen. Rhachitis, Tuberculose. Apathischer Zustand, während dessen das Kind seine Haare ausrupft und verschluckt, so dass mit
jedem Stuhl verfilzte Haarknäuel entleert werden. Tod an Inanition.

4jähr. Mädchen. Seit dem 2. Jahre an Carcinom des rechten Schläfe-
beins [3]) leidend, begann nach profuser Blutung aus der Geschwulst zu-

1) F e r b e r, Lehrb. f. Kinderkrankh. u. Folge. Bd. III. S. 230.
2) B o h n, Jahrb. f. Kinderheilk. N. F. III S. 54. Das daselbst erwähnte
Kalkessen rhachitischer Kinder scheint mir nicht hierher zu gehören.
3) F e r r i e r, dessen Behauptungen allerdings vielfach angefochten werden,

erst Siegellack und Papier, dann Papier allein zu verschlingen, consumirte so in 14 Tagen regelmässig 24 Bogen Papier, ass dazu noch Zucker und trank viel Wasser.

2jähr. Mädchen. Schwache Residuen von Rhachitis, Helminthiasis. Zuerst Verschlingen von Kalk, Graphit, später von Seife, Lichttalg, Stearin.

K o t h s c h m i e r e n und K o p r o p h a g i e haben bei älteren Kindern dieselbe Bedeutung wie bei Erwachsenen. Man beobachtet diese perversen Gelüste vorübergehend auf dem Höhestadium der Manie, als dauernde Erscheinungen bei schwerer psychischer Degeneration und bei Blödsinn.

Fall von P r i c h a r d (A treatise on insanity S. 57). 7jähr. Mädchen. Manie. Zuerst zieht das Kind rohe Vegetabilien dem gewöhnlichen Essen vor, wie es auch lieber auf feuchtem Boden als in seinem Bette schläft; später (furioses Stad. der Manie) finden Koprophagie, Urintrinken statt.

C. Bestmann, 15jähr., kindlich organisirter Knabe. Idiotie geringen Grades; intercurrente Manie. Anhaltendes Spielen mit Koth, Schmieren desselben an die Wände, in das eigene Gesicht, den Mund.

(Eigene Beobachtung.)

Fall v. M i l l a r (a. a. O.). 6jähr. Knabe. Psychisch-epileptische Degeneration. Kaut Fisch-Gräten, Nadeln und verschluckt sie, isst Salz mit demselben Appetit wie Zucker, kostet seine Fäces, von denen er sagt, dass sie fein schmecken, beschmiert mit seinem Koth seine eigenen Kleider, sein Bett, die Wände, entleert denselben im Herumgehen etc.

Zu den perversen Trieben gehört endlich die conträre Sexualempfindung, welche bereits erwähnt wurde (S. 123). Beobachtungen von W e s t p h a l, S c h m i n k e, v. K r a f f t - E b i n g u. A. beweisen, dass dieselbe bereits im Kindesalter sich äussern kann.

P e r v e r s e g e i s t i g e S t r e b u n g e n. Das lebhafte Selbstgefühl zusammentreffend mit dem Mangel einer auf Erkenntnissen beruhenden Moral, die Leidenschaftlichkeit der Begehrungen, welche dem kindlichen Geistesleben eigenthümlich sind, begründen einen gewissen Hang zu Handlungen, welche das Kind selbst, je älter es wird und je besser es unterrichtet, erzogen ist, als schlimme erkennt. Dieser Hang wird zeitweise noch vermehrt, indem die Fügsamkeit des Kindes verschwindet und das Begehren auftritt das eigene Ich zur Geltung zu bringen. Es entsteht die Auflehnung gegen Gebot und Verbot; Lust an Unarten, die man gewöhnlich als Eigensinn und Trotz (S. 125) bezeichnet, sogar Lust an Unfläthigkeiten, am Gemeinen, Obscönen sind hierhergehörige psychische Zustände, welche Aversionen gegen Schönes, Edles in sich enthalten. Es wurzeln also, wie schon früher (S. 80) angedeutet wurde die perversen Strebungen in perversen Gefühlen, sie sind die Bethätigungen der

---

verlegt das Geschmackscentrum in den Uncus gyri fornicati des Schläfelappens. M u n k v e r m u t h e t dasselbe ebenfalls in diesem Hirntheil.

letzteren, Wirkungen dessen, was man schlechte Gesinnung nennt, wenn sie länger anhalten [1]). Die Durchgangsperiode der sogenannten Flegeljahre [2]) am Ende des Knabenalters zeigt diesen, Eltern und Erziehern viel Sorge und Mühe bereitende, Zustand in voller Entwicklung. Bei Mädchen scheint eine analoge, zahmere, aber dafür hinterlistigere Abnormität des geistigen Verhaltens ebenfalls zu Ende der Kindheit nicht selten vorzukommen: sie offenbart sich in der Neigung zum Lügen, zu Verläumdungen, Intriguen, zum Entwenden. Mit fortschreitender Entwicklung verschwinden diese Aberrationen von selbst; schon während ihres Bestehens aber lassen sie sich durch passende pädagogische Maassnahmen wenigstens in Schranken halten. Die p a t h o l o g i s c h e n P e rv e r s i t ä t e n des Strebens sind schon vor den genannten kritischen Perioden der Kindheit vorhanden und sie weichen nicht den freundlichernsten Ermahnungen, welche sie auch nicht einmal mildern, oft sogar gerade steigern. Indem wir uns, wie ich glaube, vor der Hand mit diesen Merkmalen der in Rede stehenden Symptome zufrieden geben müssen, betrachten wir die hauptsächlichsten Formen derselben:

L ü g e s u c h t. Von der vorübergehenden Neigung der Kinder, Andern ihresgleichen oder Erwachsenen etwas »weiss zu machen« und so einen geistigen Triumph heimlich zu geniessen, von der Neigung zum Lügen in Bedrängung, nämlich dem Leugnen von schlimmen Streichen, dem Lenken des Verdachts auf Andere, muss die anhaltende, nicht zu besiegende Sucht am Lügen, die Lust am Entstellen der Wahrheit an sich und ohne Noth unterschieden werden. (Instinktives, impulsives Lügen, B o u r d i n [3]).

S t e h l s u c h t. Aus der Begierde des Kindes nach persönlichem Besitz (Habgier) entwickelt sich wegen des Mangels wirklicher Moral sehr leicht die Neigung zum Entwenden fremden Eigenthums. Durch den Einfluss verbrecherischer Erwachsener lässt sie sich bekanntlich bei Kindern ohne Weiteres züchten (S. 10), ebenso durch schlimmes Beispiel anderer Kinder; auch entsteht sie bei grosser Armuth der Kinder und wenn dieselben im Besitze von Spielsachen, Geld etc. allzu kurz gehalten werden; auf gewisse Gegenstände kann sie gerichtet sein, wenn Kinder Sammler (von Briefmarken, Naturalien etc.) sind. Dem allen gegenüber steht die instinktive Stehlsucht, welcher nicht Dürftigkeit, Sammeltrieb, schlechtes Beispiel zu Grunde liegen, welche vielmehr die perverse Lust am Entwenden überhaupt ist.

S u c h t n a c h F e u e r ist vielen Kindern eigenthümlich. Diese

---

1) Von schlechtem Charakter kann man bei Kindern eigentlich noch nicht reden, weil in der Kindheit der Charakter noch nicht fertig ist.
2) Vgl. hierüber Verf. in M a s c h k a 's Hdb. d. gerichtl. Med. Bd. IV S. 174.
3) B o u r d i n, Ann. méd. psych. 1883. Januar.

gierige Spielerei lässt sich aber gesunden Kindern leicht abgewöhnen, wenn die Erzieher den richtigen Ton zu treffen wissen. Krankhaft ist die (verwirklichte) Sucht nach Feuer, wenn trotz schwerer Folgen, die das Kind sieht und an sich spürt (Strafen), die Neigung zum Anzünden unverändert fortbesteht.

Grausamkeit und Tücke: durch Handlungen hervorgerufene Lust am fremden Schmerz. Zur Schadenfreude sind die Kinder im Allgemeinen sehr geneigt. Dieselbe kann natürlich auf passives Verhalten, auf Zusehen beschränkt bleiben; wird sie aber geschaffen, so liegt ein Strebungsakt vor, der in der Neckerei im Allgemeinen, speciell z. B. im Kitzeln, im Hänseln überhaupt, im Insultiren Anderer, im Schabernack etc. noch unverfänglich sich äussert. Selbst ein gelegentlicher übermüthiger Puff mag noch als unschuldige Bethätigung dieser Schadenfreude betrachtet werden, von welcher freilich zahlreiche, aber doch nur graduelle Uebergänge hinführen auf das lüsterne Maltraitiren kleiner Kinder, schwach- und blödsinniger Erwachsener, kleiner Thiere, ja auf blutgierige Angriffe, Lust am Blutvergiessen, Tödten. Die zur Zeit vorliegenden Erfahrungen sind hinreichend zu erweisen, dass diese letzteren Grade der perversen Strebungen, wenn sie nicht durch verbrecherischen Einfluss Erwachsener provocirt sind, und nicht ganz vorübergehend sich äussern bei Kindern auf geistige Störung mit Bestimmtheit hinweisen.

Begierde zur Verwirklichung des Obscönen in Handlungen setzt ein verfrühtes Wissen um Geschlechtsverhältnisse voraus. Vorhandensein sexueller Begierde selbst ist nicht nothwendige Bedingung dieses Phänomens. Durch schlechten Umgang nehmen auch gesunde Kinder manchmal derartige bedenkliche Eigenschaften an. Ist dieses ursächliche Moment ausgeschlossen, so liegt ein krankhafter, instinktiver Hang zum Obscönen vor, der gewöhnlich schwere Gefährdung der geistigen Gesundheit oder schon vorhandenes Irresein anzeigt.

Sehr häufig ist eine Combination mehrerer oder aller eben angeführten Perversitäten, die kurzweg als Hang, Neigung zum Schlimmen überhaupt bezeichnet wird. Es hiesse den Betrachtungen der psychischen Degenerationen (sog. moralisches Irresein bei Kindern) vorgreifen, wenn wir hier Beispiele anführen wollten. Denn die erwähnten perversen Strebungen sind recht eigentlich Symptome dieser Gruppe von Psychosen.

Die krankhaften Impulse entspringen gewöhnlich aus Zwangsvorstellungen. Eine perverse Lust an diesen psychischen Processen ist nicht vorhanden, oft werden sie sogar mit Scham, mit Abscheu im Bewusstsein betont. Alles Wesentliche über diese Störungen wurde schon bei den Zwangsvorstellungen selbst erwähnt. Wir wollen uns aber hier nochmals erinnern, dass diese Störungen entweder blos »theoretisch«, als Z w a n g s i m p u l s e allein auftreten oder dass sie in Handlungen explodiren, welche dann Z w a n g s h a n d l u n g e n zu nennen sind. Endlich gibt es gerade bei geisteskranken Kindern noch Handlungen, welche impulsiv und pervers zugleich in der strengsten Bedeutung dieser Worte sind, weil sie wirklich die eigene Person zu Schaden bringen, also dem starken Selbstgefühl des Kindes direct zuwiderlaufen. Ich nenne sie d e l i r a n t e I m p u l s e. Solche Phänomen bieten die folgenden Beispiele dar:

Der mehrfach erwähnte Kranke m e i n e r Beobachtung (C. Bestmann) riss einmal hinter dem Rücken des Wärters eine Hand voll glühender Kohlen aus dem Ofen[1]) und spielte mit denselben einen Augenblick bis er über die erfolgten Combustionen zu schreien anfing.

Der ebenfalls schon erwähnte, von M i l l a r beobachtete Knabe (psych. Degeneration) verschluckte Nadeln, obwohl er in dem Alter war, das schon eine Erkenntniss dessen, was darauf folgen konnte, zuliess.

F r ä n k e l (a. a. O. vgl. oben bei Ideenflucht) erzählt von seinem 6jährigen Kranken: „Am meisten aber charakterisirte sein t r i e b - a r t i g e s Wesen ein oft sich wiederholender Vorfall. Es erregte seinen Zorn, wenn die Kinder, mit denen er auf der Strasse spielte „Hurrah" riefen; geschah es, so wälzte er sich auf dem Fussboden umher, stellte sich auf den Kopf und schlug mit demselben so lange auf dem Pflaster umher, bis derselbe blutete und er Beulen davontrug oder gar wohl besinnungslos dalag. Trotzdem geschah es, dass er fast regelmässig bei den Zusammenkünften s e i n e G e n o s s e n z u m H u r r a h r u f e n a u f - f o r d e r t e, die natürlich jeder Zeit willfährig waren, worauf er mit einer Art von Wollust das geschilderte Spiel aufführte."

Zur Theorie der Strebungsanomalien ist bei dem gegenwärtigen Stande unseres Wissens nur wenig zu bemerken. Dass die Grosshirnhemisphären Sitz und Ursprungsstätte der Begehrungen und Strebungen sind, geht aus experimentellen Forschungen unzweideutig hervor. Nach Entfernung dieser Theile finden nur noch mehr oder weniger geordnete Reflexbewegungen statt, welche entweder überhaupt Functionen niederer Theile der Centralorgane sind oder den subcorticalen Centren durch Uebung beigebracht worden waren, als die Grosshirnrinde noch vorhanden war. Alle Aeusserungen von Furcht, Wuth, Zuneigung im weitesten Sinne, die Aeusserungen des Nahrungstriebes, des Geschlechtstriebes sind nach Exstirpation der Grosshirnlappen verschwunden. Ausschaltung gewisser Rindenbezirke haben partielle Defecte der Begehrungen, Strebungen und Aversionen zur Folge; dies beweisen die Phänomene der Seelenblindheit, Seelentaubheit, Seelengefühllosigkeit, der Rindenblindheit, Rindentaubheit, Rindengefühllosigkeit (vgl. S. 90). Diese Erfahrungen lehren unzweifelhaft, dass diese Defecte der Corticalsubstanz Ausfall der Vorstel-

---

1) In Folge der mangelhaften Einrichtungen meiner nicht von mir erbauten Klinik in Dorpat. Man hatte sich nämlich die Bewohner der Tobabtheilung als Zwangsjackenträger vorgestellt.

lungen und Gefühle bewirken, welche zum Zustandekommen von einzelnen Begehrungen, Strebungen und Widerstrebungen erforderlich sind. Unbedingt muss daher der Wegfall a l l e r activen psychischen Lebensäusserungen, welche die Exstirpation der Gehirnlappen erzeugt, dem von dieser Operation gesetzten Wegfall der ganzen Grosshirnrinde zugeschrieben werden.

Mangel, Ausfall von Begehrungen, Strebungen, Aversionen ist pathologisch-physiologisch entweder als paralytische Erscheinung (Functionsausfall) oder als Zeichen einer Reizung der Hirnrinde aufzufassen, welche mit Functionshemmung gleichwerthig ist. Steigerung der Begehrlichkeit deutet dagegen auf Zunahme der Irritabilität gewisser Rindenbezirke hin, welche offenbar identisch ist mit Wegfall von Hemmungswirkungen, zu welchen das gesunde Geistesorgan erfahrungsgemäss befähigt ist. Weitere Auseinandersetzungen über diese Fragen würden auf das Gebiet der Hypothesen, der Construktionen führen, die hier nicht am Platze sind.

Auf die pathologische Physiologie der Bewegungsimpulse, welche die wichtigsten Formen d e r A e u s s e r u n g von Begehrungen etc. bilden, brauchen wir nicht einzugehen, da alles Wissenswerthe über diese krankhaften Vorgänge bereits in den Abschnitten über Neurosen und Hirnkrankheiten mitgetheilt ist. (Vergl. S o l t m a n n Bd. V, Abth. I, 1, S. 3 ff. und S t e f f e n Bd. V Abth. I 2, S. 690 ff.)

Aus den bisher betrachteten einfacheren Erscheinungen setzen sich folgende für die Psychopathologie des Kindesalters wichtige S y m p t o m e n c o m p l e x e zusammen:

D e l i r i u m (allgemeines Delirium), die häufigste und desshalb allgemein bekannte Form psychischer Störung im Kindesalter besteht aus I d e e n f l u c h t, I l l u s i o n e n und H a l l u c i n a t i o n e n, f l ü c h t i g e n W a h n v o r s t e l l u n g e n, A n o m a l i e n d e r S t i m m u n g u n d d e s B e g e h r e n s. Maassgebend ist der rapide Wechsel der Vorstellungen bei falschem Inhalte, welcher zur Bewusstseinsstörung führt; für die Zeit des Deliriums besteht hinterdrein nur undeutliche Erinnerung. Das Delirium ist entweder t r a u r i g und zwar am häufigsten ä n g s t l i c h, indem die Ideenflucht sich um den Gedanken des Verfolgtseins bewegt oder es ist h e i t e r, expansiv, indem lustige Vorstellungen bunt durch einander laufen oder um das gehobene Selbstbewusstsein kreisen (Grössendelirien). Je nach der Intensität der psychopathischen Erscheinungen, namentlich der Strebungsanomalien unterscheidet man s t i l l e, b l a n d e, m u s s i t i r e n d e und l a u t e, w i l d e Delirien.

J a c t a t i o n ist anhaltende motorische Unruhe bei Bewusstseinsstörung (Sopor), welche beruht auf Beschränkung der äusseren Apperception, Trägheit, Stillstand der Erinnerungs- und Denkprocesse. Gewöhnlich ist sie der Ausdruck intensiver Angst, heftigen Seelenschmerzes oder sinnlichen Schmerzes.

F u r o r (Wuth, Raserei) kann als depressiv-expansives Delirium bezeichnet werden. Die Wuth entspringt aus maassloser p s y c h i s c h e r

H y p e r a l g i e , deren psychische Reaction eine ebenso maasslose S t e i -
g e r u n g d e s S e l b s t g e f ü h l s ist. I d e e n f l u c h t , von diesem expansiven Affecte angeregt, trifft zusammen mit Stockung des Vorstellungsverlaufes im Ganzen, namentlich mit Beschränkung der äusseren
Apperception und der Erinnerung (»Sinnlossein vor Wuth«). Es kommt
zu Urtheilstäuschungen. Indem alle dem Egoismus contrastirenden Gefühle und Vorstellungen ausbleiben, entstehen p e r v e r s e L u s t u n d
p e r v e r s e U n l u s t , diesen entsprechend p e r v e r s e S t r e b u n g e n ,
die sofort in Handlungen explodiren (Zerstörungssucht, Gewaltthätigkeit). — Leichtere Grade des Furor werden als Zorn, die Disposition
zu diesem als Z o r n m ü t h i g k e i t bezeichnet. Damit ist gesagt, dass
der Zustand Remissionen bis zum Verschwinden und Exacerbationen,
Paroxysmen macht. Auch der Furor höchsten Grades tritt intermittirend oder mit Nachlässen und Steigerungen auf. Alles das weist wieder
auf die zu Grunde liegende psychische Hyperalgie zurück.

        E k s t a s e . H e m m u n g d e r A p p e r c e p t i o n ä u s s e r e r R e i z e ,
also Stummbleiben vieler Sinneseindrücke dabei E r l e i c h t e r u n g e i n -
z e l n e r W a h r n e h m u n g e n , s p o n t a n e p s y c h i s c h e L u s t oder
L e i d s e l i g k e i t , e i n s e i t i g e F ö r d e r u n g d e s V o r s t e l l u n g s v e r -
l a u f e s u n d d e s D e n k e n s bis zur k r a n k h a f t e n S a g a c i t ä t , entsprechende S t e i g e r u n g g e i s t i g e r S t r e b u n g e n sind die Elemente
der Ekstase, welche sehr oft mit Muskelstarre verbunden ist (Verzückung).

        S t u p o r (Stupidität) setzt sich zusammen aus folgenden Elementar-
erscheinungen: E r s c h w e r u n g der äusseren Apperception bis zum
v o l l s t ä n d i g e n A u s f a l l derselben, G e d ä c h t n i s s - und E r i n n e -
r u n g s s c h w ä c h e , P h a n t a s i e m a n g e l , T r ä g h e i t b i s S t i l l -
s t a n d d e s D e n k e n s daher T r ü b u n g d e s B e w u s s t s e i n s , dabei
unter Umständen anhaltende Wiederkehr einer Gruppe von Erinnerun-
gen, Wahnvorstellungen, Hallucinationen; allgemeiner Begehrungsmangel, der aber mancherlei Widerstrebungen gegen Zustandsveränderungen nicht ausschliesst. Charakteristisch ist vor allem die R e g u n g s -
l o s i g k e i t verbunden mit kataleptischer Muskelstarre (Flexibilitas
cerea), welche höchstens durch die eben genannten Widerstrebungen
und durch automatische Bewegungen unterbrochen wird, charakteristisch ferner die später nachweisbare undeutliche Erinnerung an die Zeit
des stuporösen Zustandes. — Pathogenetisch sind mit N e w i n g t o n
zwei Formen des Stupor zu unterscheiden: A n e r g e t i s c h e r S t u p o r ,
beruhend auf Ausfall aller psychischen Functionen der Hirnrinde und
S t u p o r a u s H i r n r e i z u n g , welchem intensive Hallucinationen,
Wahnideen, vielleicht auch Zwangsvorstellungen, hochgradige Angst
oder excessiver Seelenschmerz zu Grunde liegen.

Pavor nocturnus [1]) setzt sich zusammen aus A n g s t , welche den Schlaf unterbricht, Erschwerung der Wahrnehmung (Fehlen der Reaction auf äussere Reize), Erinnerungsschwäche (Verkennen der Angehörigen, des Ortes), zu Beginn des Anfalls: H a l l u - c i n a t i o n e n bezw. beängstigenden Phantasiebildern, Verfolgunsdelirien, Ideenflucht und jenen bereits öfter erwähnten Strebungsanomalien, welche sich in übertriebener, in der Angst wurzelnder Zärtlichkeit gegen die Angehörigen äussern. Dass die Gedächtnissschwäche während des Anfalles complet ist, weist der am Morgen vorhandene Erinnerungsdefect für die Episode des Anfalles nach.

S o m n a m b u l i s m u s (Nachtwandeln, Schlafwandeln). Die psychopathischen Elementarerscheinungen, welche diesen Zustand zusammensetzen, sind: D e f e c t e d e r W a h r n e h m u n g s p r o c e s s e bei vollkommener S c h ä r f e (vielleicht sogar Steigerung) e i n z e l n e r Perceptionen, partielle Erinnerungslosigkeit und partielle Stockung des Denkens (Nichtkennen der Angehörigen, Verkennen von Gefahren, Reactionslosigkeit auf Anrufen) bei A b l a u f von V o r s t e l l u n g s - und D e n k a k t e n , welche sich aus einer beschränkten Gruppe von Wahrnehmungen, Erinnerungen und sinnlichen, wie abstrakten Urtheilen zusammensetzen und »automatische« Handlungen auslösen; specifisch ist auch hier die totale Aufhebung der Gedächtnissfunction während des Anfalles die Amnesie für die Zeit desselben und für alles, was in dieser Zeit von Erscheinungen der Aussenwelt und von eigenen Bewusstseinsvorgängen appercipirt worden war.

Nach den zur Zeit vorliegenden Erfahrungen kommen beim Irresein der Kinder neben den psychischen sehr oft noch anderweitige I n n e r v a t i o n s s t ö r u n g e n vor. Sie unterscheiden sich nicht von den gleichartigen bei erwachsenen Geisteskranken beobachteten Anomalien. Es handelt sich um Anästhesien, Analgien, Hyperästhesien, Hyperalgien, Paralgien in sensorischen, sensibeln und visceralen Nervenbezirken, um allgemeine und lokale Akinesen, Hyperkinesen, Parakinesen, Störungen der motorischen Innervation der Eingeweide, der Gefässe und um trophische Anomalien. Fast alle diese Störungen, deren wir im speciellen Theile noch oft gedenken werden, sind mustergültig in diesem Handbuch von S o l t m a n n bereits beschrieben worden.

Auch das V e r h a l t e n d e s K ö r p e r g e w i c h t e s bietet nach meinen eigenen und den spärlichen in der Literatur vorhandenen nach dieser Richtung hin untersuchten Fällen keine von den für die Geisteskrankheit Erwachsener feststehenden Erfahrungen abweichende Eigenschaften.

---

1) Vgl. S o l t m a n n . Dieses Handb. Bd. V. 1. 1. S 325 ff.

Specielle Pathologie der Kinderpsychosen.

Neurasthenia cerebralis.

Literatur: West, Journ. f. Kinderkrankh. 1854, S. 16, 22, 23. — Güntz, Allg. Ztschr. f. Psychiatrie XVI, S. 187 ff. — Fielding-Blandfort, a. a. O. S. 23. — Lähr ibid. XXIX, S. 602. — Uffelmann, Handb. d. priv. u. öffentl. Hygiene des Kindes. Leipz. 1881. S. 423 ff. — Baginsky, Lehrb. d. Schulhygiene, Stuttg. 1883. S. 361 ff. Daselbst die wichtigste Lit. bis 1883. — Kjellberg, (Referat in) Mendels Neurolg. Centralblatt 1884 S. 404. — Dass die meisten Schriften über »Ueberbürdung« mehr auf das Jugendalter als auf die Kindheit Bezug haben, wurde schon S. 59 hervorgehoben.

Unter Neurasthenia cerebralis verstehen wir eine Neurose des Grosshirns, welche durch mässige Abschwächung der intellectuellen Fähigkeiten, Veränderung der Stimmung, Schlafstörung und mannigfaltige Innervationsanomalien charakterisirt ist, die subacut oder chronisch mit verschiedenen Ausgängen verläuft und am häufigsten in Folge von geistiger Ueberanstrengung bei neuropatisch belasteten Kindern sich entwickelt. Das Wesen der Krankheit besteht wahrscheinlich in vasomotorischen Störungen der Hirnrinde.

Symptome: Allmählich, meist innerhalb einiger Wochen, selten binnen wenigen Tagen, fällt, ohne dass das Kind von selber Klagen äussert, Veränderung seines geistigen Verhaltens auf: Mangel an Lust und Fähigkeit allein oder mit anderen Kindern zu spielen, Mangel an Neugierde und Gesprächigkeit, an Interesse für Erzählungen, Abnahme der Eitelkeit, des Egoismus, Verschwinden der Heiterkeit, des Uebermuthes. In der Schule wird Unaufmerksamkeit, schlechtes Begreifen neuer, unsicheres Wissen bereits gelernter Gegenstände bemerkt. Unverhältnissmässig lange Zeit braucht das Kind zu seinen Schulaufgaben, vollendet dieselben nicht oder unsauber und schlecht. Fragen werden öfter überhört als beantwortet, vielleicht auch ganz mechanisch wiederholt; Murmeln abgebrochener Sätze, Stellen abrupter Fragen unterbrechen das meist beobachtete düstere Schweigen. Am Tage zieht sich das kranke Kind gern von Familie und Spielgenossen in ein nahe gelegenes Zimmer zurück, es verkriecht sich in Ecken, wird öfter in liegender Position getroffen; oder es hält sich ausserhalb des Hauses im Freien, in Nebengebäuden, nie ganz weit von anderen Menschen, auf. Auf Zurufen kommt es zögernd und scheu und zeigt sich verlegen vor den nächsten Angehörigen oder träumerisch zerstreut. Bei Dunkelheit will es dagegen nicht allein sein. Ermahnungen, Vorwürfe, Strafen, Neckereien der anderen Kinder wegen des veränderten Verhaltens sind von Stillschweigen, der Erklärung »ich kann nicht anders«, hie und da

von Verzweiflungsausbrüchen mit heftigem Weinen, ja von Zornesparoxysmen mit Zuschlagen, Kratzen, Beissen gefolgt, die aber alsbald
wieder dumpfer Trägheit weichen.

Der Schlaf stellt sich Abends spät, oft erst nach Mitternacht ein,
so müde und abgespannt das Kind auch am Tage erschienen ist. Aufschrecken aus dem Schlafe mit heftigem Zucken und Schreien oder hastigem Murmeln einiger Worte mit ängstlichen Träumen ist häufig und
gewöhnlich schliesst sich längeres Wachsein mit Sich-Wälzen, Seufzen
und Selbstgesprächen an oder es kommen, manchmal jede Nacht, Anfälle von Pavor nocturnus, selbst von Somnambulismus vor. Am Morgen
erwacht das Kind spät und schwer, zeigt sich besonders verdrossen und
geht mit Widerstreben an sein Tagewerk.

Die Haltung ist schlaff und gebückt, die Muskulatur weich, die Bewegungen erfolgen träge, zwischendurch hastig, unbeholfen, eckig, oft
zitternd, selbst von leichtem Zucken begleitet. Auf Befragen wird auch
über Mattigkeit geklagt. Recken und Dehnen, tiefes Gähnen werden
sehr oft bemerkt, ab und zu auch Zusammenschauern wie vor Frost,
auch Scharren mit den Füssen, Trommeln mit den Fingern kommen vor.

Die Augen sind mittelweit geöffnet, blicken in die Ferne, bei der
Anrede senkt sich der Blick gewöhnlich. Die Conjunctiven sind injicirt,
die Pupillen gewöhnlich stark erweitert, von lebhafter, manchmal os-
cillirender Reaction. In manchen Fällen tritt öfteres Nasenbluten ein.
Blässe und dunkele, oft leichtbläuliche Röthe wechseln im Gesicht häufig ab. Der Gesichtsausdruck ist leer, apathisch, Hände und Füsse sind
kühl, leicht cyanotisch, etwas feucht; am Kopfe finden sich öfter grössere
oder kleinere, meist die Mitte der Scheitelregion einnehmende warme,
selbst heisse Stellen. Auf Befragen hört man wohl auch Klagen über
»Kopfschmerz«, über Druck, Schwere und Hitze im Kopfe; das Kämmen
und Ziehen an den Haaren ist gewöhnlich schmerzhaft, auch erweisen
sich der eine oder mehrere Dornfortsätze der Halswirbelsäule druckem-
pfindlich. Die ophthalmoskopische Untersuchung ergibt in manchen
Fällen Pulsation der Netzhautarterien (Rählmann). Grelles Licht und
lauter Schall sind den Kranken zuwider, ältere Kinder klagen wohl
auch über Flimmern vor den Augen, Tanzen der Buchstaben beim Lesen,
zischende und klingende Geräusche im Ohr. Es besteht Sehreckhaftig-
keit gegenüber dem Blitz, dem Schiessen, plötzlichem Poltern, Locomo-
tivenpfiff etc. Manchmal kommen auch Schwindelanfälle vor. Die Temperatur ist normal oder etwas erniedrigt, der Puls frequent, weich, klein,
bei Bewegungen des Körpers oft ungemein beschleunigt. Systologische
weich blasende Geräusche am Herzen sind häufig vorhanden. Bei An-
strengungen entsteht leicht eine geringe Dyspnoe. Der Appetit erweist

sich als unregelmässig, hastige Befriedigung desselben kann Erbrechen
nach sich ziehen. Gewöhnlich ist die Defaecation träge. Die Ernährung
leidet gewöhnlich, aber nicht in allen Fällen.

Einige Beispiele mögen das soeben geschilderte Krankheitsbild
illustrieren:

N. N. ein Mädchen von 13 Jahren, dessen Eltern ⦗beide frühzeitig
an Phthisis pulm. gestorben waren, ohne anderweitig Kinder zu hinterlassen, wuchs als Waise bei fremden Leuten auf, welche über die Gesundheitsverhältnisse der Ascendenz in Bezug auf Nervenkrankheiten
nichts anzugeben wussten. Ein ernstes, leicht verletzliches Wesen war
an dem Kinde von jeher bemerkt worden, die Intelligenz war stets sehr
gut gewesen, das Lernen, in welchem das Kind einen geradezu heissen
Ehrgeiz offenbarte, leicht gefallen, bis vor etwa einem Vierteljahr Unlust und Unfähigkeit zu angestrengterem Arbeiten, zum Aufmerken in
der Schule, Gedächtnissschwäche und gleichzeitig ein träumerisches, stilles
Wesen bemerkt wurden. Das Kind zog sich von der Gesellschaft zurück,
besonders von den ziemlich gleichalterigen Kindern der Familie, in welcher es lebte, jedoch nie weiter als in sein eigenes mit den andern in
Verbindung stehendes Zimmer, in welchem es nicht spielend, sondern
auf dem Bette liegend oder mit einer Handarbeit beschäftigt, gefunden
wurde. Auf Befragen nach seinem Befinden antwortete es mit verlegener
Miene: es fehlt mir nichts. Der Schlaf war schlecht, nächtliches Aufschrecken war häufig, das Aufstehen am Morgen fiel dem Kinde schwer.
Später erst gab es auf Befragen an, dass es sich matt fühle, „Kopfweh"
habe, schlecht schlafe, leicht vergesse und keine Lust zum Lernen habe.
Die Gesichtsfarbe wurde blass, doch wurde häufiges Umschlagen derselben in lebhafte bläuliche Röthe bemerkt. Unregelmässigkeiten des
Appetits traten öfter hervor.

Die Untersuchung ergiebt folgendes: Völlig kindlicher Habitus;
zarter, aber normaler Körperbau in jeder Hinsicht. Eine heisse Stelle
von Thalergrösse auf dem Scheitel. Druck auf den etwas stärker als
gewöhnlich vorspringenden Dornfortsatz des 3ten Halswirbels sowie auf
denjenigen des 4ten bringt Schmerz, der in den Hinterkopf ausstrahlt,
hervor; nach wiederholten Versuchen, diesen Schmerz zu prüfen, tritt
dunkle Röthung des Gesichtes ein. Pupillen dilatirt, gleichweit, auf Licht
lebhaft reagirend, Conjunctivae geröthet, Lider gesenkt, Gesichtsausdruck
verlegen, matt und abgespannt, Haltung schlaff, ganz leicht kyphotisch
in der oberen Brustwirbelgegend, Bewegungen langsam. Oefter leichtes
Zusammenschauern während der Untersuchung, ebenso öfteres Aufseufzen.
Temp. normal, Hände und Füsse kühl, livide, die Hände feucht. Puls
klein über 100, sehr erregliche Herzthätigkeit, schwache Töne mit weichem systol. Blasen, am Sternum beiderseits schwaches Venensausen.
An den Lungen keine Veränderung nachweisbar. Auf Befragen wiederholt das Kind die Angaben über Unlust und Unfähigkeit zum Lernen,
Gedächtnissschwäche, Schmerz und namentlich Benommenheit des Kopfes,
Mattigkeit und Schwäche, schlechten Schlaf. Es bejaht das Vorhanden-
sein von Gleichgiltigkeit, verneint bestimmt das Bestehen von trauriger
Stimmung, von Angst. Die Antworten erfolgen etwas spät, mit leiser

monotoner Stimme und mit träumerischem Gesichtsausdruck. Von selbst spricht das Kind nicht. Einige scherzhafte Fragen bringen keinerlei physiognomische Zeichen von Heiterkeit hervor.

Ich rieth völliges Aussetzen der Schule, tägliche warme Bäder von ³/₄ Stunden Dauer, Galvanisation der schmerzhaften Halswirbel mit schwachen Strömen, welche der Hausarzt ausführen möchte. Nach Mittheilungen des Letzteren besserten sich bald die objektiven und subjektiven Symptome. Einmal kam ein kurzer Anfall ohnmachtartiger Schwäche mit Zittern bei erhaltenem Bewusstsein vor. Allmählich, im Verlaufe von mehreren Monaten trat vollständige Heilung ein.

(Eigene Beobachtung.)

„D. D., ein 11 Jahre altes Mädchen, schlank gewachsen für ihr Alter, von guter Complexion, mit braunen Augenbrauen, braunem Haar und etwas stumpfem Gesichtsausdruck, die Stirn senkrecht und hoch; der Vorderkopf etwas schmal, die Scheitel hoch und der Hinterkopf sehr gross. Sie ist in der letzten Zeit ungewöhnlich rasch gewachsen; man schildert sie als ein freundliches und liebevolles Kind, das aber scheu und furchtsam ist. Einige Monate bevor ich sie sah, verlor sie ihre gewöhnliche Munterkeit und erschien fortwährend verdriesslich, ohne dass sich eine Ursache auffinden liess. Bisweilen war sie selbst in Gesellschaft von Kindern ihres Alters ganz still und schweigsam, blieb gern mit sich allein und sprach mit sich und zwar manchmal in sehr aufgeregter Weise. Sie schien von Sinnestäuschungen oder Vorspiegelungen heimgesucht zu sein, denn sie redete manchmal, als wenn sie für diesen oder jenen spräche, der gegenwärtig wäre, und dann wieder machte sie viele Fragen über die gleichgiltigsten Dinge und wiederholte die Fragen vielmals hintereinander. Tage gab es, an denen ihre allgemeine Aufregung sich kund gab durch Schluchzen und andere hysterische Symptome, aber niemals klagte sie über Schmerz oder über ein anderes Leiden.

Im Uebrigen schien die Kleine an Verstand gegen ihre Geschwister nicht zurückzustehen und obwohl sie sie nicht zu lieben schien, so konnte sie doch bisweilen bei einer weiblichen Handarbeit, die sie gerade interessirte, bei einer ihrer Schwestern stundenlang zusehen; auch setzte sie sich bisweilen auf ein kleines Pferd und ritt umher, allein sie erregte doch die grössere Besorgniss, da der Geisteszustand mehrerer Verwandten von väterlicher Seite durchaus nicht richtig gewesen war. Empfohlen wurde, bei dem Kinde jede geistige Anstrengung möglichst zu vermeiden, ihm nur mässigen und wenig Unterricht zu geben und es sich viel in freier Luft bewegen zu lassen. Täglich musste die Kleine ein lauliches Bad nehmen und eine Zeit lang erhielt sie Tinct. Hyoscyani in kleinen Dosen. Auch wurde besonders darauf gehalten, die Kleine vom Hause wegzubringen, wo man ihr in allem nachgab. Es trat in den nächsten drei oder vier Monaten jedoch nur eine geringe Besserung ein: unter einer guten Leitung einer verständigen Erzieherin lernte sie Briefe schreiben über Gegenstände, für welche sie besonderes Interesse hatte, und wurde auch so weit gebracht, dass sie vielerlei aus der Weltgeschichte im Gedächtniss behielt und Fragen ganz richtig beantworten konnte; aber oft sprach sie kein Wort, gab keine Antwort und wiederholte eine Frage gerade so, wie sie es früher gethan hatte, zu Zeiten drei- bis

viermal hintereinander. Unter der trefflichen Leitung ihrer Erzieherin
ging es freilich immer besser mit ihr, aber ausserordentlich langsam,
als nach zwei Jahren die Menstruation sich einstellte und nun rasch
eine Umwandlung eintrat, die eine vollständige Genesung hoffen liess.
Die Menstruation war verhältnissmässig früh eingetreten und da ich das
Mädchen wiedersah, fand ich sie in jeder Beziehung vollständig entwickelt."
                                                        (Conolly.)

Da die Elementarerscheinungen, welche das Krankheitsbild der cerebralen Neurasthenie zusammensetzen, fast alle bereits im allgemeinen
Theil dieser Schrift eingehend besprochen worden sind, dürfte eine nähere
Analyse dieses Krankheitsbildes hier überflüssig sein. Wir wollen uns
nur vergegenwärtigen, dass im Vordergrund des ganzen Symptomencomplexes die Störungen der intellectuellen
Functionen stehen: Gedächtniss- und Erinnerungsschwäche, welche
sich weniger auf sinnliche, als auf abstrakte Vorstellungen beziehen,
Verlangsamung des Vorstellungsverlaufes und des Denkens, nachweisbar als Unaufmerksamkeit, Unfähigkeit zum Lernen, Zerstreutheit,
Wiederholen von Fragen, Selbstgespräche. Dazu kommen Abschwächung geistiger Gefühle, welche als Interesselosigkeit, Fehlen der Neugierde sich offenbaren, von psychischen Paralgien, zumal die Verlegenheit vor den Angehörigen, Neigung zur relativen Einsamkeit, gelegentlich
auftretende psychische Hyperalgie (Zornesausbrüche), Angst vor dem
Alleinsein bei Nacht, weiterhin Pavor nocturnus, Somnambulismus.

Mit den psychopathischen, von der Hirnrinde ausgehenden Symptomen verbinden sich Krankheitserscheinungen seitens subcorticaler
Nervenapparate. Es besteht Schlaffheit der animalischen Musculatur,
welche sich in gebückter Haltung, leerem Gesichtsausdruck, trägen, oft
zitternden Bewegungen, Ermüdbarkeit und Neigung zum Liegen, endlich in Schwäche der Stimme zu erkennen gibt. Die plumpe eckige Beschaffenheit willkürlicher Bewegungen, die kreischende Phonation bei
Affecten liefern weitere Illustrationen dieser Muskelerschlaffung. Das
häufige Strecken und Dehnen, mit Gähnen und Tiefaufseufzen verbunden,
das Scharren mit den Füssen, Fingertrommeln und andern automatischen
Bewegungen sind vielleicht einfach psychische Reflexe, welche die Oede
und Leere des Bewusstseins auslöst, oder sie sind abhängig von muscu-
lären Dysästhesien, mithin als Reflexe von den sensibelen Muskelnerven
zu betrachten.

Eine weitere Reihe von Erscheinungen bilden die Sensationen
im Kopf, über welche die Kinder seltener von selbst als auf genaueres
Befragen nach ihrem Befinden klagen. Dieser Umstand ist entschieden
wichtig; denn wer wüsste denn nicht, dass die Kinder geneigt sind, über
jede wenn auch kleine Beschwerde zu jammern? Unbedingt beweist da-

her der Ausfall dieser ächt kindlichen Neigung die Abschwächung gewisser sinnlicher Unlustgefühle, bezw. die Abschwächung der Reaction
auf solche, also die Athymie, welche für diese Krankheit charakteristisch
ist. Unter diesen auf besonderes Befragen angegebenen Sensationen im
Kopfe ist nun, wie auch die Erfahrung bei Neurasthenie Erwachsener
zeigt, der Kopfschmerz nicht gerade das hervorragendste Symptom. Es
sind viel häufiger lästige Gefühle von Druck, Spannung, Eingenommen-
sein des Kopfes (»Kopfdruck« Runge), um welchen es sich handelt,
sog. Paralgisen, die ihren Sitz im Schädelraum bald hier bald dort haben
und mit der sehr oft nachweisbaren Temperatursteigerung auf der Höhe
des Scheitels zusammenhängen mögen. Den statistischen Aufzeichnungen
über die Häufigkeit des »Kopfschmerzes« bei Schulkindern[1]) allen Werth
abzusprechen, bin ich weit entfernt; ich möchte aber doch entschieden
betonen, dass genaues, dem kindlichen Gesichtskreis angepasstes Befragen nach der Qualität dieser Kopfbeschwerden mir oft ergeben hat, dass
Paralgien im Schädelraum und nicht Kopfschmerz vorliegen mussten,
indem die kranken Kinder ihre Sensationen im Kopfe nicht mit dem
Schmerz, den z. B. ein Nadelstich, ein quetschender Druck etc. macht,
sondern mit einem leichten Druck, einer Spannung, wie sie ein umge-
legtes Band hervorruft, vergleichen konnten. Fragt man nach Gefühl
von Brennen im Kopfe und wird dessen Anwesenheit bejaht, so muss
man allerdings an ächten Schmerz denken; es kommt diese Klage aber
nach meinen Erfahrungen auch bei Kindern selten vor.

Im nahen Zusammenhang mit diesen Erscheinungen stehen vasomotorische Störungen, welche bei der Cerebralneurasthenie sich darstellen als häufiger Farbenwechsel im Gesicht (Blässe und düstere Röthe,
deren schon Guillaume gedenkt), als Injection der Conjunctiva, Nasenbluten, sichtbares Pulsiren einzelner Arterien z. B. der Temporalis
(zuerst von Runge[2]), allerdings bei Erwachsenen beobachtet). Dazu
kommt noch die von Rählmann[3]) entdeckte Pulsation der Netzhautarterien bei Neurasthenie, welche sich ebensowohl bei Kindern wie bei
Erwachsenen findet; »die Netzhautarterien sind bisweilen auffallend eng,
in der Regel vom normalen Kaliber nicht abweichend, jedenfalls nicht
verbreitert. Dafür zeigen aber die Arterien regelmässig ungewöhnlich
hochgradige Schlängelungen in ihrem Verlaufe und Pulsationen an den
gewundenen Bogentheilen, meist in Form von Locomotionen.«

---

1) Guillaume, (D. Gesundheitspflege in den Schulen, Aarau 1865 S. 35 f.)
fand, dass von 731 Kindern 296 (40,5%) an häufigem Kopfweh litten. Von
3564 Schülern, die Th. Becker (Luft und Bewegung zur Gesundheitspflege
in den Schulen, Frankf. 1867 S. 12) erwähnt, litten 974 (27%) am Kopfschmerz.
   2) Runge, Archiv f. Psychiatrie und Nkh. Bd. VI S. 639.
   3) Rählmann, Ueber einige Beziehungen der Netzhautcirculation zu
allg. Störungen d. Blutkreislaufes. Virch. Archiv Bd. 101. Sep. Abdr. S. 39.

Die einheitliche Erklärung der soeben genannten Symptomengruppen macht zur Zeit noch die grössten Schwierigkeiten, deren Erörterung hier zu weit führen würde.

Die pathologische Anatomie der Cerebralneurasthenie, welche wohl nur mikroskopische Veränderungen der Hirnsubstanz zu erwarten hat, ist noch nicht begründet. Ein Fall, den Güntz (a. a. O. S. 206) mittheilt, hat eine ganz andere Bedeutung — es lag eiterige Meningitis vor, welche doch sicher nicht in Beziehung gebracht werden kann zu der in Rede stehenden Neurose.

Verlauf. Dauer. Ausgänge. Der Verlauf der Krankheit ist ausgezeichnet durch Remissionen und Exacerbationen, welche nach Stunden und Tagen mit einander abwechseln. In den günstig verlaufenden Fällen verlängern sich später, wie bei den meisten sich zur Heilung anschickenden Hirnneurosen, die bessern Zeiten, aber neue Verschlimmerungen fallen immerhin noch vor, bis endlich die letzte derselben abgelaufen ist und die Genesung erfolgt.

Die Dauer beträgt gewöhnlich mehrere Monate, eine Serie von solchen, manchmal ein Jahr und mehr. Nur ausnahmsweise umfasst dieselbe einige Wochen.

Der Ausgang ist, wie es scheint, in der Mehrzahl der Fälle Genesung; dieselbe beginnt zunächst mit Besserung des Schlafes. Nach und nach verschwinden die Sonderbarkeiten im Verhalten, allmählich kehrt die frühere Munterkeit und Leistungsfähigkeit des Kindes wieder. Unter ungünstigen Verhältnissen können aber aus der Cerebralneurasthenie auch schwere Affectionen der Hirnrinde hervorgehen, namentlich Geistesstörung in Form von Zwangsvorstellungen, Melancholie, maniakalische Aufregung und Dementia, welche zunächst als acute Dementia auftritt, aber auch in unheilbaren Schwachsinn übergehen kann.

Die Prognose ist im Allgemeinen günstig. Sie wird nur zweifelhaft, kann sogar ungünstig werden, wenn die schädlichen Einflüsse, welche die nächste Ursache der Krankheit bilden, nicht rechtzeitig beseitigt werden, wenn nämlich strenge häusliche Zucht ohne zu individualisiren fortgesetzt, der Schulbesuch nicht inhibirt und das Kind trotz der Krankheit im Lernen schonungslos vorwärts getrieben wird.

Aetiologie. Die wichtigsten Ursachen der Krankheit sind (wie bereits S. 34, S. 59, S. 134 erwähnt) neuropathische Disposition, namentlich hereditäre Anlage zu Nervenkrankheiten, auch Abstammung von Phthisikern (S. 35), und starke geistige Anstrengung. Dass die letztere beim Lernen, der Hauptaufgabe des Schulkindes, auch Sorgen und Angst vor dem Bestehen in der Schule mit sich bringt, ist selbstverständlich. Es handelt sich also um einen Verband von Ursachen, der erst nach

Eintritt in die Schule zur Geltung gelangen kann. Daher fehlt die Cerebralneurasthenie in den ersten beiden Perioden der Kindheit. Vom Knabenalter sind die letzten Jahre dem Zustandekommen der Neurose am günstigsten. Die Frage der »Ueberbürdung«, welche uns hier nochmals entgegentritt, erledigt sich entsprechend dem soeben Gesagten dahin, dass die individuelle Anlage der betreffenden Kinder, welche der Cerebralneurasthenie verfallen, gegenüber den Anforderungen der Schule und namentlich gegenüber dem, was mit diesen Anforderungen zusammenhängt, zu schwach ist. Nicht etwa als ob diese Anlage Unfähigkeit zum Begreifen und Lernen bedeuten müsste; im Gegentheil, der Eifer dieser Kinder ist oft sehr stark, ein Ehrgeiz, die Besten in der Klasse zu werden, steckt oft in ihnen oder er wird leicht angefacht, namentlich durch die Eitelkeit der Eltern, wie schon W e s t betont. Es entsteht dann derjenige Zustand, den man im Publicum »Schulfieber« nennt.

Ein Beispiel, welches die Folgen des eigenen starken Ehrgeizes im Lernen illustrirt, habe ich oben aus eigener Erfahrung mitgetheilt (S. 136). Fälle, welche der zweiten Kategorie angehören, nämlich den schädlichen Einfluss der Eltern anschuldigen, sind die folgenden:

Beobachtung von G ü n t z (a. a. O. S. 215); 11jähr. zarter, gut begabter Knabe. Der Vater, cholerischen Temperamentes, Hypochonder, die Mutter sehr nervös, zeitweise melancholisch. „Aus ihm gedachte der Vater etwas Ausgezeichnetes zu bilden und sorgte mit Ernst nicht nur für tüchtige Lehrer, sondern auch für zahlreiche Lehrstunden und Aufgaben. Jede Anerkennung der Lehrer diente dem Vater dazu, den Knaben nur noch stärker anzustrengen; derselbe arbeitete daher Tag und Nacht, ohne doch sich und den Lehrern zu genügen." Allmählich Verlust der Heiterkeit, verdrossenes Gehen zur Schule, in derselben Unaufmerksamkeit, daher bald schlechte Censuren, deren Folgen schwere, unbarmherzige Strafen des Vaters sind. Es folgen bald alle Erscheinnngen der Cerebralneurasthenie, welche zudem noch schwerere psychopathische Symptome von längerer Dauer nach sich zieht. Heilung nach 11monatlichem Aufenthalte in·der Anstalt von Güntz.

Beobachtung von L ä h r (a. a. O. S. 604): 13jähr. anämischer, körperlich zurückgebliebener Knabe, welcher schon bis Secunda vorgerückt ist, indessen ganz kindliches Wesen darbietet. In der Familie mehrere Fälle von Geistesstörung, von L ä h r selbst behandelt. Nach dem Tode der Mutter hatte sich der Vater nur noch mehr den Kindern gewidmet, überwachte ängstlich das Leben derselben, namentlich ihre Schularbeiten, hatte besonders diesen Knaben zu einem „Musterknaben" zu machen in Absicht. Seit längerer Zeit schon eigentümliches Wesen des Kindes: es hält sich immer in der Nähe des Vaters, sieht ihn womöglich stets ängstlich an, hat nur noch Sinn für seine Schul-Aufgaben, glaubt immer noch etwas in denselben vergessen zu haben, noch mehr sich vorbereiten zu müssen, arbeitet bis tief in die Nacht hinein, schläft darauf unruhig. Nach einiger Zeit folgen Verdriesslichkeit, Eigensinn, Sich-Zurückziehen

von den Schulkameraden, welche auch den Knaben wegen seines krankhaften Verhaltens hänseln. Es zeigt sich Unlust zur Arbeit etc. Heilung in 6 Monaten in einer Irrenanstalt.

Welcher Einfluss der concurrirenden Schädlichkeit der M a s t u r-
b a t i o n bei Kindern zukommt, ist schwer zu entscheiden. Immerhin
ist klar, dass dieses Laster zumal die Verrichtungen des Grosshirns oft
genug schwer beeinträchtigt und gerade einen Symptomencomplex hervorbringt, der als Cerebralneurasthenie bezeichnet werden muss (vgl.
S. 61). Ebenso sei an die H e l m i n t h i a s i s und über Zusammentreffen
mit starker Schulanstrengung hier nochmals erinnert (vgl. S. 45).

K o p f e r s c h ü t t e r u n g e n leichteren Grades werden von A.
E u l e n b u r g [1]) als nicht unwesentlich für das Zustandekommen dieser
Krankheit bezeichnet. Er sah den Symptomencomplex der Cerebralneurasthenie bei zwei Knaben von 8 und 9 Jahren nach pädagogisch
beigehenden Kopferschütterungen auftreten; beide Kinder waren übrigens erblich belastet. Auch den acuten und subacuten E r k r a n k u n-
g e n des Mittelohrs scheint eine ätiologische Beziehung zu unserer
Krankheit zuzukommen, wie ein früher (S. 43) von mir erwähntes, allerdings einen jugendlichen, hereditär belasteten Erwachsenen betreffendes
Beispiel andeutet. Dasselbe gilt von E r k r a n k u n g e n d e r N a s e.

H a c k [2]) berichtet von einem 15jähr. Knaben, welcher mit chron.
katarrhalischer Schwellung der Nasenschleimhaut behaftet war; es bestand Kopfschmerz, Unfähigkeit die Schulaufgaben anzufertigen, Vergessen des bereits Gelernten, auch allgemeine Vergesslichkeit, Blödigkeit
und „Trübsinn"; Cauterisation der Nasenschleimhaut stellte die frühere
geistige Regsamkeit des Knaben bald wieder her.

D i a g n o s e. Bezüglich der Diagnose der Cerebralneurasthenie
sind zunächst die intellectuellen Störungen von Wichtigkeit, welche
keinen sehr erheblichen Grad erreichen, indem weder Wahnideen noch
blödsinnige Abstumpfung der Denkprocesse vorliegen. Dazu kommt
als weiteres diagnostisch wichtiges Moment, dass die Stimmung des
Kranken wohl mürrisch zu sein scheint, häufig sogar Apathie besteht;
Seelenschmerz ist sicher nicht vorhanden, wenn auch in manchen Beobachtungen von »Trübsinn« gesprochen wird. Die Diagnose wird weiterhin gestützt durch die begleitenden ebenfalls keine hohen Grade errei-
chenden motorischen und sensorischen Störuungen und durch die vasomotorischen Symptome, die wir oben etwas näher betrachtet haben.

In differentiell-diagnostischer Hinsicht kommen Geistesstörung in
Zwangsvorstellungen, stuporöse Dementia acuta und die einfache Melan-

---

1) A. E u l e n b u r g, Lehrbuch der Nervenkrankh. II. Aufl. Berl. 1878
II S. 693.
2) H a c k, Ueber eine operative Radicalbehandlung etc., Erfahrungen
a. d. Gebiete der Nasenkrankh. Wiesbaden 1884. S. 9.

cholie in Frage; diese Psychosen gehen erfahrungsgemäss manchmal aus der Cerebralneurasthenie hervor. Bei der acuten Dementia besteht ebenfalls Stimmungsmangel und Abschwächung der intellectuellen Functionen, diese Störungen sind aber so hochgradig, dass das Bild des anergetischen Stupor resultirt; stuporös wird man die an Cerebralneurasthenie leidenden Kinder keineswegs nennen können. Bei der Melancholia simplex beherrscht der Seelenschmerz, welcher sich im Gesichtsausdrucke spiegelt und dessen Vorhandensein auf entsprechendes, dem kindlichen Verständniss angepasstes Befragen immer zugestanden wird, das Krankheitsbild. Geistesstörung in Zwangsvorstellungen unterscheidet sich von der gewöhnlichen Cerebralneurasthenie eben durch das Bestehen und lästige Vorwalten dieser Elementarerscheinungen im Bewusstsein. Ich glaube, dass dieser psychopathologische Vorgang, welchen man nicht schlechthin als eine Complication der Cerebralneurasthenie betrachten kann, eine Transformation der in Rede stehenden Psychose in eine andere anzeigt. Wir kommen noch auf die Geistesstörung in Zwangsvorstellungen zurück.

Therapie. Der Prophylaxe der Krankheit hat sich in anerkennenswerter Weise die Hygiene des Kindesalters und die Schulhygiene angenommen, auf deren literarische Leistungen wir hier verweisen [1]). Die Krankheit selbst erfordert zunächst Befreiung von der Schule für ¼, ½ Jahr, Einstellung der geistigen Arbeit überhaupt. Zu Anfang ist Bettliegen nützlich, namentlich während der Exacerbationen der Neurose. Besserung des Schlafes erzielt man passend durch verlängerte bis ¾ Stunden dauernde Vollbäder von 29° R. Bei kräftigen Kindern können feuchte Einpackungen an Stelle dieser Bäder treten. Chemische Schlafmittel sollten womöglich ganz vermieden werden. Die Kost sei leicht verdaulich, reichlich, starker Kochsalzgenuss wird untersagt. Zum Abendessen giebt man kein Fleisch, keinen Thee, sondern Weissbrod, gekochtes Obst, Milch. Man lässt das Kind nicht allein schlafen, brennt Nachtlicht, wenn die Anfälle von Pavor nocturnus häufig sind. Am Morgen braucht das Kind erst aufzustehen, wenn es ausgeschlafen, nämlich selbst Neigung zum Aufstehen hat. Regelmässige Galvanisation des Gehirns — sagittale oder transversale Kopfgalvanisation bei geringer Stromstärke — Galvanisation quer durch die Halswirbelsäule, galvanische Behandlung druckempfindlicher Halswirbel mit der Anode sind in allen Fällen angezeigt. Von der allgemeinen Feradisation kann vorsichtig Gebrauch gemacht werden. Förderlich für die Kur der

---

1) Vgl. die mehrfach angeführten Stellen von Uffelmann und Baginsky.

Krankheit ist Landaufenthalt. Die physikalische und diätetische Behandlung ist wichtiger als die medicamentöse. Will man die letztere
nicht unterlassen, so kann man Chinin, Solut. Fowleri, Argent nitr.,
Monobromcampher (Gerhardt) in entsprechenden Dosen geben.

Melancholie.

Literatur: Maudsley, a. a. O. S. 293. — Voisin (und Couyba), a. a. O. S. 928. — Zit a. a. O., Sep.-Abdr. S. 14 ff. — Scherpf,
a. a. O. S. 310. — Cohn a. a. O. S. 56. — (Casuistische Lit. vgl. im Text.)

Die Melancholie (Schwermuth, Lypemanie) ist charakterisirt
durch spontanen oder doch nicht hinreichend begründeten Seelenschmerz
und diesem entsprechende Veränderungen des Fühlens (Gemüthes), Vorstellens und Strebens. Vieles spricht dafür, dass diese Psychose der klinische Ausdruck einer Erkrankung der Hirnrinde ist, deren Wesen Trägheit der Blutcirculation in der Corticalsubstanz ausmacht. Auf verschiedene Ursachen hin besonders bei psychopathisch veranlagten Kindern sich entwickelnd, verläuft die Melancholie gewöhnlich subacut oder
chronisch, bildet eine Reihe von Formen, die gerne in einander übergehen, nämlich die Mel. simplex, Mel. mit Angst, Mel. mit Wahnvorstellungen, Mel. mit Stupor; sie endet entweder mit Heilung oder mit
Ausgang in Manie, in Schwachsinn, hie und da mit Ausgang in den Tod.

Symptome: 1) Melan-
cholia simplex (Mel. sine
delirio). Allmählich, manchmal
plötzlich schwindet die laute Unruhe, die Munterkeit des Kindes,
stilles, niedergeschlagenes Wesen
oder dumpfer Ernst tritt an Stelle
der Heiterkeit. Zwar erledigt das
Kind noch seine Aufgaben und
Pflichten wie die Schularbeiten,
das Aufstehen, die Toilette, Zubettgehen etc., aber alles geschieht träge mit Unterbrechungen. Das Spiel wird matt,
hört bald ganz auf und man sieht
das Kind sinnend auf einem Fleck

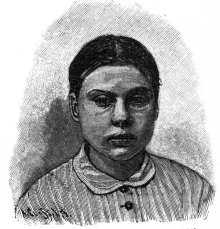

Fig. 1: Melancholia simplex bei einem 14jähr.
Mädchen (Minna Rosinale S. 145).

stehen oder sitzen. Oft seufzt es mit leisem Stöhnen tief auf, weint [1])

---

1) Es wurde schon S. 66 bemerkt, dass Weinen mit Thränenstrom der
kindlichen Melancholie sehr wohl zukommt.

ab und zu, ohne dass sich ein Grund auffinden lässt. Dazu kommt öfter
ein ungewöhnlicher Hang zur Einsamkeit, der sich im Aufsuchen der entferntesten Räume und Winkel, in Neigung zum Verweilen weit vom Hause
offenbart. An solchen Orten wird das Kind in dumpfes Hinbrüten ver-
sunken angetroffen. In Gesellschaft erweist es sich stumpf, theilnahmlos, mürrisch, verlegen vor Bekannten seines Alters und vor den Angehörigen. Es redet von selbst fast nichts, aber dasjenige, was es spricht,
ist geordnet und richtig und die Antworten erfolgen spät und leise mit
monotoner Stimme. Versuche, dem Kinde eine Freude zu machen, heitere scherzhafte Anrede bringen entweder keine Reaction oder nur steifes,
wehmüthiges Lächeln, wohl auch Weinen hervor. Die Aeusserungen
der Zuneigung gegen Eltern, Geschwister, Freunde werden lau oder
fehlen ganz. Unbedeutende Vorgänge, namentlich solche, die Leistungen
von selbst geringem Werte involviren, bringen Bangigkeit oder auch
Rührung zu Stande; Verweise, Neckereien haben dumpfes gleichgiltiges
Verhalten, ausnahmsweise rasch verfliegende Zornausbrüche zur Folge.
Ruhig und theilnehmend nach seinem Befinden gefragt, antwortet das
Kind — wiederum zögernd, mit leiser, monotoner oder gar flüsternder
Stimme — »i c h b i n t r a u r i g«, »i c h f ü r c h t e m i c h«. Bei ge-
nauerem Befragen weiss es entweder keinen Grund für diese Stimmung
anzugeben oder es macht, offenbar um doch etwas zu sagen, irgend eine
Kleinigkeit als Ursache der Trauer geltend.

Haltung, Bewegungen, Physiognomie, Appetit, Defäcation, Puls-
und Respirationsverhältnisse bieten alle die Eigenschaften dar, welche
wir oben S. 66 beim Seelenschmerz mässigen Grades erwähnt haben.
Die Temperatur ist subnormal. Der Schlaf ist unvollständig, von Stöhnen, Tiefseufzen, ängstlichen Träumen mit Aufschreien unterbrochen;
am Morgen fehlt die Erquickung, das Aufstehen fällt unendlich schwer
und namentlich um diese Zeit des Tages treten alle hauptsächlichen Erscheinungen der Krankheit besonders stark hervor. In seltenen Fällen
treten die Exacerbationen gegen Abend auf.

B e i s p i e l. Minna Rosinale, 14 Jahre alt, esthnisches Bauernmädchen von kindlichem Habitus, noch nicht menstruirt. In der Familie
sind angeblich Nerven- und Geisteskrankheiten bis jetzt noch nicht beobachtet worden. Vater an einer acuten Krankheit gestorben, Mutter
nebst den 3 Geschwistern gesund. Pat. war bisher, ausgenommen eine
Varicellenerkrankung im 5ten Jahre, ganz gesund, entwickelte sich wie
andere Kinder, besuchte die Schule mit sehr gutem Erfolg, hatte aber
ein furchtsames Naturell. Vor 5 Wochen wurde sie auf einem fremden
Gutshofe von einer Schaar Truthühner angefallen; sie erschrack heftig,
bekam Schwindel und Schwarzsehen bei dem Vorfall. Kopfschmerz,
Herzklopfen, Schwindelanfälle, Appetitmangel, Schmerzen in der ganzen
linken Brusthälfte nebst oberer Extremität, Verminderung des Schlafes,

schlossen sich an den Schrecken an. Namentlich traten vor dem Einschlafen Gehörsphantasmen von Truthühnergeschrei auf, nächtliche Anfälle von Alpdrücken folgten denselben nach.

Status praesens (bei der Aufnahme am 7. Dec. 85): Kräftiges, ziemlich wohlgenährtes Mädchen. Gesicht und Schleimhäute etwas blass, Pupillen mittelweit, gleich, auf Lichtreiz gut reagirend. Am Schädel, an der Wirbelsäule nichts Abnormes zu finden, innere Organe ohne nachweisbare Veränderung.

Bulbi etwas prominirend, Augenbrauen emporgezogen, mehrere Quer- und Längsfalten in der Stirnhaut, Blick leer, starr, in die Ferne gerichtet, Lippen etwas gewulstet, Nasolabialfalten deutlich ausgedrückt, Mundwinkel nach unten gezogen.

Unaufgefordert spricht Pat. kein Wort, zeigt nicht die geringste Neigung sich zu beschäftigen, verharrt ruhig an dem einmal eingenommenen Platze; sie seufzt öfter auf, scherzhaft angeredet lächelt sie theilnahmlos. Jhre Antworten auf bestimmte Fragen von gewöhnlichem Inhalte sind richtig, sachgemäss und genügend ausführlich. Sie spricht mit ganz leiser Stimme, ausdruckslos. Auf Befragen ad hoc gibt sie an, dass sie traurig sei. Einen Grund dafür kennt sie nicht. Sie klagt Schmerz in der linken Thoraxhälfte und Schulter, der bis in die Fingerspitzen ausstrahlen soll; objectiv ist nichts nachzuweisen. Der Appetit ist schwach, der Schlaf in den ersten Nächten unruhig; Waschen, Ankleiden besorgt sie von selbst, bei der Morgenvisite ist die Kranke besonders ernst und bei der Anrede befangen und ängstlich. Sehnsucht nach Hause fehlt nach eigener Angabe gänzlich.

Der Verlauf der Krankheit gestaltete sich folgendermassen: Bei täglich vorgenommener Galvanisation (Anode) des Plexus brachialis sin. und täglichen warmen Bädern verschwanden die Schmerzen in Schulter und Arm bald. Das psychische Verhalten besserte sich bei dieser Behandlung und guter Ernährung rasch; der Schlaf wurde ruhig und ausgiebig, die Stirnfalten verloren sich, der Blick wurde ausdrucksvoll und frei, die Mundwinkel rückten herauf. Pat. äusserte Verlangen nach Beschäftigung, war heiteren Gesprächen zugänglich und lachte schliesslich viel und gern. Auch äusserte sie Sehnsucht nach Hause und schrieb unaufgefordert an die Mutter. Auf Befragen erklärte sie, von ihrer traurigen Verstimmung nunmehr ganz befreit zu sein. An Körpergewicht hatte sie 15½ russ. ♯ zugenommen. Geheilt entlassen d. 11 Feb. 86.

(Eigene Beobachtung.)

2) Melancholie mit Angst (angstvolle Mel.). Im Gegensatz zu der trägen Ruhe, welche das Krankheitsbild der vorigen Form äusserlich darbietet, herrscht Aufregung, welche sich bis zu tobsüchtigen Verhalten, selbst zur Jactation steigern kann. Entweder ist diesem Zustand eine einfache Melancholie vorausgegangen oder er entwickelt sich selbständig und dann manchmal ziemlich rasch. Das Kind wechselt häufig den Ort, trippelt oder läuft umher in hastigem Tempo. Zwischendurch wieder steht es einige Zeit auf einer Stelle in lauschender, abwartender Position, hält z. B. den Finger an den Mund (Strack), kaut

an den Nägeln (K ö h l e r), es sitzt nur für Augenblicke oder ist überhaupt nicht zum Sitzen zu bringen. Wühlen und Raufen in den Haaren Herumzupfen, Nesteln an den Kleidern, Aus- und Wiederankleiden zur unpassenden Zeit, Zerknittern von Papier u. dgl., was gerade zur Hand ist, fallen oft vor. Dabei hört man oft lautes Stöhnen, Jammern, ab und zu jähes Aufschreien. Fragen werden häufig überhört, die spär-

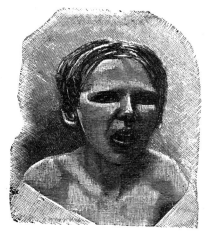

lichen Antworten sind in der Regel noch sachgemäss und richtig, aber sie geschehen überaus hastig, fragmentarisch in abgebrochenen Sätzen, in andeutenden Worten mit leiser, tonloser oder aber mit rauher Stimme. Die regelmässige Beschäftigung hört ganz auf, die Toilette wird nicht mehr von selbst gemacht, das Spielen ist unmöglich, die Nahrungsaufnahme ist unvollkommen, unregelmässig, eilig; oft ist die Entleerung der Dejectionen in Unordnung, indem Ver-

Fig. 2: Angstvolle Melancholie, mit bulbären Symptomen complicirt, bei einem 12jähr. Mädchen, nach einer Moment-Photographie (vgl. S. 54).

halten von Harn und Fäces stattfindet, welches gelegentlich unfreiwillige Abgänge nach sich zieht. Das Zubettegehen wird verschoben und wenn es herbeigeführt worden ist, springt das kranke Kind oft wieder aus dem Bette heraus und beginnt sein unruhiges Treiben von Neuem. Der Schlaf ist immer kurz, leise, ängstlich, oft fehlt er gänzlich für einige Zeit.

Gewöhnlich halten sich die Aufregungserscheinungen nicht lange auf gleicher Höhe; es finden Remissionen statt, denen wieder Exacerbationen folgen. Während der ersteren klagen die Kinder nach ihrem Zustande befragt über Angst (vgl. S. 69 ff.), über Furcht, Schrecken, schlechthin ohne bestimmten Vorstellungsinhalt. In den Remissionen kann die melancholisch-angstvolle Aufregung sich soweit ermässigen, dass eine Art blande Fröhlichkeit, die sich in Singen und Pfeifen ergeht, zum Vorschein kommt. Es ist möglich, dass dieselbe eine Maske der abgeschwächten Angst (S. 72) darstellt. Die Exacerbationen führen zum Weglaufen ins Freie ohne Rücksicht auf Tageszeit und Wetter, zu gewaltsamem Sichbahnbrechen (Zerschlagen der Fensterscheiben), zum Herumirren in weiter Entfernung (Mel. »errabunda«) oder zu Symptomencomplexen, welche als R a p t u s m e l a n c h o l i c u s zusammengefasst werden: indem die Angst wächst, entsteht Verworrenheit, nämlich Ideenflucht mit falschen Vorstellungen, also Delirium, mit Impulsen zu Selbstbeschädigungen, zur Vergewaltigung anderer Personen, zum Zerstören von Sachen, zum Brandstiften etc., welche Impulse sich sehr leicht in die entsprechenden Handlungen umsetzen. Hintendrein besteht keine oder nur eine summarische Erinnerung an die Ereignisse des Anfalls.

Die äussere Erscheinung, der Gesichtsausdruck, Puls, Respiration überhaupt alle übrigen Symptome verhalten sich wie bei der Angst höheren und höchsten Grades, welche bereits S. 71 f. besprochen worden ist. Die Temperatur ist bald erhöht, bald subnormal.

B e i s p i e l e :

13jähr., für das Alter stark aufgeschossenes Mädchen, erblich belastet: Mutter wiederholt mit Puerperalmelancholie, zwei Schwestern der Pat. mit Melancholie behaftet, ebenso die Schwester der Mutter. Die Eltern nahe Blutsverwandte. Das Kind hatte früher ein heiteres Temperament und lernte leicht. Ohne erkenntliche Ursache erkrankte es an Kopfschmerz, Ohrensausen, Flimmern vor den Augen, Appetitmangel, Obstirpation; Schlaf ziemlich gut, Puls 92—96. Dabei bedeutende Verstimmung, Traurigkeit, Unruhe, die zu anhaltendem Hin- und Herlaufen führt. Oft steht das Kind gleichsam gedankenvoll den Finger an den Mund haltend. Zum Sitzen ist es schwer zu bewegen, zeigt zum Arbeiten keine Lust. Beständig wird es von Angst geplagt, die Abends stärker hervortritt. Wahnvorstellungen hat dieselbe nicht im Gefolge. Bei Opiumgebrauch allmählicher Nachlass, Intermissionen der Angst, die sich schliesslich nur noch Abends einstellt und nach und nach ganz verschwindet. Einmaliger Rückfall der Angst, abermals Opium, dauernde Beseitigung derselben. Seitdem befindet sich das Kind ganz wohl und munter und arbeitet wieder so gut und gern wie vor der Krankheit.

(Strack a. a. O.)

13½ jähr., im Wachsthum sehr zurückgebliebener Knabe. Schädel von oben her breit gedrückt, Stirn niedrig, Gesicht sonst wohlgebildet, Körper ebenmässig gebaut. Mit scheuem, ängstlichem Blick steht er stundenlang starr und statuenartig in der entferntesten Ecke, kaut die Nägel ab, vermeidet jede Berührung mit Anderen, stösst die kurzen Antworten hastig und gepresst hervor, in seinem Gesichte liegt der Ausdruck namenloser Angst. Manchmal stöhnt er laut auf, rennt wie von innerer Pein gefoltert umher und stösst laute Schreie aus, ohne von deren Ursachen Rechenschaft zu geben. Die Speisen verzehrt er mit grosser Hast, unterbricht sich dabei oft, hält plötzlich inne und lauscht wie auf Stimmen. Einmal war der Knabe in ziemlich schlauer Weise aus der Anstalt entwichen und wurde in einer Entfernung von vier Stunden in der Richtung nach seiner Heimath aufgegriffen. Dem Gensdarmen, dem er durch sein scheues Wesen aufgefallen war, berichtete er deutlich und zusammenhängend über seinen Namen, sein Alter, über das Woher und Wohin; zurückgebracht verfiel er wieder in den früheren Zustand. Ausgang unbekannt.

(Köhler, Irrenfreund 1878 S. 162.)

12jähr. Knabe. Leichte schon längere Zeit bestehende Chorea. Einige Tage vor der Aufnahme in die Anstalt Versuch sich zu erhängen — am Halse noch die Strangrinne sichtbar. Bei der Aufnahme acut „maniakalisch". Er versucht seinen Kopf gegen die Wände zu stossen, in die Polsterzelle gebracht, wirft er sich zu Boden und schreit: „O tödtet mich, zerschmettert mein Gehirn, o lasst mich sterben." Er kratzt und beisst die Wärter, sucht sich auf jede Weise umzubringen. Sein Kopf ist heiss, der Puls schnell, er verweigert die Nahrung und schläft nicht. Unter geeigneter Behandlnng Genesung in einigen Tagen.
(M a u d s l e y a. a. O. S. 288.)

3) M e l a n c h o l i e m i t W a h n v o r s t e l l u n g e n (Melancholischer Wahnsinn). Diese Form ist bei Kindern selten. Sie stellt eine weitere Entwicklungsstufe der einfachen und angstvollen Melancholie dar, indem mit der depressiven Stimmung sich pessimistische Wahnvorstellungen verbinden, welche schon eine umfassendere Welterfahrung, mindestens Frühreife des Geistes voraussetzen. Die Zukunft erscheint dem Kranken hoffnungs-

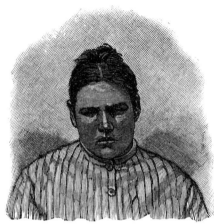

Fig. 3 : Melancholie mit Wahnvorstellungen bei einer jugendlichen Person.

los oder geradezu furchtbar: »Alles ist aus«, es wird schlimm werden« »es giebt ein Unglück«, »die Welt geht unter«. Dazu kommt eine illusorische Verfälschung der Sinneswahrnehmungen, welche bereits V o i s i n als charakteristisch auch für den melancholischen Wahnsinn der Kinder hervorgehoben hat: Personen und Sachen, die ganze Aussenwelt erscheinen dem Kranken verändert, die Menschen sehen anders aus wie sonst, sie reden anders als bisher, die Hunde bellen anders u. s. w., Marionetten, eine Scheinwelt umgeben den Kranken. Indem nur traurige, entsetzliche Vorstellungen und Gedanken im Bewusstsein aufkommen, fallen dem Kranken frühere Vergehen, Anwandelungen von schlechter Gesinnung wieder ein, welche er in der Erinnerung jetzt übertreibt: »ich war i m m e r unfähig, schlecht, habe Unglück und Strafe verdient.« Gehörshallucinationen bestätigen dem Kranken oft noch den Inhalt dieser Versündigungswahnideen. Erwachsene, welche mit dieser Form der Melancholie behaftet sind, zeigen häufig den S. 117 erwähnten melancholischen Verfolgungswahn, der in vollendeter Form bei Kindern, wie es scheint, noch nicht beobachtet worden ist.

Die äussere Erscheinung, das Verhalten und die sog. somatischen

Symptome der Mel. mit Wahnvorstellungen sind dieselben wie bei der Mel. simplex. In den Exacerbationen der Hirnneurose können die Krankheitsbilder der Mel. mit Stupor vorhanden sein. Als Beispiel vermag ich nur folgenden Fall anzuführen:

11jähr. Knabe. Hereditär nicht belastet, körperlich schwach, geistig sehr gut entwickelt, in seinem Wesen gutmüthig. lebhaft. Nov. 1880 Scharlach und Diphtherie und Pneumonie. Noch geschwächt die Schule besuchend, wird der Knabe sehr reizbar, empfindlich, hat Nachts zuweilen Schreckanfälle. März 81 Masern. Nach denselben Verlust alles Interesses, Aufsuchen der Einsamkeit, tagelang Weinen ohne Grund, Nachts oft ängstliche Hallucinationen mit dem Charakter des Verfolgtseins. Er fing nun an, sich für einen untauglichen, unfähigen und unglücklichen Menschen zu halten, glaubte sterben zu müssen. Daneben bat er stets, man möge ihn nicht verlassen. Bei der Aufnahme ins Spital (December 81): Anämie, Appetitmangel, Obstipation, Schlaflosigkeit. Gesicht bald traurig, bald apathisch. Auf Fragen antwortet er kurz, nicht sogleich und zuweilen überhaupt nicht. Ein Gespräch mit ihm zu unterhalten, ist unmöglich. Häufig werden fremde oder eigene Worte automatisch wiederholt. Hervorstechend ist die Idee, dass er sterben müsse, dass man ihn verlassen könnte. Bei kräftiger Nahrung Gebrauch von Leberthran, warmen Bädern, andauernder Aufenthalt in freier Luft Heilung in 5 Monaten.

(Kowalewski Medic. Westnik[1]).

4) Melancholie mit Stupor (M. passiva, M. attonita, M. mit Stumpfsinn, stuporöse M.). Diese Form entwickelt sich entweder aus einer der bereits beschriebenen Formen der Schwermuth oder sie entsteht primär. Charakteristisch ist für dieselbe, wie der Name besagt, das Vorhandensein des Symptomencomplexes, welcher S. 132 als Stupor bezeichnet und geschildert wurde. Das Kind steht, sitzt oder liegt regungslos da, reagirt nicht oder nur unvollständig auf fast alle sinnlichen wie psychischen Reize, die Secrete und Excrete gehen ungehindert ab, das Aussehen ist blass, hier und da leicht gedunsen, der Puls klein leer, unregelmässig, die

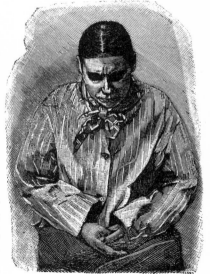

Fig. 4: Melancholie mit Stupor bei einer jugendlichen Person.

---

1) Nach einem Referat im Irrenfreund 1883 S. 143. In den mir zugänglichen Bänden des Med. Westnik fand ich die Originalarbeit nicht.

Respiration oberflächlich, verlangsamt, die Temperatur ist niedrig, die abhängigen Theile sind cyanotisch, das Körpergewicht sinkt rasch. Der Gesichtsausdruck zeigt die S. 66 erwähnten Veränderungen der Starre und des düsteren Sinnens; aber diese entstellte Physiognomie ist gelegentlich bei Einwirkung gewisser psychischer Rufe einer momentanen Veränderung fähig, indem ein flüchtiges Stirnrunzeln, eine erste Andeutung von Lächeln, ein Augenzwinkern bei geeigneter Anrede zu Stande kommt. Im nächsten Augenblick ist aber die alte Starre der Züge wieder da. Den passiven Bewegungen setzen die Kranken entweder einen heftigen Widerstand entgegen, welcher sich auch bei der Fütterung mit dem Löffel geltend macht, oder es tritt das Phänomen der Flexibilitas cerea (S. 67) bei herbeigeführten Veränderungen der Stellung der Glieder hervor. Ab und zu murmeln die Kranken wie im Traume einige unverständliche Worte vor sich hin, klagen sich (flüsternd) an oder sie schreien einmal plötzlich auf; es geschieht selten, dass sie aufspringen, umherlaufen und explosive Gewaltakte gegen sich, gegen Andere, gegen Objecte versuchen.

Nach der Genesung vermögen Erwachsene von intensivem Seelenschmerz, furchtbarer Angst und infernalischen Hallucinationen zu berichten, welche während des Stupors herrschten.

Ein hierher gehöriger Fall von Kelp wurde bereits S. 67 mitgetheilt.

West (Journ. f. Kinderkrankh. 1860 S. 37) berichtet folgenden Fall: Ein 5jähr. Knabe wird bei leichtem Unwohlsein zum Begräbnisse seines Vaters mitgenommen. Er schauert heftig zusammen, klagt Kopfschmerz durch Zeichen; er spricht fortan überhaupt nicht mehr, zeigt die Zunge auf Verlangen nicht, verweigert die Nahrung, liegt lautlos und gleichgiltig gegen Alles, was ihn umgiebt, im Bett. Nachts zeigt er sich unruhig. Leerer Gesichtsausdruck, weite Pupillen, Unfähigkeit das rechte Auge zu schliessen, Mund nach links verzogen, aus dem rechten Mundwinkel fliesst Speichel; vorübergehende Parese des rechten Arms. Nach kurzer Besserung wieder traurige Stimmung, Schläfrigkeit, Gleichgiltigkeit. Ab und zu ruft er nach der Mutter, auch wenn dieselbe bei ihm ist. Nächte immer unruhig. Stuhlverstopfung, zunehmende Schlafsucht, Convulsionen. Tod am 16ten Tage. — Die Section ergab nur „ein wenig Flüssigkeit in den Hirnhöhlen und etwas Blutanhäufung in den Gefässen."

In einem Falle meiner Beobachtung, welcher von A. Sperrlingk[1]) veröffentlicht worden ist, handelte es sich um einen esthnischen Bauernknaben, welcher im 15ten Jahre körperlich noch sehr wenig entwickelt in einfache Melancholie verfiel; allmählich entwickelte sich bei ihm ein Zustand von vollkommener Interesselosigkeit und Apathie. Er vernachlässigte die Körperpflege, Speichel floss aus dem Munde, Schleim aus

---

1) A. Sperrlingk, Ueber ächte Sitophobie, Inauguraldissertation, Dorpat 1883.

der Nase, ohne dass er es zu bemerken schien. Urin und Koth liess er
unter sich, wenn er nicht rechtzeitig auf den Abort geführt wurde. Er
lag viel auf dem Bette, „schlief viel", wie die Angehörigen sich aus-
drückten, auf Fragen gab er zunächst keine, später nur spärliche, verworrene Antworten. Spontan sprach er nicht. Nach und nach besserte
sich der Zustand, die Stimmung blieb aber deprimirt. Wegen abermaliger Steigerung der melancholischen Symptome wurde er einige Zeit
später in der Klinik behandelt. Es lag damals eine Melancholie mit
Angst von specifischer Färbung vor.

Pathologische Anatomie. Anämie oder venöse Stase, in manchen Fällen leichtes Ödem des Grosshirns und der Pia sind die wesentlichen Befunde. Ripping fand Verschmächtigung, helles Aussehen,
Pigmentarmuth der Rindenganglienzellen.

Der Verlauf der Melancholie lässt nicht selten ein Stadium incre-
menti, ein Höhestadium und ein Stadium der Abnahme erkennen. Im Allgemeinen kann als Regel gelten, dass die Schwermuth anfangs als Mel.
simplex auftritt und wenn nicht Heilung erfolgt, in die schwereren Formen
der Mel. mit Angst, mit Wahnideen, mit Stupor übergeht. Es kommen aber
auch Fälle vor, welche die eine oder die andere Form durch den ganzen
Krankheitsverlauf einhalten. Von Anfang bis zum Ende pflegt der Zustand der Kranken, welche Spielart der Melancholie auch vorliege, Exacerbationen und Remissionen darzubieten, welche regelmässig oder
atypisch sich einstellen. Manche Melancholiker sind des Morgens in
jeder Hinsicht schwerer afficirt als die übrigen Tageszeiten, bei anderen
dagegen sind Nachmittag und Abend die schlimmeren Zeiten (vgl. den
Fall von Strack S. 148). Das Stadium decrementi ist durch längere
Dauer der Remissionen charakterisirt.

Die Dauer beträgt gewöhnlich mehrere Monate; daher ist die
Melancholie als vorzugsweise subacut verlaufende Krankheit zu bezeichnen (S. 144). Gewisse Beobachtungen über den Selbstmord im Kindesalter machen aber das Vorkommen ganz acuter, fulminant verlaufender Melancholien wahrscheinlich; dieser Gegenstand wird uns im
folgenden Abschnitt noch beschäftigen. Umgekehrt kann sich die
Schwermuth auch bei Kindern über eine Reihe von Jahren erstrecken
unter den erwähnten Schwankungen des seelenschmerzlichen Zustandes,
unter Wechsel einzelner graduell verschiedener Formen (vgl. d. Fall v.
Sperrling k S. 151).

Der Ausgang der Melancholie ist in der Mehrzahl der Fälle Heilung,
welche direct oder nach einem maniakalischen Reactionsstadium
zu Stande kommt, seltener Schwachsinn, hie und da der Tod, durch Selbstmord oder Erschöpfung. Die Zahl der Beobachtungen, welche Kinder
betreffen, ist noch zu klein, um einen sicheren Ueberblick über die Ver-

hältnisse zu gewähren. Dennoch will ich erwähnen, dass von 24 Fällen
von Melancholie bei Kindern, die ich (meine eigenen Fälle eingerechnet)
zusammenstellte, 11 mit Heilung, 1 mit Schwachsinn, 3 mit Tod (1 durch
Selbstmord, 2 in Folge von Erschöpfung) endigten; in den übrigen 9
Fällen ist der Ausgang nicht erwähnt aus Ungenauigkeit der Beobachtung,
oder weil die Krankheit zur Zeit der Publication noch im Gange war.

Die Prognose der Melancholie ist daher im Allgemeinen günstig.

Aetiologie. Unter 199 besser beschriebenen Fällen von Irresein
bei Kindern (einschliesslich der eigenen Beobachtungen) finde ich wie
soeben erwähnt die Melancholie 24mal. Von den Ursachen der Psychosen,
welche wir im allgemeinen Theil eingehend besprochen haben, sind für
die Pathogenese der Melancholie besonders wichtig die erbliche Belastung,
namentlich die Abstammung von Individuen, die zu einer Zeit des Lebens
selbst an Melancholie erkrankt waren (Fälle von Strack, Kelp u. A.),
von Gelegenheitsursachen die Kopfverletzungen (Savage, Voisin),
fieberhafte Krankheiten (Kowalewski), Herzkrankheiten (Zit), depressive Gemüthsbewegungen, einschliesslich harter Strafen (West,
Rinecker, Verf. u. A.).

Diagnose. Die Diagnose der Schwermuth stützt sich in erster
Linie auf die andauernde traurige Verstimmung (Seelenschmerz), welche
spontan oder doch nicht hinreichend begründet ist, mit Angst verbunden sein kann und das Vorstellen und Denken, das Handeln, das ganze
Gebahren der Kinder in specifischer Weise verändert. Als wichtige
diagnostische Momente kommen hinzu Abnahme des Körpergewichtes,
elendes, gealtertes Aussehen, Verminderung des Appetits, des Schlafes,
die Veränderung der Herzthätigkeit, des Pulses, des Gefässtonus. Zur
Differenzialdiagnose ist Folgendes zu bemerken: die von gewissen Le-
benseinflüssen hervorgebrachte weltschmerzliche, pessimistische Gemüthsart der Kinder (S. 10) bringt keinerlei somatische Begleiterscheinungen hervor und weicht rasch der Beseitigung der Ursache. Bei Hypochondrie der Kinder besteht ebenfalls traurige Stimmung, aber sie
ist nicht spontan, sondern wurzelt in einer wahnhaften Befürchtung
hinsichtlich der eigenen Gesundheit. Secundär ist ebenfalls die traurige
Stimmung bei Zwangsvorstellungen abscheulichen Inhaltes (vgl. den
Fall v. Vogel S. 108) und bei Paranoia, indem sie von der Wahnidee
der persönlichen Beeinträchtigung allein abhängt. Bei Cerebralneurasthenie ist die Stimmung mürrisch, oft besteht sogar Apathie, eigent-
licher Seelenschmerz fehlt und in erster Linie steht die Abschwächung
der intellectuellen Fähigkeiten. Nur bei flüchtiger Betrachtung kann die
angstvolle Melancholie mit Manie verwechselt werden; denn der Grundzug dieser Psychose ist keineswegs Angst und Seelenschmerz, es herrscht

übermütige Stimmung, welche häufigen und heftigen Zornesparoxysmen
Vorschub leistet. Die stuporöse Melancholie kann verwechselt werden
mit acuter Dementia, mit Paranoia, welche zeitweise stuporöse Zustände
mit sich bringt, mit apathischem Blödsinn. Entscheidend für die Differentialdiagnose ist der Nachweis des Seelenschmerzes, welcher die Ursache des melancholischen Stupors ist. Dieser Nachweis wird oft erst
hintendrein, bei Besserung des Zustandes, wenn die Kranken über das,
was in ihnen vorging, sich aussprechen können, zu liefern sein. Erfahrungen an Erwachsenen lehren indessen, was die Differenzialdiagnose
zwischen melancholischem und paranoischem Stupor betrifft, dass beim
ersteren leerer, erstaunter Gesichtsausdruck bei kleinem weichem Pulse,
bei letzterem harter, grosser, voller Puls und in der Physiognomie die
Miene der sog. Verbissenheit, des Trotzes vorhanden sind. Der Stupor
des acuten und des chronischen (apathischen) Blödsinns beruht auf Ausfall der psychischen Processe; der Versuch durch passende Anrede eine
vorübergehende Modification des Gesichtsausdruckes hervorzubringen,
schlägt hier fehl, während er wie erwähnt (S. 151) beim melancholischen Stupor oft gelingt.

Therapie. Die günstigsten Verhältnisse zur erfolgreichen Behandlung der Melancholie bietet die Unterbringung des kranken Kindes in einer Irrenanstalt. Die Behandlung in der Familie, welche sich
manchmal nicht umgehen lässt, muss das in den Anstalten erprobte
Verfahren bei Melancholie nachzuahmen bestrebt sein. Auch bei einfacher Melancholie soll gänzliche Befreiung vom Schulbesuch, vom Unterricht überhaupt stattfinden, welche sich bei den schweren Formen
der Krankheit von selbst gebietet. Die Kranken müssen Tag und Nacht
überwacht werden, alle stechenden und schneidenden Gegenstände seien
ihnen ebenso unerreichbar wie Stricke und längere Tücher, giftige Substanzen etc. Zubetteliegen im Höhestadium der Melancholie ist zur Er-
zielung der körperlichen Ruhe, zum Fernhalten erregender Einflüsse
und der leichtern Ueberwachung wegen sehr zu empfehlen. Bei angstvoller Melancholie ist Bettlage natürlich für längere Zeit nicht durch-
zusetzen, man muss dann von derselben abstrahiren. Das Essen ge-
schehe ausschliesslich mit dem Löffel. Oft ist Nachhilfe bei der Nahrungsaufnahme durch Zureden, durch Füttern mit dem Löffel nöthig.
Durch Vermehrung der Mahlzeiten, Darreichung kalter Speisen und
Getränke zwischendurch suche man die Anorexie und die Nahrungsverweigerung zu bekämpfen. Schlundsondenfütterung soll nur im Noth-
falle nach mehrtägiger absoluter Abstinenz angewendet werden; bei
der nächsten Mahlzeit aber werde gleich wieder die Fütterung mit dem
Löffel versucht, welche denn oft auch gelingt.

Kalte Abwaschungen (10—15° R.) am Morgen, feuchte Einpackungen (1 Stunde lang) gerade zur Zeit der Exacerbationen der melancholischen Verstimmung, bei der angstvollen Melancholie warme Vollbäder (27—28° R) 1½ Stunden lang ebenfalls zur Zeit der stärksten Aufregung gegeben, sind die einzig passenden hydrotherapeutischen Proceduren. Von den elektrotherapeutischen Methoden verdient die allgemeine Faradisation wegen ihrer erfrischenden Wirkung Berücksichtigung. Mit systematischer Galvanisation am Kopfe habe ich in Fällen mit unangenehmen Sensationen im Kopf bei erwachsenen Melancholikern wiederholt günstige Erfolge erzielt; einmal sah ich auch Nahrungsverweigerung bei Galvanisation an Kopf und Halswirbelsäule schwinden.

Von inneren Mitteln erweisen sich, was ich besonders betonen möchte, das Bromkalium, die Brommittel überhaupt als gänzlich unwirksam. Seelenschmerz und Angst lassen sich nur bekämpfen durch die O p i u m präparate, von welchen das Extr. opii aquos. subcutan applicirt, das geeignetste Mittel ist. Man beginnt mit kleinen, dem Alter und Ernährungszustand der Kinder angemessenen Dosen mehrmals täglich, steigert dieselben eine Woche hindurch und geht in der nächsten Woche wieder zurück. Länger als 14 Tage braucht man das Mittel gewöhnlich nicht zu geben, denn wenn es wirkt, ist der Heileffect in dieser Zeit schon erzielt; wirkte es nicht in dieser Zeit, so wirkt es überhaupt in dem betreffenden Falle nicht und schliesst die Gefahr der Angewöhnung ein. Bei erheblicher Cyanose am Kopf und den oberen Extremitäten ist das Opium contraindicirt. Man gebe dann Potio Riveri (das Kalipräparat), Aqua Laurocerasi, Urethan oder Cannabinum tannicum.

Als analeptische Mittel sind Wein und Bier zu empfehlen. Gegen Schlafstörung, soweit sie nicht durch hydrotherapeutische Maassnahmen (warme Vollbäder, Einpackungen) sich bekämpfen lässt, gebraucht man Paraldehyd und Urethan.

Anhang: Der Selbstmord im Kindesalter.

Literatur: Casper, Beiträge z. med. Statistik. Berl. 1825. S. 42 ff. — Durand-Fardel, Ann. méd.-psych. 1855, S 61 ff. — Collineau, Journ. d. méd. ment. VIII. 1868. S. 418 ff. — Stark, Irrenfreund 1870. Nro. 4—6. — Griesinger, Pathol. u. Ther. d. Geisteskr. S. 259. — Brierre de Boismont, Du Suicide et d. l. folie suic. II. Éd. Paris 1865. S. 29, 657 ff. — Morselli, Der Selbstmord. Internat. Biblioth. Leipzig 1881. Bd. L S. 210 ff.

Im Anschluss an die Schwermuth widmen wir hier dem Selbstmord im Kindesalter eine kurze Betrachtung. Es ist bereits von Stark hervorgehoben worden, dass eine namhafte Anzahl von Selbstmordfällen bei Kindern zu ungenau beobachtet vorliegen, um die Entscheidung der Frage zu ermöglichen, ob Geisteskrankheit als Ursache der That anzunehmen sei oder nicht, dass aber fast alle besser erforschten Fälle von Suicidum geistig gestörte Kinder betreffen. Von den Psychosen steht nun keine in so nahen und so festen Beziehungen zum Selbstmord wie die soeben besprochene Melancholie. Die preussische und sächsische Statistik erweisen, wie Morselli berichtet, dass überhaupt zwei Drittel der Selbstmorde der Geisteskranken durch melancholische und hypochondrische Zustände veranlasst werden. Dieses Verhältniss wird wahrscheinlich auch auf die Geisteskrankheit im Kindesalter zutreffen; statistische Angaben nach dieser Richtung liegen meines Wissens noch nicht vor. Jedenfalls aber steht der Annahme nichts im Wege, dass in der grossen Mehrzahl der Fälle die wesentliche Ursache des Selbstmordes, der Lebensüberdruss, im Kindesalter eine krankhafte Erscheinung ist. Wir haben oben den sog. Raptus melancholicus kennen gelernt, welcher nicht selten bei angstvoller Melancholie als jähe Exacerbation der Schwermuth auftritt. Ganz gewiss können aber auch mehr in der Stille verlaufende oder sehr rasch nach einem Gemüthsshok eintretende Melancholien bei Kindern zu dem psychopathischen Process des Raptus melancholicus mit Ausgang in Selbstmord führen, dessen Ablauf hinterdrein nur dann noch nachgewiesen werden kann, wenn entsprechende Aufzeichnungen u. dgl. aus den letzten Stunden oder Augenblicken vorliegen.

Zum Begriff des Selbstmordes gehört selbstverständlich auch der Selbstmordsversuch, die durch unpassende Wahl der Mittel [1], durch Rettung vereitelte Absicht der Selbstentleibung. Selbstmordpläne sind vorhanden gewesen, wenn das Individuum die Idee der Selbstvernichtung von selbst wieder aufgibt oder sich durch einen Zwischenfall von derselben abbringen lässt. Das letztere war der Fall in einer Beobachtung Berkhans, die S. 80 angeführt wurde. Selbstmordgedanken ohne eigentlichen Trieb dieselben zu verwirklichen kommen als Zwangsvorstellungen auch bei Kindern vor, wie die S. 109 berichteten Beobachtungen von Scherpf und Rinecker beweisen. Die freiwillige Aufopferung frühreifer Kinder in Kampf und Krieg, von welcher Durand-Fardel, Brierre de Boismont u. A. einige Beispiele erzählen, ist nicht identisch mit Selbstmord.

Die allgemeine Prädisposition zum Selbstmord ist bei

---

1) Z. B. wenn, wie einmal in der Irrenanstalt zu Heppenheim (G. Ludwig, Hofheim und Heppenheim (Bericht). Darmstadt 1880. II. S. 81) beobachtet wurde und begreiflicherweise leicht bei Kindern geschehen kann, ein Aufguss von schwedischen Zündhölzern in der Meinung, er wirke giftig wie derjenige von Phosphorzündhölzchen einverleibt, oder wenn ein älteres Kind (Brierre de Boismont, a. a. O.) Absud von europäischen Mohnköpfen in selbstmörderischer Absicht trinkt, weil es weiss, dass »Mohn« Gift enthält.

Kindern (Individuen unter 16 Jahren) geringer als bei jugendlichen Individuen und Erwachsenen jeder Altersklasse. Indem ich bezüglich der statistischen Einzelnheiten auf Morselli's gründliche Arbeit verweise, theile ich nur folgende Tabelle mit, welche sich auf die Frequenz der Selbstmorde der Individuen unter 16 Jahren verglichen mit den nächsten Altersklassen bei verschiedenen Völkern bezieht; sie lässt zugleich die nationalen Differenzen im Hange zum Selbstmord und das Vorwalten desselben beim männlichen Geschlecht schon im Kindesalter erkennen:

Auf	1 Million männliche Personen		1 Million weibliche Personen	
	unter 16 J.	von 16—20 J.	unter 16 J.	von 16—20 J.
kamen Selbstmörder desselben Alters und Geschlechts in:				
Schweden 1847—55	3,5	19,1	0,9	8,8
Dänemark 1865—71	28,0	165,0	3,0	112,0
Preussen 1869—72	10,8	114,5	2,0	50,0
Preussen 1873—75	10,5	122,0	3,2	50,3
Sachsen 1847—58	9,6	210,0	2,4	85,0
Belgien 1840—49	1,5	25,4	0,0	8,8
Frankreich 1835—44	2,2	56,5	1,2	31,7
Frankreich 1851—60	3,6	62,5	1,6	41,0
Oesterreich 1852—54	3,7	36,0	0,34	1,1
Italien 1872—76	3,2	32,2	1,0	12,2
	von 10—15 J.	von 15—20 J.	von 10—15 J.	von 15—20 J.
England 1861—70	4,0	28,0	3,0	30,0

Selbstmord kindlicher Individuen kommt häufiger in Städten als auf dem Lande vor. Mit fortschreitender Cultur scheint die Neigung zum Selbstmorde auch bei den Kindern zu wachsen. Die Beobachtungen von Casper (a. a. O.), dann diejenigen von Durand-Fardel a. a. O. verglichen mit den Ergebnissen der französischen Statistik späterer Jahrzehnte (Marselli, a. a. O. S. 210) auch die statistischen Erhebungen im Königreich Sachsen von 1849—85 (Kalender u. statist. Jahrbuch f. d. Königr. S. f. d. J. 1887. II. S. 137) deuten diesen Sachverhalt an. Es bedarf aber diesbezüglich unbedingt des Nachweises, dass die grösseren Ziffern der Selbstmordsfrequenz bei Kindern in späteren Jahrzehnten der Zählung von der steigenden Papulationsziffer lebender kindlicher Individuen unabhängig waren.

Dass im Verlaufe der Kindheit die Neigung zum Selbstmord im Allgemeinen wächst, deuten die statistischen Zählungen in Frankreich an. Von 20 Selbstmördern (der Jahre 1835—44) unter 14 Jahren, deren Alter angegeben war, waren nach Durand-Fardel

1 unter	5 J.	6 unter 12 J.
2 »	9 »	7 » 13 »
2 »	10 »	3 » 14 » [1]).

Von den 240 Kindern, welche sich in den Jahren 1866—69, 1871—72, 1874—75 in Frankreich umbrachten, standen

8 im Alter von	7 J.	16 im Alter von 11 J.
3 » » »	8 »	11 » » » 12 »
4 » » »	9 »	38 » » » 13 »
6 » » »	10 »	60 » » » 14 »

94 im Alter von 15 J.

Die prädisponirenden und die veranlassenden Ursachen des Selbstmordes der Kinder gestattet das vorliegende Material noch nicht schärfer zu trennen. Hinsichtlich der letzteren ist zu bemerken, dass von »Motiven« des Selbstmordes, wie es bei Erwachsenen üblich ist, bei den Kindern nicht mit vollem Rechte die Rede sein kann. Denn unter Motiv einer Handlung verstehen wir ein Resultat psychischer Thätigkeit, dessen nur der gereifte Mensch fähig ist.

Nach Morselli waren von je 1000 Selbstmorden der Individuen unter 15 Jahren:

veranlasst durch	bei männlichen Individuen		bei weiblichen Individuen	
	in Preussen 1869—72	in Italien 1868—77	in Preussen 1869—72	in Italien 1868—77
Geisteskrankheit	117	138	91	300
Körperliche Krankheit	0	0	45	0
Lebensüberdruss	25	28	0	0
Leidenschaften	24	0	0	200
Laster	8	28	0	0
Häusslichen Kummer	67	250	45	300
Finanzielle Verluste	8	28	91	0
Scham, Furcht vor Strafe	300	0	409	0
Unbekannte Ursachen	433	528	319	200

Die grossen Zahlen der Rubrik »unbekannte Ursachen« zeigen, welches Dunkel die Ursachen des Selbstmordes in der Mehrzahl der Fälle auch bei den kindlichen Personen umgiebt. Von den bekannten Ursachen wirkten am stärksten die depressiven Gemüthszustände, welche einestheils als häuslicher Kummer, anderntheils als Scham, Furcht vor Strafe gezählt sind. Unter häuslichem Kummer sind offenbar anhaltende oder wiederholte Unbilden des Gemüthes zu verstehen, welche erfah-

---

1) Von dieser die Grenze von Kindheit und Jugend bezeichnende Altersklasse mochten gerade eine namhafte Anzahl Selbstmörder und Selbstmörderinnen als jeunes hommes und jeunes filles schlechthin ohne Altersangabe notirt sein.

rungsgemäss zu den wirksamen Ursachen der Psychosen, besonders der Melancholie gehören und zwar zu den S. 37 erwähnten cumulativen Ursachen, die zuerst eine Prädisposition und bei ihrer Fortwirkung die Seelenstörung selbst hervorbringen können. Aehnliches dürfte auch von den Leidenschaften und Lastern zum Theil wenigstens gelten, indem dieselben Gewissensbisse und bei anhaltender vergeblicher Bekämpfung Verzweifelung veranlassen können. Die Kategorie von Ursachen, welche in der Rubrik Geisteskrankheit zusammengefasst vorliegt, dürfte demnach für unsere Betrachtung einen bedeutenden Zuwachs erhalten, der noch vermehrt wird durch die Gruppe ätiologischer Momente, die schlechthin als Lebensüberdruss gezählt sind. Denn Lebensüberdruss bei Kindern ist doch wohl als gleichbedeutend mit Gemüthskrankheit zu erachten (S. 156). Weiterhin können auch Scham über einen Fehltritt, Furcht vor Strafe wegen einer solchen bei Kindern rasch anwachsende, vielleicht der Umgebung nicht sehr auffällige Schwermuthszustände hervorbringen, welche dann die eigentliche Ursache des Selbstmordes bilden. Auch den finanziellen Verlusten, die mit verhältnissmässig kleinen Ziffern vertreten sind, können wir eine derartige Wirkung nicht ganz absprechen.

Es vereinigen sich demnach die wirksamsten der statistisch gezählten Ursachen des Selbstmordes bei Kindern für die psychiatrische Betrachtung zu einer Gruppe von Seelenzuständen, welche notorisch oder doch höchst wahrscheinlich als krankhafte Seelenzustände vom Charakter der Melancholie bezeichnet werden müssen. Demgegenüber erhebt sich nun die Frage, wie es kommt, dass immer nur in einzelnen Fällen häuslicher Kummer, Scham, Furcht vor Strafe etc. Selbstmord nach sich ziehen, während in unzähligen Fällen diese traurige Folge ausbleibt. Nach den wenigen Erfahrungen, welche sich auf besser beobachtete Fälle von Selbstmord im Kindesalter beziehen, kommt als besonders prädisponirendes Moment in Betracht zunächst eine gewisse Frühreife. Wir haben schon S. 11 von der Frühreife des Verstandes, des Gemüthes und der Neigungen gesprochen und gesagt, dass dieselbe sowohl spontan als durch fehlerhafte Erziehung, überhaupt ungünstige Lebensbedingungen entstehen könne, und S. 110 war von der Altklugheit, Excentricität und Bizarrerie der Kinder die Rede. Die letzteren beiden Erscheinungen sind unzertrennlich von einem bestimmten Grade von Intelligenzschwäche, die entweder als dauernde oder vorübergehende Eigenschaft vorhanden ist neben einseitiger Förderung des Denkens; daher haben Excentricität und Bizarrerie so nahe Verwandtschaft zum Wahn und Delirium und die Handlungen, welche sie veranlassen, meistens die Bedeutung deliranter Actionen. Dies gilt entschieden auch von dem Selbstmorde aus Frühreife und ihren Folgen. Wir haben bereits oben S. 111 ein hierher gehöriges von V o i s i n mitgetheiltes Beispiel kennen gelernt, bei welchem wir allerdings die veranlassende Ursache des Suicidiums nicht kennen; die Frühreife und Ueberspanntheit spiegelt sich aber in demselben mit voller Schärfe: das 13jähr. »Kind« hinterliess ein Schriftstück, welches begann: »Je legue [1]) mon âme à Rousseau, mon corps à la terre«.

In dieselbe Kategorie gehören nun offenbar auch die folgenden Fälle:

Beobachtung von D u r a n d - F a r d e l : 13jähr. Knabe von lebhaftem Charakter. Von seinem Vater gescholten und geschlagen, sagt er am anderen Morgen zu seinen Kameraden: „Mein Vater hat mich geschlagen; er wird es nicht wieder thun, denn ich werde mich ins Wasser stürzen" [2]). Die Freunde lachen über diese Aussage, die sie für Scherz halten. Während die Schulstunde die Kinder vereinigt, stürzt er sich ins Wasser und wird erst 24 Stunden später aufgefunden.

Beobachtung von B r i e r r e d e B o i s m o n t : 11jähr. Mädchen, einziges Kind eines Pariser Fabrikanten, sehr schön und sehr begabt, in allen Fähigkeiten widernatürlich frühreif und seinem Alter weit vorausgeeilt, fühlte sich tief verletzt dadurch, dass es noch als Kind behandelt wurde und fasste im Stillen den Gedanken sich umzubringen. Wissend, dass Opium das Leben vernichtet und vom Mohne herstammt, spart sie ihr Taschengeld und kauft dafür bei verschiedenen Kräuterhändlern 8—10 Mohnköpfe, welche sie in Abwesenheit der Eltern mit einer bestimmten Quantität Wasser abkocht. Dieses Decoct trinkt sie auf einmal und verfällt in eine bis zum andern Tage anhaltende Lethargie. Die Eltern schalten und sorgten dafür, dass das Kind nicht allein sei. Als sie dasselbe doch einmal für einige Augenblicke haben allein lassen müssen, veranlasst die Mutter, welche von einer dunkeln Vorahnung ergriffen wird, ihren Mann noch einmal umzukehren und nach dem Kinde zu sehen. Kaum, dass dieser in der Wohnung alles in Ordnung gefunden und spottend über die Befürchtungen der Frau zurückgekehrt ist, hören sie noch auf der Treppe von ihrer im 3ten Stocke belegenen Wohnung befindlich, Geschrei auf der Strasse und finden, hinunter geeilt, ihr Kind blutend auf dem Trottoir liegen. Dasselbe hatte sich, während die Eltern auf der Treppe waren, zum Fenster hinausgestürzt. Zur Zeit der Mittheilung zweifelte man noch an seinem Aufkommen.

S c h l a g e r (G r i e s i n g e r, a. a. O.) berichtet von einem 11jähr. Knaben, welcher sich aus verschmähter Liebe erhängte.

Eine Beobachtung von B r i e r r e d e B o i s m o n t, welche ein 14½jähr. Mädchen betrifft, gehört wahrscheinlich nicht hierher, indem das Alter dafür spricht, dass die eigentliche Kindheit schon vorbei war: das Mäd-

---

1) S. 111 ist der Druckfehler »je légère« stehen geblieben.
2) B r i e r r e d e B o i s m o n t a. a. O. S. 33 führt an, dass ein 10jähr. Mädchen, dem seine Mutter wegen seiner Aufführung Vorwürfe gemacht, die D r o h u n g aussprach: »Wenn Du mich so quälst, wirst Du mich einmal an Deinem Bettpfosten aufgehängt finden.«

chen hatte 30 gramm Laudanum verschluckt, weil sie sich nicht mit
ihrer Mutter verstehen konnte, indem sie „die Lectüre, die ernste Arbeit, mit einem Worte alles was den Geist bildet liebte, während die
Mutter sich ausschliesslich in den Sorgen um die Wirthschaft, in den
Details des Kochtopfes gefiel."

Beobachtung von Stark (?): Ein Knabe von 14 Jahren, von gewöhnlichen Geisteskräften, etwas bizarrem Charakter, wurde be-
schuldigt, eine Vogelschlinge gestohlen zu haben. Zureden, Drohungen
ihn einzusperren, brachten ihn nicht vom Leugnen ab. Er fährt 3—4
Tage fort zu arbeiten (als Schusterlehrling) ohne innere Unruhe und
ein verhängnissvolles Vorhaben zu verrathen, nimmt auch die Mahlzeiten
regelmässig ein. Am Morgen des 5ten Tages findet man ihn erhängt
am Aste eines Baumes.

Falret (Brierre de Boismont, a. a. O.) berichtet von einem
Knaben von 12 J., der sich aus Verzweiflung darüber hängte, dass er
nur der Zweite[1]) in seiner Klasse war.

Frühreife des Gemüthes, Wärme der Gefühle, wie man sie nur bei
Erwachsenen trifft, hatte in einer Beobachtung von Durand-Fardel
offenbar die Praedisposition zu rasch mit Selbstmord endigender Schwermuth gebildet: ein 13jähriges Mädchen ertränkte sich, weil es seine
Schwester durch den Tod verloren hatte.

Altklugheit und Frühreife des Gemüthes zugleich, von welchen
ungewiss bleibt, ob dieselben Ursache oder Symptom einer Psychose
(S. 110) vom Charakter der Schwermuth waren, lässt eine Beobachtung
von Gall (bei Stark S. 86) erkennen, in welcher es sich allerdings
nur um Selbstmordgedanken handelte: Ein Mädchen von 4—6 Jahren
wird jedesmal von Selbstmordtrieb geplagt, wenn es zur Strafe eingeschlossen wird. Es erwartet überhaupt immer den Tod. Geliebt zu werden oder Freunde zu besitzen schien ihm ein Unglück zu sein, weil es
durch baldigen Tod von ihnen getrennt werden könnte.

Geistige Beschränktheit (Imbecillität) ohne Ueberspanntheit scheint mir in der folgenden Beobachtung die wesentliche prädisponirende Ursache des Selbstmordes gewesen zu sein, weil der Grund
der That geradezu albern war:

Ein Schüler des Collége Charlemagne, 10—12 Jahre alt, erhängt sich
nach den Ferien in das Institut zurückgekehrt; er hinterlässt eine
schriftliche Erklärung, dass er es gethan habe, um seine Eltern zu ärgern.
(Collineau, a. a. O. S. 419.)

Geistige Abnormität ist auch in zwei Fällen Durand-Fardels
anzunehmen, in welchen der Selbstmord auf Imitation, vielleicht durch
Vermittelung von Zwangsvorstellungen, beruhte. Wäre der Selbstmord
zweifellos in allen Fällen Wirkung von Geistesstörung, so würden diese

---

1) Nicht der Zwölfte, wie Stark referirt.

Beobachtungen als Fälle von psychischer Contagion (S. 55) zu bezeichnen sein; über die Begründung des Suicidiums in den veranlassenden Fällen wissen wir hier aber zu wenig.

Ein 11jähr. Knabe von faulem Naturell, diebisch, erhängt sich ohne erfindliche Veranlassung, nachdem er 3 Kreuze auf die gegenüberstehende Wand gemalt und Weihwasser zu seinen Füssen aufgestellt hatte. Genau so hatte sich 4 Wochen vorher sein Onkel, der sich oft berauschte, nach einem reichlichen Frühstück erhängt.

Ein 14 Jahre alter Knabe fungirt als Chorknabe beim Begräbniss eines andern Knaben, der sich im Weinberge seiner Eltern an einen Nagel an der Wand erhängt hatte. Während des Begräbnisses hörte man ihn sagen: „ich werde mich auch aufhängen müssen". 4 Tage darauf wird er in einem Weinberge an einem in die Wand geschlagenen Nagel erhängt gefunden. Die Intelligenz des Knaben wird als eine mittlere bezeichnet.

In anderen Fällen bestand notorische S e e l e n s t ö r u n g, speciell M e l a n c h o l i e. Hierher gehören die oben angeführten Beobachtungen von K e l p und von M a u d s l e y (S. 67; 149). F a l r e t (bei S t a r k a. a. O.) kannte eine Frau, welche seit ihrem 12ten Jahre an Melancholie mit Selbstmordtrieb litt. S t a r k erwähnt eine Person, die seit ihrem 10ten Jahre mit derselben Psychose behaftet war. Melancholische Verstimmung, durch harte Behandlung hervorgebracht, lag auch in den folgenden Beobachtungen vor:

11jähr. „Kind", dessen Eltern sicher frei von Geistesstörung waren, sehr heiter und den Spielen seines Alters mit Liebe ergeben, vernachlässigt eine seiner Pflichten und entschuldigt sich damit, dass es eben erst aus den Ferien komme und noch nicht an die Arbeit gewöhnt sei. Der Lehrer straft es mit einigen Schlägen. Das Kind bleibt trotzig dabei, seine Aufgabe nicht zu machen. Der Lehrer verdoppelt Strafe und Schläge. Das Kind wird traurig, klagt über heftiges Kopfweh, schläft schlecht und fasst den Entschluss, sein Leben zu beendigen. Es verweigert zuerst die Nahrung, doch da ihm dieses Mittel zu langsam erscheint, isst es nach 2 Tagen wieder. Im Verlaufe eines Jahres setzten sich die Selbstmordsgedanken fest, es suchte immer allein zu sein, in der Hoffnung seinen Plan ausführen zu können. Einmal entwischte es bei einem Spaziergang und sucht sich ins Wasser zu stürzen. Für das ganze spätere Leben blieb eine ausgesprochene melancholische Stimmung vorherrschend.   (F a l r e t bei S t a r k.)

Ein aus gesunder Familie stammendes, bisher geistig und körperlich gesundes Mädchen war im 11ten Jahre bereits soweit entwickelt wie ein Mädchen von 15—16 Jahren. Ihr geistiges Wesen stand in bedeutendem Contrast zu ihren körperlichen Eigenschaften. Wegen ihrer Unbeholfenheit, Plumpheit und Schwerfälligkeit wurde sie von den Geschwistern und selbst vom Lehrer (!) oft gehänselt und geneckt. So bildete sich bei ihr das Gefühl von Verlassensein und Unterdrücktwerden aus, mit welchem sich der Gedanke an Selbstmord einstellte, den sie auch mehrere mal gegen ihren Bruder äusserte. Es erfolgte allmählich Heilung (Stark).

Ueberaus traurige Lebensbedingungen, welche bei ihrer längeren Einwirkung nach Art der cumulativen Ursachen Schwermuthszustände hervorgebracht hatten, werden in mehreren Beispielen geschildert. Einen Fall von Rösch: Selbstmord eines 11jähr. Knaben, der bei armen Leuten in Pflege war, schlecht behandelt und in der Schule gescholten und geschlagen wurde, haben wir bereits S. 57 erwähnt; ebenso S. 117 die Beobachtung von Brierre de Boismont, welche hier etwas genauer wiedergegeben werden muss:

Die Eheleute B. in Paris befanden sich im Zustande äussersten Elendes: Der Mann, eben erst von schwerer Krankheit genesen, brodlos, die Frau in Folge des langen Nachtwachens an einer Augenentzündung leidend. Alle Sachen von einigem Werthe befanden sich bereits auf dem Leihhaus. Die 12jähr. Tochter der Leute litt schwer unter dem Anblick dieses Elendes; sie enthielt sich, Appetitmangel vorschützend, bei den Mahlzeiten des Essens um die Rationen der Eltern nicht zu schmälern. Allmählich nistet sich bei ihr der Gedanke ein, die Eltern würden weniger unglücklich sein, wenn sie ihnen nicht mehr zur Last fiele. Eines Abends zu einer Besorgung ausgeschickt, nimmt sie zärtlichen Abschied von den Eltern und stürzt sich in den Fluss. Sie wird gerettet und die Noth der Leute wird gehoben.

Brierre berichtet noch einen analogen Fall, der ein „kleines" Mädchen betrifft. Es wurde ebenfalls gerettet und genass bald, da seine That warme Theilnahme und Abhülfe der Noth der Eltern zur Folge hatte.

Zu den sehr traurigen Lebensbedingungen kamen noch accidentelle Momente, welche die nächsten Veranlassungen des Selbstmordes waren hinzu in einem Falle von Brierre de Boismont: 9jähr. Mädchen, Kind sehr armer Leute, hatte sich einige Tage vorher beklagt, dass es unsauber gekleidet gehen müsse; Selbstmord durch Sturz aus dem Fenster, nachdem es einen Becher zerbrochen hatte. Geradezu entsetzlich ist der folgende, von Durand-Fardel berichtete, hier anzureihende Fall:

Eine dem äussersten Elend preisgegebene Frau befiehlt ihrer 11jähr. Tochter, alles zu thun, was sie ihr auftragen werde und das Zimmer bis zum andern Morgen nicht zu verlassen. Sie legt sich ins Bett, bindet sich die Beine, befiehlt dem Kinde, ihr die Arme zu binden und alle Bettstücke, Möbel, Hausgeräthe auf sie zu häufen. Das Kind gehorcht. Nach ½ Stunde hört es die Mutter seufzen, fragt, ob sie etwas wünsche, wird aber durch Worte eingeschüchtert, zieht sich daher zurück. Nach einer Stunde hört es nichts mehr. Es bleibt nun dem erhaltenen Befehle gemäss bis zum Morgen an der Thür sitzen. Darauf geht es fort, theilt offenbar noch den Leuten die Katastrophe mit und stürzt sich ins Wasser.

Als veranlassende Ursachen des Selbstmordes der Kinder werden von Durand-Fardel und Collineau zumal »Misshand-

lungen«, harte Behandlung, Verweise seitens der Eltern schwer angeschuldigt. Der erstere führt von 192 Selbstmorden der Kinder 132, der
letztere von 16 im J. 1859 in Frankreich gezählten Fällen 7 auf diese
Ursachen zurück. Stark hat bereits mit Recht auf die Unzuverlässig-
keit dieser Angaben hingewiesen, bei welchen nur das Factum und nicht
die näheren Umstände, unter denen es geschah, erwähnt wird, vor allem die die wichtige Frage offen gelassen ist, ob und welche Prädisposition zu abnormen psychischen Vorgängen bestand. Man weiss nicht,
wie viele dieser unglücklichen Kinder erblich belastet, mit leichten Psychosen, mit Nervenkrankheiten, mit Anämie behaftet waren, die vielleicht auch von kurz vorher überstandenen acuten Krankheiten, von
Helminthiasis herrühren konnten. Dementsprechend sind die folgenden
Beobachtungen nur vorsichtig zu verwerthen :

> In Magdeburg sprang 1854 ein 5jähr. Knabe in die Elbe um sich
> zu tödten. Gerettet gab er als Ursache der That Misshandlung seitens
> der Mutter an (Durand-Fardel). — Ein 11jähr. Knabe hatte einen
> Fehler begangen, den er hartnäckig nicht abbitten wollte. Zur Strafe
> eingesperrt, wird er nach einer Stunde am Kleiderständer erhängt ge-
> funden (Collineau). — Ein 13jähr. Knabe wurde auf dem Speicher
> erhängt gefunden, nachdem er kurz vorher einen scharfen Verweis er-
> halten hatte (Delasiauve b. Collineau). — Ein 12jähr. Knabe, der
> als intelligent und artig geschildert wird, zerbricht die Feder in der
> Uhr seines Vaters. Desswegen mit einem Stück Brod in ein Zimmer
> eingesperrt, erhängt er sich. Allerdings hatte er öfter davon gesprochen,
> dass der Vater immer nur ihn und nicht seine Schwester schlage, der
> man alles nachsehe. (Durand-Fardel.)

Die Wirkungsweise derjenigen Ursachen des Selbstmordes, welche
als depressive Gemüthsbewegungen, bange Erwartungen, bei denen auch
Gewissensbisse, Kummer über den Unwerth der eigenen geistigen Persönlichkeit einlaufen können, bezeichnet werden, hat Stark genau zu
schildern versucht. Wir würden diese Darstellung reproduciren, wenn
nicht die Erfahrung dafür spräche, dass nur in Ausnahmefällen, also
bei individuell prädisponirten Kindern, jene Gemüthsbewegungen die
traurige Folge des Selbstmordes nach sich zögen. Solche Ausnahme-
fälle sind die folgenden :

> Ein 11—12jähr. Mädchen hatte eine kleine Münze in einem fremden
> Hause weggenommen. Die Eigenthümerin des Geldstückes kommt in
> das Haus der Eltern des Kindes, um diesem Vorwürfe zu machen. Das
> Kind weint, entschuldigt sich mit Hunger als Ursache des Diebstahls.
> Die Frau, sich am Schrecken des Kindes weidend, droht demselben mit
> Gendarmen. Das Kind sagt, es werde in die Schule flüchten, dort werde
> man es doch nicht suchen. „Im Gegentheil, wendet die Frau ein, sogar
> in der Kirche werden sie Dich ergreifen." Das bestürzte Kind läuft

weg und springt in einen nahen Teich, aus dem es ertrunken heraus-
gezogen wird. (Brierre de Boismont.)

Einem 11jähr. Mädchen hatte der Vater vor Antritt einer kurzen
Reise aufgetragen, besser zu arbeiten als bisher, indem er eine Beloh-
nung im Falle der Lösung der Aufgabe, für den Fall des Gegentheils
aber einen ernsten Verweis in Aussicht stellte. Als die Rückkehr des
Vaters bevorstand und das Kind erkannte, dass es den Anforderungen
nicht genügen würde, verliess es das väterliche Haus, sagte einem Nachbarn, dass es eine Besorgung zu machen habe und stürzte sich in einen
Bach; da derselbe aber zu seicht war hatte es noch den Muth nach der
Seine zu laufen und sich hineinzustürzen. Es wurde gerettet, als es gerade unter einen Kahn verschwinden wollte. (Durand-Fardel.)

Ganz vereinzelt steht endlich eine Beobachtung von Durand-
Fardel da, welche einen 9jährigen Knaben betrifft, der sich in Folge
des Verlustes eines geliebten Vogels das Leben nahm.

Bezüglich der Symptomatologie des Selbstmordes im Kindesalter lehrt die angeführte Casuistik, dass in einer Anzahl von Fällen
die Zeichen der Frühreife, Altklugheit, Excentricität, Bizarrerie als
prämonitorische Erscheinungen vorausgegangen waren oder, wenn von
der unachtsamen bezw. unfähigen Umgebung nicht bemerkt, sich noch
manchmal in den schriftlichen Hinterlassenschaften spiegelten. Auch
Pläne, Drohungen mit Selbstmord können ausgesprochen werden (2
Fälle von Durand-Fardel). Auffällig war in einer Beobachtung
von Brierre de Boismont der besonders zärtliche Abschied des
Kindes von den Eltern vor der Katastrophe, Hang zur Einsamkeit in
einem Falle von Falret. Der S. 80 von uns erwähnte 11jährige Kranke
Berkhans, der im letzten Momente noch durch die Ermahnung seines
Kameraden zum Nachhausegehen von dem Gedanken des Selbstmordes
abgebracht worden war, hatte sich vor der beabsichtigten That im Zustande eines melancholischen Deliriums mit Schmerzseligkeit befunden.

Selbstmordversuche waren bereits vorausgegangen in den Fällen
von Falret und Brierre de Boismont. In zahlreichen Beobachtungen erfahren wir nichts von auffälligeren Erscheinungen vor und
während der That. Durand-Fardel und Collineau nehmen an,
dass die Kinder in der Regel mit Kaltblütigkeit und Besonnenheit zum
Selbstmord schreiten. Erwiesen ist die Berechtigung dieser Annahme
noch nicht; Stark bezweifelt dieselbe.

Die Ausführung der That geschieht fast immer in der Einsamkeit.
Was die näheren Umstände derselben anlangt, so gibt die Statistik bis
jetzt nur Aufschluss über die einzelnen Todesarten. David [1] theilt
mit, dass in Dänemark von den männlichen Selbstmördern unter 15 J.

---

1) David bei Morselli a. a. O. S. 304.

86 % durch Erhängen, von den weiblichen derselben Altersklasse 71 %
durch Ertränken sterben. Aehnliche Verhältnisse fand G u e r r y [1]) für
Frankreich. Genauere statistische Erhebungen in England [2]) in den
Jahren 1858—72 ergaben bezüglich der Frequenz der Todesarten der
Individuen unter 15 J. verglichen mit den 15—20jährigen

	männliche Individuen		weibliche Individuen	
	unter 15 J.	von 15—20 J.	unter 15 J.	von 15—20 J.
Erschiessen	0 %oo	102 %oo	0 %oo	4,3 %oo
Stechende und schneidende Instrumente	0 »	70 »	77 »	26 »
Gift	26 »	80 »	134 »	238 »
Ertränken	145 »	159 »	635 »	551 »
Erhängen	737 »	505 »	96 »	114 »
Andere Mittel	92 »	84 »	57 »	66 »

Nach vereitelten Selbstmordsversuchen kann, wie einige Fälle von
B r i e r r e, F a l r e t, K e l p u. A. beweisen, sofort oder nach einiger
Zeit Beseitigung des Lebensüberdrusses bezw. Heilung der Gemüthskrankheit erfolgen. In andern Fällen werden neue Selbstmordsversuche
gemacht (D u r a n d - F a r d e l, B r i e r r e).

Zur P r o p h y l a x e ist vor allem auf die Verhütung von Altklugheit und Frühreife hinzuweisen. Nüchterne Erziehung, reichliches Darbieten geistiger Nahrung, die dem Alter angemessen ist, Vorsicht im
Gespräch vor den Kindern, Regelung und Ueberwachung ihrer Lectüre,
ihres Umganges, Fernhalten derselben vom Theater, von rauschenden
Vergnügungen, Vermeidung von Kleiderluxus sind die Hauptsachen.
Die schon vorhandene bezw. spontan entstandene Frühreife erfordert
genaue Ueberwachung der Kinder bis die Jahre die Abnormität ausgleichen. Weiterhin lehren die vorliegenden Erfahrungen über den
Selbstmord bei Kindern, dass Eltern und Erzieher sich der Mässigung in
Strafen zu befleissigen haben; denn die Kinder erwerben in der abhängigen Stellung, die ihnen bei starkem Selbstgefühl zukommt, einen
feinen Instinkt für das Recht und Unrecht, welches ihnen geschieht.
Statt exemplarischer Bussen, statt gehäufter Vorwürfe und scharfer
Verweise appellire man an den Ehrgeiz der Kinder durch Hinweis auf
gute Beispiele und strafe durch Entziehung von Freuden, Genüssen, wo
Trotz und Eigensinn oder Anwandlungen wirklicher Schlechtigkeit
es nöthig machen. Züchtigungen sollten im Knabenalter überhaupt
nicht mehr stattfinden, bei frühreifen Kindern müssen sie ganz wegbleiben.

---

1) G u e r r y, ibid. S. 305.
2) M o r s e l l i, S. 305.

Sind Drohungen mit Selbstmord, Selbstmordpläne ausgesprochen worden, so ist die Behandlung wie bei der Melancholie was die Ueberwachung anlangt einzurichten. Damit erhebt sich sogleich die Frage, wie lange diese Ueberwachung fortgesetzt werden muss. Ich weiss nur bezüglich der entschieden melancholischen Selbstmordneigung auszusagen, dass dieselbe nicht früher für erloschen erachtet werden darf als bis nach dem Verschwinden der psychopathischen Erscheinungen eine ansehnliche Zunahme des Körpergewichts sich herausgestellt hat.

Manie.

Literatur. Jacobi, Hauptformen der Seelenstörung. Leipzig 1844. S. 581. — Delasiauve, Ann. méd.-psychol. 1849, 1856. — Paulmier, a. a. O. S. 19. — Voisin (u. Couyba) a. a. O. S. 926. — Zit, a. a. O. S. 19. — Scherpf, a. a. O. S. 308. — Cohn, a. a. O. S. 59. — Köhler, Irrenfreund 1878. S. 162. — (Casuistische Lit. vgl. im Text.)

Als Manie [1]) bezeichne ich eine Psychose, welche charakterisirt ist durch ausgelassene, übermüthige, sehr leicht in Zornesparoxysmen, gelegentlich auch in Seelenschmerz umschlagende Stimmung, durch erleichterten, bis zur Ueberstürzung beschleunigten Ablauf aller Vorstellungsprocesse, durch Selbstüberschätzung und durch allgemeine Steigerung des Begehrens und Strebens, aus welcher zugleich perverse Strebungen hervorgehen. Diese Eigenschaften kennzeichnen zwar beim Erwachsenen ohne Weiteres, beim Kinde aber nicht schlechthin die Manie als krankhafte Störung. Denn, wie in der allgemeinen Symptomatologie genügend erörtert worden ist [2]), sind dem kindlichen Menschen heitere, übermüthige Stimmung, starkes Selbstgefühl, Leidenschaftlichkeit überhaupt eigenthümlich, der Ablauf der Vorstellungsprocesse und der Wechsel des Vorstellungsinhaltes ist rascher, flüchtiger als beim Erwachsenen, es herrscht Vielbegehrlichkeit mit massenhaften auch perversen Impulsen des Handelns. Sagte ich oben S. 7, dass der Erwachsene in Folge von geistiger Störung nicht selten auf die Stufe der Kindheit zurücksinke, so gilt dies nicht zum mindesten von dem mit Manie behafteten Erwachsenen. Wodurch unterscheidet sich also die Manie der Kinder von dem normalen Seelenzustand derselben?

Physiologische Ermüdung einerseits, die Folgen des aufgeregten Gebahrens andererseits, nämlich zugezogene Schäden, Verweise, überhaupt die psychische Beeinflussung durch Erwachsene bringen beim gesunden Kinde immerhin noch Ernst, Ruhe und Besonnenheit von entsprechendem Maasse und entsprechender Dauer hervor, während das maniakalische Kind keine Ermüdung, keine physiologische Beruhigung

---

1) Auch Tobsucht, was nicht passend ist.
2) Vgl. S. 8, 77, 79, 82, 93, 111, 119, 121, 128—130.

zeigt, höchstens temporärer Erschöpfung und Abstumpfung verfällt, durch selbstverschuldeten Schaden, Einwand und Verweis leicht zur sinnlosen Wuth von längerer Dauer aufgereizt wird, wenn es sich allerdings auf Augenblicke auch vor Respectspersonen, besonders Fremden, zusammennehmen kann. Es ergibt sich somit, dass die Manie der Kinder charakterisirt ist durch die längere Zeit anhaltende Beständigkeit oder durch die excessive Steigerung der Ausgelassenheit, Affectuosität, Vorstellungsflucht und Vielbegehrlichkeit, zu welchen Erscheinungen als weitere charakteristische Eigenschaften der Krankheit hinzukommen: gewisse Störungen des Schlafes, der Sensibilität und höhern Sinne, der Motilität, Anomalien der Ernährung und anderer vegetativer Vorgänge. Vieles spricht dafür, dass diese Krankheit der klinische Ausdruck einer activen Hyperämie der Grosshirnrinde ist, welche die Reizbarkeit der Corticalsubstanz steigert und zugleich, vielleicht gerade desshalb deren Hemmungswirkung aufhebt und bei psychischen Reizungen heftige Steigerungen in Form von Wallungshyperämien erfährt, die als Wuthparoxysmen in Erscheinung treten. Hervorgebracht durch verschiedene Ursachen, zu denen im weiteren Sinne auch die vorausgängige Erkrankung an Melancholie gehört, verläuft die Manie in der Regel subacut, manchmal acut und bildet zwei nur dem Grade nach verschiedene Formen, die wir die Hypomanie oder maniakalische Exaltation und die eigentliche Manie der Kinder nennen, welche Formen im Einzelfalle wohl auch als Stadien der Krankheit sich folgen können. Durch ein Stadium decrementi abgeschlossen, endigt die Manie meistens mit Heilung, manchmal mit Schwachsinn (bei Erwachsenen auch ausnahmsweise auf der Höhe tödtlich).

Nach der soeben gegebenen Charakteristik sind von dem Begriffe Manie ausgeschlossen alle psychischen Aufregungszustände, deren Eigenschaften in Wuthanfällen allein oder in Furor mit anhaltend ärgerlicher, verbissener Stimmung bestehen. Diese Zustände, welche in der Literatur als »Mania furiosa« cursiren, ordnen sich verschiedenen Krankheiten der Grosshirnrinde unter, die uns in späteren Abschnitten noch beschäftigen werden. Sie kommen vor bei acuter Paranoia, von welcher Meynert [1]) behauptet, dass sie der Manie überhaupt Ursprung und Dasein verleihe, bei Imbecilität und Idiotie, psychischer Entartung der

---

1) Meynert, Jahrbücher f. Psychiatrie. Bd. II. 1880. S. 184 ff. »Alle Fälle maniakalischer Aufregung musste ich als Umbildung aus Anfangsstadien hallucinatorischer Verwirrtheit auffassen«. Vgl. dagegen Tiling: kommt Manie als selbständige Krankheit vor? ibid. Bd. V. S. 159 und die unter Tiling's Leitung verfasste Dissertation von Radecki, Ein Beitrag zur schärferen Begriffsbestimmung der Manie, Dorpat 1885.

Kinder, bei sog. periodischer »Manie«, organischen Hirnkrankheiten, Lyssa der Kinder etc.(Bd. III. 1. S. 376).

Symptome. a) Hypomanie (Mendel), maniakalische Exaltation (v. Krafft-Ebing), excitation maniaque (Paulmier) bezw. Stadium der maniakalischen Exaltation. Die Veränderung des geistigen Wesens der Kinder, an welcher die Krankheit zunächst erkannt wird, tritt selbstverständlich am schärfsten hervor, wenn eine melancholische Verstimmung vorausgegangen ist, die je nach dem die Bedeutung eines Prodromalstadiums oder einer selbständigen Erkrankung an Schwermuth hatte. Aber auch wenn dergleichen Gemüthsdepression fehlte, bezeichnen auffällige Erscheinungen den Beginn der Störung und deren Fortgang: die Stimmung ist anhaltend heiter bei Unempfänglichkeit für gegentheilige psychische Reize (psychische Analgie), wobei nicht ausgeschlossen ist, dass Einspruch und Verweis aufbrausendes Wesen aber ohne eigentliche Wuth hervorbringen. Das Spiel wird aufgeregt und wirr, die Geschwätzigkeit mit ganz abspringendem Gedankengange anhaltend, das Lärmen, die Vielbeweglichkeit rastlos. Kaum entgeht etwas den Sinnen des Kindes, es beobachtet und bespöttelt alles (Voisin). Bei älteren Kindern kommt auch unsinnige Projectenmacherei (luxuriirende Phantasie) mit eben so rasch ersonnenen wie ausgeführten Plänen vor. Neckereien fallen häufig vor. Dabei ist noch kurze Selbstbeherrschung zumal vor Fremden möglich mit klaren richtigen Antworten z. B. gegenüber dem Arzt, aber bald dringt die heitere Unruhe wieder durch; vor den Angehörigen erweisen sich die Kinder gerade besonders aufgeregt, ausgelassen, übermüthig, ideenflüchtig und lärmend. Den Bewegungen haftet grosse Hast, ungraciöse Coordination an, die Stimme ist laut und rauh, manchmal sieht man Tremor der Hände, gegen Kälte und Hitze sind die Kinder wenig empfindlich. Das Aussehen ist wenig verändert, etwas elend, manchmal echauffirt, der Blick glänzend, stechend, der Appetit gut, sogar stark, der Schlaf verhältnissmässig kurz oder unruhig.

Beispiele: 5jähr. Knabe[1]), aus gesunder Familie stammend. Typhus abdominalis von ziemlich schwerem Verlauf; danach erhebliche Gehstörung und Aphasie verbunden mit ängstlich melancholischer Verstimmung von 3wöchentlicher Dauer. Plötzliche Wiederkehr des Sprachvermögens: das Kind spricht alles und über alles, ist heiter und ausgelassen. 14 Tage hindurch hält ein dem vorhergehenden entgegengesetzter Zustand an; dem Kinde steht der Mund nicht mehr still, es spricht fast ohne Pause den ganzen Tag, es befindet sich in einer anhaltend heiteren Verstimmung. Ausgang: Heilung. (Feith, a. a. O.)

---

1) Schon S. 47 erwähnt.

9jähr. Knabe. Vater sehr begabt. Mutter von ängstlichem Naturell. Unter dem Einfluss schärfer pädagogischer Massregeln zum Zwecke des Fortschreitens im Lernen Zeichen ängstlich-melancholischer Verstimmung, bald aber aufbrausendes eigensinniges Wesen. Er will bald dieses bald jenes vornehmen, neckt die Anderen und zeigt mancherlei Unarten, die früher nicht vorgekommen waren. Die Untersuchung ergibt: Eigenthümliche Hast in den Bewegungen und geistigen Aeusserungen, die Stimmung heiter, der Blick stechend und lauernd, willige Beantwortung der vorgelegten Fragen, aber baldiges Ueberspringen der Gedanken auf etwas anderes. Brust- und Unterleibsorgane gesund, Gesichtsfarbe anämisch, Haut welk, Schlaf unruhig. — Besserung bei Landaufenthalt, Aussetzen des Unterrichtes und einfachen Bädern, dabei aber noch wiederkehrende Paroxysmen von eigensinnigem Gebahren, grosser Unruhe in den Bewegungen und geistigen Strebungen, welche der Umgebung viel Noth machte. Charakteristisch war, wie der Knabe ohne anscheinend aufmerksam zu sein, doch auf alles achtete, was um ihn vorging und durch vermehrte geistige wie körperliche Erregung auf die Eindrücke reagirte; fernerhin, dass die Besuche der Eltern ihn aufregten und alle krankhaften Erscheinungen stärker hervortreten liessen. Zur Zeit der Mittheilung war bereits fast vollständige Heilung eingetreten.

(Lähr, a. a. O.)

b) M a n i e. Nach einem melancholischen Invasionsstadium, auch länger dauernder Schwermuth, vorausgegangener maniakalischer Exal-

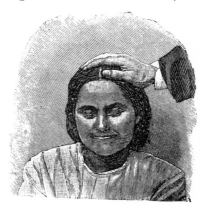

Fig. 5: Manie bei einer jugendlichen Person.
(nach einer Moment-Photographie.)

tation oder ohne dergleichen Antecedentien zeigt sich anhaltende tolle Ausgelassenheit. Ueber rastlosester Unruhe werden die Pflichten in Haus und Schule versäumt, Anordnungen und Verbote ignorirt, belacht oder gerade das Gegentheil davon gethan. Waschen, Kämmen, Kleiden geschehen nur obenhin, die kindliche Eitelkeit schwindet gänzlich, höchstens gefällt und zeigt sie sich noch in bizarren Formen. Ebenso ist die natürliche Scheu und Verlegenheit der Kinder vor fremden Leuten, auch jegliche Scham und Decenz verschwunden, sogar Dreistigkeit, Frechheit, Lust am Gemeinen, Obscönen an ihre Stelle getreten. Unstät, mit kecker Miene, verwahrlostem Aeussern, ohne Kopfbedeckung treibt sich das Kind auf der Strasse, in fremden Häusern, Lokalen herum, spricht anhaltend über alles mögliche laut und auffällig in buntem Durcheinander, vorzugsweise aber von sich renommirend und prahlend, wobei es an Lügen, unsinnigen Projecten nicht fehlt, fernerhin über Thun und Lassen, Eigenschaften Anderer, die es bekrittelt und bespottet unter Verwendung von rohen Schimpf-worten, gemeinen Reden und Flü-chen. Auch hier bemerkt man, dass dem Kinde kaum etwas entgeht, was es sieht und hört, wenn auch illusio-näre Wahrnehmungen, Personen-und Sachenverwechselung, unter-laufen, dass es die Worte zum Aus-druck seiner hastig verlaufenden aber bei aller Uebertreibung doch nicht deliranten Gedanken leicht fin-det und gut, ja drastisch zu setzen weiss. Auch besteht die Fähigkeit bei dem kranken Kinde sich vor Fremden wenigstens für Augenblicke einiger-massen zusammenzunehmen. Auf

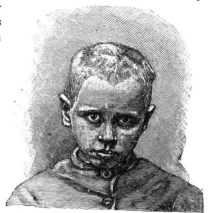

Fig. 6: Manie bei einem 8jähr. Knaben.
(nach einer Moment-Photographie.)

ernste Zurede wegen des tollen Treibens können schlagfertige Antworten, mit dem Versuche sophistischer Rechtfertigung erfolgen, dabei ist der Blick stechend, keck, lauernd, die Position sicher und dreist — oder das Kind antwortet mit Grobheiten, ja Gewaltthätigkeiten, und bei sol-chen Gelegenheiten zeigt sich häufig rasch aufwallende, bis zur Sinn-losigkeit anwachsende Wuth von längerer Dauer mit starker Zerstö-rungssucht, Brutalität gegen Personen. In diesem Zustande entsteht wiederum leicht Personenverwechselung und die Verworrenheit kann sich zu momentanen Delirien steigern. Anderemale wieder springt das Kind statt in Wuth zu verfallen bei Verweisen fort, laut und schallend über seine Streiche lachend, unanständige Worte ausrufend, grimassirend u. s. w. Aneignung fremden Besitzes, die manchmal als »Sammeltrieb« sich dar-stellt, Schaffensdrang, der sich in Verwendung von Trümmern erst zer-störter Gegenstände und andern Dingen zur Herrichtung phantastischer Gebilde offenbart, vervollständigen das aufgeregte Krankheitsbild. Bei Restrictionsmassregeln, Entziehung aller Objecte für den Bethätigungs-und Schaffensdrang (Isolirung) kommt es auch zum Schmieren mit Koth und Urin, jedoch nicht zur Koprophagie.

Ausser den bereits erwähnten Schwankungen, welche der Zustand erfährt — momentane Episoden der Besonnenheit vor Fremden, Zornes-paroxysmen bei Collisionen — kommen noch vor: Anfälle von Stupor (Paulmier) mit einfacher Regungslosigkeit, gesenktem Blicke oder mit starrem Blick und steifer bizarrer Stellung, im spätern Verlaufe auch An-wandlungen kleinmüthiger seelenschmerzlicher Stimmung mit heftigem

Weinen bei reichlichem Thränenstrom. Alle diese Zwischenfälle sind aber nur von kurzer, Minuten bis $^1/_2$, 1 Stunde betragender Dauer. Der Schlaf ist auffallend kurz und oberflächlich, ja längere Zeit ganz fehlend, bisweilen ist gerade die Nacht die Zeit der stärksten Aufregung. Die Ernährung sinkt rasch, wie am besten das von Tag zu Tag erheblich abnehmende, schliesslich auf niederem Niveau sich haltende Körpergewicht ausdrückt. Zugleich spitzen sich die runden Formen des kindlichen Körpers zu, am auffälligsten im Gesicht, wo bei fahler oder congestiver Färbung Falten sich zeigen; die Haut wird welk, bräunt sich leicht, bei anämischer Färbung tritt bald hier bald dort einmal starke Röthung ein. Das Mienenspiel ist lebhaft, jede Nuance der Stimmung wiederspiegelnd, Conjunctiva und Cornea glänzen stark, die erstere ist injicirt; die Pupillen, welche ungemein leicht auf Lichtreiz reagiren, wechseln die Weite sehr oft. Ophthalmoskopisch kann Hyperämie des Augenhintergrundes nachweisbar sein (L u d w i g, W e n d t, K l e i n). Gewöhnlich ist die Zunge weisslich belegt, Fötor ex ore vorhanden, Absonderung zähen Speichels findet statt und derselbe wird häufig ausgespuckt. Die Temperatur ist normal oder um wenige Zehntelgrade erhöht, der Puls frequent, meist voll und weich, die Herzaction erreglich, die Respiration beschleunigt. Es besteht Rauheit der Stimme beim Sprechen und dem lauten Lachen, manchmal Heiserkeit, auch Aphonie in Folge der Ueberanstrengung des Stimmorganes. Hitze und Kälte werden ohne Beschwerden ertragen, zugezogene Verletzungen nicht beachtet; die Vielbeweglichkeit bringt kein Ermüdungsgefühl hervor, es sind also leichte Störungen der Sensibilität und Schmerzempfindung deutlich vorhanden. Bei grosser Geschwindigkeit und aller Geschicklichkeit in Erreichung ihrer Ziele und hoher Kraftentfaltung sind die Bewegungen plump, immer ganz ungraciös, zwischendurch besteht Zittern. Das Essen und Trinken geschieht mit ungemeiner Hast, gierig, hässlich, Appetit und Durst sind oft enorm gesteigert. Im Urin fand M e n d e l [1]) (bei Erwachsenen) Verminderung der Phosphate. Reichliche Schweissabsonderung findet in der heissen Jahreszeit statt und beruht auf der anhaltenden Muskelanstrengung. Die Defäcation ist nicht selten träge, mit Diarrhöe abwechselnd.

B e i s p i e l e: 8jähr. Mädchen [2]) von gutem Wuchs und normalen Fähigkeiten. Zur Zeit der Belagerung (von Paris) heftig erschreckt, wurde es geisteskrank. Es sprach oft richtig, aber nichts konnte seine Aufmerksamkeit dauernd fixiren. Oft entwich es seiner Mutter oder der Gouvernante und trieb sich in der Stadt herum. Es lief in den Hof

---

1) M e n d e l, Die Manie. Wien u Leipz. 1881. S. 135.
2) E s q u i r o l sagt »Kind«; da aber von einer Gouvernante die Rede ist handelt es sich offenbar um ein Mädchen.

des Hotels hinab, befahl daselbst die Pferde anzuspannen, indem es sich als Herrin des Hauses aufspielte. Es behauptete eine grosse Summe in der Lotterie gewonnen zu haben. Ging es zu einem Kaufmann oder an einem Laden vorbei, so stürzte es sich auf das Geld, welches seine Mutter oder andere Käufer auszahlten. Oft beleidigte, provocirte, schlug es die Leute, mit welchen es zusammentraf, zumal diejenigen, welche zu seiner Mutter kamen. Manchmal sass es im somnolenten Zustande da. Vom Augenblicke des Aufstehens aber war es wieder beschäftigt, alles in Unordnung zu bringen und machte sehr viel Lärm. Es behandelte seine Mutter schlecht und that nicht was diese ihm auftrug. Ausgang (wegen Abreise der Familie) unbekannt.

(Esquirol, Dict. d. sciences méd. Par. 1816. Bd. 16. S. 168.)

Georg S., 15jähriger Knabe [1]), kindlicher Habitus, ausserehelich geboren. Starke hereditäre Belastung: Vater durch Selbstmord gestorben, ebenso zwei Brüder des Vaters; alle waren gemüthsleidend, ausserdem noch Fälle von Geisteskrankheit in des Vaters und in der Mutter Familie. Vom Stiefvater wurde er schlecht, roh, von der Mutter sehr schwach behandelt, war gesund, lebhaft, leicht zornig, muthwillig, zu Bubenstreichen aufgelegt; in der Schule zeigte er sich tüchtig, fleissig, begabt, doch war in der letzten Zeit des Schulbesuchs sein Betragen frech und ungezogen. Nach der Confirmation beim Backsteinmachen emsig, mit Gewissenhaftigkeit und bestem Erfolge beschäftigt, war er eifrig auf den Verdienst bedacht, lieferte denselben seinem Stiefvater auch pünktlich ab. Mit letzterem lag er häufig in Zank und Streit, da er von ihm schlecht behandelt wurde. Gegen Vorstellungen war der Knabe taub, nur gegen den Pfarrer zeigte er nicht das trotzige barsche Wesen und diesem gelang es auch durch Ermahnungen den Knaben einigermassen zu beruhigen. Am 6. Dec. 80 trat G. auf seinen Wunsch in eine Maschinenwerkstätte als Lehrling ein, wurde aber schon am 8. Dec. als unbrauchbar weggeschickt. Er hatte schon am zweiten Tage alles verkehrt gemacht, alles getadelt, die älteren Arbeiter wegen ihrer Faulheit und ihres Unverstandes geschimpft; die Maschinen waren, wie er sagte, fehlerhaft, er wollte Maschinen eigner Erfindung aufstellen, alles in anderer Weise einrichten, er schwatzte in einem fort, erklärte sich für sehr reich und entwarf die verkehrtesten Pläne. Er duldete keinen Widerspruch und gerieth bei solchem in den heftigsten Zorn. Zu Hause wieder eingetroffen, war er sehr unruhig, schlief schlecht, schien von Gesichts- und Gehörstäuschungen heimgesucht zu werden und verhielt sich dem Stiefvater gegenüber in der feindseligsten Weise. Wenn er ihn nur sah, war er wie rasend; bald kam es zu Thätlichkeiten, er bedrohte den Stiefvater mit einer Pistole und griff ihn am 9. Dec. 80 mit einem Beil bewaffnet in lebensgefährlicher Weise an. Andern gegenüber war er stets in heiterer Stimmung, er sprach Jedermann an, sprach über alles mit und in alles hinein, prahlte mit seinen Kenntnissen, erzählte von seinen Projecten und zeigte in allem die hochgradigste Selbstüberschätzung. An den mit G.'s Ueberwachung betrauten Barbier des Ortes schloss er sich gern an, liess sich von ihm leiten und folgte demselben

---

1) Schon S. 55 erwähnt.

willig, für den Augenblick sogar zugebend, dass ärztliche Behandlung noththue, am 14. Dec. 80 in die Anstalt zu Heppenheim.

Der Status praesens ergibt: ausgesprochenen kindlichen Habitus, Länge 144 Ctm. Körpergew. 35 Kilo. Auf der Haut allenthalben Spuren von Verletzungen. Kopf leicht geröthet, Herzstoss etwas verbreitert, schwirrend, Puls beschleunigt, mässig voll, nicht gespannt. Keine Degenerationszeichen. Der Eintritt in die Anstalt äussert auf das psychische Verhalten keinen Einfluss; G. benimmt sich mit der grössten Unbefangenheit, ist stets in der heitersten Stimmung, spricht viel, ist aufmerksam auf alle Vorgänge der Umgebung, mischt sich in jedes Gespräch, ist in seinen Antworten immer schlagfertig, meint alles zu verstehen und durchsetzt seine Aeusserungen mit abstracten Sentenzen und Bibelworten, bemüht sich hochdeutsch zu sprechen. Andern Kranken und dem Wärter gegenüber ist er hochfahrend und rechthaberisch, vom Arzte lässt er sich scheinbar belehren oder er gibt der betreffenden Aeusserung eine etwas andere Wendung oder versucht auch dieselbe zu entschuldigen und zu rechtfertigen. Sagte man z. B. zu ihm, dass er ja von der Einrichtung einer Maschinenwerkstätte nicht die geringste Kenntniss habe u. s. f., so meinte er lächelnd: „was man noch nicht kann, das lernt man noch" und beharrte auf seinen grossartigen Projecten. Im Uebrigen fügt er sich der Hausordnung und den ihm ertheilten Weisungen, hält etwas auf sein Aeusseres und ist stets reinlich. Am Abend trinkt er ein Glas Bier und schläft dann gut.

Am 17. Dec. zeigte er ein erheblich verändertes Wesen. Er war niedergeschlagen, weinte kläglich, jammerte nach Hause, wollte von den seither behaupteten Kenntnissen und Fähigkeiten nichts mehr wissen und bat dringend um Entlassung. Bei Erinnerung an Einzelheiten seines früheren Verhaltens sagt er unter Thränen, er habe doch Recht gehabt, die Gesellen in der Maschinenwerkstätte seien ihm aufsässig gewesen, weil er von vorn herein soviel besser gearbeitet habe, der Meister habe ihm ja schon nach ¼tägiger Arbeit den übrigen Theil des Tages freigegeben, in der Absicht ihn vom nächsten Tage an nur noch mit ganz feinen Arbeiten zu beschäftigen u. s. w. Am nächsten Tage war der Depressionszustand vorüber, um nicht wiederzukehren und bald äusserte der Kr. sich in früherer Weise, zu andern Zeiten zeigte er ein vernünftiges, den Verhältnissen angemessenes und insbesondere weit bescheideneres Verhalten; er begann nach Arbeit zu verlangen. Er sagte auch, die Idee mit der Maschinenwerkstätte habe er aufgegeben, als krankhaft erkannt. Am folgenden Tage war er aber wieder ganz aufgeblasen von seinen Kenntnissen, blickte so klein er war, auf alles herab, corrigirte die ihn umgebenden Männer auf Schritt und Tritt, herrschte einen in Hemdärmeln ins Zimmer tretenden ältern Mann mit den Worten an, wo er denn seine Bildung herhabe. Nach und nach nahmen aber die bessern Zeiten an Intensität und Dauer zu. Pat. arbeitete zuerst im Garten, dann als Lehrling bei einem Schlosser mit bestem Erfolge, hatte genaue Erinnerung für alle Vorfälle während seiner Krankheit, stand aber dieser mit richtigem Urtheil gegenüber. Er war um 5 Cent. gewachsen, hatte (in der Anstalt) 10 Kilo zugenommen, aber der Habitus (Genitalien) war noch immer kindlich.   (Möller, a. a. O. S. 201.)

Ein Beispiel meiner Beobachtung, in welchem typische Manie bei einem 8jähr. Epileptischen auftrat (Fig. 6), vgl. unten im Abschnitt: epileptisches Irresein.

Das Stadium decrementi, welches niemals fehlt, beginnt mit Besserung des Schlafes, der Ernährung, Zunahme des Körpergewichtes. Die psychische und motorische Unruhe lassen nach, ernstes besonnenes Wesen zeigt sich wenn auch anfangs nur zeitweise, das Kind verräth wieder Verlegenheit bei der Anrede (S. 55), welche mit der bisher beobachteten Dreistigkeit und Keckheit in scharfem Contrast steht. Krankheitsbewusstsein stellt sich ein, vorübergehende melancholische Anwandlungen mit Kleinmuth und Thränenstrom werden regelmässiger als auf der Höhe der Krankheit beobachtet, entsprechende Fragen beweisen, dass die Erinnerung an alle Ereignisse während der maniakalischen Anregungsperiode vorhanden ist. Dabei treten aber noch kurze Rückfälle in den maniakalischen Zustand, ja gelegentlich Zornesparoxysmen ein. Indem sie seltener werden und schliesslich aufhören, kehrt das frühere Wesen des Kindes wieder; es sieht wieder frisch aus, hat runde Formen, an Körpergewicht oft sehr beträchtlich zugenommen, der Gesichtsausdruck ist friedlich, der Glanz der Augen ist normal und die psychische Leistungsfähigkeit nach einiger Zeit im Ganzen wieder hergestellt, wenn auch noch längere Zeit eine gewisse Impressionabilität des Gemüthes persistirt (Paulmier).

Pathologische Anatomie. In den seltenen Fällen, in welchen die Manie durch zufällige körperliche Erkrankungen, Unglücksfälle, Erschöpfung rasch tödtlich endigte, fand man bisher vorzugsweise Hyperämie der Pia mater und Grosshirnrinde (Rindfleisch, Ripping, Mendel u. A.). Denselben Befund konnte ich in dem einzigen mir zur Beobachtung gekommenen tödtlichen Fall von Manie (60jähr. Frau, Tod an Darmperforation in Folge incarcerirter Hernie) notiren; auch mikroskopisch war Hyperämie, starke Erweiterung der Capillaren der Corticalsubstanz, dabei ziemliche Vermehrung der Kerne der Zwischensubstanz zu erkennen, die Ganglienzellen waren unverändert.

Verlauf, Dauer, Ausgänge, Prognose. Von den Schwankungen des Verlaufes, dem Höhestadium und Stadium decrementi war bereits oben die Rede. Noch nicht nachgewiesen, aber sehr wohl möglich ist, dass auch bei Kindern bisweilen ein recurrirender Verlauf der Manie vorkommt. Diese recurrirende Manie wurde zuerst von Hunter-Makenzie[1] und dann von Witkowski[2] beschrieben;

---

1) Hunter-Makenzie, Journ. of ment. sc. 1875. Jan. Virch. Jahresbericht 1875. II. S. 74.
2) Witkowski, Berlin. klin. Wschr. 1881.

bei jugendlichen Individuen habe ich sie selbst zweimal gesehen. Sie setzt sich zusammen aus zwei Anfällen von Manie, welche durch ein Intervall (besser gesagt eine tiefe Remission, weil das Krankheitsbewusstsein fehlt) von der Dauer einer Woche bis zu einem Monat getrennt sind. Nach dem zweiten, schweren und längern Anfalle erfolgt regelrechte Genesung. Wenn P a u l m i e r mittheilt, dass er mehreremale Recidive im Verlaufe der Manie und zwar innerhalb der nächsten zwei Monate gesehen habe, so kann es sich wohl um Mania recurrens gehandelt haben. Leider aber wissen wir nicht, ob diese Fälle gerade Kinder betrafen, da P a u l m i e r 's Material Individuen bis zu 18 Jahren umfasst. Ein Fall von Mania recurrens, bei einem 14½jähr. Mädchen, den W i t - k o w s k i erwähnt, kann ebenfalls nicht mehr hierher gezogen werden, da das Mädchen schon seit 1½ Jahren menstruirt war.

Ueber die D a u e r der Manie bei Kindern lässt sich wegen des spärlichen Materiales noch nichts Sicheres aussagen. In P a u l m i e r 's Fällen (Kinder und Jugendliche) betrug die Dauer des Anstaltsaufenthaltes im Mittel 189 Tage. Dies stimmt genau überein mit den Erfahrungen über die Dauer der Manie bei Erwachsenen, welche im Durchschnitt 5—7 Monate beträgt. Der gewöhnliche A u s g a n g ist Heilung, daher die P r o g n o s e im Allgemeinen günstig. Allerdings konnte D e - l a s i a u v e aus seiner langjährigen Erfahrung berichten, dass mehrere Individuen, die als Kinder maniakalisch gewesen und geheilt waren, als Erwachsene wieder in die Anstalt eingeliefert werden mussten. Es kommt auch Ausgang in S c h w a c h s i n n bei Kindern vor, wie schon Z e l l e r , dann N a s s e , L e i d e s d o r f u. A. beobachteten. In solchen Fällen kehrt im Stadium decrementi die frühere geistige Persönlichkeit nicht wieder, die Fähigkeiten sind geschwächt, das Gedächtniss zeigt Defecte, das Urtheilsvermögen ist unsicher und beschränkt, manchmal besteht Verworrenheit leichtern Grades, dazu Reizbarkeit, welche sich in wiederkehrenden Anfällen von Furor verräth. Erfahrungen über den Ausgang in apathischen Blödsinn, in Tod liegen meines Wissens bei Kindern noch nicht vor.

A e t i o l o g i e. Unter den S. 153 erwähnten 199 Fällen von Kinderpsychosen finde ich 8 Fälle, welche als Manieen aufzufassen sind. Von den in der allgemeinen Aetiologie angeführten Ursachen des Irreseins der Kinder kommen hier hauptsächlich in Betracht; fieberhafte Krankheiten, zumal Typhus, Kopfverletzungen, vielleicht Insolation, Schreck, depressive Gemüthsbewegungen überhaupt, welche sämmtlich bei hereditärer Disposition zu Nerven- und Geisteskrankheiten besonders gefährlich werden können. Maniakalische Exaltation mit Grössenwahn sah F o v i l l e einmal bei einem Kinde nach allgemeiner Verbrennung der Hautdecken auftreten. Der ätiologischen Beziehungen der Manie zur Melancholie wurde bereits gedacht (S. 152 u. 168). Dass gelegentlich einmal bei epileptischen Kindern eine reine (nicht epileptische) Manie auftreten kann, habe ich ebenfalls bereits erwähnt.

D i a g n o s e. Die Diagnose der Manie, von welcher Z i t zutreffend bemerkt, dass sie bei Kindern nicht ganz leicht sei, gründet sich auf die übermüthige, ausgelassene Stimmung, die Selbstüberschätzung, die Zornesparoxysmen, welche bei Conflicten auftreten, auf den überstürzten Vorstellungsverlauf, welcher Illusionen (Personenverwechslung) mit sich bringen kann, auf die massenhaften zum Theil perversen Begehrungen und Strebungen, auf die wenn auch kurzen Remissionen mit besonnenem Verhalten, die Störungen des Schlafes, der Ernährung, des Aussehens. Diagnostisch wichtig ist das Fehlen von eigentlichen Wahnideen, von Hallucinationen, von spontanen Wuthanfällen, sowie die Entwicklung der Krankheit bei zuvor geistig gesunden Kindern oder nach vorausgegangener Melancholie, endlich die nach der Genesung nachweisbare genaue Erinnerung an die Zeit der Krankheit.

Differentiell diagnostisch unterscheiden sich von der Manie folgende psychische Störungen:

die t o b s ü c h t i g e n A u f r e g u n g s z u s t ä n d e i d i o t i s c h e r K i n d e r durch starke Verworrenheit, Fehlen lucider Intervalle, Fehlen der Schlagfertigkeit in Gedanken und Reden, anamnestisch nachweisbare Geistesschwäche vor der tobsüchtigen Erregung; die t o b s ü c h t i g e n A u f r e g u n g s z u s t ä n d e d e r p s y c h i s c h e n t a r t e n d e n (der sog. Moral insanity verfallenen) K i n d e r durch anhaltende zornmüthige Stimmung, welche nicht muthwillig, nie heiter, sondern ärgerlich ist, durch spontane Wuthaffecte, insidiöse Gemeinheit und Grausamkeit in den Handlungen, schwere Perversitäten der sinnlichen Triebe wie Koporphagie und Urintrinken, anamnestisch nachweisbare Veränderung des Gemüthes vor Beginn der tobsüchtigen Aufregung, eventuell Degenerationszeichen (S. 34); die a g i t i r t e F o r m d e r D e m e n t i a a c u t a durch hochgradige Verworrenheit, welche auf Bewusstseinstrübung schliessen lässt, durch ganz zusammenhangsloses Sprechen, unpassende, unverständliche Antworten, Fehlen klarer Augenblicke, tiefere Entstellung der Physiognomie, schwächliche, oft spontane Wuthäusserungen; die a c u t e (hallucinatorische) P a r a n o i a, der sicherlich eine namhafte Anzahl der in der Literatur verzeichneten Fälle von »Mania furibunda« und »Mania transitoria« angehören, durch anhaltend zornige, nie heitere Stimmung, spontane Wuthanfälle, die auf Hallucinationen beruhen mögen, Hallucinationen und Verfolgungsideen; die »Mania« epileptica (postepileptische, vicariirend epileptische Anfälle von psychischer Störung) durch delirante Verworrenheit, bedeutende Bewusstseinstrübung, sinnloses spontanes Wüthen, deutliche Zeichen von Hallucinationen und Angst, tiefe Entstellung der Physiognomie, Fehlen jeder Heiterkeit, besonnener Augenblicke bei Annäherung von Andern, dagegen brutale Gewaltthätigkeit gegen herantretende Menschen, anamnestisch nachweisbare epileptische Anfälle, Amnesie oder nur fragmentarische Erinnerung für die Zeit der acuten oder gar transitorischen Psychose. (Fälle, wie der oben angedeutete, in welchen ächte Manie bei epileptischen Kindern auftritt, sind Ausnahmen; die Melancholia activa durch das Vorherrschen von Seelenschmerz und Angst, Fehlen das Heiterkeit und des Uebermuthes; die Chorea magna und das bei Kindern sehr seltene Delirium tremens durch die specifischen motorischen Symptome, die dieselben auszeichnen.

Die Differentialdiagnose zwischen idiopathischer Manie und Mania periodica, sowie der Manie, welche eine Phase des circulären Irreseins ist, gründet sich hauptsächlich auf den Verlauf der Psychose. Bei periodischer Manie kann ein melancholisches Vorstadium vorausgegangen sein, das circuläre Irresein beginnt ebenfalls gewöhnlich mit der melancholischen Phase; die maniakalischen Aufregungen beider Psychosen unterscheiden sich bei Kindern nicht wesentlich von der idiopathischen Manie, solange die Krankheit noch nicht inveterirt ist. Nach längerem Bestande leiden bei beiden Irreseinsformen die psychischen Fähigkeiten, die tobsüchtige Aufregung wird dann schwerer, es zeigt sich Verworrenheit, die Rückerinnerung an die Anfallszeiten wird unklar.

Therapie. Die Unterbringung in einer Irrenanstalt ist bei der Manie stets angezeigt, ja sie gebietet sich oft von selbst. Auch für die maniakalische Exaltation ist sie der geeignete erste Schritt zur Behandlung. Lässt sie sich nicht durchsetzen, so sind wenigstens Entfernung vom Orte, namentlich aus der Stadt, Landaufenthalt geboten. Bei reichlichem Genuss der freien Luft, welcher sich auch bei dem sehr nützlichen wegen Unruhe der Kranken aber nicht leicht durchführbaren Verweilen im Bette bewerkstelligen lässt, ist reichliche Ernährung mit Vermeidung aller excitirenden Stoffe nothwendig. Alkoholische Getränke sind ganz zu verbieten; sie steigern nur die Aufregung. In der heissen Jahreszeit zumal aber auch sonst muss man den Kranken reichlich zu trinken geben (Wasser, am besten mit Zusatz von Pflanzensäuren). Tägliche warme Vollbäder von 1—1½ Stunden Dauer, nasse Einpackungen sind nach meinen, vorzugsweise Erwachsene betreffenden, Erfahrungen die einzigen Mittel um die maniakalischen Symptome insgesammt einigermassen niederzuhalten. Am Abend applicirt garantiren sie zugleich am ehesten noch eine relativ ruhige Nacht. Kann man ohne Schlafmittel nicht auskommen, so sind gelegentliche Dosen von Paraldehyd, Urethan auch von Chloral erlaubt, doch hüte man sich vor systematischer Anwendung, damit der Kranke nicht mit einem abnormen Bedürfnisse in die Reconvalescenz eintrete. Opiumpräparate nützen nichts und können leicht übele Folgen (Collapse) haben. Bromkalium beeinflusst die maniaklische Aufregung gar nicht. Byoscyamin bringt zwar gewöhnlich Ermässigung des motorischen Dranges hervor, aber nur durch Erzeugung tiefen Unwohlseins, bei öfterer Anwendung schädigt es die Ernährung erheblich und für lange Zeit. Von A. Sohrt[1]) wird Hyoscin als Schlaf- und Beruhigungsmittel empfohlen. Im Ganzen hat mir Secale cornutum und speciell Sklerotinsäure (subcutan) befriedigende Dienste bei Manie geleistet, doch stelle ich die Wirkung der Bäder und Einpackungen höher. Die Erfolge der feuchten Wärme wie der Mutterkornpräparate beruhen wahrscheinlich darauf, dass Verengerung der Piagefässe erzielt wird.

Jedweder mechanische Zwang ist wegzulassen. Nur Verhütung von Unglück und grobem Unfug, von Unreinlichkeit liegt dem Wartpersonal ob, welches dementsprechend hinlänglich an Zahl, sorgsam, einsichtsvoll und geschult sein soll wie es eben nur das Personal einer Anstalt ist. Denn unter allen Umständen, auch wenn Schwachsinn aus der Manie hervorgehen sollte, ist der Zustand der maniakalischen Aufregung nur eine Frage der Zeit, über welche Zeit das kranke Kind hinweggebracht werden muss, ohne Gefahr für sich, für andere, ohne Misshandlung und fatale Reminiscenzen an dieselbe. Schon Esquirol sah ein Kind von 9 Jahren, welches an postfebriler Manie litt, bei vollkommen freier Behandlung, Aufenthalt in freier Luft und roborirender Diät binnen zwei Monaten gesund werden (a. a. O. S. 168).

Anhang: Die sogenannten Flegeljahre der Knaben.

Gegen das Ende der Kindheit, etwa zwischen dem 12ten und 15ten Jahre kommt nicht selten bei Knaben eine Episode der geistigen Entwicklung vor, welche mit der soeben betrachteten Manie viel Aehnlichkeit hat. Dieselbe ist unter dem Namen „Flegeljahre" allgemein bekannt und man weiss, dass sie bei ganz gesunden und aus gesunder Familie stammenden Knaben sich einstellen kann, welche später sich zu normalen und tüchtigen Männern entwickeln.

Mit der Zunahme der Muskelkräfte und der Geschicklichkeit in deren Verwendung, mit der Erweiterung des geistigen Horizontes, dem auf-

---

1) A. Sohrt, Pharmakotherapeutische Studien über das Hyoscin. Diss. Dorpat 1886.

keimenden Bewusstsein der Männlichkeit, daher noch stärkerem Selbstgefühl, welche um diese Lebenszeit eintreten, verbindet sich eine andauernd übermüthige Stimmung. Die leicht und rasch appercipirten
Sinneseindrücke bringen allerhand Einfälle und Ideen hervor, aus welchen
unter dem Einflusse jener erwähnten Stimmungslage momentane Begehrungen zur Bethätigung der physischen wie geistigen Kräfte entspringen.
Diese Begehrungen wachsen sehr leicht zum kitzelnden Erwartungsaffect
an; die geistige Hemmung ist noch schwach, denn es besteht noch Unreife der sittlichen Gefühle, ja es entwickelt sich sogar der rabulistische
Drang sich gegen Zucht und Sitte aufzulehnen, eine gewisse Lust an
Verwirklichung des Rohen und Gemeinen. Systematische Neckereien und
Gewaltthätigkeiten gegen kleine Mädchen, jüngere Knaben, Verspotten,
Insultiren alter, gebrechlicher Leute, entstellter Personen, Geisteskranker,
namentlich Blödsinniger und Schwachsinniger, gelegentlich auch Thierquälerei, überhaupt alle möglichen Misshandlungen solcher Geschöpfe,
denen sich der Knabe überlegen fühlt, an welchen er „sein Müthchen
kühlen" kann, endlich Schabernak jeder Art, Verwüstung fremden Eigenthums, auch der Producte des Fleisses Anderer — das sind die hauptsächlichsten Thaten der Flegeljahre.

Während dieser Episode meiden die Knaben mit Verachtung Kin-
derstube und Mädchengesellschaft, überhaupt das Elternhaus, treiben
sich mit Vorliebe auf der Strasse im Verein mit Gleichalterigen, Gleich-
beschaffenen, daher Gleichgesinnten herum. Einer sucht den Anderen
im Aussinnen von Tollheiten zu überbieten, jedenfalls nicht hinter den
übrigen zurückzustehen, um sein Ansehen zu begründen und zu erhalten.
Das enorm gesteigerte Selbstgefühl äussert sich in Renommiren und Prahlen, wobei immer bewusste Uebertreibung und oft genug Lügerei stattfindet.
Ausgesprochen ist fernerhin die Neigung sich über Autoritäten hinweg-
zusetzen, dieselben zu belachen, illusorisch zu machen. Scharfe Verbote,
Anherrschen, Strafen bringen leicht gesteigerten Muthwillen, Widerspenstigkeit, aufwallende Leidenschaftlichkeit mit geradezu unfläthigem Betragen und Gewaltacten hervor. Auch verräth sich oft die Neigung Bravour ohne Noth zur Schau zu tragen [1]).

Diese psychischen Lebensäusserungen lassen die sog. Flegeljahre der
Knaben als eine Analogie der Manie innerhalb der Gesundheitsbreite erscheinen. Krankhaft können wir diese Episode der Entwicklung nicht
nennen, weil dieselbe sehr häufig ist, dabei keinerlei Störungen des All-
gemeinbefindens, der Ernährung, des Schlafes und keine Spur von denjenigen Innervationsstörungen aufweist, welche die Manie erkennen lässt,
weil fernerhin die Knaben sich in der Schule als ganz leistungsfähig,
oft sogar als tüchtig erweisen und ruhig ernste Zurede doch nicht ohne
Erfolg ist, wenn sie an das Selbstgefühl der Kinder mit richtigem Tacte,
zumal mit wohlwollender Ironie appellirt — was alles bei der Manie
der Kinder nicht der Fall ist.

---

1) Auf diese Bravour hat schon Busch (Allg. Zeitschr. f. Psych. VIII.
S. 476) hingewiesen. Geradezu excessiv trat dieselbe zu Tage in den Fällen
ganz unnöthiger, fanatischer Exposition und Aufopferung einiger Knaben im
Kampfe, von welchen Brierre de Boismont u. A. im Zusammenhang mit
dem Selbstmorde bei Kindern berichten (vgl. S. 156).

Dementia acuta.

Literatur: Allgemeines vgl. in den Lehrbüchern der Psychiatrie v. Krafft-Ebing, II. Aufl. Bd. II. S. 76, — Schüle, III. Aufl. S. 211, — auch bei Binswanger, Charité-Annalen VI. Jahrgang (1879). S. 412 ff. — Casuistische Lit., Kinder betreffend im Text.

Die Dementia acuta kennzeichnet sich durch hochgradige Abschwächung aller intellectuellen Functionen — Trägheit, Stockung oder Verworrenheit der Wahrnehmungs-, Erinnerungs- und Denkprocesse — durch Stimmungsmangel, Abschwächung, Ausfall der Strebungen oder Beschränkung derselben auf Impulse, durch Bewusstseinstrübung, welche das Gesammtprodukt dieser Elementarstörungen ist, endlich durch tiefe Entstellung der Physiognomie, Störungen der Ernährung, des Kreislaufes der Sensibilität und Motilität. Auf verschiedene Ursachen hin sich entwickelnd erreichen die charakteristischen Symptome bald rascher bald langsamer die Intensität, welche das Höhestadium der Krankheit charakterisirt; geht ein Prodromastadium voraus, so ist dasselbe kurz und unbedeutend. Daher bezeichnet

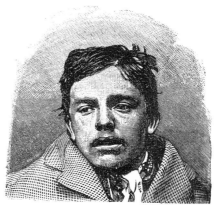

Fig. 7: Dementia acuta, stuporöse Form, bei einem jugendlichen Individuum.

man die Krankheit auch als primäre Dementia, im Gegensatz zu dem secundären, aus andern Psychosen sich entwickelnden Schwachsinn und Blödsinn. Sie verläuft, wie der Name besagt acut, wobei allerdings in Betracht zu ziehen ist, dass in der Psychiatrie auch Krankheiten bis zur Dauer eines Jahres und darüber noch acut genannt werden [1]), sie endigt gewöhnlich unter Bildung eines länger dauernden Stadium decrementi mit Heilung, wesshalb sie (primäre, acute) heilbare Dementia genannt wird zum Unterschied von dem primären chronischen Schwachsinn und Blödsinn und den secundären psychischen Schwächezuständen, die sämmtlich unheilbar sind. Selten endigt die Krankheit mit bleibender, dann eben secundärer geistiger Schwäche, tödtlich nur bei gänzlicher Verwahrlosung oder Complicationen. Erhebliche venöse Stauung mit Ödem des Gehirns oder trübe Schwellung der Ganglien-

---

1) Hagen, Statist. Untersuchungen etc. S. 47. — Verf., Allg. Psychopathol. S. 285.

zellen der Corticalsubstanz dürften nach den zur Zeit vorliegenden Untersuchungen (C r i c h t o n - B r o w n e, W i g e l s w o r t h, V e r f.) dieser Psychose zu Grunde liegen.

Die Dementia acuta ist vorzugsweise Krankheit des J u g e n d a l t e r s, fehlt aber doch in der Kindheit nicht ganz, daher wir dieselbe hier wenn auch kurz betrachten müssen. Die Zukunft wird lehren, ob auch bei Kindern die acute Dementia prognostisch bezüglich des Lebens wie der Herstellung so günstige Verhältnisse bietet, wie bei jungen Leuten. Ich unterscheide zwei Formen, eine stuporöse und eine agitirte Form der Dementia acuta. Die erstere entspricht dem anergetischen Stupor N e w i n g t o n s, die zweite der Démence aigue, Verwirrtheit E s q u i r o l s.

Symptome. a) Stuporöse Dementia acuta. Nach kurzem Prodromalstadium, dessen Symptome Schwatzhaftigkeit mit unzusammenhängenden Reden, krampfhaftes Lachen, Schreien, rasche unmotivirte Bewegungen, Gewaltacte bilden, oder gleich von vorn herein entwickelt sich Regungslosigkeit; die Kranken rühren sich nicht vom Fleck, bringen den ganzen Tag im Bette, auf dem Stuhle, in der Ecke oder wo sie sonst hin gebracht werden ruhig zu, höchstens dass sie ab und zu eine automatische Bewegung machen. Die gewöhnlichen Vorgänge in der Umgebung bringen keinerlei Veränderung des Verhaltens hervor, Essen und Trinken bleibt unberührt, sie müssen gefüttert werden, wobei sie manchmal erst schlucken, wenn die Speisen bis an den Zungengrund vorgeschoben worden sind. Spontan sprechen sie nicht oder nur wie im Traume ab und zu einen abrupten unverständlichen Satz, ein einzelnes Wort ohne Sinn. Auf Befragen erfolgt entweder langsam und stockend mit monotoner, leiser Stimme eine verworrene, fragmentarische Antwort oder die Anrede bleibt, zumal im weiteren Verlaufe der Krankheit ohne jeden Erfolg. Nicht einmal eine momentane physiognomische Reaction kann durch entsprechende Anrede hervorgebracht werden. Urin, Fäces gehen unwillkürlich ab. Die Tast- und Schmerzempfindlichkeit ist abgestumpft, die Hautreflexe sind abgeschwächt, die Scheinreflexe aber gewöhnlich normal. Die Haltung ist, wenn der Kranke auf die Füsse gestellt wird, gebückt und schlaff, der Körper sinkt zusammen, passiven Bewegungen wird manchmal etwas Widerstand entgegengesetzt, gegebene Stellungen werden längere Zeit eingehalten oder die betreffenden Körpertheile sinken gleich, der Schwere folgend, wieder in die Ruhelage zurück. Die Augen sind halbgeöffnet, der Blick leer und starr, Conjunctiva und Cornea mattglänzend, die Pupillen erweitert von meist träger Reaction. Die ophthalmoskopische Untersuchung ergiebt Anämie, in späteren Stadien Ödem des Augenhintergrundes (A l d r i g e). Der Mund ist gewöhnlich leicht geöffnet, kann sich vorübergehend wohl einmal zu einem leeren Lächeln verziehen, die Lippen sind dick, Speichel fliesst aus der Mundecke. Die Zunge ist belegt, es besteht Fötor oder Acetongeruch ex ore. Die Gesichtsfarbe ist blass, seltener sind die Wangen etwas geröthet; das Gesicht ist eingefallen oder mässig gedunsen bei fettigem Glanze der Haut. Die Ernährung sinkt rasch, das Körpergewicht nimmt erheblich ab. Bei normaler oder etwas herabgesetzter Temperatur des Stammes sind die Extremitäten kühl, cyanotisch, der Puls selten, klein, weich, leer, sogar unfühlbar bei schwachem Herzstoss und leisen dumpfen Herztönen. Die Respiration ist oberflächlich, verlangsamt. In manchen Fällen finden sich reichlich Phosphate im Urin (v. K r a f f t - E b i n g).

Das soeben kurz geschilderte Krankheitsbild ist den Erfahrungen an j u g e n d l i c h e n Personen entnommen. Kinder betreffende Fälle führen die folgenden Beispiele vor:

Fall von B e r k h a n (Allg. Zeitschr. f. Psych. Bd. 37. S. 281) 5jähr. Knabe. Typhus. In der 3. Woche Reconvalescent zeigt er sich plötzlich verändert: stiert den Arzt an, antwortet auf keine Frage, ist völlig theilnahmlos. Puls und Temp. normal. Pupillen auf Lichtreiz träge reagirend. In den nächsten Tagen wurde der Blick noch ausdrucksloser, die Gesichtszüge zeigten sich schlaff, der Mund war geöffnet. Pat. wurde unreinlich, musste, da er nicht mehr von selbst ass, gefüttert werden. Er unterscheidet sich in nichts von einem Idioten hochgradiger Art. Dieser Zustand hielt 7—8 Wochen an; dann zeigte Pat. allmählich wieder mehr Interesse an der Aussenwelt, fing an zu essen und wurde reinlich. Nach Verlauf von 13 Wochen (nach Beginn der Krankheit) war er gesund. Seitdem entwickelt er sich körperlich und geistig gut und soll namentlich besonders gut im Rechnen sein.

Fall von M a c a r i o (Ann. méd. psychol. 1849. S. 143). 3jähr. Mädchen von reger Intelligenz. Intermittens quartana, später tertiana mit Convulsionen verbunden. Chinin, rascher Erfolg; aber mit den Fieberanfällen und Convulsionen schwindet zugleich die Intelligenz. An Stelle der natürlichen Lebhaftigkeit tritt grosse Trägheit: die Haltung wie beim Stumpfsinn, der Blick glanzlos, Gedächtniss erloschen, einfältiges Lächeln, wiegende Bewegungen wie bei Idioten, kurzes unarticulirtes Aufschreien, unwillkürliche Entleerungen. Unempfindlichkeit gegen Drohungen, Erschütterungen. Das Kind spricht kein Wort, sieht Niemanden an, verlangt nicht zu essen, nicht zu trinken, nicht zu Bette zu gehen, nicht aufzustehen. Nach 8 Tagen erst einige lichte Augenblicke: die Kranke nennt ihren Vater und liebkost ihn manchmal, später lacht oder weint sie, je nachdem man ihr schmeichelt oder widerspricht, verlangt nach Speise, spricht mit den Kindern ihres Alters. Die Gedanken bleiben indessen noch eine Zeit lang confus. Nach einem Jahre war die Genesung noch nicht ganz vollständig, Unreinlichkeiten kamen noch manchmal vor und entweder aus Schüchternheit, Unvermögen oder Eigensinn

sprach das Kind von den beabsichtigten Worten manchmal nur die An-
fangssilben aus. Der definitive Ausgang blieb unbekannt.

Ein Fall von Lähr (Allg. Zeitschr. f. Psych. Bd. 30. S. 132).
scheint auch hier hinzugehören: 1½jähr. „Kind"; heftiger Schreck über
den „Knecht Ruprecht". Sofort Erscheinungen von Vernichtung der Intelligenz, Unreinlichkeit; Verfall, Tod nach 14 Tagen. (Section verweigert.)

b) Agitirte Dementia acuta. Nach unbedeutenden Prodromalerscheinungen, wie dumpfem Dahinbrüten, Klagen über Kopfschmerz, Ohrensausen, Gliederschmerzen, abrupten auch wohl hypochondrisch gefärbten Aeusserungen oder sogleich bei Beginn der Krankheit entwickelt sich rastlose Unruhe, Geschwätzigkeit mit ganz verworrenen Reden, Wiederholung einzelner Phrasen, Schreien, Singen,
ohne dass eine bestimmte Stimmungsgrundlage wie Heiterkeit, Angst,
Aergerlichkeit zu erkennen ist. Auf Anreden bleiben die Antworten
aus oder wenn sie erfolgen passen sie nicht auf die Frage; auf dieselbe
Frage können verschiedene Antworten erfolgen; die grammatische Con-
struction ist oft verfehlt, der gesprochene Satz daher Unsinn. Ueber ihre
Vergangenheit, die letzten Ereignisse befragt sind die Kranken nicht im
Stande, sich zu sammeln und besonnene Auskunft zu geben. Freundliche
Zurede, Versuche der Einschüchterung, barsche Anrede bleiben erfolglos.
Dagegen kann es vorkommen, dass zwischendurch der Kranke mit lautem Geschrei vor ganz gewöhnlichen Gegenständen der Umgebung flieht,
sich verkriecht z. B. vor dem Nahetreten von Menschen während an-
deremale diese Eindrücke wieder ganz ohne Einfluss bleiben. In den
Räumen findet sich der Kranke nicht zurecht, erkennt z. B. die Aborts-
einrichtung nicht, drängt aber gewöhnlich zu geöffneten Thüren hinaus.
Er kennt seine Angehörigen, die ihn stets umgebenden Personen nicht,
oft auch erkennt er hingestelltes Essen nicht, welches er mehr gelegentlich findet und dann oft bis auf den letzten Rest verzehrt. Bei wildem
Bewegungsdrange ist der Kranke zerstörend, gewaltthätig, ohne aber
Zorn zu offenbaren, er zerreisst seine Kleider, kleidet sich aus und dann
vielleicht verkehrt wieder an, schmiert mit Koth und Urin, welche er
entweder verliert oder in die Stube auch vor Zeugen deponirt. Gefahren
erkennt er nicht, er verletzt sich oft, beachtet aber die Verletzungen
nicht, ja er reisst die auf dieselben angebrachten Verbände los, kratzt
und maltraitirt auch die Läsionen mit den Nägeln, ohne Schmerz zu
verrathen. Der Gesichtsausdruck kann eine Mischung von bland heiterer mit grämlicher Physiognomie darbieten oder er ist leer und
nichtssagend, erstaunt bei offenem Munde, stierem Blick. Aussehen
und der Ernährungszustand verhalten sich wie bei der vorigen Form.
Die Sensibilität und Schmerzempfindlichkeit ist herabgesetzt, die an

sich flinken Bewegungen sind plump und leicht ataktisch, von Zittern begleitet. Der Puls ist bei der Unruhe schwer zu untersuchen, meist klein und leer, beschleunigt, wechselnd, die Respiration unregelmässig. Der Schlaf ist entweder gut und reichlich oder es besteht gerade zur Nachtzeit die stärkste Unruhe und der Kranke schläft am Tage viel.

Beispiel: Jaan Loodus, 16jähr. estnischer Bauernknabe von durchaus kindlichem Habitus. Sohn gesunder Eltern; 5 Geschwister am Leben und gesund. Weder in Ascendenz noch Seitenverwandtschaft Nerven- und Geisteskrankheiten. Pat. hat keine Schulbildung genossen, doch scheinen seine Fähigkeiten gute gewesen zu sein, er galt als ein ruhiger, gehorsamer, anständiger Junge. Drei Tage vor der Aufnahme war er von seinem Dienstherrn wegen einer Fahrlässigkeit stark gezüchtigt worden. Von diesem Augenblicke an war er verworren, schrie viel, jammerte gelegentlich über Kopf- und Gliederschmerzen, war sehr unruhig, auch gewaltthätig und zerstörend, so dass man ihn überwachen musste.

Status praesens bei der klinischen Vorstellung (11. Sept. 83): kindlicher Habitus, Genitalien klein, keine Pubes. Körpergewicht russ. 88 ℔. Schädel symmetrisch, wohl geformt. Haut bräunlich verfärbt, Schleimhäute blass; Rachen- und Mundkatarrh; weisser Zungenbeleg. Hände und Füsse cyanotisch, kühl. Herzaction schwach, Töne leise, Puls 84. An den inneren Organen nichts Besonderes nachweisbar. Harn, mit Katheter genommen, blass, leicht getrübt, spec. Gewicht 1008, frei von fremden Bestandtheilen, Phosphate nicht vermehrt. Pupillen erweitert, leicht auf Lichtreiz und Convergenz reagirend. Augen mattglänzend, mässig geöffnet, Gesichtsausdruck blöde, Mund halb offen stehend, Gesichtsfarbe fahl, Züge verfallen. Haltung gebückt. Pat. lässt sich ohne Widerstreben in den Saal führen, zeigt keine Verlegenheit, guckt herum, macht allerhand unnöthige Bewegungen. Auf Befragen in Estnisch, da er kein Deutsch versteht, erhält man folgende Antworten bezw. Ausfall von solchen: Wie lange bist Du hier? „Nie". Wo warst Du früher? Keine Antwort. Gefällt es Dir hier? „Ja". Hast Du diese Herrn schon gesehen? „Ja" (es war nicht der Fall gewesen). Kennst Du mich? Keine Antwort. Kennst Du diesen Herrn? (den Assistenten der Männerabtheilung)? „Nein". Kennst Du diesen Mann? (den Wärter) „Nein". Hast Du heute schon etwas gegessen? „Nein". Wie alt bist Du? „60 Jahre" (wollte vielleicht sagen 16). Wo wohnst Du? Keine Antwort. Hast Du noch Eltern? „Ja", noch Geschwister? Keine Antwort. Ist jetzt Sommer oder Winter (es war Herbst)? „Winter". In welcher Stadt bist Du jetzt? „Hier". Wie heisst sie? „Diese". Heisst sie Dorpat? „Ja". Bist Du zu Hause geprügelt worden? „Nein". Hast Du Schmerzen? Keine Antwort. Bist Du traurig? „Nein". Hast Du Angst? „Nein". Bist Du lustig? Keine Antwort. Willst Du nach Hause? „Nein". Nochmals: gefällt es Dir hier? „Nein". Warum schreist Du so viel? Keine Antwort. Warum bist Du so schmutzig (schmierend)? Keine Antwort. Warum zerstörst Du? „100 Jahre". — Ueber die Ursache seines Schreiens kurze Zeit vorher befragt, hatte er einmal geantwortet „ich bin todt" das andere mal: „Teufel" (Teufel, estn. Kurat, ist übrigens das dritte Wort der Esten).

Während der Vorstellung in der Klinik fasst er ab und zu einen Nahestehenden am Rock oder tastet nach einem Möbelstück, dreht mir den Rücken zu, läuft auch zwischen die Anwesenden hinein, lässt sich aber ohne Widerstreben zurückführen. Ein angebotenes Stück Brod verzehrt er hastig bis auf einen Rest, den er wegwirft.

Unversehens beigebrachte Nadelstiche bleiben ohne Reaction und unbeachtet, die Bewegungen des Kranken sind hastig, stossend, plump, die Sprache leise, die Stimme monoton, leicht heiser. Die Sehnenreflexe anscheinend unverändert. Die Behandlung bestand der Hauptsache nach in nassen Einpackungen, Massage, roborirender Kost und Wein.

Der Verlauf der Krankheit war folgender: die Nächte waren unruhig, Pat. schlief wenig in denselben, schlief öfter am Tage, war anhaltend unreinlich, zeigte unruhiges, läppisches Gebahren, schrie aber nach und nach weniger, sprach immerzu so verworren, dass die (estnisch sprechenden) Wärter die Sätze, die er von sich gab, nicht behalten konnten. Das Körpergewicht nahm zu. Auch im Gesellschaftszimmer liess er wie im Isolirzimmer den Urin unter sich gehen. Auf dem Abort verrichtete er nichts, obwohl er oft dorthin geführt wurde. Von diesem Orte fand er sich ungeleitet nicht an den Ausgangsort zurück. Im Verlaufe der nächsten 2 Wochen wurde er ruhiger, lernte uns allmählich kennen, liess die Dejectionen seltener unter sich gehen, konnte zur Entleerung derselben auf den Abort gebracht werden. Auch sprach er weniger, schrie, zerstörte, schmierte gar nicht mehr, schlief besser in der Nacht und erklärte (am 22. Sept.), dass er sich jetzt wohler fühle, dass er nach Hause wolle. An Gewicht nahm er stetig zu. In diesem Zustande nahm ihn der Vater, weil es ihm an Mitteln fehlte, aus der Klinik weg.   (Eigene Beobachtung.)

Das Stadium decrementi gestaltet sich bei beiden Formen der acuten Dementia ähnlich. Es tritt allmählich Aufhellung des Bewusstseins ein, bei der stuporösen Form unter Abnahme der Regungslosigkeit, Apathie, Wiederkehr von Begehrungen und Strebungen, bei der agitirten Form unter Besserung des Schlafes, Nachlass der Unruhe, des motorischen Dranges, der Verworrenheit. Stimmung und Stimmbarkeit kehren in beiden Formen allmählich zurück, frühere Begehrungen und Strebungen werden in verständiger Form wieder geäussert. Es erfolgt Schritt für Schritt, vielleicht unter Schwankungen, Rückfällen in das demente Verhalten, der »Wiederaufbau der psychischen Persönlichkeit« (Schüle), indem der Kranke neues Erinnerungsmaterial wieder sammelt, frühere Fähigkeiten, früheres Wissen nach und nach wieder gewinnt und dadurch beweist, dass diese Hirnrindenfunctionen nicht erloschen, sondern nur »suspendirt« gewesen sind. Für die Zeit der Krankheit selbst hat er fast gar keine Erinnerung; dieselbe knüpft nur an die Ereignisse an, welche in den Anfang des Stadium decrementi fielen. Ueber den Verlauf der Krankheit ist dem bereits Gesagten nichts Wesentliches mehr zuzufügen. Die Dauer beträgt (bei Erwachsenen) eine Reihe von Monaten, ja selbst ein Jahr und mehr. Der gewöhnliche Ausgang ist wie erwähnt Heilung. Es ist aber möglich, dass zumal bei sehr jungen Kindern auch öfter Schwachsinn, ja Tod der Ausgang der Krankheit sei.

Aetiologie. Nach den Erfahrungen an jugendlichen Erwachsenen sind acute fieberhafte Krankheiten, Schreck an sich oder in Verbindung mit Misshandlung (Fall Loodus), auch Kohlendunstvergiftung, Strangulation die wesentlichsten Gelegenheitsursachen; prädisponirende Ursachen sind Anämie, geistige und körperliche Ueberanstrengung, einförmige aufreibende Lebensweise, wie Fabrikarbeiten, zu frühe angetretenes Dienstverhältniss, Elend und Noth. Der S. 181 abgebildete jugendliche Kranke verfiel in ac. D. nach Ueberreizung des Gehörs; er war beim Niethen eines grossen Dampfkessels stundenlang im Innern desselben gewesen.

Diagnose. Die stuporöse Form unterscheidet sich von der stuporösen Melancholie durch raschere Entwicklung der Regungslosigkeit ohne melancholische Antecedentien, durch die noch tiefere Entstellung der Physiognomie, durch die Unmöglichkeit eine Modification des Gesichtsausdruckes durch psychische Reize hervorzubringen; der stuporöse Melancholiker kann fernerhin spontan Seelenschmerz durch Worte, Entladungen der psychischen Erregung in Form von Aufspringen, Gewaltacten äussern und bei starkem Zureden zu Aeusserungen gebracht werden, die vielleicht auch nur in einem beredten Stossseufzer oder leisem Stöhnen bestehen. Bei dem Stupor der Paranoia ist im Gegensatz zur stuporösen Dementia der Puls voll und gross, oft hart, das Gesicht hat einen verbissenen Ausdruck, der Mund ist immer fest geschlossen, die Augen sind entweder weit offen oder die Lider willkürlich bis auf einen kaum sichtbaren Spalt geschlossen; die Hautreflexe sind gesteigert; passive Bewegungen stossen stets auf Widerstand; impulsive Acte unterbrechen den Stupor. Der epileptische Stupor ist von kürzerer Dauer; epileptische Antecedentien ergibt die Anamnese bei demselben. Der secundäre apathische Blödsinn hat meistens eine längere, jedenfalls sehr ausgesprochene Vorgeschichte (Entwicklung aus Melancholie).

Die agitirte Form der acuten Demenz unterscheidet sich von der Manie durch das Fehlen der übermüthigen Stimmung, der auf psychische Reizung erfolgenden Wuthanfälle, durch das Fehlen der, wenn auch vorübergehenden, Besonnenheit, der Schlagfertigkeit in Bemerkungen und Antworten, durch den leeren Gesichtsausdruck. Die tobsüchtigen Aufregungszustände bei Paranoia zeichnen sich vor der agitirten Dementia acuta durch die gereizt-ärgerliche, wüthende Stimmung, die hervortretenden Verfolgungsideen und die Zeichen vorhandener Hallucinationen aus. Die epileptische »Manie« charakterisirt gegenüber der Dem. acuta die ängstliche Stimmung, das auf furchtbare Hallucinationen hindeutende Verhalten, die extreme Gewaltthätigkeit.

In den Aufregungszuständen der psychisch entartenden Kinder herrscht Perversität des Gemüthes, welche zu raffinirten Bosheiten mit Lust an deren Ausübung führt, so auffällig vor, dass die Unterscheidung derselben von der agitirten Dementia acuta immer leicht ist. Schwieriger ist die Differenzialdiagnose unserer Krankheitsform gegenüber dem agitirten Idiotismus und der secundären Verwirrtheit. Hier entscheidet der Hauptsache nach wiederum die Anamnese, welche bei der acuten Dementia von psychischem Normalverhalten, bei Idiotismus und Verwirrtheit von geistiger Störung, die schon vor der Aufregung bestanden hat, berichtet. Der Verlauf ist natürlich bei der letzteren auch ganz anders als bei jener; es kommt indessen auf die Erkennung der Krankheit noch während des Höhestadiums an.

Therapie. Die stuporöse Form der Krankheit kann, wenn die Kinder unter günstigen Verhältnissen leben, zu Hause behandelt werden. Die agitirte Form bedingt ausnahmslos die Ueberführung in eine Irrenanstalt. Sorgfältige Pflege, Ueberwachung der Kranken, Bedienung in allen Dingen der Ernährung, der Reinigung, Genuss der freien Luft sind die nächsten Indicationen. An mechanischen Zwang wird ja heute Niemand mehr denken. Nasse Abreibungen bei der stuporösen, nasse Einpackungen bei der agitirten Form, bei ersterer Galvanisation des Gehirns, bei beiden reichliche Ernährung mit kräftiger Kost, Wein sind nothwendig, um den immer drohenden Uebergang der Krankheit in unheilbaren Schwachsinn oder Blödsinn zu verhüten. Auch Chinin, Argentum nitricum, Arsen und Massage sind bei erheblicher Abmagerung und Cachexie anzuwenden.

Hypochondrie.

Literatur: West, Journ. f. Kinderkrankh. — Derselbe, Pathol. u. Ther. d. Kinderkrankh. Deutsch v. Wegener, Berl. 1857. S. 157 ff. — Steiner, Compendium d. Kinderkrankh. Leipz. 3. Aufl. 1878. S. 74. — Jolly, v. Ziemsen's Hdb. d. Pathol. u. Ther. Supplem.-Bd. Leipz. 1878. S. 211, 283, 284 f. — Zit, a. a. O. — Scherpf, a. a. O. — Cohn, a. a. O. S. 55. — Arndt, Eulenburg's Realencyklopädie. Bd. 7. S. 11 f. — (Casuistische Lit. im Text.)

Die charakteristischen Eigenschaften der Hypochondrie (Passio hypoch., Lypemania hypoch., Hyperästhesia psychica) sind: die unbegründete aber festhaftende, daher einer Wahnvorstellung gleichwer-

thige Vermuthung oder Ueberzeugung des Kranken von schwerem
Leiden befallen zu sein oder befallen zu werden, die von diesem Gedanken unterhaltene Aufmerksamkeit auf die Zustände und Vorgänge
im eigenen Körper, welche zur erleichterten Perception subjectiver
Empfindungen führt, die ängstliche von der Idee krank zu sein oder
krank zu werden erzeugte und unterhaltene Stimmung, welche zu ir-
riger Beurtheilung der Wahrnehmungen am eigenen Körper Anlass gibt.

Da die Störung von vornherein die Denkprocesse betrifft und nicht
das Gemüth, welches nur auf die Vermuthungen und Ueberzeugungen
mit Depression reagirt, steht die Hypochondrie klinisch der Paranoia
am nächsten. Wir betrachten dieselbe daher an dieser Stelle, da der
folgende Abschnitt der letzteren gewidmet ist.

Wesentlich bei der Begriffsbestimmung der Hypochondrie ist die
mangelhafte Begründung der Krankheitsfurcht. In diesem Sinne nur
ist die alte Unterscheidung einer Hypochondria cum materia neben der
Hypochondria sine materia erlaubt. H. cum materia darf nur dann
statuirt werden, wenn die vorhandene materielle Organerkrankung un-
gefährlich, unbedeutend ist und wenn sie nicht ihren Sitz im Grosshirn
oder dessen Hüllen hat, bezw. diese Theile in wesentliche Mitleidenschaft zieht. Unter solchen Bedingungen ist die H. cum materia der
H. sine materia gleichwerthig. Von Hypochondrie darf dagegen gar
nicht gesprochen werden, wenn Meningitis tuberculosa oder Lyssa in
Entwicklung begriffen sind, welche Krankheiten bei Kindern notorisch
hypochondrisch-melancholische Prodromalstadien haben können (vgl.
unten Diagnose). Im Sinne des S. 37 Gesagten gehen diese hypochondrischen Symptomencomplexe ganz in den Begriff der Grundkrankheit
auf. Hypochondrie hat auch nicht vorgelegen, wenn Individuen, welche
eine zeitlang die Vermuthung oder Ueberzeugung ausgesprochen haben,
dass sie »den Verstand verlieren« würden, einer schwereren Irreseinsform oder dem Blödsinn verfallen; denn sie hatten eine richtige Ahnung
oder Ueberzeugung [1]).

Die Zulässigkeit der Hypochondrie als einer selbständigen Psychose ist neuerdings von Tuczek [2]) in Abrede gestellt worden, indem
er darauf hinweist, wie hypochondrische Zustände gelegentlich bei allen
Irreseinsformen (der Erwachsenen) vorkommen können; er behauptet
weiterhin, dass die scheinbar mit Hypochondrie beginnenden Psychosen
von vornherein entweder als hypochondrische Melancholie oder als hypochondrische Verrücktheit entwickelten, endlich dass die bisweilen
schon in den ersten Kinderjahren entstehende hypochondrische

1) Vgl. Verf., Allg. Psychopathologie. Leipzig 1878. S. 276.
2) Tuczek, Allg. Zeitschr. f. Psychiatrie. Bd. XXXIX. S. 653.

Seelenstörung in ihrer Weiterentwicklung durchaus der von Sander beschriebenen Form von originärer Verrücktheit entspreche. Es liegt entschieden viel Richtiges in diesen Auseinandersetzungen, wenn man die Erfahrungen an Erwachsenen allein in Betracht zieht. Was das Kindesalter anlangt, muss ich aber doch betonen, dass bei weitem nicht alle hypochondrischen Kinder Candidaten der originären Verrücktheit sind, dass die Krankheitsfurcht bei zarten und verzärtelten Kindern oft rein psychisch begründet ist, zunächst als psychische Abnormität besteht und bei gewissen Gelegenheitsursachen auch in Hypochondrie übergehen kann, indem körperliche Zustände irrige Deutung im Sinne der Krankheitsfurcht erfahren. Ich bezeichne daher die Hypochondrie der Kinder als eine psychische Störung, welche unter den erwähnten charakteristischen Erscheinungen zumal bei neuropathisch belasteten oder verzärtelten Individuen sich selbständig entwickeln kann, meist chronisch verläuft, mit Heilung endigt oder den Abschluss der Kindheit überdauert. Andere Ausgänge der Hypochondrie in dem Kindesalter selbst sind bis jetzt noch nicht bekannt. Die Störung erscheint als functionelle Neurose des Grosshirns, da wir von pathologisch-anatomischen Veränderungen, welche derselben zu Grunde liegen, nichts wissen.

Mit der Annahme einer selbständig bei Kindern vorkommenden, als Hypochondrie zu bezeichnenden Psychose befinde ich mich in Uebereinstimmung mit West, Steiner, Jolly, Westphal, Zit, Scherpf, Cohn, Leidesdorf, denen wir wesentliche Beiträge zur Entwicklung der Lehre von der Hypochondrie im Kindesalter verdanken. Auch Henoch [1]) spricht von Hypochondrie der Kinder, welche in Folge von Erziehungseinflüssen namentlich bei erblicher Belastung sich entwickle; er rechnet dieselbe zu den hysterischen Zuständen, welche ihm indessen »ein Complex der verschiedenartigsten neurotischen Symptomen« sind. Von Romberg, Hasse und Wittmaack wurde das Vorkommen hypochondrischer Störungen im Kindesalter irrthümlicherweise rundweg abgeläugnet.

Symptome. Entweder plötzlich, z. B. nach einem das Kind erschütternden tödtlichen Krankheitsfalle in der Familie oder allmählich tritt eine Veränderung des geistigen Verhaltens hervor: von selbst oder auch erst nach entsprechendem Befragen klagt das Kind über allerhand Beschwerden, welche sich deutlich von den bei Kindern überhaupt häufigen (nur den wilden Knaben nicht eigenthümlichen) Klagen [2]) über

---

1) Henoch, Vorlesungen über Kinderkrankh. II. Aufl. Berl. 1883. S. 209.
2) Vgl. S. 139, woselbst von Ausfall der Klagen bei Neurasthenia centralis die Rede war.

wirklich vorhandene Beschwerden unterscheiden. Denn es handelt sich nicht um Schmerz und andere Unlustgefühle, welche von einer Verletzung, vom Drucke eines Kleidungsstückes, von einer bald sich hebenden Unregelmässigkeit der Darmthätigkeit etc. herrühren, sondern um Belästigungen, denen objectiv keinerlei anatomische oder functionelle Veränderung derjenigen Theile entspricht, in welche sie verlegt werden. Und diese Klagen werden anhaltend, weichen auch nicht, wenn eine entsprechende Behandlung mit Erfolg eingeleitet wird, z. B. Spulwürmer beseitigt worden sind. Oft ist es eine ganze Fluth von Klagen, welche sich auf unangenehme Gefühle an der oder jener Körperstelle oder im ganzen Körper beziehen, auch wechselt der Inhalt dieser Klagen sehr häufig, so dass die Umgebung dieselben als sich widersprechend bezeichnet. Es besteht grämliche, ernste, auch wohl ängstlich-feierliche Stimmung, Perioden düsteren Dahinbrütens kommen vor, wenn auch zeitweise die Stimmung wieder sich aufhellt und eine vorübergehende Ausgelassenheit sich zeigen kann, in welcher alle Klagen verstummt sind. Auf die Dauer aber ist die kindliche Heiterkeit nicht wieder herzustellen. Feigheit vor den geringsten Insulten, Unfähigkeit einen unbedeutenden Schmerz zu riskiren, treten in viel stärkerem Maasse als bei gesunden Kindern hervor. Der Gesichtsausdruck nimmt einen specifischen Charakter an, welcher gegeben ist durch mässige Contraction der Stirnmuskulatur, zumal der Corrugatoren, Parallelstellung der Augenaxen bei nicht ganz geöffneten Lidern und Senkung der Winkel des geschlossenen Mundes, dessen Lippen dünn, senkrecht gefältelt sich zeigen, während zugleich die Nasolabialfalten tief ausgeprägt sind. Beim Sprechen und den gelegentlich vorkommenden steifen Lächeln kann Zittern um den Mund herum auftreten (West). Die Stimme ist monoton und leise, die Sprache näselnd, klagend, hie und da exclamatorisch und pathetisch, von Seufzern begleitet.

Während nun in leichteren Fällen die Krankheit auf dieser Entwicklungsstufe stehen bleiben kann, kommt es in andern Fällen zur Steigerung der psychischen und somatischen Erscheinungen. Die ungemein variabeln, hie und da um eine bestimmte Idee um die Furcht vor einer bestimmten Krankheit, die schon bestehe, sich bewegenden Klagen geschehen nicht mehr in Angaben subjectiver Empfindungen, Druckgefühlen aller Art, Brennen, Schmerz, Vertrübungsgefühlen u. s. w., sondern sie nehmen schon die Form erklärender Urtheile mit der Eigenschaft unsinniger Uebertreibung an: der Kopf zerspringt, die Därme verdrehen, verschliessen sich, der Athem stockt, die Lunge zerfällt, ist schon zerfallen, ausgespuckt, das Herz zerreisst, oder steht still, der Arm, das Bein, die Zunge sind steif, abgestorben, gelähmt u. dgl. mehr.

Zugleich findet anhaltende Selbstbeobachtung mit einseitig gesteigerter Phantasie statt; die objectiven Wahrnehmungen am eigenen Körper erfahren ebenso irrige und ebenso kategorische Beurtheilung und Deutung wie die Sensationen. Ein Fleck auf der Haut, eine Aknepustel wird als Aeusserung gefährlicher in Ablauf begriffener Krankheit demonstrirt, im gleichen Sinne ein gelegentlicher Hustenstoss, eine beschwerliche Defäcation gedeutet, Leibschmerzen, welche z. B. von Ascariden, von Magendarmkatarrh herrühren, können die Idee einer Intoxication (Phosphorvergiftung, Cramer) bei den Kindern hervorbringen und unterhalten. Die Zunge wird vor dem Spiegel betrachtet, der Puls gefühlt, das ganze Denken geht im Interesse um den körperlichen Zustand auf und die regelmässige Beschäftigung der Kinder, Arbeit, Schulbesuch, Spielen, Geselligkeit werden unmöglich. Die Befürchtung, sich wie körperlich so auch geistig durch derartige Thätigkeiten zu schaden, dürfte, wie ein Beispiel von Westphal (s. unten) wahrscheinlich macht, dabei nicht unwichtig sein. So fallen die Kinder einer Pedanterie anheim, welche sie alle möglichen eingebildeten Schädlichkeiten vermeiden heisst, sie leben einsam, zurückgezogen im Hause, sind gegen tröstende Worte unempfänglich, ja undankbar, kalt gegen die Angehörigen. Bei Vorhalt, dass sie an leeren Einbildungen leiden, übertreiben, werden sie empfindlich, zeigen sich gekränkt mit theatralischem Benehmen oder es brechen Verzweifelungsparoxysmen mit lautem Schluchzen aus.

In den schwereren Fällen leidet auch die Ernährung, es tritt Abmagerung, blasse gelbliche Hautfärbung ein, auch kann der Schlaf gestört sein. Der Appetit ist im Allgemeinen schwach, doch wechselnd, die Defäcation unregelmässig; es können die Zeichen chronischen Magendarmkatarrhs, Zungenbeleg, Druckgefühle in der Magengegend nach dem Essen bestehen (West, Wiederhofer), spärliche Harnsecretion mit viel Sediment (welcher Art ist nicht gesagt) und Erectionen bei der Harnentleerung beobachtete West in einem Falle. Ueber das Verhalten der Sensibilität und Motilität und vasomotorischen Innervation bei Kindern liegen noch keine genaueren Beobachtungen vor.

Beispiele. 13jähr. Knabe, aus „nicht sehr gesunder Familie" stammend, schwächlich, für das Alter klein, schlecht genährt, aber nicht abgemagert. Seit 9 Monaten krank, nämlich seit dem Tode seiner Lieblingsschwester, welche gleich zwei andern Kindern der Familie an einer Hirnkrankheit gestorben war. Die Mutter sprach beständig die Sorge aus, dass auch dieser Knabe an derselben Krankheit sterben könnte. Beginn mit Kopfschmerz und unbestimmten Hirnsymptomen, deren grosse Empfindlichkeit gegen Schall, so dass der Knabe den Kopf in die Kissen vergrub, wenn eine Drehorgel auf der Strasse spielte. Geringe Empfindlichkeit gegen Licht (er verträgt das Sitzen gegenüber demselben). Starke Empfindlichkeit der Kopfhaut und der Haare, sodass letztere Monate lang nicht berührt werden durften; indessen bemerkte er es doch nicht, wenn ihm heimlich die Hand sanft auf seinen Kopf gelegt wurde und klagte erst, wenn er sich beobachtet glaubte. Appetit schlecht, Druckgefühl im rechten Hypochondrium und der Regio iliaca nach dem Essen. Der Unterleib weich, nicht voll, auch ohne irgend welche Anomalieen an der Seite, wo er Druck nach dem Essen zu empfinden angibt; Verstopfung, Urin spärlich mit vielem Sediment. Beim Urinlassen häufig Schmerzen, zuweilen Erectionen. Oberlippe leicht geschwollen, Zunge feucht, belegt; Puls 113, sehr schwach, Respiration und Lungen normal. Gebeugte Haltung schleppender Gang. Antworten verständig, Sprache etwas träge und schwerfällig, beim Sprechen Zuckungen im Gesicht.

Die weitere Beobachtung ergab ausser der Abwesenheit schwerer Hirnsymptome, dass der Schlaf ziemlich gut war, der Knabe zwar das Lesen nicht vertragen konnte, aber gern Karten spielte, wobei er so vergnügt war wie die andern Kinder. Bei Entfernung von der Mutter, Aufenthalt an der See, Nichtbeachtung der Empfindlichkeit des Kopfes, Beschäftigung und Zerstreuung, Gebrauch von Leberthran war binnen 3 Monaten wesentliche Besserung eingetreten.

(West, Kinderkrankh. S. 157.)

Einen hierhergehörigen Fall von Steiner habe ich bereits S. 117 mit allen vom Autor angegebenen Eigenschaften erwähnt. —

12½jähr. Knabe (aufgen. d. 6. Juli 74), angeblich frei von hereditärer Belastung, geweckter als seine Geschwister, bis zur Erkrankung nicht auffallend in seinem Wesen. Anfang der Krankheit nicht sicher zu ermitteln, sicher besteht dieselbe seit einem Vierteljahr. Pat. ist klein, für sein Alter wenig entwickelt, Muskulatur gering, Schleimhäute blass; keinerlei Organkrankheit nachweisbar. Schädel gut gebildet. Mit jämmerlichem Gesichtsausdruck geht er schleichend umher, alle seine Bewegungen sind langsam, wie wenn sie unendliche Mühe kosteten, die Arme will er nicht über die Horizontale heben können. Sowie man ins Zimmer tritt, kommt er mit nicht enden wollenden Klagen und nimmt Stellungen ein wie ein Schwerleidender. Auf Fragen, was ihm eigentlich fehle, erfolgen Aeusserungen wie: es ist Alles ganz schlimm, Jedes ist schlimmer, an den Schläfen knackt's und er ist so dick, an den Ohren zittert es, der Kopf wackelt nach vorn und nach hinten, die ganzen Thränen sind schon ausgelaufen, im ganzen Körper kratzt es, der Mund klebt fast ganz zu, die Zunge sitzt manchmal fest, so dass er nicht sprechen kann; er kann nicht sitzen, nicht liegen, nicht stehen, er hat keinen Geschmack vom Essen, hat sich schon den ganzen Schleim aus der Lunge ausgespuckt, er möchte lieber einnehmen (Medicin), als essen, einnehmen will er aber auch nicht, da es weh thut u. s. w. Zuweilen gibt er überhaupt keine Antwort, greift sich nach dem Bauche und macht ein klägliches Gesicht. Abgesehen von diesen unerschöpflichen, oft ½ Stunde fortgesetzten Klagen erscheint er interesselos, erkundigt sich u. A. nie nach den Eltern, ist schwer zur Beschäftigung zu bewegen, doch wird constatirt, dass er gut schreibt, rechnet und angemessene Kenntnisse in Geographie und Geschichte hat. Der Gesichtsausdruck zeugt, abgesehen von dem hypochondrischen Charakter von guter Intelligenz. Im Sept. im Verlaufe weniger Tage Veränderung des Krankheitsbildes: keine Klagen mehr, freundliches harmloses Wesen, dabei Sammeltrieb (die Taschen sind gefüllt mit altem Zeitungspapier, Schieferstiftenden, bunten Papierstückchen, Dominosteinen, Schachfiguren, alten Stahlfedern, Bleiknöpfen u. dgl.), ohne dass Pat. Gründe für dieses Sammeln anzugeben weiss. Diese ganz leichte maniakalische Aufregung prägte sich nicht weiter aus und im Oktober erschien er wieder verdrossen, müssig, antwortete unwillig oder gar nicht. Auch bei einem Besuche der Mutter war er theilnahmlos und sprach fast gar nicht. Im November konnte man bei eingehender Unterhaltung leicht den Eindruck gewinnen, als ob man es mit einem Schwachsinnigen zu thun hätte: auf einfache Fragen, wie lange er in der Anstalt sei, wie lange er die Schule besucht habe, wann der letzte Krieg gewesen, wo Napoleon gefangen genommen worden sei u. s. w. gab er keine richtige Antwort. Indess wurde dieser Schwachsinn offenbar nur durch sein hypochondrisches Verhalten vorgetäuscht: er fürchtet, dass geistige Anstrengung ihm schaden könne, will desshalb gar nicht nachdenken und antwortet, was ihm gerade einfällt. Diese Auffassung wird durch die Thatsache bestätigt, dass ihm sonst sein ganzes Benehmen als einen klugen Jungen erscheinen lässt, der auch die Verhältnisse seiner Umgebung richtig beurtheilt. Die alten hypoch. Vorstellungen bestehen fort; während man mit ihm spricht, greift er nach dem Fuss, klagt über Krampf in demselben, fasst nach dem Pulse, sagt die Lunge sei ausgespuckt etc. Spontan klagt er indessen nicht mehr. Er verhielt sich still, sass manchmal, wenn er nicht angesprochen wurde, stundenlang am Fenster und schlief auch wohl ein. Neigung zu sammeln bestand noch fort, doch sollte sie angeblich zu Hause schon bestanden haben. Der weitere Verlauf blieb unbekannt, da Pat. um diese Zeit aus der Klinik zurückgenommen wurde.

(Westphal, Charitéannalen I. (1874). S. 498.)

Eine acut verlaufende Varietät der Hypochondrie, deren Eigenthümlichkeiten durch das ätiologische Moment bestimmt werden, stellt die spontane Hydrophobie (eingebildete Wasserscheu) dar. Nach geschehener Bissverletzung durch einen Hund, der gar nicht toll gewesen zu sein braucht, setzt sich bei dem Betroffenen die Idee fest, er müsse der Hundswuth anheimfallen; Angst, Schlafstörung, Appetitlosigkeit, allerhand Sensationen stellen sich ein, Krämpfe der Athem- und Schlingmuskulatur, manchmal allgemeine Convulsionen kommen hinzu. Hochgradige Aufregung bis zur angstvollen Verworrenheit ist die Folge der Selbstbeobachtung oder auch des Einflusses der Umgebung, welche den Betroffenen für wüthend erklärt. Durch entsprechende psychische Behandlung lässt sich gewöhnlich bald Heilung erzielen. Selbstverständlich kann diese Psychose nur bei älteren Kindern vorkommen. Der einzige mir bekannte Fall, der hierher gehört ist der folgende:

Flügel (Bayer. ärztl. Intellig.-Bl. 1864. S. 560) theilt mit, dass der Preuss. Physicus Stadthagen in Canth einen Schneiderlehrling behandelt habe, welchen ein wuthverdächtiger Hund gebissen hatte. Wo sich der Knabe auf der Strasse zeigte, liefen ihm die Kinder nach und schrieen: der ist wüthig! Nach einigen Tagen zeigte der Knabe wirklich Erscheinungen von Wasserscheu („eine Art Wuthkrankheit"). Stadt- hagen, überzeugt, dass diese Krankheit nur Folge der Angst sei, schickte den Kr. zu seinen Eltern auf das Land, wo er bald genas. Als aber der Knabe zu seinem Meister zurückgekehrt war, wurde er, sobald er sich auf der Strasse zeigte, mit denselben Rufen von der Strassen- jugend verfolgt. Es stellten sich abermals die Symptome von Wuth- krankheit ein. Da der Meister den Kranken zu behalten sich weigerte, nahm ihn Stadthagen in sein Haus und konnte ihn nach 3 Wochen genesen zurückgeben. Die Polizei verhütete nun fernerhin den Muth- willen der Strassenjugend und der Knabe blieb gesund.

Die Syphilidophobie, eine bei Erwachsenen nicht ganz sel- tene Varietät der Hypochondrie, habe ich einmal bei einem esthnischen Bauernknaben beobachtet, welcher sich allerdings schon in der Puber- tätsentwicklung befand, wesshalb der Fall eigentlich nicht mehr hier- hergehört. Anderweitige Beobachtungen sind mir nicht bekannt.

Verlauf, Dauer, Ausgänge. Der Verlauf der Hypochondrie ist wie bei Erwachsenen remittirend. Die Dauer beträgt gewöhnlich Jahre, daher die Krankheit vorzugsweise als chronische sich darstellt. Seltener scheinen subacute Fälle zu sein. Ausgang in Heilung kommt fast nur bei den leichteren Erkrankungen vor; doch berichtet Steiner von seinem Falle, in welchem die Hypochondrie mit schweren Sym- ptomen zwei Jahre gedauert hatte, dass schliesslich noch Genesung ein- getreten sei. Eine Beobachtung von Rinecker (vgl. S. 199) beweist, dass die Hypochondrie bei Kindern in Geistesstörung mit Zwangsvor- stellungen (Selbstmordideen) übergehen kann. Ausgang in den Tod durch Selbstmord ist meines Wissens bei Kindern noch nicht beobachtet worden. Auch für den Uebergang der Hypochondrie in hypochondrische Verrücktheit, in Blödsinn finde ich keine beweisenden Beispiele.

Die Prognose ist nur in den leichteren Fällen noch relativ güns- tig. Die schwere Hypochondrie dürfte zumal nach mehr als zweijäh- riger Dauer bei Kindern als unheilbar zu bezeichnen sein. Sie zieht sich dann durch die Pubertätsperiode in das Jugendalter hinüber, wei- terhin in das erwachsene Lebensalter. (Die erst in der Pubertätsent- wicklung entstehende Hypochondrie hat diese üble Prognose nicht, sie heilt sehr häufig.)

Aetiologie. Alle Beobachter stimmen darin überein, dass die hereditäre Prädisposition zu Nerven- und Geisteskrankheiten der we- sentlichste Faktor in der Aetiologie der kindlichen Hypochondrie ist.

Die zarte, muskelschwache Organisation, das Zurückbleiben im Körper-
wachsthum für das Alter, die Anämie, welche wiederholt bei hypochondrischen Kindern constatirt wurden, sind offenbar Aeusserungen dieser
Belastung, welche übrigens auch durch Phthise in der Ascendenz bewirkt sein kann (S. 35). Als Gelegenheitsursachen treten in den Beobachtungen von W e s t, S t e i n e r, R i n e c k e r erschütternde Todesfälle
(von Geschwistern, der Mutter) mit voller Schärfe hervor. Auch lange
dauernde erschöpfende Krankheiten, besonders chronischer Magendarmkatarrh, oder rasche Aufeinanderfolge mehrerer acuter Kinderkrankheiten
können Ursachen der Hypochondrie werden. Hier wirken somatische und
psychische Ursachen zusammen nämlich der leidende, schwächliche Zustand der Kinder und die Sorge der Eltern, Angehörigen überhaupt, welche
diese Kinder auf sich gerichtet sehen. Aehnliches gilt von den einzigen verzärtelten Sprösslingen bejahrter, wohlsituirter Leute, die ebenfalls, wie
schon S. 10 erwähnt, oft Candidaten der Hypochondrie im Kindesalter sind.

D i a g n o s e. Nur nach sorgfältiger Untersuchung des Körpers
und der einzelnen Organe, welche abgesehen von Anämie, von Helminthiasis (Ascariden, Oxyuren), Magendarmkatarrh, gewissen Anomalien
der Harnsecretion (Vermehrung der Phosphate, Oxalurie) durchaus negative Resultate ergeben muss, ist die Annahme von Hypochondrie überhaupt zulässig. Sie stützt sich auf die Intensität und Vielgestaltigkeit
der Klagen, welche gegenüber dem objektiven Befund unbegründet oder
übertrieben erscheinen und bei psychischer Ableitung verstummen, oft
heiterer Stimmung weichen. Aber auch unter solchen Umständen ist nie
zu vergessen, dass es schwere Krankheiten gibt, welche mit einem sog.
hypochondrischen Prodromalstadium beginnen können, daher es denn
gerathen ist, mit der Diagnose Hypochondrie immer vorsichtig zu sein
und lieber das definitive Urtheil von dem Verlaufe der Krankheit durch
einige Zeit hindurch abhängig zu machen. Der Gegenstand ist so wichtig, dass wir einige hierher gehörige Beispiele betrachten müssen.

O. v. P., 11 Jahre alt, sehr intelligent, Tochter einer hysterischen
Frau; eine jüngere Schwester mit Symptomen kindlicher Hysterie behaftet. Nachdem das Kind schon einmal in der Reconvalescenz von acutem
Larynxkatarrh, gegen welchen Kochsalzlösung inhalirt wurde, in der
Nacht einen Anfall von Pavor nocturnus mit der fixen Idee vergiftet zu
sein und sterben zu müssen, gehabt hatte, begann es ½ Jahr später
allerhand Klagen über Krankheitsgefühl, Sensationen hier und dort, Kopfschmerz, Gliederschmerzen, Vertaubungsgefühle zu klagen. Die objektive
Untersuchung ergab durchaus negative Resultate, ausgenommen ein starkes Venensausen an der Basis des Herzens, welches im Liegen verschwand. Drei Monate später, während die Klagen fortgedauert hatten,
kamen unruhige Nächte, anhaltender Kopfschmerz, Ekelgefühl, Brech-
neigung und Fieberbewegungen bis 38,5. Es entwickelten sich nun rasch

alle Erscheinungen einer Basilarmeningitis, welcher das Kind in 10 Tagen erlag. Die Obduktion ergab tuberkulöse Meningitis, ganz geringe Schwellung einiger Bronchialdrüsen, sonst nichts. (Eigene Beobachtung.) 6jähr. Mädchen, in den ersten Jahren oft Diarrhöen, später Pneumonie und Scharlach. Nach Verschwinden eines Hustens beginnt das Kind über verschiedene Schmerzen zu klagen, wobei es von der ängstlichen Mutter durch beständige Fragen nach seinem Befinden unterstützt wird. Bald klagte es Augenschmerzen, bald Ohrenschmerzen, hatten diese aufgehört, Leibschmerzen, Stechen in den Gelenken, verwickelte sich auch bezüglich der Lokalisation der Schmerzen in Widersprüche. Constant klagte es das Gefühl, als ob es ein Haar im Halse hätte (die genaueste Untersuchung ergibt nichts im Rachen); fortwährendes Speicheln und Spucken. Gemüthsdepression, stundenlanges Schweigen, Sitzen in der Ecke, Aversion vor Spiel und Spielgenossen, dazu Reizbarkeit, Unfolgsamkeit bei Fortdauer massenhafter Klagen, schliesslich hochgradiger Eigensinn mit Wuthanfällen. Bald folgten die Ercheinungen heftigen Bronchialkatarrhes, Appetitmangel, Abmagerung. In den Lungen liessen sich Cavernen nachweisen. Das Kind wurde apathisch, dann soporös und starb bald im Zustande der Bewusstlosigkeit (Sektionsbericht fehlt).

Zit, dem ich dieses Beispiel entnehme, sah noch in 3 weiteren Fällen hypochondrische Symptome der tuberkulösen Meningitis bei Kindern vorausgehen. Man achte also auf das Genaueste auf die Verhältnisse der Lunge und den Gang der Temperatur in jedem Falle von anscheinender Hypochondrie bei Kindern.

Die hypochondrisch-melancholische Prodromalperiode der Lyssa bei Kindern wird zwar meistens sehr bald durch den Ausbruch der cystösen Reizungserscheinungen aufgeklärt; Faber[1]) erwähnt indessen einen Fall, in welchem die Prodrome bei einem Knaben 14 Tage anhielten. Differentiell diagnostisch wichtig ist natürlich die Thatsache der vorausgegangenen Bissverletzung, sowie der Umstand, dass die Sensationen, über welche die Kinder klagen, mit der Bissstelle gewöhnlich im Zusammenhang stehen. Es gibt aber auch eine eingebildete Wasserscheu, welche wir oben als Varietät der Hypochondrie hinstellten. Liegt derselben wirklich eine stattgehabte Bissverletzung zu Grunde, so entscheidet nur der weitere Verlauf, der bei dieser Psychose günstig sich gestaltet.

Das hypochondrisch-melancholische Vorstadium der Manie ist von der Hypochondrie ebenfalls nur durch die verhältnissmässig kurze Dauer und den baldigen Eintritt maniakalischer Aufregung verschieden. Noch kürzer ist ein etwa der Dementia acuta vorausgehendes Sta-

---

1) Faber, Die Wuthkrankheit d. Thiere u. d. Menschen. Carlsruhe 1846.

dium mit Klagen über verschiedene Sensationen; dabei besteht auch gewöhnlich bereits eine gewisse Verworrenheit. Die Differenzialdiagnose der Hypochondrie und hypochondrischen Verrücktheit hat bis jetzt für die Pathologie der Kinderpsychosen noch keine Bedeutung.

Die Hysterie der Kinder ist in den Fällen, in welchen die Klagen und die Uebertreibung vorhandener Beschwerden stark in den Vordergrund treten, schwer von der Hypochondrie zu unterscheiden. Immerhin wird man Hysterie da annehmen, wo man ostensibele Schaustellung der Anomalien, dabei jene Selbstüberschätzung, die sich im Erzwingen von Mitleid ergeht, antrifft.

Therapie. Prophylaxe. Von Jolly (a. a. O.) ist die Prophylaxe der Hypochondrie bei Kindern bereits gründlich abgehandelt worden. Die Aufgabe des Arztes ist es, darauf zu dringen, dass bei nachweisbarer oder muthmasslicher Disposition zu Hypochondrie der Aengstlichkeit der Kinder vor Leiden aller Art durch Nichtbeachtung, ruhige, schonende Abweisung unbegründeter Klagen entgegengearbeitet und Aufregung der Phantasie, Ueberanstrengung im Lernen vermieden werde, dass dagegen durch Turnen, Schwimmen, Spaziergänge, gehörige Muskelübung stattfinde. Für den Sommer empfiehlt sich ein möglichst langer Landaufenthalt. Bei Verdacht, dass Masturbation getrieben werde, welcher mir indessen mehr bei der Hypochondrie jugendlicher Individuen Bedeutung zuzufallen scheint, sind die letztern Massregeln dringend angezeigt. Bei chronischen Krankheiten der Kinder soll Verweichlichung und übertriebene Indulgenz gegen die Klagen möglichst vermieden werden. Erweisen sich die Eltern etc. als schwach den Kindern gegenüber, sind sie gar selbst hypochondrisch für ihre Person oder im Sinne der Kinder, so ist Trennung beider Theile anzurathen (Erziehung bezw. Pflege in Anstalten).

Die Behandlung der Krankheit selbst ist zunächst nach denselben Grundsätzen zu leiten, welche die Prophylaxe erfordert. Demnächst kommt die diätetische und medicamentöse Behandlung chronischer, mit der Hypochondrie öfter zusammenhängender Krankheiten (Anämie, Helminthiasis, Magendarmkatarrh etc.) in Betracht. Die Aufnahme in eine Heilanstalt ist bei der Hypochondrie zwar nicht nöthig, doch nützlich aus mehreren Gründen: sie bewerkstelligt die Entfernung der Kinder vom Hause, wo ihnen oft in allen Stücken nachgegeben wird, sie ermöglicht am besten die Regelung der Diät und namentlich lassen sich die hydrotherapeutischen und elektrotherapeutischen Proceduren, welche bei Behandlung der Krankheit von grosser Bedeutung sind, in einer Anstalt am leichtesten systematisch ausführen. Dieselben bestehen bei leichteren Fällen in kalten Abreibungen und Abklatschungen (kein kaltes Wannenbad, keine kalte Douche!) bei den schweren Fällen in warmen Vollbädern, ferner in Galvanisation des Kopfes und Rückens (Faradische Ströme steigern manchmal die Sensationen). Von inneren Mitteln werden die gewöhnlichen Nervina empfohlen.

Paranoia.

Literatur. Allgemeines vgl. in den Lehrb. der Psychiatrie von v. Krafft-Ebing, Schüle. (Casuistische Lit. im Text.)

Charakteristische Eigenschaft der als Paranoia, (primäre) Verrücktheit, Wahnsinn bezeichneten Irreseinsform ist in erster Linie deren Entwicklung als primäre Störung des Vorstellens (Westphal) speciell des Denkens. Dadurch unterscheidet sich diese Psychose von der Melancholie, deren Grunderscheinung Seelenschmerz, vor der Manie, deren Fundamentalsymptome Uebermuth und Vielbegehrlichkeit ausmachen, zugleich auch von der sog. secundären Verrücktheit der älteren Psychiatrie, die aus Melancholie oder Manie hervorgeht. Die Störung des Denkens besteht bei der Paranoia in der anscheinend spontanen oder in Sinnestäuschungen begründeten Bildung von Wahnideen persönlicher Beeinträchtigung bezw. Verfolgung. Die Krankheit hat daher nahe Beziehungen zur Hypochondrie, deren Element die Idee der persönlichen Schädigung bezüglich der Gesundheit darstellt. Die Paranoia kann sich aus Hypochondrie entwickeln (Morel), indem der Kranke die Wahnidee concipirt, dass seine Beschwerden von feindlicher Wirkung Anderer herrühren. Auch dann spielt sich Entwicklung der Paranoia noch auf dem Gebiete der Denkthätigkeit ab. Dem Wahne persönlicher Beeinträchtigung haftet bei der Paranoia immer eine Steigerung des Selbstgefühles an; die Reaction des Selbstbewusstseins auf die gewähnten Insultirungen ist bei aller Angst, welche dieselben veranlassen können, stets Opposition, stiller verbissener Aerger, oft genug in Worten und Thaten geäusserte Empörung und Wuth. Der Kranke steht der vermeintlichen Beeinträchtigung also ganz anders gegenüber als der Melancholiker, welcher sich willig vor den gewähnten Verfolgungen beugt (Snell), ja mit krankhafter Freude in denselben die verdienten Strafen für Sünden erblickt. — Die Lehre von der Paranoia ist Errungenschaft der Neuzeit (Snell 1864, Griesinger und Sander 1868, Westphal 1876, wie näher in den Lehrbüchern der Psychiatrie zu vergleichen ist). Sie ist ausschliesslich auf die Erfahrungen an Erwachsenen begründet und mit diesen ausgebildet worden. Das Vorkommen von Paranoia bei Kindern ist von Scherpf geradezu in Abrede gestellt worden, was ich nicht für richtig halten kann, da zu seiner Zeit bereits einige einschlägige Beobachtungen

vorlagen, auf die wir noch zurückkommen. Dass schon B e r k h a n von
»Hallucinationenwahn« der Kinder und S t e i n e r von »Wahnsinn«
bei Kindern gesprochen haben, mag hier nicht unerwähnt bleiben. Immerhin ist die Paranoia des Kindesalters noch fast gar nicht studirt
und es erwächst den Kinderärzten wie den Irrenärzten die Aufgabe mit
der Sammlung eines entsprechenden Materiales an genauen Beobachtungen zu beginnen.

Der in Rede stehende psychische Krankheitsprocess kann acut unter
sehr auffälligen, ja stürmischen Erscheinungen beginnen und verlaufen
und mit Heilung, aber auch mit andern Ausgängen, ab und zu sogar
tödtlich (Selbstmord, bei Kindern vielleicht Erschöpfung) endigen. Diese
Form wird als a c u t e (h a l l u c i n a t o r i s c h e) P a r a n o i a oder Verrücktheit,
als acuter Wahnsinn bezeichnet. Wahrscheinlich gehören manche Fälle
von »Manie« mit Wuthparoxysmen, dann aber auch manche Beobachtungen von »Melancholie« mit Stupor bei Kindern (wie auch bei Erwachsenen, W e s t p h a l), von denen berichtet wird, hierher; die Be-
schreibungen der betreffenden Fälle sind nicht genau genug, um dieser
Vermuthung Gewissheit zu verleihen. Die pädiatrische Casuistik ist an
k l a r beschriebenen Fällen dieser Form s e h r a r m. Die Erfahrung an
Erwachsenen hat andererseits erwiesen, dass eine ganz chronische, oft
schleichende Entwicklung der Krankheit vorkommt mit schleppendem,
häufige Schwankungen und Wechsel des Symptombildes darbietenden
Verlaufe, welcher die Heilung auszuschliessen scheint, aber erst spät
einen gewissen Grad von geistiger Schwäche herbeiführt. Diese Form,
die c h r o n i s c h e P a r a n o i a, chronische Verrücktheit, chron. Wahnsinn,
hat bis jetzt noch sehr wenig Bedeutung für die Psychopathologie des
Kindesalters. Abgesehen davon, dass wie S. 16 erwähnt wurde, einige
Formen derselben bei Kindern ganz unmöglich sind (puerperaler
Wahnsinn, klimaktorische Verrücktkeit, Wahn ehelicher Untreue der
Potatoren) liegt eine sehr wichtige Varietät dieser Form, die o r i g i n ä r e
V e r r ü c k t h e i t S a n d e r s, f e r t i g e r s t n a c h d e m A b s c h l u s s d e r
K i n d h e i t vor, nur ihre Prodromalperiode, die wir anhangsweise be-
trachten werden, füllt die Periode des Kindesalters aus. Weiterhin ist
die Casuistik der übrigen Unterarten dieser Form, was kindliche Individuen anlangt, ebenfalls äusserst gering. Die paar Fälle, die ich kenne,
sind eigentlich nur Curiosa zu nennen.

Die Paranoia ist vorzugsweise Produkt einer durch verschiedene,
zum Theil unbekannte Ursachen in Wirksamkeit gesetzten hereditären
Anlage zu psychischen Störungen. Einige pathologisch-anatomische
Befunde (M u h r, K i r c h h o f) lassen an eine organische Begründung
dieser Anlage in Bildungsanomalien des Grosshirns denken. Bei der

acuten Form dürften Ernährungsstörungen der Grosshirnrinde, veranlasst durch Kreislaufsstörungen, anzunehmen sein, welche unter Umständen auch zu acutem Hydrocephalus, Atrophie des Grosshirns führen können.

Da, wie erwähnt worden ist, die sicher hierhergehörigen Beobachtungen sehr spärlich sind, ist eine genauere Zeichnung der Krankheitsbilder der acuten und der chronischen Paranoia bei Kindern noch nicht möglich. Wir müssen dieselben daher vorzugsweise an den Beispielen selbst demonstriren, wodurch ferneren Studien nach dieser Richtung hin gewiss nicht vorgegriffen wird.

1) Acute hallucinatorische Paranoia. Im allgemeinen Theile unserer Betrachtungen haben wir die starke Prädisposition der Kinder zu febrilen, toxischen, mit Schlaftrunkenheit (Pavor nocturnus) zusammenhängenden Sinnestäuschungen kennen gelernt und gesehen, wie diese ängstlichen Hallucinationen sehr leicht mit Verfolgungsideen sich verknüpfen. Fernerhin hat Reich [1]) sehr wichtige Beobachtungen mitgetheilt über hallucinatorischen Verfolgungswahn mit Verwirrtheit und tobsüchtigen Gebahren, welcher nach starker Kältewirkung bei Kindern ausbrach. Wenn ich alle diese psychischen Störungen nicht zur acuten hallucinatorischen Paranoia — etwa als transitorische Form derselben — stelle, sondern hier nur gelegentlich erwähne, so geschieht diess desshalb, weil dieselben äusserst kurz anhalten, mit sehr erheblicher Bewusstseinsstörung (wie auch Moeli [2]) betont) verlaufen und mit der veranlassenden Ursache, die selbst von ganz vorübergehender Wirkung ist, stehen und fallen, um sich höchstens bei abermaliger Einwirkung dieser Ursache wieder einzustellen. Die Amnesie für die Zeit des Anfalls selbst, welche diesen transitorischen Psychosen als charakteristisches Merkmal zukommt, dürfen wir übrigens jetzt nicht mehr als Merkmal zur Unterscheidung derselben von der acuten Paranoia betrachten, da durch Westphal und Wassmund [3]), auch durch Schüle [4])hervorgehoben worden ist, dass vollständige Amnesie für die Zeit der Krankheit auch bei Paranoia (bezw. nach derselben) vorhanden sein kann.

Ein deutlicher Unterschied zwischen der acuten hallucinatorischen Paranoia und dem im Stadium decrementi fieberhafter Krankheiten auftretenden hallucinatorischen Verfolgungswahn besteht nicht. Schon

---

1) Reich, Berliner klinische Wochenschrift 1881. Nro. 8. S. 109.
2) Moeli, Charité-Ann. 1882. (VII. Jahrgang.) S. 447.
3) Wassmund, Beitrag z. d. Frage v. d. Vorkommen der completen u. partiellen Amnesie b. d. ac. u. chron. Paranoia. Diss. Berlin 1886.
4) Schüle, v. Ziemssen's Handb. d. Path. Bd. XVI. 3. Aufl. S. 179.

M o e l i (a. a. O.) hat die Flüssigkeit der Uebergänge beider Psychosen
untereinander scharf hervorgehoben. Lässt man einerseits den acuten
hallucinatorischen Verfolgungswahn als Nachkrankheit der fieberhaften
Affectionen gelten, andererseits die letzteren in der Aetiologie der acuten
hallucinatorischen Paranoia eine wesentliche Stelle einnehmen (v.
K r a f f t - E b i n g , M e n d e l), so schwindet der principielle Unterschied
ganz dahin und es könnte höchstens die Dauer der Psychose ein Unter-
scheidungsmerkmal abgeben; im Allgemeinen ist dieselbe beim postfebrilen Verfolgungswahn kürzer, Tage umfassend, bei der acuten hallucinatorischen Paranoia beträgt sie gewöhnlich Wochen und Monate.
Aber gerade bei Kindern sind im Anschluss an acute Krankheiten wiederholt schon Wochen und selbst Monate anhaltende Psychosen der in
Rede stehenden Form beobachtet werden, welche vom Begriffe der acuten
hallucinatorischen Paranoia nur willkürlich ausgeschlossen werden können. Wir rechnen demnach die entsprechenden Formen des postfebrilen
Irreseins zur acuten Paranoia, ebenso wie wir andere Arten des Irreseins nach acuter Krankheit je nach den Symptomen zur Melancholie,
Manie, Dementia acuta stellen. Zweifelhaft sind zur Zeit gewisse hier
in Frage kommende Fälle, in welchen es sich um postfebrile diffuse
Hirnkrankheiten bei Kindern handelte; sie werden unten Erwähnung
finden.

S y m p t o m e u n d V e r l a u f. Die Krankheit entwickelt sich meistens plötzlich bei anscheinend vollkommener Gesundheit oder im Re-
convalescenzstadium einer acuten Affection. Manchmal gehen als Prodromalerscheinungen Anomalien des Schlafes und gastrische Störungen
voraus. Auch wird von mürrisch-reizbarer Stimmung als Prodromal-
symptom berichtet; offenbar ist dieselbe aber Zeichen der bereits aus-
gebrochenen Psychose und zwar schon ein secundäres Symptom derselben.

In den l e i c h t e n Fällen beschweren sich die Kranken mit geordneter,
deutlich verständlicher Rede über verschiedenartige Beeinträchtigungen
und Anfeindungen, welche sie von näher bezeichneten oder auch un-
sichtbaren Personen in Form von Drohungen, Beschimpfungen mit
Worten und Thätlichkeiten zu erfahren oder erfahren zu haben behaupten. Oft beanstanden sie das Essen, in welchem sie Unsauberkeiten,
schädliche Substanzen, Gift vermuthen. Auch können sie wähnen, stin-
kige Luft zu wittern. Die Stimmung ist immer missmuthig, ärgerlich,
offenbar in Folge der Veränderung des Vorstellungsinhaltes. Zwischendurch können nun die Klagen über Beeinträchtigung aufhören, auch
die Stimmung wieder normal werden; andererseits kommen plötzliche
A u s b r ü c h e von Schimpfen und verschiedenartigen Gewaltakten vor,

wobei die Kranken alle physiognomischen und sprachlichen Symptome des Zornes darbieten und auch diese Anfälle können sich wieder beruhigen und gewöhnlichem Verhalten weichen. Das erwähnte Benehmen der Kranken, der Inhalt ihrer Reden, ebenso in vielen Fällen die nach der Heilung von denselben bestimmt gegebenen Aussagen beweisen, dass insultirende Hallucinationen und Illusionen in den meisten, eventuell in allen Sinnesgebieten, vorzugsweise aber solche des Gehörs der Psychose zu Grunde liegen und Wahnideen der Beeinträchtigung, Verfolgung associiren, gegen welche das Selbstbewusstsein sich mindestens mit Aerger auflehnt; mürrische reizbare Stimmung, Schimpfen und Fluchen, seltener verächtliches Lachen, manchmal jähes Aufschreien, Wuthanfälle mit Zerstörungsakten und Gewaltthätigkeiten sind die Folgen dieser psychischen Vorgänge.

Nochmals möchte ich betonen, dass nicht wenige der in der Literatur vorhandenen aber zu oberflächlich beschriebenen Fälle von Furor bei Kindern dieser Irreseinsform angehören dürften.

So erwähnt Romberg (Deutsche Klinik 1851. S. 179), ein 6jähr. Kind, das an „Mania furibunda" litt; es zerschlug alles, was sich ihm darbot, stürzte mit einem Messer auf die Strasse und war schwer zu bändigen; Ausgang: Heilung. — Aehnliche Fälle berichten Brierre de Boismont (cit. bei Berkhan), Renaudin (cit. b. Maudsley), Köhler, Irrenfreund 1878. S. 163; Albers (Frorieps Tagesberichte. Psych. Bd. I. Nro. 6. 1852. S. 41) berichtet von zwei Geschwistern, welche im Desquamationsstadium der Masern durch den Eindruck ihres betrunkenen Vaters heftig erschreckt, still und verdriesslich wurden, nicht schliefen und bald darauf irre redeten, ihre Kleider, die Betten zerrissen, nach den sonst geliebten Eltern schlugen; Augen und Gesichtsausdruck waren wild, die Kinder achteten nicht auf die Zureden der Eltern, verliessen das Bett und liefen in der Stube umher. Essen und Trinken wurde wenig verlangt, es bestand Obstirpation. Nach 3 Wochen Besserung, nach 6 Wochen Heilung. — Weiterhin berichtet Albers von einem 5jähr. Knaben, bei welchem im Desquamationsstadium des Scharlach Schlaflosigkeit, Verdriesslichkeit, zänkisches, ungehorsames Wesen sich einstellten. Er schlug nach den sonst sehr geliebten Eltern und Geschwistern. Puls dabei klein und frequent, Esslust vermindert. Heilung nach 3 Wochen. — Vielleicht gehört auch eine Beobachtung von Buckmill und Tuke (bei Berkhan, Correspondenzblatt f. Psych. 1864. S. 131) hierher: 6jähr. „Kind", Furor, erst anhaltend, dann intermittirend. Besserung nach 6, Heilung nach 20 Monaten. — Vergl. ferner die Fälle von Furor, welche in der allg. Aetiologie bei Nervenverletzung, Nasen- und Ohrkrankheiten und Helminthiasis angeführt wurden.

Auch die Beobachtung von Erlenmeyer, von welcher Berkhan (Correspondenzbl. 1863. S. 74) berichtet, gehört wohl hierher: Hallucinationen bei einem 10jähr. Knaben mit starkem Toben und Lärmen. Heilung nach 8 Tagen.

In den schwereren Fällen herrscht entweder wilde »tobsüchtige«
Aufregung oder Stupor vor. Da beide Zustandsformen bei demselben
Kranken sich folgen, auch alterniren können, erscheint es kaum thun-
lich, von einer aufgeregten und einer stuporösen Form der Krankheit
zu sprechen.

Die Zustände anhaltender tobsüchtiger Aufregung bieten folgende Symptome: tiefe Entstellung der Physiognomie, welche bei glänzenden Augen, stechendem Blicke, stark ausgeprägten Stirnfalten, offenem
Mund und tiefstehenden Mundwinkeln den Ausdruck von Entsetzen und
Wuth darbietet; lautes Schreien, Heulen, dazwischen abgebrochene
Sätze und Worte, welche den Ablauf massenhafter schreckhafter Hallucinationen mit entsprechenden Verfolgungswahnideen, hier und da
auch Grössenwahnvorstellungen erweisen; bald ängstliches Anklammern
an Andere, Sichverkriechen, Fluchtversuche, auch Selbstmordversuche,
Verweigerung der Nahrung, bald wilder Widerstand gegen jede Zustands-
veränderung Abwehrbewegungen ohne ersichtlichen Grund, gewalt-
thätige Angriffe auf herantretende Personen, Zerstören von Gegenständen, bei der Anrede nur ab und zu eine zusammenhängende Antwort,
welche von Beeinträchtigung aller Art berichtet; in der Regel Verworrenheit, in welcher die Verfolgungsidee stetig wiederkehrt, Unfähigkeit
sich in der Umgebung zurechtzufinden, Verkennen der nächsten Angehörigen, des Wartpersonals, der Aerzte; Schlaflosigkeit oder kurzer un-
ruhiger Schlaf, Unreinlichkeit, Nahrungsverweigerung, rasche Reduk-
tion der Ernährung.

Dieses Krankheitsbild der acuten hallucinatorischen Paranoia wird
häufig mit Manie verwechselt und ist oft genug unter dieser Bezeichnung beschrieben worden. Das charakteristische Unterscheidungsmerk-
mal gibt der auf massenhaften Sinnestäuschungen beruhenden Verfolgungswahn ab. Um die Idee der Beeinträchtigung kreist die rapide
Jagd der inhaltlich falschen Vorstellungen, es entsteht wildes Delirium
(S. 131) und damit Umnebelung des Bewusstseins.

Die Zustände von Stupor kennzeichnen folgende Erscheinungen:
Regungslosigkeit mit Starre der Muskulatur bei horizontaler Lage oder
eigenthümlich bizarrer Stellung des Stammes und der Glieder, Widerstand gegen passive Bewegungen oder Flexibilitas cerea, ärgerlich verbissener Gesichtsausdruck: die Corrugatoren stark contrahirt, Blick
nach einer Richtung hin fest fixirt bei mittelweiten oder auch bis auf
einen minitiösen Spalt geschlossenen Augen, Mund festgeschlossen bei
leichter oder starker Hebung der Unterlippe, herabgezogenen Mundwinkeln, unter Umständen auch im Gesichte Flexibilitas cerea; Reflex-
erregbarkeit im Bereiche des Kopfes immer, oft auch in Stamm und

Gliedern gesteigert; Gesichtshaut entweder blass, kühl, fettig glänzend oder intensiv geröthet und heiss, in beiden Fällen gedunsen oder von normalem Turgor; Widerstand gegen die Beibringung von Nahrung, grosser, harter, voller, nur ausnahmsweis kleiner und leerer Puls, der meist etwas verlangsamt ist, oberflächliche, oft kaum merkliche, verlangsamte Respiration, unfreiwilliger Abgang der Excrete. Zu diesen Symptomen kommen nun in manchen Fällen noch plötzliche Schreiparoxysmen, intercurrentes Murmeln wenig verständlicher Worte, momentane Verziehung der Gesichtsmuskulatur, zu denen auch höhnendes Lächeln gehört und explosive Gewaltakte, plötzliche Attaquen auf andere Personen, besonders Demoliren von Sachen.

Es ist möglich, dass M a u d s l e y bei der sehr aphoristischen Schilderung seines »kataleptischen Irreseins der Kinder« diese Krankheitsform mit vorgeschwebt hat: »der kleine Patient, sagt er, liegt Stunden ja Tage lang scheinbar in einem Zustand mystischer Selbstbeschauung mit mehr oder weniger starren oder in irgend einer sonderbaren Stellung fixirten Gliedern da. Zuweilen besteht Unempfindlichkeit gegen äussere Eindrücke, in anderen Fällen geben die Kranken vage Antworten oder man beobachtet wirklich incohärente Delirien. Auch brechen die Kranken oft plötzlich in wildes Schreien aus. Diese Anfälle sind von verschiedener Dauer und von verschieden langen Intervallen. Während einerseits zwischen dieser Krankheitsform und der Chorea Uebergangszustände vorkommen, wechseln andererseits diese Anfälle bisweilen mit epilept. Insulten ab.« (Folgt ein Beispiel von W e s t, das freilich ein epileptisches Kind betrifft.)

Oft genug, früher regelmässig ist dieses Krankheitsbild mit der Melancholia attonita verwechselt worden, wie zuerst W e s t p h a l hervorgehoben hat. Die Aehnlichkeit beider Zustandsformen liegt, abgesehen von einigen äusseren Erscheinungen, in dem Vorhandensein intensiver Hirnerregung (Stupor aus Hirnreizung, N e w i n g t o n). Charakteristisch für den Stupor der acuten Paranoia ist aber gegenüber der Melancholie die mit Aerger oder verhaltener Wuth beantwortete Verfolgungsidee. Diese steht vergleichsweise ausgedrückt, auch hier im Mittelpunkt der Jagd falscher Vorstellungen, welche massenhafte Hallucinationen, bedrohlichen, schreckhaften Inhalts unterhalten. Auch bei diesen Zuständen läuft demnach Verfolgungs d e l i r i u m, aber ein stilles Delirium (S. 131) ab; dies beweisen das Verhalten der Kranken im Ganzen, ihr Gesichtsausdruck und in entsprechenden Fällen die Aussagen derselben nach der Genesung, welche allerdings öfter nur summarisch sind und so auf die im Stupor vorhanden gewesene Bewusstseinsumnebelung zurückweisen. Der Stupor bei Dementia acuta beruht dagegen auf Hirnerschöpfung und ist durch die S. 182 geschilderten Symptome als solcher gekennzeichnet. Der Verlauf der Krankheit ist in den leichteren Fällen deutlich remittirend und exacerbirend; Schwankungen in der Intensität der Krankenerscheinungen fehlen aber auch bei den schweren Formen nicht. Des Wechsels zwischen Aufregung und Verworrenheit und Stupor wurde bereits gedacht. Nachdem die Störung in dieser Weise eine Reihe von Tagen, Wochen auch Monaten angedauert hat, entscheidet sie sich in der Regel durch Lysis. Die Hallucinationen hören auf, die Wahnvorstellungen blassen ab, die tobsüchtige Aufregung der einen Kategorie von Kranken lässt nach, der Stupor der anderen Klasse von Fällen löst sich und in beiden Fällen tritt wieder besonnenes Verhalten ein, das Körpergewicht steigt, der Schlaf wird ruhig und ausgiebig. Bei den leichten wie schweren Formen, sofern bei den letzteren überhaupt eine klarere Erinnerung an die Hallucinationen und Wahnideen besteht, dauert es immer einige Zeit bis diese falschen Vorstellungen corrigirt werden und der Genesende dem Wahne ganz objectiv gegenübersteht.

Uebergang der acuten Paranoia in chronische Verrücktheit ist meines Wissens bei Kindern noch nicht beobachtet worden. Ein Beispiel, welches ich nicht anders als unter acute hallucinatorische Paranoia zu rubriciren weiss, zeigt die Möglichkeit des tödtlichen Ausganges unter plötzlich auftretenden schweren Hirnsymptomen. Es ist der Fall von Meschede, welchen wir gleich kennen lernen werden. Selbstmordversuche lagen in einer Beobachtung von Möller vor; selbstverständlich können dieselben gelegentlich auch zum Ziele führen.

Beispiele. Leichtere Form: 8jähr. Mädchen. In der Familie der Mutter sind Leute von sonderbarem psychischen Naturell mehrfach vorgekommen. Von den 3 Kindern der Schwester der Mutter waren 2 cretinös und starben bald, das einzige lebende ist begabt aber jähzornig. Die Mutter der Kranken leidet schon lange an allgemeinen Krämpfen ohne Bewusstseinsstörung. Pat. hatte Scharlach mit schweren Recidiven überstanden. Im Anschluss an letztere trat die Psychose auf (Anfang Juni 1877). Das Kind zog sich von Eltern und Geschwistern zurück, als seien ihm dieselben völlig fremd, jede kindliche Anhänglichkeit war verschwunden. Scheu und verschlossen sprach es mit den Angehörigen nicht mehr, verschmähte die dargebotene Nahrung, hockte stundenlang in der Zimmerecke und kaute an den Fingernägeln. Dann und wann lachte es ohne bekannten Grund überlaut auf. Häufig lief es vom Hause fort und trieb sich im Dorfe herum. Zeitweise kamen Angstanfälle, besonders wenn Vater und Mutter mit dem Kinde in näheren Verkehr treten wollten: dann wurde der Kopf des Kindes heiss und roth, profuser Schweiss brach aus und es drängte mit grösster Gewalt aus dem Hause fort. Wurde es daran gehindert, so kam es ganz ausser sich. Es rief: Eben kommen sie, seht Ihr sie denn nicht — sie wollen meinen

Vater umbringen — dort kommt einer, der mir den Hals abschneiden will — die Türken kommen — die Gendarmen wollen den Vater arretiren — der Vater hat ein Kind getödtet — eben schneiden sie der Mutter den Hals ab etc. Gelang es dem Kinde in solchen Fällen zu entweichen, so lief es ins Feld, kletterte auf einen Baum und versteckte sich stundenlang zwischen den Blättern; kehrte es zurück, so umkreiste es vorsichtig und scheu das Haus, drang, wenn es Niemanden daselbst vermuthete in dasselbe ein, steckte Esswaaren zu sich und lief sofort ins Feld zurück. In gleicher Weise holte es Essen weg, welches die Eltern ihm an die Hausthür, ans Fenster hingestellt hatten. Nur mit grossem Widerstande liess es sich am Abend nach Hause zurückbringen. Der Schlaf war schlecht; Thür und Fenster mussten verwahrt und die Kranke Nachts wegen ihrer Neigung zum Entweichen überwacht werden. Wiederholt sprach das Kind Selbstmordsgedanken aus, z. B. dass es sich ein Messer in den Hals stechen, von einem Abhang herabstürzen wollte. Bei einem Erhängungsversuche betroffen, äusserte es: „ich habe es gethan, dass ich Ruhe bekomme". Ausserhalb der Angstanfälle bot das Kind wenig Auffallendes, nur wenn es Abends nach Hause zurückgebracht werden sollte, wurde es zornig und gewaltthätig.

Bei Verbringung in die Anstalt wehrte es sich mit aller Kraft, brachte der Mutter eine tiefe Bisswunde in den Arm bei. In der Anstalt wurden die Angstanfälle nicht bemerkt. Das Kind sprach Wochen hindurch gar nicht, beobachtete aber alle Vorgänge der Umgebung mit grösster Aufmerksamkeit. Es war sehr scheu und wich jeder Annäherung des Arztes aus. Tags über und zeitweise auch bei Nacht war es in fortwährender Bewegung, bald schlüpfte es hinter die Vorhänge, bald kroch es unter die Betten, es wälzte sich auf dem Boden umher, schlug Purzelbäume, zog sich Röcke über den Kopf, schrie plötzlich laut auf, sang ein Lied, war aber, wie bemerkt auch in den Zeiten sehr gesteigerter Unruhe in der Regel stumm. Eine deutliche dominirende Stimmung fehlte durchaus. Unreinlichkeit mit Stuhl und Urin trat bei Tag wie bei Nacht oft ein, was zu Hause nicht vorgekommen war. Appetit und Verdauung geregelt, Schlaf gut. Nur einmal, beim ersten Besuch der Mutter hochgradige Angst und Unruhe, so dass das Kind sich hinter den Ofen verkriecht.

Unter allmählicher Beruhigung schliesst sich das Kind auch an eine Wärterin, der es auf Schritt und Tritt folgt, bald auch an einen der Aerzte an, es beginnt zu sprechen und zeigt Neigung aber Anfangs wenig Befähigung zu Handarbeiten; es freut sich über neue Kleider, geht dem Arzt bei der Visite mit kleinen Diensten zur Hand und zeigt mehr und mehr das gewöhnliche Verhalten eines gesunden Kindes von entsprechendem Alter.

Bei der Entlassung (Nov. 1877) Körperlänge unverändert, Körpergew. um 1½ Kgr. gestiegen. Zu Hause war das Kind anfangs scheu und misstrauisch den Eltern gegenüber und erst im Frühjahr 1878 war jede Spur der geistigen Störung verschwunden, indessen noch längere Zeit blieb eine gewisse Impressionabilität (psych. Hyperalgie) gegenüber leichten Strafen zurück. Das Kind hatte eine treue Erinnerung für die

Vorgänge während der Krankheit, auch für diejenigen der Angstanfälle.
(Möller, a. a. O. S. 215.)

5jähr. Mädchen, von erblicher Belastung wird nichts berichtet. Normale Entwickelung bis zum 4ten Jahre. Im 3—4. Jahre Helminthiasis und Wechselfieber. Nach heftigem Keuchhusten von 14 Wochen Dauer, der mit Kopfschmerz und Nasenbluten verläuft, eigenthümliche Kälte- und Hitzempfindungen im Kopfe, dabei Irrereden und Hallucinationen, Visionen, Gehörshallucinationen, Täuschungen des Gemeingefühls, namentlich der Hautempfindung. In dem irren Reden tritt Verfolgungswahn deutlich hervor: Pat. sieht ihre Gespielinnen in feindlicher Absicht, um sie zu schlagen vor dem Fenster erscheinen, sieht auf einem leeren Teller Brod liegen, glaubt die ihr gereichten Speisen enthielten schädliche Substanzen, hört bei lautloser Stille ihre in der Wiege schlafende Schwester deutlich weinen. Ueber ihre andere 3jähr. Schwester beklagte sie sich, dass dieselbe sie beschimpfe, schlecht auf sie rede, dass dieselbe mit einem Stück Holz nach ihr geworfen habe, letzteres ihr in die Nase gesteckt, ausserdem sie mit der Peitsche geschlagen habe. Auch von der eigenen Mutter, die es zuweilen verkennt, wähnt sich das Kind beeinträchtigt, beklagt sich wiederholt darüber, dass diese ihm so viel „Griewen" [1]) ins Bett gelegt habe auf denen es nun liegen müsse. Pat. sagte auch es kröchen ihr Würmer auf Augen und Händen, desgleichen auch allerhand sonderbare Fliegen. Ferner fixirte sich die Wahnidee bei der kleinen Pat. man wolle sie und ihre Schwester stehlen, bat daher die Mutter, doch ja die Thür fest zu verschliessen und sie liess sich nicht eher beruhigen, als bis ihr der Schlüssel vorgezeigt wurde. Jedes Geräusch regte in ihr Besorgniss und Furcht vor feindlicher Einwirkung. Der Zustand wechselte mit besonnenen Zwischenräumen ab, in welchen das Kind ganz vernünftig sprach. Der Verlauf wird als kurz bezeichnet. Die Krankheit endigte mit Eintritt von „Cerebralcongestionen" bei welchen die Verfolgungsideen gänzlich schwanden, heiteren Delirien, grosser Exaltation und Ideenflucht wichen, Unter febrilen und congestiven „Cerebralsymptomen" mit eklamptischen Anfällen starb das Kind. Sektionsbericht fehlt. (Meschede, a. a. O. S. 85.)

Die schwere Form vertritt nur ein einziges Beispiel der Literatur. Es ist das folgende:

13jähr. Knabe. In der Abheilungsperiode eines Typh. abdominal. (5te Woche) plötzlich Unruhe und heftiges Schreien, als deren Ursache Pat. grosse Angst, Verfolgung durch Gespenster angibt. Opium, ruhige Nacht. Tags darauf klagt er, dass ihm jemand fortwährend einen fremden Kopf aufsetzen will. Grosse Aufregung am Abend, Morphium, relativ ruhige Nacht. Am folgenden Tage Nahrungsverweigerung (Vergiftungswahn?). In der Nacht wilde Aufregung, Hallucinationen von fremden Menschen und von Thieren, welche ihm auf verschiedene Weise Angst einjagen. Durch diese grosse Angst ist der Knabe so consternirt geworden, dass er nicht im Stande war, seine Umgebung zu erkennen und seine Physiognomie war ganz verändert, kein Fluchtversuch, nur

---

1) Schriftdeutsch jedenfalls »Krümel«.

Verkriechen unter die Bettdecke. Darauf Regungslosigkeit (Stupor)
Erweiterung der Pupillen, etwas Nackenstarre, Verlangsamung und Unregelmässigkeit von Puls und Respir., Sinken der Körpertemperatur,
einige convulsive Anfälle. Diese Symptome verschwinden bald wieder.
Er isst mit Appetit kräftige Suppe und schläft danach 16 Stunden.
Allmählich Besserung, Nachlass des Tobens, Fortdauer der Klagen, dass
er einen fremden Kopf habe. Er klagt auch über mangelhafte Beweglichkeit der Extremitäten, hat noch immer Gesichts- und Gehörshallucinationen, behauptet, dass alle Speisen bitter schmeckten (spuckt deshalb
ein Stück Zucker aus), nimmt dagegen ein bitteres Chinadecoct ohne
Widerstreben. Er behauptet, dass Läuse auf seiner Haut kröchen, indem er die sich abschilfenden Epidermisschuppen für solche hält, kratzt
sich anhaltend. Unter roborirender Behandlung kam Pat. allmählich zu
der Ueberzeugung, dass er seinen eigenen Kopf, seine eigenen Hände
und Füsse habe und diese ganz gut bewegen könne. Die Gesichts- und
Gehörshallucinationen schwanden, der Geschmackssinn kehrte zur Norm
zurück. Die Hyperästhesie der Haut verschwand. Relativ bald verliess
der Kranke geheilt das Kinderspital. (Zit, a. a. O. S. 17.)

Die Differenzialdiagnose zwischen acuter hallucinatorischer
Paranoia und organischen Hirnkrankheiten bietet ausweislich mehrerer
Beobachtungen manchmal ähnliche Schwierigkeiten wie bei der Hypochondrie der Kinder. In dem Falle von Meschede, bei dem leider der
Sectionsbefund fehlt, kann man die tödtliche Hirnkrankheit, welche sich
durch Veränderung des psychischen Krankheitsbildes, eklamptische
Anfälle und »Congestionen« kennzeichnete, zur Noth noch als Complication der Psychose betrachten. Hyperästhesie, Nackenstarre, Convulsionen, Puls- und Respirationsstörungen, Temperatursenkung, welche
in dem Falle von Zit vorkamen, schienen wohl auch auf eine organische diffuse Hirnkrankheit hinzudeuten, aber sie verschwanden sehr
rasch wieder. Anders gestaltet sich der Verlauf im folgenden Falle,
den Steiner (Jahrb. f. Kinderheilk. N. F. II. S. 85) als Typhus-
Hydrocephalus-Manie« mittheilt, der aber mehr die psychischen Symptome acuter Paranoia darbietet:

8jähr. Knabe, im Stadium decrementi eines schweren Typhus (Anfang der 4. Woche), nachdem die febrilen Delirien schon vollständig
verschwunden und das Bewusstsein ganz klar geworden war, Unruhe,
Schreie, Lärmen bei der Aufnahme am 19. Januar 1868. Gesicht grei-
senhaft, Ausdruck wild und trotzig, Augen lebhaft, fast unheimlich
glänzend, Pupillen mässig weit, reagirend, ausser ziemlich starken Bron-
chialkatarrh keinerlei organische Krankheitserscheinungen, Bewusstsein
vorhanden; jede leise Berührung der Haut scheint ihm Schmerzen zu
machen, er schlägt mit Füssen und Händen herum und leistet unter Toben
und Schreien der Untersuchung grossen Widerstand. Sich selbst überlassen, liegt er in gekrümmter Lage mit stark angezogenen Schenkeln,
kratzt sich und reibt sich anhaltend bis zur Röthung und Abschärfung
der Haut. Urplötzlich fährt er auf, schlägt um sich, schimpft die Wär-

terin, beisst und kratzt sie, befiehlt einen Fiaker zu holen, damit er
nach Hause fahren könne, sieht bald diese, bald jene Person bei sich.
Die letzten Worte an ihn gerichteter Fragen wiederholt er 10—12mal,
immer leiser bis zum Murmeln, bis er verstummte oder wieder zu toben
begann. Starker Appetit, Gefrässigkeit. Abendliche Exacerbationen der
Unruhe, Schlaflosigkeit, die durch Opium nicht zu beseitigen sind. In
den nächsten Tagen Fortdauer der Hallucinationen, der Gewaltacte, der
Unruhe, der Hauthyperästhesie, dann Pupillenverengerung, Lichtscheue,
stierer unheimlicher Blick. Nach Opium Schlummersucht, Marasmus
trotz Gefrässigkeit, beginnender Decubitus, ab und zu Diarrhöe, Rasselgeräusche an beiden unteren Lungenlappen. Collaps und Tod am 6.
Febr. 19 Tage nach Beginn der Hirnsymptome. Convulsionen, Contracturen, Lähmungen hatten gänzlich gefehlt. Section: Lungenödem, lobul.
Pneumonie; Oedem der Meningen, starker Hydrocephalus internus. —
In diesem Falle ist schwer zu entscheiden, ob der Hydrocephalus, weil
eben gleich von Anfang Hyperästhesie der Haut vorhanden war, dem
ganzen psychopathischen Symptomencomplex zu Grunde lag, indem er
sich vielleicht langsam entwickelte, oder ob erst die Lungenaffection, welche
ausweislich des Auftretens der Rasselgeräusche später zu Stande kam,
den hydrocephalischen Erguss in der Schädelhöhle — durch Stauungen
bei vorhandenem Marasmus — bedingt hatte.

Scherpf theilt (a. a. O. S. 283) wie ich schon S. 93 erwähnt
habe, folgenden Fall mit: 4jähr. Mädchen, 3 Tage lang auffallend gesteigerte Phantasie, Componiren von Märchen. Zeitweise Erregungszu-
stände, Verfolgungsideen, in denen das Kind behauptete, es würde geschlagen, vom Sopha heruntergeworfen und brutales Benehmen gegen
seine Mutter. Unter Fieber und Nackenssterre Entwickelung des Krankheitsbildes der tuberculösen Meningitis.

Diese Beobachtungen beweisen, wieviel Detailforschung auf dem
Gebiete der diffusen Hirnkrankheiten zumal Kinderärzten nach ob-
liegt, welche ja derartige Fälle fast ausschliesslich zu sehen Gelegenheit haben.

2) Chronische Paranoia. Man unterscheidet zwei Unterarten
dieser Krankheitsform: die hallucinatorische und die einfache chronische
Paranoia, je nachdem Sinnestäuschungen vom Charakter der Hallucinationen in dem Krankheitsbilde hervortreten oder zu fehlen scheinen. Sehr
wesentlich ist der Unterschied nicht, da Hallucinationen oft nicht nachweisbar sind. Charakteristisch für die chronische Paranoia ist die schleichende Entwickelung, die allmähliche Conception von Verfolgungswahnideen, welche unter Mitwirkung von Illusionen und falscher Beurtheilung von Vorgängen der Aussenwelt allmählich zum systematischen
Verfolgungswahne sich ausgestalten. Dieser Vorgang ist an sich schon
undenkbar ohne einen erheblichen Grad von Selbstüberschätzung und
oft genug verbinden sich concrete Grössenwahnideen mit den Beein-
trächtigungsgedanken, so dass schliesslich ein festes Gefüge von Wahn-

vorstellungen beider Kategorien sich ausbildet. Der Kranke sucht die
Ursache der gewähnten Verfolgungen in seiner ebenso gewähnten hohen
Abkunft, Macht, Befähigung u. s. w., wegen deren die Peiniger ihn be-
neiden, hassen und unschädlich machen wollen. Danach richtet sich sein
Benehmen; dasselbe wurzelt immer in Hass gegen den einen vermeintlichen Verfolger oder die Gruppe von solchen und tritt in Erscheinung
als stille Empörung mit Duldermiene oder in auffälligem Betragen jeder
Art, auch Gewaltacten, wie es eben der Augenblick und das Naturell
des Kranken bedingt. Ich erachte es nicht für meine Aufgabe, dieses
Krankheitsbild hier näher zu schildern, da die chronische Paranoia
recht eigentlich eine Psychose des erwachsenen Alters ist. Dies bestätigt sich vollkommen in der pädiatrischen Casuistik; denn nur ein einziges Beispiel vermag ich für diese Form der Krankheit aufzuftih-
ren, welches übrigens vielleicht auch nicht in allen Stücken zutreffend
ist. Der Knabe stand dem Abschluss der Kindheit schon sehr nahe,
als die Psychose sich in ziemlich charakteristischer Weise zu entwickeln
begann. Die Paranoia, welche remittirenden Verlauf darbot, schleppte
sich in das Jugendalter hinüber und es fehlte ihr nicht Erscheinungen,
welche gerade an das Irresein des Jugendalters, an die Hebephrenie
K a h l b a u m s erinnern:

14jähr. Knabe; über die Gesundheitsverhältnisse der Familie verlautet nichts. Pat. war ein gesunder, liebenswürdiger, fleissiger Knabe,
einer der besten Schüler, bis er im Frühjahr 1862 eine gewisse Zerstreutheit, geringere Aufmerksamkeit beim Lernen, Unlust zur Beschäftigung, Trägheit, Verstimmung erkennen liess, worüber befragt er keine
bestimmte Antwort gab. Im Sommer 1862 beginnt er sich von dem
Verkehr zurückzuziehen, äussert Selbstmordsideen ("Mutter nimm ein
Messer und steche mich todt",) glaubt sich von seinen Mitschülern ver-
spottet und verfolgt. Dazu Appetitmangel und Obstipation, welche man
vergeblich mit Bitterwasser und Fusstouren zu bekämpfen sucht. In
ein auswärtiges Pensionat verbracht, kann er dem Unterricht nicht folgen. Das notorische Unvermögen die Aufmerksamkeit längere Zeit auf
einen Gegenstand zu richten, erzeugt in ihm selbst das Gefühl zerstörter
Fähigkeiten. An dieser Unfähigkeit, welche er gern gehoben haben
möchte, sind seiner Ueberzeugung nach seine Feinde schuld. Gehörs-
und Gesichtshallucinationen, abnorme Empfindungen in den Genitalien,
welche sich bei genauer Untersuchung ergeben, sind die Ursachen von
Grimassen, lautem Auflachen, wenn Pat. sich selbst überlassen ist, von
momentanem Stocken im Gespräch bei Unterhaltung. In ruhigen Zeiten
erkennt er jene Störungen als krankhafte Empfindungen an und hofft
auf Heilung, in aufgeregtem Zustande schreibt er sie dem Einflusse
seiner Umgebung zu und wird darüber ungehalten.

Bei der Aufnahme in die Anstalt lässt die genaue Untersuchung
keinerlei somatische Störungen erkennen. Nach der Abreise des Vaters
der ihn gebracht hatte, packt er seine Sachen, erkundigt sich um nach-

zureisen nach den Eisenbahnfahrten, wird auf dem Isolirzimmer sehr unruhig, pocht an die Thür und demolirt sie, er verlangt in den nächsten Tagen ungestüm und unruhig nach Hause, fügt sich aber, da die Briefe dorthin erfolglos bleiben. Er hört oft Stimmen draussen in der Ferne, ohne zu wissen woher sie kommen, es sind Rufe, Vorstellungen, an welche er Klagen knüpft über den Egoismus, Neid, Selbstsucht der Menschen und darüber, dass man ihm hindernd in den Weg trete, dass er grosse Qual leide: „Was rufen sie da? hören Sie nicht? es ist eine Schand', was hab' ich denn gethan?" — Manchmal steht er Nachts auf, weil er ein Gerassel hört, auch früh morgens einmal, weil er eine Stimme hört, die ihm gebietet aufzustehen und sich anzukleiden. Oft stiert er lange in die Luft. Abends sieht er nach den Sternen, behauptet dabei eine Wolke, einen dicken Nebel vom Himmel fallen, eine Flamme in der Ferne zu sehen. Ein anderes Mal macht er auf Fäden aufmerksam, die vom Himmel zur Erde niederfielen, doch liess er unbestimmt, ob es Wirklichkeit oder Schein sei. Einmal nahm er den Assistenzarzt mit auf sein Zimmer, wo er auf dem Boden befindliches Wasser für den Mond ausgab. Bei einer anderen Gelegenheit laut auflachend antwortete er um die Ursache befragt: „Sehen Sie da den alten Napoleon? Oft besah er seine Fingerspitzen, an denen er fremde Körper zu sehen glaubte. Mehrmals behauptete er stinkende Luft zu riechen. Im Kopfe spürt er eine „Leere", in den Genitalien „Aufblähen" was ihn zum Tasten und Manipuliren veranlasste; er fragt auch, woher wohl ein juckendes Gefühl in seinen Oberschenkel komme? Man vermuthet sexuelle Hallucinationen; denn einmal sagte er zum Assistenzarzt: „Sie sind ein Schweinhund und verrückt, Sie sind derselbe, der in X auf meinem Zimmer unanständige Sachen trieb und machen es mir gerade wie es die Leute zu Hause auch gemacht haben". Wie er behauptete zu Hause von den Aerzten Gift (Bitterwasser?) bekommen zu haben, so bezeichnet er auch das in der Anstalt verordnete Friedrichshaller Wasser als Gift, welches ihm die Gedärme zerreisse. Dabei versichert er hin und wieder, dass er ganz gesund sei und machte Aeusserungen als ob er glaube eine besondere Persönlichkeit, etwa Gott, Messias zu sein. Seinem Bruder, der ihn besuchte, bemerkte er: „Du wirst und musst mich noch anbeten". Im Traume wollte er einen Mann gesehen haben, der ihn als den Erfinder des Steines der Weisen bezeichnete. Oft verlor er sich so im Vorstellen in Sphären, in die man ihm nicht folgen konnte; er wünschte eine Erklärung des Nichts, aus dem die Welt geschaffen sei, fragte wie es über den Sternen aussähe, wünschte die Ansichten der Aerzte über das Leben nach dem Tode zu hören, sprach den Wunsch aus die Menschen unsterblich zu machen.

Häufig still, verschlossen, schweigsam, unthätig, bat er andere Male, man möge ihm helfen, Arzneien geben, damit er wieder in „die Reihe käme" und das Leben geniessen könne, appellirte an die Redlichkeit der Aerzte, hob hervor, dass er ein unglücklicher Mensch sei. Es schien wenig Ernst in diesen Versicherungen zu sein und häufig lächelte er oder lachte ohne Grund laut auf, war neckisch, muthwillig, wie er auch gelegentlich wieder versicherte, es fehle ihm nichts. Ueberhaupt trat ein häufiger Wechsel zwischen Trägheit, Hang zur Einsam-

keit und mit Zerstreutheit und Confusion gepaarter motorischer Unruhe,
Vielgeschäftigkeit, Singen und Pfeifen etc. hervor. Dazu unmotivirte
Handlungen, wie plötzliche Unterbrechung des Essens, welcher Zubettegehen und bald darauf wieder stürmisches Verlangen nach Essen folgte; seine
Unstätigkeit erklärte er bald damit, dass er Erleichterung des Kopfschmerzes suchte, bald mit langer Weile. Allerhand unnöthige Muskelactionen,
die mit Chorea einige Aehnlichkeit hatten, waren in den Aufregungszuständen vorhanden.

Der Verlauf war durch erhebliche Remissionen und Exacerbationen
ausgezeichnet. Eine wesentliche Besserung trat mit dauerndem Nach-
lassen der Sinnestäuschungen ein; Beschäftigung, Unterricht wurde ermöglicht. Indessen trat die rechte Einsicht in die geistige Störung nie
recht hervor und die eigenthümlichen Bewegungen dauerten fort. Die
Stimmung war heiter, manchmal exaltirt, das Benehmen hier und da
flegelhaft, als der Kr., der inzwischen offenbar in die Geschlechtsentwickelung eingetreten war (starkes Wachsthum, Körpergewicht 111 ℔
gegen 89 bei der Aufnahme), nach ½ Jahr von dem Vater aus der
Anstalt fortgenommen wurde, da derselbe ihn — entgegen der Ansicht
der Aerzte für gesund hielt.   (Irrenfreund 1864. S. 87.)

In dem S. 120 erwähnten Falle von Möller traten nach achtmonat-
lichem Bestehen der Symptome vor Paranoia die Menses ein, die Kind-
lichkeit war also abgeschlossen, der weitere Verlauf gehörte somit dem
Jugendalter an. Von einer Beobachtung Steiners (Compend. d. Kinderkrankh. S. 67), die bereits flüchtig erwähnt wurde, ist nach der
kurzen Beschreibung nicht zu sagen, ob acute oder chronische Paranoia
vorlag. Von Hallucinationen verlautet in der Krankheitsgeschichte
nichts. Wegen der Spärlichkeit des Materials verdient der Fall aber
trotzdem angeführt zu werden:

12jähr. Knabe, welcher ohne jede vorausgegangene Veranlassung
von der fixen Wahnvorstellung befallen wurde, dass ihn sein eigener
Vater umbringen wolle. Der betreffende Knabe war regelmässig entwickelt, mässig gut genährt, sein Kopf seit dem Ausbruche der Geisteskrankheit immer heiss anzufühlen, der Gesichtsausdruck verrieth eine
stetige Angst und Unruhe, der Schlaf war schlecht, der Puls etwas beschleunigt, es bestand Neigung zur Verstopfung. Sobald er den Vater
erblickte, steigerte sich die Unruhe in auffallender Weise, er suchte
durch die Thür zu entfliehen, fand er diese versperrt, so wollte er durch
das Fenster springen, hielt man ihn zurück, so machte er Versuche den
Ofen zu demoliren, um auf diesem Wege zu entkommen etc., kurz er
suchte seinen Plan um jeden Preis zu verwirklichen. Man brachte ihn
aus dem Hause zu Verwandten, allein hier angekommen fand er abermals nicht die gewünschte Ruhe und flehte und drohte so lange, bis
er wieder nach Hause gebracht wurde. Wenn er sich in der Nacht un-
bewacht glaubte, stand er aus dem Bette auf und näherte sich rasch
dem Fenster, um hinabzuspringen; zu diesem Behufe legte er auch während der Nacht die Kleider nicht ab und ging vollkommen angekleidet
ins Bett. Auf wiederholte Versicherungen von den Eltern war nichts

vorgefallen, was dem Vater hätte zur Last gelegt werden können. Ueber den weiteren Verlauf fehlen die Berichte.

Nach den Erfahrungen an Erwachsenen zu schliessen ist die Prognose der acuten Form wenigstens nicht ungünstig. M e n d e l [1]) schätzt das Heilungsprocent bei der acuten hallucinatorischen Form auf 25—30, bei der acuten einfachen auf 20 %. Die chronische Paranoia ist nach übereinstimmenden Erfahrungen aller Irrenärzte unheilbar.

Die T h e r a p i e erheischt in allen Fällen Aufnahme in eine Irrenanstalt, woselbst der Kranke seinem Zustande entsprechend sorgfältig überwacht werden kann (Selbstmordversuche, gefährliche Fluchtversuche!). Bei den acuten Formen sind Roborantia, verlängerte warme Vollbäder, auch chemische Schlafmittel, Chloral, Paraldehyd angezeigt. Die Behandlung der chronischen Form besteht abgesehen von symptomatischen Indicationen, ausschliesslich in der Anstaltspflege.

Das Prodromalstadium der originären Paranoia im Kindesalter [2]).

W. S a n d e r, der diese Irreseinsform zuerst beschrieb, hat auch über die a b n o r m e g e i s t i g e E n t w i c k l u n g der später von derselben befallenen Individuen i n d e r K i n d h e i t Mittheilungen gemacht. Es handelt sich fast ausschliesslich um männliche Descendenten neuropathisch belasteter Stämme und diese zeigen in der Kindheit bei mittelmässiger, auch subnormaler Intelligenz mit einseitigen Talentirungen, wie sie bei den Idioten vorkommen, frühzeitig eine abnorme Gemüthsbeschaffenheit. Still, träumerisch, von den Altersgenossen sich fern haltend, sind sie sanfte ruhige Kinder (mädchenhafte Knaben) »die Freude der Mutter«, spinnen aber in ihrer Zurückgezogenheit phantastische Gedankenreihen in Anschluss an Lehrstoff und Lectüre an. Nächtliches Aufschrecken ist häufig; in fieberhaften Krankheiten treten leicht Delirien ein, welche wohl auch erste Keime von späteren Wahnideen legen können. Dazu kommen hypochondrische Grübeleien (T u c z e c k, M e n d e l) und gelegentlich bösartiges, jähzorniges Wesen, welches sich mit wachsender Sonderbarkeit, Excentricität bis zur Verschrobenheit steigert und mit hysterischen Erscheinungen verbindet.

Einen raschen Schub erfährt die krankhafte psychische Entwickelung um die Zeit der Pubertät und hiermit ist das Interesse an dem Vorgange für die Psychopathologie des Kindesalters abgeschlossen.

Aber — das muss ich doch hervorheben — nicht jedes kindliche Individuum, welches die genannten Erscheinungen dargeboten hat, verfällt

---

1) M e n d e l, Eulenburg's Encyclopädie. Bd. XIV. S. 531.
2) W. S a n d e r, Ueber eine specielle Form der primären Verrücktheit, Archiv f. psych. u. Nervenkrankh. Bd. I. S. 389.

der hoffnungslosen Geistesstörung, welche S a n d e r so beredt geschildert hat! Jeder erfahrene Irrenarzt wird mir bestätigen, dass es Fälle gibt, in welchen die S a n d e r 'schen Symptome in der Kindheit vorhanden gewesen sein und ernste Besorgniss erregt haben können und trotzdem das betreffende Individuum sich doch nachher ganz normal weiter entwickelt hat. Man muss daher vorsichtig sein mit der Diagnose »unreife originäre Paranoia« (vgl. S. 11).

Geistesstörung in Form von Zwangsvorstellungen.

Zur Lit. vergl. S. 103 ff.

Alles Wesentliche über die Zwangsvorstellungen bei Kindern haben wir bereits in der allgemeinen Symptomatologie erwähnt. Hier kommt es nur darauf an, diejenige Störung als Ganzes zu überblicken, welche durch das Vorherrschen dieser Elementarerscheinungen als Psychose sui generis charakterisirt ist. W e s t p h a l [1] schlägt vor, dieselbe als abortive Form der Verrücktheit zu bezeichnen, weil der primäre Vorgang bei dieser Störung wie bei der Paranoia im Vorstellen abläuft, die Gemüthsveränderung aber bei der einen wie der anderen secundär ist. Es unterscheiden sich nach W e s t p h a l beide Störungen nur dadurch von einander, dass die abnormen Vorstellungen bei der Paranoia zu Wahnideen werden, während diese Umwandlung bei der Zwangsvorstellungspsychose niemals stattfindet, indem der Kranke den abnormen Vorstellungen mit seinem Bewusstsein dauernd gegenübersteht. Gerade wenn dem so ist, erscheint nun aber die Bezeichnung »Verrücktheit« nicht passend, wie schon M e r k l i n [2] u. A. geltend gemacht haben und W e s t p h a l [3] selbst später angedeutet hat. Diese Bezeichnung ist zu vielsagend; denn abartive Verrücktheit bleibt doch immer Verrücktheit. Ein Kranker, welcher den automatischen Erregungsprozessen seines Denkorganes, die wir Zwangsvorstellungen nennen, mit gesunder Kritik gegenübersteht, kann nicht als »verrückt« bezeichnet werden. Es muss daher der Ausdruck Geistesstörung in Zwangsvorstellungen noch beibehalten werden, so schwerfällig er auch ist.

Es ist unwesentlich, ob es sich um eine einzige Zwangsvorstellung oder eine Gruppe von solchen handelt, ja ob verschiedene Gruppen derselben vorhanden sind, ob der Inhalt bloss albern oder abscheulich, dabei die Zwangsidee theoretisch oder impulsiv sei; das Charakteri-

---

1) W e s t p h a l, Allg. Zeitschr. f. Psych. Bd. XXXIV. S. 255.
2) M e r k l i n, Studien über prim. Verrücktheit. Diss. Dorpat 1879. S. 99.
3) W e s t p h a l, Archiv f. Psych. Bd. VIII. S. 745.

stische ist der krankhafte Zwang im Denken (Westphal), welchen
der Befallene mit peinlichen Gefühlen appercipirt.

Ein bestimmter Grad von Intelligenz, was speciell das Kindesalter
anlangt, eine bestimmte Reife derselben ist zum Zustandekommen der
Störung nothwendig. Es muss, damit dieselbe überhaupt in Erscheinung
trete, die Fähigkeit der Selbstkritik vorhanden sein. Daher ist die Störung nicht nachweisbar bei kleineren Kindern (S. 104), unmöglich bei
Imbecillen und Idioten. Automatische Acte aller Art, welche bei diesen
vorkommen, bringen keinerlei kritische Bewusstseinsreaction hervor.
Die abscheulichen Gewaltacte der mit Gemüthsentartung (sog. moral.
Irresein) behafteten Kinder, die mit wollüstiger Gier im Bewusstsein ihrer
Schlechtigkeit ausgeführt werden, sind nicht mit Zwangsvorstellungen
identisch, weil bei ihnen keine Spur von Auflehnung des Bewusstseins,
sondern gerade das Gegentheil davon obwaltet. Bezüglich der Erwach-
senen steht fest, dass die Zwangsvorstellungspsychose vorzugsweise bei
Individuen von normaler, hier und da sogar von auffallender Intelligenz
vorkommt (Westphal, Wille u. A.). Gleiches gilt von mehreren
Kindern betreffender Beobachtungen (S. 109).

Die Geistesstörung in Zwangsvorstellungen ist der Ausdruck einer
functionellen Neurose des Grosshirns, welche auf verschiedenen Gelegenheitsursachen bei neuropathisch veranlagten Individuen auftritt,
meist chronisch verläuft und mit Heilung oder anderen Ausgängen endigen kann.

Symptome und Verlauf der Zwangsvorstellungspsychose bei
Kindern sind bis jetzt noch wenig studirt. Wohl wird von allen Autoren, die sich mit diesem Gegenstand beschäftigt haben, hervorgehoben,
dass der Beginn der Störung nach den eigenen anamnestischen Angaben
der erwachsenen Kranken oft bis in die Kindheit zurückdatirt; über die
näheren Umstände der Entwickelung der Krankheit verlautet aber dabei gewöhnlich nichts. Die nicht zahlreichen genaueren Beobachtungen
an Kindern selbst beweisen, dass die Störung mitten im Wohlsein und
Wohlbefinden plötzlich sich entwickeln kann. Dies versicherte die
Kranke Westphal's (14½jähr. Mädchen, vergl. S. 104), ebenso diejenige von Krafft-Ebing (19jähr., bei Beginn der Krankheit aber erst
13jähr. Mädchen, vgl. S. 106). In den Beobachtungen von Scherpf
(S. 109), Westphal (S. 107 u. S. 104) ist wenigstens nichts von anderweitigen Gesundheitsstörungen beim Beginn der Zwangsvorstellungspsychose erwähnt.

In anderen Fällen entstand die Krankheit bei notorisch oder doch
wahrscheinlich bestehender Hirnerschöpfung, welche ähnlich wie bei
den Erwachsenen durch starke geistige Anstrengung mit Gemüthserre-

gung (Fall von v. Krafft-Ebing, Zweifelzwang bei einem Schüler, vgl. S. 106) oder durch geschlechtliche Reizung, Masturbation, wie in dem Falle von Wille (12jähr. Knabe, Grübelzwang, vgl. S. 104) herbeigeführt war. Diese Beobachtungen stehen nicht im Widerspruche zu dem, was vorhin über den bestimmten Grad von Intelligenz, der zum Zustandekommen der Krankheit, gewissermassen zur Apperception der Störung nothwendig ist, gesagt wurde. Bei der Neurasthenie cerebralis, die hier in Betracht kommt, liegt ja nur temporäre Abschwächung der Intelligenz vor, welche in günstigen Fällen wieder verschwindet.

Die Entstehung der Störung nach einer ängstlichen Gemüthsbewegung illustrirt der S. 108 angeführte Fall von Vogel. Aus Melancholie, bezw. hypochondrisch-melancholischer Verstimmung entwickelte sich dieselbe in den Beobachtungen von Berkhan (S. 108) und von Rinecker (S. 109).

Die erste Reaction der Zwangsvorstellungen im Bewusstsein ist die Erkenntniss der Abnormität ihres Inhaltes, die unmittelbar sich anschliessende Reaction je nach der Qualität der Zwangsvorstellungen Aerger, Scham, Angst, Verzweiflung über den automatischen Ablauf der fremdartigen Vorstellungen. Weiterhin tritt nun der erhebliche Unterschied zwischen den blos albernen, so zu sagen unschuldigen Zwangsvorstellungen und denjenigen mit abscheulichem Inhalte scharf hervor. Jene führen leicht zu den entsprechenden Handlungen, wie in Westphals einem Fall zu zwecklosem Aussprechen des einen Wortes: »Mappe« (S. 107), in meinem und Berkhan's Fällen zum zwecklosen mehrmaligen Aufstampfen mit Arm oder Fuss S. 107/108, ebenso zu entsprechenden Hemmungen bestimmter Handlungen, wofür die »Berührungsfurcht« das Prototyp ist (Fälle von Westphal, vgl. S. 105, Brierre de Boismont [1])). Andererseits können die albernen Zwangsvorstellungen an sich schon aus Erregungsvorgängen bestehen, welche formell bestimmte in der Gesundheit nur mit Selbstbewusstsein und mit Willenseinwirkung als innere Vorgänge ausgeübte Handlungen, nämlich Denkacte nachahmen; so bei dem Grübelzwang, dem Fragezwang, dem Zweifelzwang, welche die Beobachtungen von v. Krafft-Ebing (S. 106) vorführen. Da bleibt bei der Untheilbarkeit des Bewusstseins dem Kranken nur der — leider vergebliche — Versuch an etwas anderes zu denken übrig. Die impulsiven Zwangsvorstellungen mit abscheulichem Inhalte, vertreten durch die obengenannten Fälle von Vogel und Rinecker, rufen alsbald den ganzen Apparat der geistigen Hemmung auf, der in diesen

---

[1) Brierre de Boismont, Referat in Schmidt's Jahrb. 1858. Nro. 11: 13jähr. Knabe, Zwangsvorstellung von Grünspan, Gift an den Fingern.

Fällen noch erfolgreich thätig war und es offenbar in der von Scherpf angeführten Beobachtung gewesen ist. Denn es kam eben nicht zur That, trotzdem die Angst, dass sie vielleicht nahe bevorstände, in Vogels und in Rinecker's Fall deutlich vorhanden war. Das eine dieser Kinder sagte: »ach jetzt kommt es mich wieder an«, das andere: »jetzt kommt der Sturm«.

Der Verlauf der Zwangsvorstellungspsychose ist subacut oder chronisch, dabei gewöhnlich remittirend bezw. intermittirend und exacerbirend.

Von Ausgang in secundäre Melancholie, welche Wille [1]), Jastrowitz [2]) in mehreren, ich selbst in zwei Fällen bei Erwachsenen sahen, in psychischen Torpor, in Verrücktheit (v. Krafft-Ebing) finde ich in den Kinder betreffenden Beobachtungen nichts erwähnt. Für das Kindesalter sind bis jetzt nur festgestellt: der Ausgang in Heilung und die Verschleppung der Störung in Jugend und erwachsenes Alter, welche sich unter Remissionen und Exacerbationen vollzieht.

Bezüglich der Differentialdiagnose kommt zunächst in Betracht: die Melancholie, bei welcher wie S. 66 erwähnt wurde, peinliche Zwangsvorstellungen, wenn einmal concipirt, zähe haften können. Dies sind die sogenannten emotiven Zwangsvorstellungen (von Selbstmord etc.), auf welche zuerst v. Krafft-Ebing 1867 die Aufmerksamkeit der Irrenärzte lenkte, die überhaupt den Anfang des Studiums der Zwangsvorstellungen bezeichneten. Hier ist die krankhafte Gemüthsverstimmung das wesentliche, differentiell diagnostische Merkmal; aus derselben gehen die Zwangsvorstellungen hervor. In ihrem finsteren, dämonischen Charakter passen sie sich der Stimmung an, sind mit derselben associirt. Es kommt also auf den Nachweis der nicht etwa abgelaufenen, sondern noch vorhandenen Schwermuth an. Die Impulse psychisch entarteter Kinder (vgl. weiter unten Gemüthsentartung), welche den Zwangsvorstellungen ähnlich sich verhalten, entspringen aus perversen Gefühlen und aus Freude am Bösen überhaupt. Die den albernen Zwangshandlungen gleichenden »Tics« der Idioten sind automatische Acte, welche aus der Oede des geistigen Lebens hervorgehen.

Von der Aetiologie war bereits S. 109 und am Anfange dieses Abschnittes die Rede.

Therapie. Man empfiehlt zur Bekämpfung der Krankheit Kaltwasser- und klimatische Kuren, innerlich Tonica, Chinin, Eisen, Arsen,

---

1) Wille, Arch. f. Psych. u. Herzkrankh. Bd. XII. S. 35.
2) Jastrowitz, ibid. Bd. VIII. S. 755.

um den Ernährungszustand des Nervensystems zu heben. Gegen die Exacerbationen werden Bromkalium, Morphium, Alkohol, ruhiger Zuspruch von Vertrauenspersonen manchmal mit Erfolg angewendet.

Transitorisches Irresein.

Literatur. Reich, Berliner klin. Wochenschr. 1881. S. 109. — Schwarzer, Transitorische Tobsucht. Wien 1880. — Engelhorn, Erlenmeyer's Centralblatt. 1881. S. 481.

Plötzlicher Ausbruch der Krankheitserscheinungen mit voller Intensität bei vorher geistig gesunden, nicht epileptischen und nicht hysterischen Kindern, vollständige Aufhebung des Selbstbewusstseins während der Dauer der Störung, welche einige Stunden bis höchstens zwei Tage beträgt, kritische Entscheidung durch einen tiefen Schlaf, Amnesie für die Zeit des Anfalles, Wiederkehr vollständiger geistiger Gesundheit für die Dauer — dies sind die charakteristischen Eigenschaften des transitorischen Irreseins.

Symptomatisch stellt sich dasselbe entweder als furibunder Tobanfall (sog. »Mania« transitoria) oder als angstvolles Delirium oder als pathologischer Affekt und Sinnesverwirrung dar. Allen Formen ist »feindliche Apperception der Aussenwelt«, also fragmentarer durch Angst, schreckende Hallucinationen und Illusionen unterhaltener Verfolgungswahn eigenthümlich, welcher mit Verworrenheit verbunden ist. Dadurch tritt die Störung in nahe Verwandtschaft zu der acuten hallucinatorischen Paranoia (S. 201). Wollte man sie als transitorische Form derselben bezeichnen, so wäre kaum mehr einzuwenden, als dass die Paranoia wiederum eine Spielart bereichert, eine anerkannte klinische Irreseinsform aber gestrichen würde.

Pathologisch betrachtet man das transitorische Irresein als das Produkt einer intensiven fluxionären Hirnhyperämie (Wunderlich, v. Krafft - Ebing), welche, was das Kindesalter betrifft, durch (absolut oder relativ) hohe Temperaturen einschliesslich hochfieberhafter Steigerung der Eigenwärme, durch Gemüthsbewegungen bei zarten Individuen mit leicht erschöpfbaren vasomotorischen Nerven entstehen kann. Die Störung betrifft viel häufiger jugendliche Individuen (besonders junge Soldaten) als Kinder.

Die Diagnose hat Epilepsie, Hysterie und periodisches Irresein sicher auszuschliessen, was selbstverständlich oft erst nach einiger Zeit möglich ist, da der betreffende Anfall ja der erste Anfall dieser Störungen sein konnte.

Das Material an beweiskräftigen, Kinder betreffenden Beobachtungen über transitorisches Irresein ist noch sehr gering.

Reich (a. a. O.) sah 4 Fälle von »Mania« transitoria bei Knaben
von 6—10 Jahren, welche von zarter Constitution, aber vorher ganz
gesund, unvollkommen bekleidet, mehrere Stunden in einer Kälte von
16—22° C. verweilt und sich nachher an den warmen Ofen gesetzt hatten. Nach einem rasch vorübergehenden Zustand allgemeiner Erschlaffung trat bei bläulich-rother Färbung des Gesichtes,
Wärme des Kopfes, beschleunigtem Puls, aber normaler Temperatur
plötzlich Verwirrung ein. Die Kinder fuhren von ihren Sitzen auf,
blickten verstört und fremd um sich, verkannten ihre Umgebung; im
Gesicht prägte sich Angst und Furcht aus, sie schrieen laut, sahen
schreckhafte Gestalten, schwarze Männer, Larvengesichter, wilde Thiere,
schlugen um sich und drängten blindlings fort, stiessen die Angehörigen
von sich. Zu Bette gebracht mussten sie mit Gewalt festgehalten werden. Nachdem dieser Zustand mehrere Stunden, meistens die Nacht
hindurch bis gegen Morgen gedauert hatte, trat ruhiger tiefer Schlaf,
zugleich reichliche Schweissabsonderung ein. Am folgenden Tage er-
wachten sie bei klarem, vollem Bewusstsein und hatten keine Erinnerung an den überstandenen Anfall, klagten nur über etwas Kopfschmerz
in der Schläfengegend. Ausserdem waren bei einem der Knaben klonische Muskelkrämpfe, bei zweien Aufwärtsrollen der Bulbi, bei einem
Ohrenschmerzen in beiden Ohren abwechselnd, bei einem heftige Ge-
lenkschmerzen beobachtet worden. Reich neigt zu der Anschauung,
dass Hirnhyperämie der Störung zu Grunde gelegen habe.

Fall von Lechner (Schwarzer, a. a. O. S. 69).

10jähr. Knabe, hereditär nicht belastet, von gesunden aussergewöhn-
lich begabten Eltern stammend, seinem Alter gemäss entwickelt, talent-
voll, gesittet, folgsam, anhänglich an Eltern und Geschwister. Wechselfieber mit unregelmässigen Anfällen seit einigen Jahren jedesmal im
Sommer. Geistig ganz gesund, auch in den Fieberparoxysmen das Sen-
sorium intact. Nach einer entsprechenden Dosis Chinin setzen die Fie-
beranfälle 10 Tage lang aus. Am elften Tage ohne alle Vorzeichen,
ohne Ursache bei anscheinend bestem Wohlsein plötzlich heftige tobsüchtige Aufregung: Gesicht und Conjunctiven lebhaft geröthet, Augen
glänzend und wild umherrollend. Der Knabe lärmt und schreit, wirft
sein Spielzeug auf die Erde, tritt es mit Füssen, widersetzt sich ge-
waltsam, als man ihn zu Bette bringen will, droht, er werde alle er-
stechen, kratzt seine Mutter ins Gesicht, ficht mit Händen und Füssen
in der Luft herum und beruhigt sich selbst dann noch nicht, als man
ihn mit Gewalt ins Bett gebracht hat. Diese Aufregung hatte 25—30
Minuten gedauert. Nachdem man ihm Eisumschläge auf den Kopf gelegt hatte, war er plötzlich eingeschlafen. So fand ihn der herbeige-
rufene Arzt Dr. Lechner, von dem diese Beobachtung stammt. Zeichen
von Fluxion zum Kopfe waren nicht mehr vorhanden. Die Temperatur-
messung in der Axelhöhle ergab 41.1 C. Eisumschläge fortgesetzt. Nach

4stündigem vollkommen normalen Schlafe erwachte der Knabe vollständig
gesund: kein Fieber, kein Kopfschmerz, kein Unwohlsein, keine Unruhe,
keine Mattigkeit. Er hatte nicht die geringste Erinnerung an den überstandenen Tobsuchtsanfall und war sehr bekümmert über die Mittheilung, dass er sich gegen seine Eltern unartig und böswillig benommen
hätte; er wusste nicht einmal, dass er diesen Tag überhaupt unwohl
gewesen sei. Es folgte nun bald darauf wieder ein Wechselfieberanfall
aber ohne psychische Störung.

Fall von Engelhorn (a. a. O.).

11jähr. Knabe, frei von hereditärer Belastung, normal entwickelt, intelligent, von tiefem Gemüthe. In den letzten Jahren in der Familie eine Reihe
von Unglücksfällen, an welchen der Knabe eine im Vergleich zu seinem Alter
ausserordentlich innige Theilnahme bewiesen hatte. Einige Tage vor der
Erkrankung hatte im Garten der Eltern des Knaben eine Pulverexplosion
stattgefunden, bei welcher ein 13jähr. Bruder desselben so schwere Brand-
wunden erlitt, dass derselbe nach 3 Tagen starb, während Pat. nur
leicht an Händen und Gesicht verwundet wurde. Da über die Explo-
sion nichts Näheres bekannt war, wurde gerichtlich eingeschritten, die
amtliche Untersuchung der Leiche des Verstorbenen, der Unglücksstätte
und des leicht verletzten Knaben anberaumt. Dieser durch das Erscheinen der Beamten an dem Orte des Vorfalls sehr geängstigt, befand
sich, als zur Untersuchung seiner Person geschritten wurde, in höchster
Aufregung, sank beim Versuche ihm den Verband abzunehmen regungslos mit geschlossenen Augen auf sein Lager zurück, richtete sich
aber gleich darauf im Bette hoch auf, öffnete die Augen, sah mit stierem
Blick ins Weite und begann in ekstatischer Verzückung Bibelsprüche
Sterbelieder mit Predigerpathos laut zu deklamiren, ohne den Zurufen
von Seiten seiner Umgebung Gehör zu schenken. Dabei bestand ein
geringer Grad von kataleptischer Biegsamkeit der Glieder. Körpertemperatur nicht erhöht, Gesicht leicht geröthet, Puls 92. Nach Einstellung
der Untersuchung sank er bald wieder ins Bett zurück und verfiel in
einen tiefen Schlaf von etwa einstündiger Dauer. Mit weinerlicher,
schmerzlicher Stimmung aber bei vollem Bewusstsein erwacht, gab er
an, dass die Katastrophe und der Tod seines innig geliebten Bruders ihn
tief erschüttert, das bevorstehende Einschreiten des Gerichtes ihn aber
in namenlose Angst um seine Eltern versetzt hätte. Diese Angst habe
sich beim Eintreten der Gerichtspersonen auf's Aeusserste gesteigert und
dabei seien ihm die Sinne vergangen. Von dem Anfall selbst hatte er
keine Spur von Erinnerung, als er wieder zu sich gekommen, sei ihm
gewesen, als ob er aus einem Traume erwache, auf dessen Inhalt er
sich vergeblich besinne. Damit war der Anfall vollständig abgeschlossen
und nachdem er sich in einigen Tagen von seinen Verletzungen erholt
hatte, besuchte er wieder die Schule, ohne dass irgend eine nachtheilige
Folge in seinem psychischen Verhalten zur Beobachtung gekommen wäre.

Die bei Kindern nicht seltenen Anfälle von sehr kurz, Stunden
bis 2 Tage anhaltenden Irresein im Stadium decrementi fieberhafter
Krankheiten haben die grösste Aehnlichkeit mit dem transitorischen

Irresein. Sie führen alle obengenannten Zustandsbilder (furibunde Tobsucht, ängstliches Verfolgungsdelirium, pathol. Affect und Sinnesverwirrung) vor. Nur findet sich erstens der Abschluss des Anfalls durch Schlaf nicht besonders erwähnt, ein Sachverhalt, der vielleicht seinen Grund darin hat, dass bei ohnehin noch schwachen und bettlägerigen Kindern ein längerer Schlaf nicht als etwas Besonderes auffällt, zweitens ist die Frage ob Amnesie für die Zeit des Anfalls bestand oder nicht in den betreffenden Fällen unbeantwortet geblieben und drittens existiren Beobachtungen, welche beweisen, dass bei abermaliger fieberhafter Erkrankung auch die Psychose im Abfallsstadium wiederkehrte. Es ist also erst von der Zukunft die Klärung dieser complicirten und noch etwas unklaren Verhältnisse zu erwarten.

Das nächtliche Aufschrecken der Kinder (Pavor nocturnus), welches bereits Soltmann, Bd. V. 1. Abth. S. 325 d. Hdb. beschrieben hat und auch oben S. 133 erwähnt worden ist, hat mit dem transitorischen Irresein die kurze Dauer, die ängstlich-hallucinatorische Verworrenheit den Abschluss durch Schlaf und die Amnesie für den Anfall gemein. Es unterscheidet sich aber von dieser Irreseinsform dadurch, dass es n u r im Schlafe ausbricht, also im Zustande von Bewusstseinstrübung; ausserdem bleibt der Anfall fast nie vereinzelt, der Pavor nocturnus ist meist eine recidivirende Störung.

Dem Verlauf nach gleicht die schwere Form des acuten Alkoholismus bei Kindern dem transitorischen Irresein sehr genau; da aber die Ursache bei dieser Psychose ebenso specifisch ist wie der von derselben hervorgerufene Symptomencomplex, so betrachten wir sie bei den Alkoholpsychosen (vgl. unten).

Die Therapie des transitorischen Irreseins hat die Ueberwachung der Kranken ohne Anwendung von Zwangsmitteln zu bewerkstelligen. In dem oben erwähnten Falle von Lechner (und Schwarzer) konnten die Eisumschläge auf den Kopf wohl abkürzend auf den Verlauf des Anfalles eingewirkt haben.

Periodisches und circuläres Irresein.

Zur Literatur: Scherpf, a. a. O. S. 318. Casuistische Lit. im Text.

Das periodische Irresein, welches als Manie, Delirium, Melancholie in Erscheinung treten kann, ist in erster Linie durch den Verlauf als klinische Form der Geistesstörung gekennzeichnet. Die Krankheit setzt sich aus (oft von gastrischen und nervösen Störungen eingeleiteten) längeren Anfällen zusammen, welche durch Intervalle von längerer hier und da sehr langer Dauer getrennt sind.

In dem Einzelfalle bieten die Paroxysmen der Psychose in der Regel, zumal nach öfterer Wiederkehr, in Symptomen und Verlauf die gleichen Eigenschaften dar, daher dieselben als typische zu bezeichnen sind. Die Dauer der einzelnen Anfälle kann dabei ebenfalls annähernd gleich oder aber verschieden sein; durchschnittlich ist sie in den ersten Jahren der Krankheit kürzer als diejenige der entsprechenden nicht periodischen Irreseinsformen.

Nach längerem Bestande sieht man nicht selten die Paroxysmen an Dauer zunehmen und dementsprechend die Intermissionen (Intervalle) kürzer werden. Diese letzteren können zu Anfang des langwierigen Leidens nach ganz rein sein, indem das Individuum während derselben wieder alle Eigenschaften seiner früheren psychischen Persönlichkeit darbietet. Manchmal schon zu Anfang, immer im späten Verlaufe der Krankheit zeigen sich aber intervällare psychische Symptome neben mannigfachen nervösen Reizungserscheinungen, so besonders Irritabilität des Gemüthes, auch intellectuelle Schwäche, aus welcher sich allmählich immer deutlicher Schwachsinn entwickelt.

Aetiologisch stellt sich das periodische Irresein als eine degenerative Hirnneurose dar, welche sich fast ausschliesslich bei erblich belasteten Individuen (ausnahmsweise in Folge von Alkoholexcessen, Schädelverletzungen) entwickelt und unheilbar ist. Die sehr spärlichen Beobachtungen, in welchen von Heilung bei leichtem Verlaufe und relativ kurzer Dauer berichtet wird (Kirn), lassen immerhin noch die Annahme sehr lange dauernder Intermissionen zu.

Ausgeschlossen von dem Begriff des periodischen Irreseins im engeren Sinne sind einmal die mit Malaria zusammenhängenden quoditianen, tertianen etc. sehr kurz dauernden (entsprechender Behandlung weichenden) psychischen Störungen; dann die ebenfalls bisweilen täglich sich wiederholenden und nur Stunden anhaltenden Anfälle von Tobsucht, Wuth etc., welche bei Kindern als Wirkungen von Nervenverletzung, Ohrkrankheiten, Nasenkrankheiten, als Theilerscheinungen der kindlichen Hysterie, Epilepsie, Chorea und psychischer Degeneration (Gemüthsentartung) öfter, bezw. sehr häufig vorkommen und zum Theil der Heilung fähig sind (vgl. die allg. Aetiologie).

Es liegen zur Zeit nur ein paar Beobachtungen von idiopathischen periodischem Irresein bei Kindern vor. Das sympathische periodische Irresein (Kirn) ist a priori von unseren Beobachtungen ausgeschlossen, da es gleichwerthig mit dem menstruellen periodischen Irresein ist. Scherpf findet es auffallend, dass so wenig Fälle von periodischem Irresein der Kinder zur Publikation gelangen und macht mit Recht darauf aufmerksam, dass vielleicht manche hierher gehörige Fälle während der ersten

Intermission wieder aus den Augen des Irrenarztes verschwinden. Dies ist in der That möglich, da die periodischen Psychosen von den entsprechenden nicht periodischen Formen sich symptomatisch oft gar nicht unterscheiden und die Intermission zwischen dem ersten und zweiten Anfall eine lange sein kann. Von den oben genannten Formen finde ich die periodische Melancholie bei Kindern in der Literatur bisher nicht erwähnt, es sei denn, dass man einen von Leidesdorf[1]) kurz scizzirten Fall hierherziehen will, in welchem nebenher übrigens Chorea minor (bei einem 12jähr. Mädchen) vorlag. Ich selbst besitze auch keine Beobachtungen über diese Krankheitsform bei Kindern. Ganz das Gleiche gilt von dem periodischen Irresein, welches als Delirium in Erscheinung tritt. Die periodische Manie ist durch folgende 3 Fälle vertreten:

Steiner, Compendium der Kinderkrankh. S. 67: 6jähr. Knabe, Sohn einer höchst nervösen, zarten Frau, bis zum 3ten Jahre geistig ganz gesund. Periodische Tobsucht, welche sich in so heftiger Weise äusserte, dass man zur Zwangsjacke und zu grossen Dosen Opium greifen musste. Ganz überraschend war die Kraftäusserung des Knaben, indem stets mehrere Personen erforderlich waren, um den kleinen Patienten zu bändigen. Die Krankheit ging allmählich in Blödsinn über.

Nasse (Allg. Zeitschr. f. Psych. Bd. XXI. S. 12), 15jähr. noch nicht menstruirtes Mädchen, erblich stark belastet, der Onanie ergeben, noch nicht menstruirt, erkrankt im 14ten Jahre an Melancholie, die bald in periodische Manie übergeht. Ein Jahr nach Beginn der Krankheit in die Anstalt aufgenommen, hat sie monatliche Anfälle von Nymphomanie mit gastrischen Störungen, häufigem Nasenbluten, hoher Pulsfrequenz, Drang zum Onaniren und Unreinlichkeit. In den Zwischenzeiten ist sie scheu und verwirrt. Erst nach einem Jahre stellt sich die Menstruation ein, nachdem vergeblich Emmagoga angewendet worden waren. Ausgang: Schwachsinn.

Adam Mandli[2]), 17jähr. estnischer Bauernknabe, durchaus kindlicher Habitus. Vaters Bruder epileptisch. Pat. geistig gut begabt, gutmüthig aber willensschwach und zu Affecten geneigt, im 4ten Jahre vorübergehend „mondsüchtig", dann wieder anhaltend ganz gesund, erkrankt am 7. Juni 81. Die Erscheinungen waren vorwiegend heitere Stimmung, ungemeine Gesprächigkeit, Herumtreiben ausser dem Hause, kaltes, abstossendes Wesen gegen die Eltern, hochgradige Reizbarkeit, Zornesausbrüche, wenn man ihm wegen seines Gebahrens Vorstellungen machte, vorübergehende religiöse Stimmung mit Beten, verwirrtes Reden, Unlust zur Arbeit, Illusionen (Verwechslung eines Füllens mit einer Kuh, einer Krähe mit einem Kukuk), Nachahmen von Thierstimmen; schlechter Appetit, Verstopfung, elendes Aussehen, schlechter Schlaf.

Bei der Aufnahme (25. Juli) durchaus kindlicher Habitus, Ernährung reducirt, Schädel gut geformt, an dem Körper überhaupt ausser

---

1) Leidesdorf, Vierteljahrsschr. f. Psych.
2) Vergl. S. 36 u. S. 111.

schwachen Herztönen, weichem Puls (64—74 p. M.), etwas Zungenbeleg, nichts Besonderes. Pat. ist ruhig und vernünftig, weiss, dass er zu Hause „Unsinn" gemacht hat, er zeigt rasche Fassungsgabe, liest fleissig, schläft gut, sein Aussehen bessert sich rasch. Einmal klagte er vorübergehend über Kopfschmerz. Am 18. Aug. heitere Verstimmung, Unruhe, lautes gesprächiges Wesen, er ahmt nun Thierstimmen nach, kümmert sich nicht um das, was man ihm sagt, zeigt sich respectlos, spaziert stolz umher, im Zimmer wirft er alle Sachen durcheinander, ist frei und beredt in seinen Ausdrücken, sagt z. B. auf Vorhalt wegen seines Betragens: „Ich darf das thun, denn ich bin im Irrenhause". Zwischendurch legte er sich auf die Diele und stellte sich todt, dann wieder hält er laute, verworrene Reden oder singt und pfeift. Oefter spazierte er in pathetischer Gravität einher, den Hals mit dem Taschentuch eines anderen Kranken und Strohhalmen phantastisch umhängt; einmal hielt er herumgehend eine leere Bierflasche an die Nase, indem er die Nasenspitze in deren Oeffnung gesteckt hatte. Schlaf schlecht, Appetit schwach, Obstipation. Vom 22. August ab verlieren sich diese Störungen und bis zum 31. Aug. ist unter Beruhigung, Verschwinden der Aufgeblasenheit, Anmassung in den Reden etc., Neigung zur Beschäftigung mit Lectüre, der Zustand wie bei der Aufnahme wieder hergestellt. Rückerinnerung an den Anfall vorhanden, er weiss, dass er „Unsinn" gemacht hat; Krankheitsbewusstsein fehlt. Ruhiges, vernünftiges Verhalten, normale vegetative Funktionen, gutes Aussehen halten an bis zum 17. Sept. Wiederum Unruhe, lautes Wesen, stolzes gravitätisches Einhergehen, Nachahmen von Thierstimmen, Singen und Pfeifen, bizarres Schmücken des Halses mit allerhand Dingen, Durcheinanderwerfen von Sachen im Zimmer, schlechter Schlaf, Appetitmangel, Verstopfung. Am 21. Sept. beginnt abermals Beruhigung, welche bis zum 28. stetig fortschreitet. Da wurde der Kranke vom Vater wegen Mangels an Mitteln aus der Klinik genommen. Späteren Erkundigungen zu Folge litt er noch immer an den gleichen von länger dauerndem Normalverhalten ununterbrochenen Anfällen. Das verordnete Bromkalium war ganz erfolglos geblieben.   (Eigene Beobachtung.)

Eine Varietät des periodischen Irreseins stellt das c i r c u l ä r e oder c y k l i s c h e I r r e s e i n dar. Es entwickelt sich unter den gleichen Bedingungen (erbl. Belastung), zeigt denselben chronischen Verlauf bei typischer Uebereinstimmung der einzelnen Anfälle, dieselbe Unheilbarkeit wie jenes und, was besonders wichtig ist, es kann aus periodischer Manie hervorgehen (v. K r a f f t - E b i n g). C h a r a k t e r i s t i s c h für diese Psychose ist d e r r e g e l m ä s s i g e W e c h s e l v o n D e p r e s s i o n, E x a l t a t i o n u n d l i c h t e n Z w i s c h e n z e i t e n. Meistens beginnt die Krankheit mit dem Depressionsstadium, welches (bei Erwachsenen)

gewöhnlich länger anhält als das Exaltationsstadium; oder beide sind
annähernd gleich lang. Die Intermission pflegt im Allgemeinen kürzer
als jedes dieser Stadien zu dauern, doch kommen wie es scheint, gerade
bei Kindern auch sehr lange Intermissionen vor (vgl. unten). Die freien
Intervalle folgen entweder auf einen Cyclus von Depression und Exaltation oder schieben sich zwischen eine jede dieser Phasen ein. Im späteren Verlauf der Krankheit, welcher immer dem erwachsenen Alter
angehört, können mancherlei Unregelmässigkeiten der einzelnen Zustandsbilder sich entwickeln.

Das Depressionsstadium kann wie bei Erwachsenen, so auch bei
Kindern einfache Melancholie, Schwermuth mit hypochondrischer Färbung oder Stupor sein. Dasselbe entwickelt sich rasch, binnen wenigen
Tagen und führt in vielen Fällen sehr schwere neuropathische Symptome
herbei; tiefe Entstellung der Physiognomie, erheblichen Marasmus,
starke Abnahme des Körpergewichtes, Abnahme aller Sekretionen, hart-
näckige Obstipation, Zungenbeleg und Fötor ex ore, Trockenheit der
Haut und der Haare (bei Erwachsenen Ergrauen derselben), Senkung
der Temperatur um 1—2 Grade, Kleinheit und Verlangsamung des
Pulses bis auf 50 p. Min., Schwäche der Herzaction, Oberflächlichkeit
der Athmung. Mehr geistig gehemmt als seelenschmerzlich verstimmt
achten die Kranken, selbst wenn sie im Stupor verharren, mehr auf die
Umgebung als andere Melancholiker und concipiren keine depressiven
Wahnideen. Auch die kindlichen Individuen erweisen sich wie einige
Beispiele zeigen (vgl. unten) in diesem Stadium oft nicht deutlich melancholisch, sondern mehr mürrisch, hypochondrisch klagend, wei-
nerlich, verlegen, gelegentlich wie dement. Manchmal wissen die
Kranken hintendrein von der geistigen Hemmung und einem Gefühl
von Leere im Kopfe, die während der Depression bestanden, zu berichten. Die depressive Phase klingt gewöhnlich rasch ab, sie kann
über Nacht in die maniakalische Phase oder aber in das freie Intervall
übergehen. Dabei verschwinden die in den schweren Fällen vorhandenen
nervösen Begleiterscheinungen rasch.

Die Exaltation, ebenfalls rasch zur vollen Intensität sich entwickelnd, ist psychisch gekennzeichnet durch einen Zustand von Hypomanie, den gewöhnlich Neigung zum Intriguiren, Skandaliren, Streitsucht, auch Stehlsucht, Leidenschaftlichkeit aller Art vervollständigen;
sie geht einher mit Steigerung der Sekretionen, Vermehrung der De-
fäcationen, blühendem Aussehen (bei Erwachsenen), oft mit erheblicher
Steigerung des Körpergewichtes, hoher Frequenz des Pulses (bis 120),
bei Spannung der Arterie. Dabei ist die Haltung stolz, der Gang ela-
stisch, die Physiognomie lebhaft, der Schlaf aber immer unruhig oder

ganz fehlend. Plötzlicher Nachlass oder rasches Abklingen des Zustandes ist auch hier die Regel.

Die Intermissionen, welche bei fast allen Fällen vorkommen, können ganz rein oder durch leichte Störungen getrübt sein. Die Intermission nach der Exaltation zeigt zu Anfang oft noch Ermüdung in Folge
der maniakalischen Unruhe, diejenige nach einem Depressionsstadium
lässt öfter leichte Stimmungsanomalien, einige Gedankenverirrung, etwas
Willensschwäche, Verlegenheit und Launenhaftigkeit erkennen.

Der Verlauf der Störung gestaltet sich folgendermassen: Entweder folgt auf die Depression die Exaltation — seltener ist der um-
gekehrte Modus — und dann die Intermission, oder freie Intervalle
schieben sich zwischen jeden Anfall ein. Es gibt auch Fälle bei Kindern, die bezüglich der Intermissionen Unregelmässigkeiten zeigen, indem dieselben, wenn zwischen Depression und Exaltation früher aufgetreten, einmal ausfallen oder sich sehr in die Länge ziehen und (was
schon Falret bei Erwachsenen beobachtete) viele Monate, selbst ein
Jahr und mehr anhalten, sodass der Gedanke an Heilung nahe liegt.
Eine Schwächung der geistigen Fähigkeiten, nachweisbar in dem Intervall, ist im Kindesalter noch nicht beobachtet worden. Der Verlauf
der Krankheit im Kindesalter endigt mit Verschleppung derselben in
das Jugendalter.

Die Diagnose des circulären Irreseins gründet sich auf
den Verlauf der Krankheit. Da, wie oben erwähnt wurde, die
Melancholie in Manie übergehen und umgekehrt der Manie ein depres-
sives Stadium nachfolgen kann, so ist die Diagnose des circulären Irreseins erst sicher, wenn der dritte Anfall (der zweite melancholische oder
zweite maniakalische) sich einstellt. Die begleitenden neuropathischen
Erscheinungen bei schweren Fällen lassen die Vermuthung des circulären Irreseins auch schon früher zu. Die Veränderungen des Körpergewichtes, welche zuerst L. Meyer genauer kennen lehrte, namentlich die Steigerung desselben in der maniakalischen Phase, kommen
nicht in allen Fällen und zumal wie es scheint bei Kindern seltener vor,
sind also nicht zuverlässig für die Diagnose.

Aetiologisch erscheint das circuläre Irresein ebenso wie das
periodische als hereditär-degenerative Psychose.

Die Pathologie der Krankheit ist bis jetzt nur theoretisch mit
Hilfe von Hypothesen, pathologisch-anatomisch noch gar nicht in Angriff genommen worden. Eine tellurisch-kosmische Theorie, auf welche
ich nicht näher eingehe, stellte Koster (Allg. Zeitschr. f. Psych.
Bd. XVI. S. 415, 693 und Bd. XVIII. S. 633) auf. L. Meyer erblickt
im circulären Irresein den klinischen Symptomencomplex einer allge-

meinen Traphoneurose. Dittmar nimmt an, dass der Wechsel von
Depression und Exaltation auf Zerstörung und Wiederaufbau hoch-
atomiger Molecularverbindungen in den Ganglienzellen der Hirnrinde
beruhe. Die Manie ist nach seiner Theorie der Ausdruck lebhafter Zer-
setzungsvorgänge jener Molecularverbindungen, das Freiwerden der
entsprechenden Spannkräfte. Meynert hat eine vasomotorische Theorie
der Krankheit aufgestellt, welche in die letzten Consequenzen verfolgt,
der Theorie von Dittmar begegnen dürfte: Der Depression liegt nach
Meynert eine active Gehirnanämie zu Grunde; Contraction auch der
Ernährungsgefässe des vasomotorischen Centrums bedingt darauf Parese der Grosshirnarterien, mithin Hirnhyperämie, deren klinischer
Ausdruck dann die Manie ist. Erholt sich das vom melancholischen
Krankheitsprocesse ergriffene Gehirn nur langsam, so tritt die Reaction
auf den von der Hyperämie gesetzten Reiz erst spät ein: so fällt ein
Zustand dazwischen, welcher dem der Gesundheit sehr ähnlich sieht:
das ist die Intermission. Bei rascher Erholung des Gehirnes fällt derselbe weg. Die paretische Arterienerweiterung der Manie gibt dann
auch dem Gefässnervencentrum die normale Erregbarkeit zurück: Intermission nach Manie.

Ein Fall von Jacobi (Hauptformen der Seelenstörung S. 117 ff.)
veranschaulicht die obenerwähnte Entwickelung des circulären Irreseins aus periodischer Manie bei einem kindlichen Individuum.

16jähr. Knabe (Lehrling), in der Entwickelung ganz erheblich zurückgeblieben, von durchaus kindlichem Habitus. Mutter und
Bruder desselben geisteskrank. Pat. von mittleren Fähigkeiten und gutmüthig. Beginn der Krankheit mit Klagen über Frost und mit Arbeits-
verweigerung; nach einiger Zeit Verstandesverwirrung, abrupter Grössenwahn, dabei anhaltendes Lärmen und Toben. Beruhigung nach etwa
5 Wochen und dann durch 5 Wochen hindurch vernünftiges Betragen.
Abermals etwa 5 Wochen lang aufgeregtes, lautes freches, unfolgsames
Wesen. Darauf 4 Wochen hindurch Normalverhalten. Es folgt eine
5monatliche Tobsuchtsperiode, in welcher er keine eigentliche Verstan-
desstörung zeigt, häufig über Schwindel klagt und öfter aussagt, es stehe
schlecht um ihn. Darauf Intermission und nach derselben 14tägige
Tobsucht — Intermission von 3 Wochen — 6monatliche Tobsuchtsperiode, die mit intensiver Tobsucht beginnt und mit solcher endigt und
fünfwöchentlichem Normalverhalten weicht. Darauf folgt nun plötzlich
einsetzender circa 10 Wochen anhaltender Stupor. Pat. ist ganz „stumpf-
sinnig", muss wie ein kleines Kind an- und ausgekleidet, gefüttert werden, er lässt unter sich gehen, zwischendurch erweist er sich als etwas
besonnener. Intermissionen, stuporöse und maniakalische Zustände von
kurzer, 3—8 Tage anhaltender, Dauer wechseln von nun an ab, bis ein
Intervallum lucidum von fast einjähriger Dauer erfolgt. Zur Zeit der
Mittheilung bestand die Krankheit noch fort; es wird besonders betont,

dass der Kranke selbst im 20. Jahre körperlich noch nicht weiter entwickelt war als ein etwa 16jähr. Knabe, dass (abgesehen vom Initial-
stadium) keinerlei Wahnideen bei ihm bestanden, dass seine Rückerinnerung im Ganzen und selbst für Einzelheiten während der Anfälle
scharf war, endlich, dass die einzelnen Zustandsformen jähe in einander
übergingen.

Auch in einer Beobachtung von Mérier (An. méd.-psychol. 1848.
Sept. Cannstatt's Jahresber. 1849. III. S. 37) ging per. Manie voraus:
16jähr. Knabe. Nach einem Typhus mit starken Cerebralsymptomen zuerst periodische Tobsucht, dann wechselnde Zustände von Depression und Exaltation von verschiedener Dauer und mannigfaltigen
Uebergängen in einander. Der Umstand, dass die Krankheit schon mehrere Jahre bestand und von der Pubertätsentwickelung noch Erwartungen
bezüglich der Heilung gehegt wurden, beweisen, dass es sich um circuläres Irresein bei einem Kinde handelte.

Die übrigen mir bekannten Fälle sind folgende:

13jähr. Knabe, körperlich gesund. Tante väterlicherseits gemüthskrank. Pat. mässig befähigt, wegen geringer Fortschritte in der Schule
oft bestraft. Zuerst melancholisch mit Selbstmordversuch, daher An-
staltsaufnahme. Der Typus der Krankheit ist: Normalverhalten, dann
trübe Stimmung, Weinerlichkeit, Unzufriedenheit, Empfindlichkeit, auch
wohl Trotz, wenn ihm nicht nachgegeben wird, dann plötzlich exaltirte
Stimmung, Pfeifen, Singen Tag und Nacht, Zerreissen der Kleider,
Schmieren mit Koth. Befragt, warum er dies Alles thue, sagt er, er
wisse es nicht, in dieser Phase der Krankheit Erbrechen und schlechter
Appetit. Ueber die Dauer des melanch. Stadiums ist nichts gesagt;
das maniakalische dauert 10—20 Tage und geht dann durch 2—3 Tage
in das Normalverhalten über, welches gewöhnlich 2—3 Wochen bestehen
bleibt. Zur Zeit der Publikation war Pat. noch in Behandlung.
(Kelp, Allg. Zeitschr. f. Psych. Bd. 31. S. 78.)

15jähr. Knabe, kindlicher Habitus. Onanie. In Anschluss an
geringe psychische Erregungen Melancholie mit Praecordialangst von
3wöchentlicher Dauer; dann heitere Aufregung 6 Wochen hindurch, auf
welche Stupor von einigen Tagen Dauer folgte. Darauf heftige Manie.
Nach wiederholtem Wechsel dieser Zustände: „Heilung", auf wie lange?
ist nicht gesagt.
(v. Krafft-Ebing, Lehrb. d. Psychiatrie, erste Aufl. Bd. III. S. 141.)

Lisa Oskar[1], estnisches Bauernmädchen; kindlicher Habitus. Begabung gut. Temperament heiter. Vater an Phthise, 4 Geschwister
im 1ten Lebensjahre an unbekannten Ursachen gestorben. Pat. war vor
einem Jahr längere Zeit in unbestimmter Weise krank. Beginn der
jetzigen Krankheit (nach Schreck über einen angeblich tollen Hund) mit
Verworrenheit, Herumirren im Wald, wofür sie keinen Grund angeben
kann. Besserung nach Behandlung in der med. Poliklinik zu Dorpat.
Nach abermaligem Schreck (Nachricht, dass ihre Krankengeschichte in
einer estnischen Zeitung mit Nennung ihres Namens stehe) sehr reiz-

---

1) Vergl. S. 113.

bares, zornmüthiges Wesen, Gewaltthätigkeit, Zerstörungssucht, Umherwerfen der Gegenstände, in ruhigeren Augenblicken Projectenmacherei
(will Telegraphistin werden). Bei der Aufnahme in die psych. Klinik
am 4. Juni 1885 ergibt der Status praesens ausser geringer Schalldif-
ferenz beider Lungenspitzen somatisch nichts Besonderes, psychisch ausgebildete Manie mit heiterer Stimmung, Ideenflucht, Schlagfertigkeit in
Antworten, Zerstörungssucht, keinerlei Unreinlichkeiten, Nachahmen von
Thierstimmen, Singen, Pfeifen etc., Appetitmangel. Vom 8. Juni ab
Beruhigung, welche am 10. in vollkommenes Normalverhalten übergeht.
Rückerinnerung für die maniakalische Periode genau. Vom 18.—26.
Juni einsilbiges, verlegenes Verhalten, leises Sprechen, unruhige ängstliche Träume. Darauf ein maniakalischer Anfall, genau wie der frühere,
welcher am 3. Juli sich mildert und am 5. Juli ruhigem Betragen weicht.
Nach einigen Tagen wiederum leichte Depression, welche am 1. August
mit maniakalischen Symptomen sich vermischt: Pat. ist unruhig, schläft
schlecht, weint viel, lacht aber dazwischen ohne Grund und ihr bekannte
Ursache. Die Heiterkeit nimmt überhand und am 2. August ist wieder
vollständig Manie vorhanden bis in die Einzelheiten den früheren Anfällen gleichend. Wegen Mangels an Mitteln nahmen die Angehörigen
die Kranke nach Hause.

Der Gang des Körpergewichtes war in diesem Falle von Woche zu
Woche folgender:

Intermission. — Melancholie. — Manie. — Intermission.

112.   116, 117.   112.   110, 119, 127.

Melancholie. — Manie.

121.   117.   (Entlassung.)

(Eigene Beobachtung.)

Wilhelm A. [1]), 15jähr. Knabe von kindlichem Habitus, Sohn
eines sehr reizbaren Mannes. Kopfverletzungen vor 5 und vor 2 Jahren.
Seit circa 2 Monaten leidet er an regelmässigen 14tägigen Perioden von
Depression und Exaltation. Während der ersteren ist er trübe gestimmt, klagt alle möglichen Beschwerden, besonders Kopfschmerz und
Stuhlverstopfung, hat geringen Appetit. In der letzteren ist er schlaflos,
sehr laut, singt, pfeift, verräth Selbstüberschätzung, hat perversen Appetit. Zunahme der Erscheinungen der Exaltationsperiode war die Ursache der Einlieferung. Seit dem 25. Juli ist er maniakalisch und wird
in diesem Zustande am 1. Aug. 1884 in die psych. Klinik aufgenommen.
Es liegt das typische Symptomenbild der Manie vor, dessen Schilderung
hier nicht wiederholt zu werden braucht. Am 7. Aug. etwas Beruhigung und am 8. nach ruhiger Nacht trübe, weinerliche Stimmung, über
alles ist er gleich zu Thränen gerührt, er klagt Verstopfung, trotzdem
er Tags zuvor Stuhl gehabt, er will gern auf die ruhige Abtheilung
versetzt werden, bittet den Arzt unter Thränen um Verzeihung wegen
seines Betragens in der aufgeregten Zeit, an welche er sich genau, bis
in Einzelheiten erinnert. Während er zur Zeit der maniakalischen Aufregung mit gehobenem Kopfe und lebhaft gesticulirend einherging,
schleicht er jetzt mit gesenktem Kopfe und Stirnfalten in der Stube

---

1) Vergl. S. 40.

herum. Es besteht jetzt wirklich Obstipation. Am 20. August fröhliche Stimmung, die er als Folge der durch Clysma erzielten Stuhlentleerung hinstellt. Gesicht roth, Stirn heiss, Puls 80. Rasch entwickelt sich genau derselbe Zustand von Manie mit ganz denselben Symptomen wie beim Eintritt, nur ist die Intensität der Störung etwas geringer. Am 3. Sept. beginnt Beruhigung, welche langsam zunimmt. Es besteht noch gelegentlich Reizbarkeit, Neigung zu Schabernack, zum Bekritzeln der Wände mit Bleistift etc. Anfang November erst trat vollständiges Normalverhalten ein, welches diesen Monat hindurch anhielt. Auf Wunsch des Vaters wurde er, weil er beruhigt war, am 2. December entlassen. Wie verlangt war, stellte er sich noch einige Zeit hindurch regelmässig in der Klinik vor und erwies sich als frei von psych. Störung.

Gerade als ich Dorpat zu verlassen im Begriffe stand (Mitte Juni 86), wurde die abermalige Aufnahme des Kranken in die Klinik beantragt, weil er seit einiger Zeit wieder Wechsel von Depressions- und Exaltationszuständen darbot. Er hatte also nur eine lange Intermission von etwa 1½ Jahren gehabt.

Das Körpergewicht zeigte bei diesem Kranken von Woche zu Woche gemessen folgenden Gang:

Manie.	Melancholie.	Manie.	Intermission.
110. —	115, 116. —	114, 112. —	117, 123, 132, 137, 140, 142, 142.

(Eigene Beobachtung.)

Die Prognose des periodischen Irreseins ist nach aller Erfahrung durchaus ungünstig.

Die Therapie besteht dementsprechend ausschliesslich in der rechtzeitigen Verbringung des Kranken in eine Irrenanstalt, welche je die kindlichen Individuen, wenn die Intervalle sich als lange dauernd und rein erwiesen, für die Dauer derselben beurlauben kann. Bei dem circulären Irresein sollen Opium und Bromkalium bisweilen im Stande sein die Anfälle zu coupiren, Ergotin die maniakalische Aufregung mildern, Bettlage (Dick) das Eintreten der letzteren hinausschieben, demnach wird man diese Mittel zu versuchen verpflichtet sein. In den, Kinder betreffenden, Fällen meiner Beobachtung habe ich keinen Erfolg von diesen therapeutischen Massregeln gesehen (übrigens auch nicht bei Erwachsenen).

Gemüthsentartung. sog. moralisches Irresein der Kinder (psychische Entartung, psychische Degeneration).

Literatur. Prichard, A treatise on insanity, London 1835. S. 57. — Bush, The fourth report of Lun. Asyl at Hanwell 1849. (Allg Zeitschr. f. Psych. Bd. VIII. S. 475.) — West, Conolly, Fielding-Blandfort, a. a. O. (vgl. S. 18, 20, 21, 23.) — Brierre de Boismont, Ann. d'hyg. publ. Bd. X. 1858. S. 363 ff. — Maudsley, a. a. O. — Derselbe, die Zurechnungsfähigkeit der Geisteskrankh. Internat. Bibl. Bd. XI. Leipzig 1875. S. 61 u. 172 ff. — Scherpf, Cohn, a. a. O., daselbst auch Literatur. — Verf., Maschka's Handb. d. gerichtl. Med. Bd. IV. S. 161 ff. Tübing. 1882. Da-

selbst auch Lit. — Sikorski, Referat in Allg. Zeitschr. f. Psych. Bd. 40.
S. 447.

Mit dem indifferenten Namen Gemüthsentartung belege ich
eine psychische Störung des Kindesalters, welche gewöhnlich als
moralisches Irresein der Kinder bezeichnet wird [1]). Die
anthropologisch-psychologischen Gründe, welche mir die letztere Be-
nennung als nicht passend, die erstere aber als zutreffend erscheinen
lassen, machen einige Vorbemerkungen nöthig.

Nicht eine vollkommen ausgebildete Moral, welche allein dem Erwachsenen eigen ist und sein kann, sondern nur Vorstufen, Aequivalente (S. 3) derselben setzen wir beim normalen Kinde als nothwendige
psychische Eigenschaften voraus. Dieselben bestehen zunächst in einem
bestimmten Grade von Gemüthserregbarkeit, die es ermöglicht, dass
das Kind bei Lob und Tadel wegen seiner Aufführung Freude oder
Kummer (Seelenschmerz) fühlt. Die Mitwirkung des dem Kinde natürlichen und sehr starken Selbstgefühls bei dieser ersten Grundlage der
später sich entwickelnden Moral ist leicht erkenntlich.

Dazu kommt bei weiterer geistiger Entwickelung die
Fähigkeit, sittliche Grundsätze, welche Erziehung und Unterricht als
Lehren darbieten, zunächst einfach dogmatisch in Form von Geboten
und Verboten zu behalten und nach denselben nach und nach das Thun
und Lassen einzurichten. Fehlen moralische Erziehung und Unterricht
den Kindern, so kommen diese ersten Anlagen der Sittlichkeit eben
auch nicht zu Stande; ist die Beeinflussung des Kindes sogar geradezu
unmoralisch, so kann dasselbe auch für Lob wegen schlimmer Handlungen, für Tadel wegen Unterlassung von solchen empfänglich werden [2]). Unter solchen traurigen Umständen bleibt es, sofern es sich
nur um geistig normale Kinder handelt, lediglich bei der Disposition
zur sittlichen Ausbildung bestehen, welche aber unter günstigen Lebensbedingungen sich noch hintendrein fördern lässt (Besserungsan-
stalten). Der dritte wichtige Schritt, welchen das normale Kind in
Erlangung der seinem Alter entsprechenden Höhe der Sittlichkeit macht,
ist die Fähigkeit zu denjenigen Gemüthsbewegungen, welche unter die
Begriffe des Mitleides und der Mitfreude fallen. Bei diesen inneren
Vorgängen tritt das naturgemäss so lebendige Selbstgefühl des Kindes,
der Egoismus ganz zurück; es handelt sich um ein Nachfühlen fremden
Schmerzes, fremder Freude, also um altruistische Gefühle, welche die

---

1) Auch Gemüthsidiotismus, Gemüthsverrücktheit, Gemüthswahnsinn der
Autoren.
2) Vgl. Verf. in Maschka's Hdb. d. ger. Med. Tüb. 1882. Bd. IV.
S. 194, woselbst auch Beispiele, welche sich allerdings auf Jugendliche beziehen.

Grundlage der Moral bilden. Der l e t z t e dem kindlichen Menschen mögliche Schritt in der moralischen Ausbildung ist endlich gethan, wenn das Kind diese altruistischen Gefühle selbst (nicht etwa ihre dogmatischen Versionen) in seinen Handlungen oder Unterlassungen auch b e t h ä t i g t, wenn es dieselben zu Regulatoren der letzteren macht. Hierbei ist also das Gemüth (die Gutmüthigkeit) des Kindes wiederum der entscheidende geistige Factor. Ein tieferes Verständniss der beigebrachten moralischen Maximen, eine verallgemeinerte Erkenntniss ihres Werthes verlangt man aber nicht von dem kindlichen Menschen. Man postulirt nur die Fähigkeit bei dem Kinde, dass es die dogmatisch eingeprägten sittlichen Grundsätze associative Beziehungen mit seinen geistigen Gefühlen eingehen lasse, dass der Gedanke der Verwirklichung, Befolgung jener Gebote und Verbote mit erhebenden Gefühlen, der Gedanke der Uebertretung derselben, noch mehr die letztere selbst, depressive Gefühle, also Gewissenserregungen sich betone. Diese Anforderung ist gross, indessen die Gutmüthigkeit des normalen Kindes kommt derselben im Ganzen nach, wenn auch mit inneren Kämpfen.

Oft aber bleiben auch beim gesunden Kinde die bereits erlangten sittlichen Gefühle stumm und die anerzogenen moralischen Grundsätze scheinen vergessen zu sein. Der Egoismus drängt stark hervor und dominirt über Begehren und Handeln; so ganz besonders bei wirklichen oder vermeintlichen Unbilden, wobei die berechtigte Vergeltung in kindlicher Weise übertrieben wird, Lust an Rache und Schadenfreude kein Mitleid aufkommen lassen; weiterhin bei begangenen Fehlern, geschehenen Unvorsichtigkeiten, wobei der Gedanke der Selbstvertheidigung leicht zur Verwendung der Lüge führt; ferner kann die Lüsternheit nach Besitz und Genüssen bei vorhandenem Bewusstsein des Unrechtes der Entwendung zu Uebertäubung der noch schwachen moralischen Gefühle und damit zur Aneignung fremden Eigenthums führen. Wie leicht bei Knaben für längere Zeit einmal sogar Opposition gegen Zucht und Sitte sich einstellen können, wurde bereits S. 179 f. auseinander gesetzt.

Charakteristisch aber für das geistige Leben eines gesunden Kindes ist es, dass die anerzogenen moralischen Grundsätze durch Ermahnung und Vorhalt in Erinnerung gebracht und die noch primitiven sittlichen Gefühle wieder geweckt und sehr lebendig werden können (Gewissenserregung). Dass zu harte Ahndung von Fehltritten sogar Verzweifelung und rasch anwachsenden Lebensüberdruss bei Kindern hervorbringen kann, lehrten unsere Betrachtungen über den Selbstmord.

Die Gemüthsentartung, das sog. moralische Irresein der Kinder, besteht nun in dem mindestens lange Zeit anhaltenden, meistens an-

dauernden completen **Ausfall der kindlichen Gutmüthigkeit
und der altruistischen Gemüthsbewegungen**, welcher
Defect einen **masslosen Egoismus und völlige Perversion
der geistigen Gefühle** herbeiführt, nur **Strebungen zur Verwirklichung des Schlechten** aufkommen lässt und das Denken
jedenfalls in demselben Maasse beschränkt, als dasselbe durch intellectuelle Gefühle erweitert, eben veredelt wird. Oft genug ist das Denk-
vermögen noch schwerer geschädigt, obwohl es an einer einseitigen
Verschärfung desselben in Form von egoistischer Schlauheit niemals
fehlt. In der Regel ist diese Krankheit das Produkt schwerer erblicher
Belastung, daher denn die Träger derselben auch zahlreiche der S. 34
genannten morphologischen und functionellen Degenerationszeichen
darbieten. Der nahen Beziehung der Krankheit zur Epilepsie und Hysterie wird weiter unten gedacht werden. Sie verläuft fast immer chronisch-progressiv und zeitigt sich im erwachsenen Alter in der Regel
zu wirklich moralischem Irresein.

In einigen Beobachtungen wird von Heilung des »moralischen Irreseins« bei Kindern berichtet. Scherpf hat bereits die sehr berechtigte
Frage aufgeworfen, ob es sich in solchen Fällen nicht um eine vorübergehende erhebliche Besserung, um scheinbare Heilung gehandelt
habe. Es ist diess sehr wohl möglich, da feststeht, dass das moralische
Irresein der Erwachsenen im Verlaufe oft ganz erhebliche Remissionen
macht, welche längere Zeit anhalten und Heilungen vortäuschen kann,
wo keine ist. Diess dürfte namentlich für die Fälle von Gemüthsentartung gelten, welche auf schwerer erblicher Belastung oder auf Kopfverletzungen im Verlaufe der Geburt beruht. Andererseits hat Conolly, dem wir doch eine umfassende Erfahrung zutrauen dürfen, den
Satz ausgesprochen, dass keine Alienation bei einem Kinde, keine Verkehrtheit in seinem Wesen, keine Wildheit oder Neigung zu gewalt-
thätigen Handlungen u. s. w. ganz verzagt machen dürfe, da Fälle vorgekommen seien, in welchen Kinder, die für völlig ausgeartet, quer-
köpfig und unfähig, irgend etwas zu lernen, erklärt werden mussten,
später sehr schätzbare und ausgezeichnete Menschen geworden seien.
Jedenfalls hat Conolly gerade bei diesem Urtheil Fälle im Auge gehabt, in welchen die Gemüthsentartung im späteren Kindesalter entstanden war (durch Kopftrauma, Hysterie, vielleicht heilbare Epilepsie
u. s. w.), denn die originäre Gemüthsentartung ist nach den jetzt vorliegenden Erfahrungen unheilbar. Wir kommen noch auf diesen Gegenstand zurück (vgl. Verlauf und Prognose).

Symptome. In den Fällen, in welchen die Störung auf hereditärer oder bei der Geburt entstandener Anlage beruht, können schon

im Säuglingsalter Convulsionen, Ohnmachten als verdächtige Erscheinungen sich zeigen. Im späteren Kindesalter treten dann meistens die psychischen Symptome der Störung deutlich hervor. Mit diesem beginnt die Krankheit in den nicht originären Fällen. Das Kind offenbart eine ungewöhnliche Reizbarkeit, Neigung zu heftigen Zornesparoxysmen, welche lange anhalten, mit tiefer Erschöpfung oder gar mit Convulsionen endigen (Millar). Die Anhänglichkeit, Zuthulichkeit gegen Eltern und Geschwister wird vermisst, das Kind verhält sich kalt, abstossend gegen die Seinigen, undankbar gegen Freundlichkeiten. Im Spiele mit andern Kindern ist es garstig, hinterlistig. Ohne Grund, speciell ohne Anlass der Vergeltung eigener Beeinträchtigung schlägt, peinigt es die Andern, ruinirt Spielzeug, nimmt Sachen weg, schimpft die Kinder wie auch Erwachsene, verläumdet sie und offenbart Freude an den sinnlichen oder psychischen Wehegefühlen, welche es jenen erregt. Nicht selten besteht Lust an raffinirter Thierquälerei und die Neigung Obscönes vorzumachen in Thaten und Worten und oft ist schon frühzeitig vom 3., 4. Jahre an geschlechtliche Aufregung bald paroxysmenweise, bald andauernd vorhanden, welche sich in schamlos getriebener Onanie offenbart (Esquirol, Parent-Duchatelet, Louis Mayer u. A.), eine Ercheinung, welche ehedem zu der Ansicht führte, dass die Gemüthsentartung überhaupt auf Masturbation beruhe. Zeitweise treten auch die schmutzigsten Neigungen hervor; das Kind entleert Fäces und Urin auf die Diele auf Möbel, besudelt auch seine Kleider, sein Bett mit Excrementen, spielt mit denselben (Millar, Maudsley, Crichton-Browne).

Tadel wegen der Unarten und Unfläthigkeiten, Vorhalt wegen der schlechten Gesinnung, Reden ins Gewissen bringen gewöhnlich keine Reue, daher auch keine dauernde Besserung hervor. Höchstens sagt das Kind gelegentlich einmal, es könne nichts dafür, dass es so schlecht handeln müsse, dass es »wahnsinnig« sei oder dass Gott es nicht gemacht habe, wie andere Kinder (Haslam, Crichton-Browne, Prichard). Aber im nächsten Augenblick ist eine solche Anwandelung wieder vorüber. Manche erklären auf Vorhalt ihrer Schlechtigkeit ohne Scheue, dass sie nicht nöthig hätten und keine Freude daran empfänden, gute Kinder zu sein (Millar, Maudsley). Strafen wirken gar nicht, bringen sogar leicht Steigerungen des unfläthigen Gebahrens, Wuthparoxysmen und Gewaltakte hervor, denen dann auch noch insidiöse Rache nachfolgen kann.

Eine besondere Gruppe von Fällen der Gemüthsentartung, welche öfter schon als impulsives Irresein der Kinder bezeichnet worden ist, bietet die schweren Erscheinungen geradezu verbrecherischer

Gesinnung und der perversen Gier an Vollführung der schlimmsten, bestialischen Handlungen dar. Diese Kinder zeigen stets jene Gemüthskälte von klein auf, von der oben die Rede war, die häusliche Zucht hält aber in manchen Fällen die Verwirklichung der schlechten Gesinnung noch nieder, bis dann plötzlich mit einer monströsen That, wie Brandstiftung und namentlich Mord kleinerer Kinder oder gar mit einer Reihe von Verbrechen der schwersten Art die Krankheit eklatant in Erscheinung tritt. (Diess sind die in der gerichtlichen und in der Tagesliteratur wegen ihrer Monstrosität regelmässig besprochenen Fälle, deren Zugehörigkeit zur Gemüthsentartung durch das völlige Fehlen der Reue nach der That erwiesen ist.) In anderen Fällen, welche fast noch die leichteren dieser Kategorie sind, sprechen die Kinder geradezu erschreckende Ideen von Menschenhass aus, der auf einzelne Personen gerichtet oder ganz allgemein ist und berichten mit perverser Lust von ihren Plänen, diesen Hass zu bethätigen. Sie drohen mit Mord, Raubmord, Brandstiftung in gewandter Rede, mit den abscheulichsten Phrasen und führen aus, welche Freude sie an dem Gelingen dieser Pläne haben würden, bedauern auch die Mittel zu deren Verwirklichung nicht zu besitzen.

So berichtet B r i e r r e d e B o i s m o n t (a. a. O.) von einem 6jährigen psychisch degenerirenden Knaben, dass er in einem fort drohte: »Wäre ich frei (aus der Anstalt hinaus), würde ich das Haus anzünden und wenn ich ein Messer finden könnte es Ihnen ins Herz stossen; ich würde glücklich sein, Ihr Blut fliessen zu sehen, Sie umbringen zu können.« Ebenso sprach ein 10jähr. Knabe, den B. in der Anstalt Saint Athanase zu Quimper sah, fortwährend von Mordplänen, Brandlegen; er hatte schon einmal seine Mutter in einen Graben gestossen. Das Gleiche hatte ein dritter Knabe, von welchem B. berichtet, gethan, wie er ungescheut aussagte, in der Absicht die Mutter zu tödten; er sprach oft: »Ich habe nur am Schlechtthun Vergnügen, ich würde glücklich sein, wenn ich Blut fliessen sähe«. In den weitläufigen Mittheilungen M a r c 's über den unten kurz referirten Fall eines 7½jähr. Mädchens wimmelt es geradezu von derartigen Aussprüchen des kranken Kindes.

Die intellectuellen Fähigkeiten sind, wie erwähnt, ausnahmslos insofern beschränkt, als dieselben durch die altruistischen Gefühle Anregung und Zuwachs erhalten. Im Uebrigen erweisen sich Begriffsbildung und abstractes Denken in den einzelnen Fällen verschieden. Bald sind sie so gering, dass eine Complication mit Imbecillität unverkennbar vorliegt, bald ist die Intelligenz intact, dem Alter ganz entsprechend, hie und da auffallend gut (B r i e r r e d e B o i s m o n t). Dabei aber besteht trotz etwaiger Befähigung keine Neigung zum Lernen. Alle diese

Kinder sind, was die nützliche Anwendung ihrer Geistesgaben anlangt, vollständig träge, ja entschieden faul. Manche verrathen Spuren von einseitiger Genialität (Crichton-Browne u. A.) und allen ist diejenige partielle Verstandesschärfe eigen, welche zum Aussinnen raffinirter Bosheiten, abscheulicher Pläne, Lügen und Verleumdungen dient und erforderlich ist. Selbst bei den imbecillen mit Gemüthsentartung behafteten Kindern tritt dieser Zug noch als abgefeimte Pfiffigkeit hervor.

Mit solchen Defecten und perversen Impulsen behaftet wachsen diese Kinder, wie man mit vollem Recht zu sagen pflegt, zum Schrecken der Familie heran; ja sie werden sogar der Schrecken des Wohnortes und ganz besonders die Plage der Schulen und Pensionate, welche dementsprechend dieselben eine nach der anderen nach kurzem Aufenthalte abschütteln. Und so gelangen diese Individuen oft schon im Kindesalter in die Irren- oder Idiotenanstalten oder auch in Besserungsinstitute.

Neben den psychischen Symptomen bestehen in der Regel eine Reihe derjenigen morphologischen und functionellen Belastungszeichen, welche wir S. 37 angeführt haben. Zu den ersteren gehören vor allen Schädeldifformitäten, zu den letztern Zuckungen einzelner Muskeln, Ohnmachten, Schwindel, epileptiforme Anfälle, Delirien.

Der Verlauf der Krankheit ist, wie bereits erwähnt wurde, gewissen Schwankungen unterworfen: es wechseln erhebliche, manchmal lange anhaltende Remissionen mit Exacerbationen ab, welch' letztere ebenfalls von längerer Dauer sein und die Eigenschaften tobsüchtiger Aufregung annehmen können. In allen besser beschriebenen Fällen verlief die originäre Gemüthsentartung bei Kindern ungeachtet aller Remissionen chronisch-progressiv und in den genauesten Beobachtungen wird vom moralischen Irresein im späteren Lebensalter berichtet. Damit stimmt überein, dass die Anamnese in Fällen von moralischem Irresein der Erwachsenen in der Regel auf Beginn der Gemüthsentartung in der Kindheit hinweist. Somit ist die Prognose im Allgemeinen als sehr ungünstig zu bezeichnen. Wenn ich sie nicht absolut ungünstig nenne, so geschieht dies im Hinblick auf die oben angeführten Angaben Conolly's und einige Beispiele, welche in der Literatur vorliegen (s. unten).

Beispiele: 9½jähr. Mädchen. Der Bruder der Mutter befindet sich wegen derselben Geistesstörung in einer Irrenanstalt. In den ersten Kinderjahren schon langsame geistige Entwickelung; später nur mühsames Erlernen von Lesen und Zählen. Mit Liebkosen war dabei ebenso wenig auszurichten wie mit Strafen. Mit 5½ Jahren Schulunterricht, tüchtige Fortschritte, zumal in einigen Lehrgegenständen. Das „Moralische" ist hingegen nicht besser bestellt als ehedem. Sie scheint keine

Vorstellung davon zu haben, was es heisst, wahr zu sein, sie sorgt und betrübt sich nicht wegen ihrer Unartigkeit, sie findet keine Befriedigung darin gut zu sein und verlangt es auch nicht, dagegen thut sie anhaltend, schlau und listig alles, was ihr verboten ist. Zu Zeiten scheint sie auf ihre Person gar nicht zu achten, sie ist schmutzig, benimmt sich unschicklich und garstig im Verkehr mit Knaben und erscheint dann nach allen Richtungen als ein lasterhaftes Kind. Oft ganz ruhig, nur in den seltensten Fällen in leidenschaftlicher Aufregung, tritt sie an den Bruder oder an die Schwester heran und schlägt sie zu Boden. Das Gefühl der Zuneigung geht ihr gänzlich ab. Nur durch Befriedigung ihrer Gelüste oder durch Ueberlistung kann auf sie eingewirkt werden. Trotzdem sie 9½ Jahre alt ist, folgt sie beim Spiel den Anweisungen eines nur halb so alten Bruders, ist aber jeden Augenblick bei der Hand den Geschwistern etwas Unanständiges vorzumachen, besonders benutzt sie ihre Puppe zu schmutzigen Geschichten, es macht ihr Freude das Spielzeug, ebenso ihre Kleider zu verderben. Der Erzieherin erscheint sie weder geistesschwach noch irrsinnig, aber baar aller moralischen Empfänglichkeit.

(M a u d s l e y, Zurechnungsfähigkeit d. Geisteskranken, S. 173.)

6jähr. Knabe, Grossvater mütterlicherseits excentrisch, leidenschaftlich, ausschweifend. Seine Tochter, die Mutter des Kr., von ähnlichem Charakter wie ihr Vater, starb 3 Jahre nach der Geburt des Knaben an Phthise. Ihr Bruder hat zwei Söhne, welche sich ähnlich wie Pat. verhalten, ein dritter war längere Zeit in einer Besserungsanstalt. Pat. ist gut gewachsen, hat einen intelligenten aber mürrischen Gesichtsausdruck, einen grossen Kopf mit besonders starkem Querdurchmesser. Schon frühzeitig hatte er grosse Heftigkeit erwiesen, wenn er seinen Willen nicht durchsetzte und sein Zorn hatte gewöhnlich mit einem Anfalle von Convulsionen geendigt. Einer dieser Anfälle im Alter von 18 Monate war so stark, dass man ihn einige Zeit für todt hielt. Wegen einer Lungenaffection in ein Londoner Hospital gebracht, fiel auch hier seine masslose Heftigkeit auf. Er zeigte stets Widerwillen gegen Liebkosungen, erwiederte regelmässig die Versuche dieser Art von Seiten der kleinen Geschwister mit Fusstritten, diejenigen des Vaters wehrte er ab, indem er ihn thöricht nannte. Spielzeug, Süssigkeiten, Vergnügungen machen ihm keine Freude. Seine Stiefmutter schimpft er mit den hässlichsten Beinamen. Er fluchte, log, schrie wenn er etwas haben wollte so laut er konnte, um die Nachbarn glauben zu machen er werde geschlagen. Seine kürzlich geborene Stiefschwester versuchte er einmal mit Wasser aus dem Kochkessel (welches zufällig kühl war) zu verbrühen, brannte die Decke ihrer Wiege an, ja als sein kleiner Bruder im Sterben lag, suchte er ihn noch zu kneifen. Er wirft die Sachen, deren er habhaft werden kann fort, zerbricht Geschirr, die erreichbaren Glasscheiben, verbiegt Löffel zur Unbrauchbarkeit, schneidet sein Bett auf und streut die Federn umher, zerreisst die Bettdecke, desgleichen seine Kleider, wirft die Trümmer derselben, ebenso seine Stiefel ins Feuer. Seines Vaters Uhr steckte er einmal in den heissen Ofen und sagte erst nachdem sie verdorben sein musste wo sie war, drohte auch mit der Uhr der Mutter dies zu thun. Einen Geldbeutel füllte er mit Cloakenschmutz und stellte ihn wieder an seinen Ort. Er ist sehr geschickt und gewandt in seinen Bewegungen, daher gelingt es nicht seine Zerstörungen zu verhindern. Sonst geht er langsam und ohne Leben, angetrieben rascher zu gehen, fällt er absichtlich hin. Sein Appetit ist zuweilen gierig, zumal auf Fleisch gerichtet, in Gegenwart des Vaters isst er auch wenn er hungrig ist, nicht. Er stiehlt Essen, selbst wenn er vorher soeben gesagt hat, er möchte nichts davon. Zeitweise ass er Salz mit demselben Appetit wie andere Kinder Zucker essen, er kaute Fischgräten, verschluckte Nadeln. Ebenso beschmutzt er seine Kleider, lässt den Stuhl ins Bett oder entleert ihn im Herumgehen oder an einem bestimmten Platz am Fussboden, geduldig auf eine ihm passende Gelegenheit wartend. Durch Erzwingen der Stuhlentleerung zum Zweck der Beschmutzung hatte er einen Mastdarmvorfall hervorgebracht. Ein kaltes Bad, welches er wegen dieser Schmutzereien erhält, nimmt er mit Gleichgiltigkeit.

Alle Erziehungsmassregeln, Strafen und Züchtigungen hatten nichts gefruchtet, nie hatte er Reue oder Besorgniss wegen seiner Thaten geäussert, aus verschiedenen Schulen war er fortgeschickt worden, weil er Angriffe auf andere Kinder, jüngere und ältere machte, auch oft zu sprechen und zu lernen sich weigerte. In Gegenwart von Fremden betrug er sich zuweilen ordentlich, und war dann ein lebhafter und intelligenter Knabe. Sein Gedächtniss war überhaupt sehr scharf, er hielt gewöhnlich sein Wort, wenn er mit einer That gedroht hatte. Er pflegte zu sagen, vor allem sei ihm ein neuer Vater, eine neue Mutter und ein anderes Haus nöthig.

Bei der ärztlichen Untersuchung kamen in seiner Gegenwart viele der genannten Thatsachen umständlich zur Mittheilung: er wusste sehr wohl, dass dieselben unrecht seien, sagte aber er habe nicht nöthig ein guter Knabe zu sein. Mit Zähnefletschen und klarer Redeweise erzählte er Millar, dass er gewärtig sei an den Ort zu kommen, wo man unartige Kinder hinschicke, aus dem Schrecken desselben, welche ihm genügend erklärt seien, mache er sich nichts. Während der Consultation entwischte er und steckte sogleich seine Schuhe ins Feuer. Da sich Mundkatarrh, Trägheit der Circulation, Andeutungen von Verdauungsstörungen fanden und der Knabe unruhig schlief, wurden Abführmittel und Eisen verordnet. Der psychische Zustand änderte sich nicht. An mehrere fremde Orte gebracht, benahm er sich jedesmal eine Zeit lang ordentlich, dann aber zeigte er wieder das frühere Verhalten, machte auch den Versuch das Haus anzuzünden und einen Selbstmordversuch. Etwa 1¼ Jahr nach der ersten Untersuchung fand Millar ihn noch unverändert. Er war umgeben von Trümmern zerstörter Sachen, die gleich den Wänden mit Koth beschmiert waren. Er empfing den Arzt mit den Worten: Ich brauche Sie nicht zu sehen, Sie Narr, Sie sind ein verfluchter Kerl! Er gab zu, sein Bett zerstört zu haben und die Wände mit Excrementen beschmiert zu haben, lediglich aus dem Grunde „weil er wollte" und biss in seinen Arm um zu zeigen, wie er die Sachen zerstört habe. Er sagte er koste zuweilen seine Fäces, weil sie fein schmeckten; er nähme kein Essen von seinem Vater, nicht weil er ihn geschlagen habe (das achte er nicht) oder weil er ihn nicht leiden

könne, sondern weil er ihm nicht genug gäbe. Viele Fragen beantwortete
er mit einer gemeinen Phrase; als seine kleine Schwester zufällig das
Zimmer betrat rief er: ich werde die kleine Hündin zerschmettern. Als
Millar seinen Puls fühlen wollte, versuchte er ihn in die Hand zu beissen,
spie und sagte, er wolle ihm Koth in den Mund spritzen. In die Irrenanstalt zu Colney-Hatsch gebracht war er so ordentlich, dass er nach
14 Tagen als geheilt entlassen wurde. Nach Hause zurückgekehrt be-
grüsst er beim Wiedersehen gleich seinen Vater mit einer cynischen
Redensart und zeigte überhaupt in allen Stücken das alte Wesen.
                                                    (Millar, a. a. O.)
    10jähr. Knabe. Angeblich hereditär nicht belastet. Schon vom 2.
Jahre an ungezogen und unbändig war er im 9. Jahre eine „Creatur
des Eigensinns und ein Schrecken der Familie", die ihm alles nachsah:
er zerriss seine Kleider, zerbrach was er zerbrechen konnte; oft verweigerte er die Nahrung. Die Sensibilität etwas abgestumpft. Treues Gedächtniss für alles Erlebte; aber die Aufmerksamkeit ist unstät, so dass
er nichts lernt; fortwährender Wechsel der Lehrer. Strenge Disciplin
bleibt erfolglos, Aufnahme in die Irrenanstalt. Hier Fortdauer des Zustandes. Er zerbricht alles was er erreichen kann. So oft eine Katze
in seine Nähe kommt, reisst er ihr mit wunderbarer Geschicklichkeit den
Bart aus, wirft sie dann ins Feuer oder zum Fenster hinaus. Er ist
unempfindlich für jedes zartere Gefühl und spielt nie mit anderen Knaben. Er fühlte zuweilen seinen eigenen schlimmen Zustand und wünschte
dann zu sterben, weil Gott ihn nicht wie andere Kinder erschaffen habe.
Reizte man ihn, so versuchte er sich zu tödten. Er blieb ungebessert.
                                    (Haslam bei Maudsley, a. a. O. S. 300.)
    9jähr. Mädchen, ausserehelich von einer Verbrecherin geboren; im
ersten Lebensjahre von achtbaren, wohlhabenden Leuten adoptirt. Trotz
sorgfältiger und strenger Erziehung zeigt es sich frühzeitig zügellos, zu
Untugenden aller Art geneigt. Es hatte weder Liebe noch Zuneigung
zu den Pflegeeltern, log, stahl, war heftig, jähzornig, eigensinnig, böswillig, dabei träge, dem Lernen und jeder ernsten Beschäftigung ab-
hold; es liebte zu entlaufen und trieb sich in der Stadt herum. Mit
dem 6. Jahre begann es excessiv zu onaniren, so stark, dass die Ge-
schlechtstheile oft bluteten. Bis dahin kräftig, magerte es jetzt ab,
wurde elend, verlor den Appetit, bekam Kopfschmerzen. Die Ruhelosig-
keit nahm zu, es zeigten sich scheues Wesen und zeitweise tobsüchtige
Anwandelungen. An den Geschlechtstheilen alle Zeichen getriebener
Onanie. Trotz Anwendung der verschiedensten Mittel war es unmöglich,
das Kind zu bessern. Schliesslich wurde es von den Pflegeeltern einer
Besserungsanstalt übergeben.   (Louis Mayer, a. a. O. S. 16.)
    7½jähr. Mädchen von angenehmem Aeussern, wohlgenährt und
wohl aussehend, mit lebhaftem, geistvollen Gesichtsausdruck, der Onanie
in excessivem Grade ergeben, erklärt ihren Eltern, fremden Leuten und
den Gerichtsbeamten, dass sie sich sehr wohl von ihren kleinen Fehlern
befreien könnte, wenn sie nur wollte, dass sie aber niemals ohne Knaben
(zum Zwecke sexuellen Unfuges) leben könne und dass ihr ganzes Verlangen dahin gerichtet sei, sobald sie gross geworden sei, mit Männern
Umgang zu haben. Ferner sagte sie, dass sie ihre Mutter gern würde

sterben sehen, ja dieselbe gern umbringen würde, um sich ihrer Kleider zu bemächtigen und mit diesen geputzt den Männern nachzulaufen. In den wiederholten häuslichen Verhören kamen noch eine Menge schlimmer Gedanken zum Ausdruck, welche die Verbindung von Gemüthskälte, Gemüthsperversion und Frühreife offenbarten. Liebkosungen, Strafen, ärztliche Behandlung brachten keine Besserung hervor. Man gab das Kind in ein Kloster, in dem es lange Zeit verblieb. Im Jugendalter kehrte es von dort zurück. Die positiven Aeusserungen schlimmer Gesinnungen waren geschwunden, aber das Mädchen schien schwachsinnig geworden zu sein [1]).

(Parent-Duchatelet, cit. bei Marc-Ideler, D. Geisteskr. i. ihr. Bezieh. f. Rechtspflege I, S. 66.

Einen Fall meiner Beobachtung, der hierher gehört, vermag ich leider nicht genauer zu schildern, da zur Zeit, als ich Dorpat verliess, die officiell geführte Krankengeschichte bei der Gouvernementsregierung in Reval lag und trotz Ansuchens nicht eher zurückgegeben werden sollte, bis die in Vorbereitung befindliche Ueberführung der Kranken in eine Pflegeanstalt perfect sei. Es handelte sich um ein nur mässig neuropathisch belastetes Mädchen, welches im 12. und 13. Jahre zwei Säuglinge (ihren eigenen kleinen Bruder und ein fremdes Kind) durch Erdrosselung gemordet, 6 Brandstiftungen versucht und 5 vollführt hatte. Das Gericht nahm „moralisches Irresein" auf sachverständige Gutachten gestützt an und ordnete die dauernde Verwahrung der Kranken in einer Irrenanstalt an; so kam sie zunächst in meine Klinik, allerdings schon in das Jugendalter übergetreten (menstruirt), während die Gewaltakte in der Kindheit stattgefunden hatten. Sie war mit einem mässigen Grade von Schwachsinn behaftet. Aus den Gerichts-Akten ging hervor, dass sie Reue über ihre vielfachen Schandthaten nicht empfunden hatte.

Fälle, in welchen von Ausgang in Heilung berichtet wird, sind folgende:

Beobachtung v. Prichard bei Maudsley a. a. O. S. 299: 7jähriges Mädchen, erblich belastet (eine Tante geisteskrank), bisher lebhaft gemüthvoll, intelligent, zeigt plötzlich Veränderung ihres Wesens: sie wird roh, gemein, heftig, lügt, wird ganz unumgänglich, kneift ihre Geschwister, sobald sie es unbemerkt thun kann, ist anhaltend grausam gegen dieselben, schimpft in den gemeinsten Reden, arbeitet gar nicht mehr und treibt sich herum. Sobald sie reine Kleider bekommt, beschmutzt sie sich, entleert ihre Excremente selten an den geeigneten Ort, sondern mit Vorliebe auf die Teppiche und in ihre eigenen Kleider. Sie stahl und versteckte alles, von dem sie glaubte, dass man es brauchen könnte, zertrümmerte, was sie erreichen konnte; sie freute sich gewöhnlich über ihre Schlechtigkeiten, nur manchmal sagte sie, sie könne nichts dafür, dass sie so handeln müsse, oder sprach die Befürchtung aus, geisteskrank wie ihre Tante zu werden. Dazu Koprophagie und Urintrinken, Bevorzugung roher Vegetabilien vor anderer Nahrung, Schlafen auf feuchtem Boden statt im Bette. Gedächtniss und Erinnerung gut.

---

1) Das Nähere über diesen Fall vgl. im Original.

Emminghaus, Psychosen des Kindesalters.

Augen funkelnd, Conjunctiva geröthet, Pupillen eng, bei Aufregung sehr weit, Kopf heiss, Extremitäten kalt, Defäcation unregelmässig. „Genesung" nach etwa 2 Monaten.

Beobachtung von W i g a n [1]). Ein Knabe, den der Lehrer mit einem Lineal auf den Kopf geschlagen hatte, zeigt eine völlige Umwandlung der moralischen Gefühle. An der Stelle der Verletzung findet sich eine leichte Schädeldepression. Trepanation, Entfernung eines Knochensplitters, welcher auf das Hirn drückt. Genesung.

A e t i o l o g i e. Die Ursachen der Gemüthsentartung sind wesentlich dieselben, wie diejenigen der nahe verwandten Idiotie. Die originäre Form beruht in der Mehrzahl der Fälle auf erblicher Belastung, hie und da auf Kopfverletzungen beim Geburtacte. So erwähnt C r i c h t o n - B r o w n e (vgl. Irrenfreund 1874. S. 28) einen Fall der einen Knaben betrifft, welcher durch schwere Zangengeburt (mit bleibenden Impressionen am Schädel) zur Welt gebracht, in der Kindheit Gemüthsentartung bei intacter, theilweise auffallender Intelligenz zeigte ; im erwachsenen Alter lag ausgebildetes moralisches Irresein vor. Bei der erworbenen Form sind ebenfalls Schädelverletzungen [2]) die wesentlichsten Ursachen. (Fälle von P r i c h a r d, W i g a n u. A.) Nach B r i e r r e d e B o i s m o n t hat W i g a n (in seinen hinterlassenen Papieren) bemerkt, dass Gemüthsperversion öfter mit habituellen Nasenbluten zusammenfalle, eine Behauptung, welche isolirt geblieben ist. Auch bei epileptischen, hysterischen, mit Chorea behafteten Kindern kommt Gemüthsentartung vor (vgl. unten).

D i a g n o s e. Die spontane Entwickelung der Gemüthsentartung bei erblich belasteten Kindern bezw. das Auftreten derselben nach einem Schädeltrauma, ihr Fortbestehen und Fortschreiten trotz günstiger Erziehungseinflüsse lassen die Störung schon hinlänglich als krankhafte erscheinen. Die nicht pathologische, durch schlimme Beeinflussungen durch Autoritätspersonen veranlasste Verderbniss der Gesinnung , auf welche S. 10 u. 232 hingewiesen wurde, weicht gewöhnlich bald, wenn die Kinder der unsittlichen Umgebung entrückt werden. Auch fehlen bei diesem Zustande vollkommen neuropathische Symptome wie Ohnmachten, Convulsionen, epileptoide Zustände (vgl. Bd. V. I. 1. S. 79), Perversitäten der Triebe und Gelüste. Ganz das Gleiche gilt von dem Phänomen der sog. Flegeljahre (S. 179). Die Manie der Kinder unterscheidet

---

1) Nach v. K r a f f t - E b i n g, Lehrb. d. Psych. 2. Aufl. Bd. II. S. 121. W i g a n's Schrift »on the duality of mind« ist mir nicht zugänglich. In seinen Aufsätzen (Lancet 1844) ist der Fall nicht erwähnt.

2) Wie auch abgelaufene Meningitis gelegentlich moralisches Irresein herbeiführen könne, deutet eine durch die Section erhärtete Beobachtung von M o d e r e t (vgl. v. K r a f f t - E b i n g, Gerichtliche Psychopathologie II. Aufl. S. 247) an.

sich von der Gemüthsentartung und den tobsüchtigen Aufregungszuständen, welche bei der letzteren manchmal vorkommen, durch die S. 177 angeführten Merkmale, während die mit mancherlei Zeichen von Gemüthsentartung verlaufende maniakalische Phase des circulären Irreseins durch den Verlauf der Krankheit bald in das richtige Licht gestellt wird. Die mit Epilepsie, Hysterie, Chorea zusammenhängende Gemüthsdeprevation erhält durch die veranlassende Nervenkrankheit specifische Charaktere, wie wir unten sehen werden.

Therapie. Die originäre Form der Krankheit ist der erfolgreichen Behandlung unzugänglich. Im besten Falle kann nur Besseserung, nämlich Beherrschung der perversen Antriebe durch eine passende Erziehung herbeigeführt werden. Eine Beobachtung, welche diesen Erfolg in der Kindheit illustrirt, hat Cohn (a. a. O.) leider nur zu kurz mitgetheilt; im erwachsenen Alter lag aber doch in diesem Falle moralisches Irresein vor. Dass der geeignete Ort zu einer solchen erschwerten Erziehung die Idiotenanstalt sei, ist selbstverständlich. Nicht ganz so traurige Chancen bieten vielleicht die Fälle, in welchen die Gemüthsentartung erworben ist. Wir lernten oben zwei derartige Fälle kennen. Die Therapie ist bei denselben individuell, je nach der veranlassenden Ursache.

Idiotie. (Idiotismus.)

Literatur[1]). Esquirol, Die Geisteskrankheiten. Deutsch v. Bernhard, Berl. 1838. II. S. 157 ff. — West, a. a. O. — Wunderlich, Handb. d. Path. u. Ther. Stuttg. 1853. (2. Aufl.) III. S. 276 ff. — Spielmann, Diagnostik d. Geisteskrankh. Wien 1855. S. 288 ff. — Griesinger, Pathol. u. Ther. d. psych. Krankh. Stuttg. 1867. (2. Aufl.) S. 352 ff. — Köhler, Allg. Zeitschr. f. Psych. XXXIII. S. 126 ff. — Sander, Real-Encyklopädie d. ges. Heilk. v. Eulenburg. VII. (1881). S. 107 ff. — Verf., Maschka's Handb. d. gerichtl. Med. Tüb. 1882. Bd. IV. S. 201 ff. — v. Krafft-Ebing, Lehrb. d. Psychiatrie. Stuttg. 1883 (2. Aufl.) II. S. 334 ff. — Schröder, Zeitschr. f. Idiotenwesen. Jahrg. II. Nro. 2. — Pfleger, Ueber Idiotismus u. Idiotenanst., Mitth. d. Wien. med. Doctorencolleg. 1882. — Kräpelin, Arch. f. Psych. u. Nkh. Bd. XIII. S. 382 ff. — Derselbe, Compend. d. Psych. Leipz. 1883. S. 338 ff. — Schüle (Wildermuth), v. Ziemssen's Handb. d. sp. Path. u. Ther. XVI. (3. Aufl.) Leipz. 1886. S. 497 ff. — Witkowski, Neurol. Centralbl. 1886. S. 569 ff.

Unter Idiotie oder Idiotismus[2]) verstehen wir die frühzeitig in der Kindheit hervortretende chronische und unheilbare Schwäche der intellectuellen Fähigkeiten, mit welcher bestimmte Anomalien der Gefühle und Strebungen verbunden sind. Das charakteristische Merkmal dieses Zustandes ist, dass der Träger früher oder später in der geistigen

---

1) Es ist nur die auf die klinischen Eigenschaften der Störung bezügliche Literatur berücksichtigt.
2) Von 'Ιδιώτης, einer der für sich ist, dumm und unwissend bleibt.

Entwickelung hinter den Altersgenossen zurückbleibt, und dass dieser Unterschied mit der Zeit immer erheblicher wird, mithin die ideelle Einschätzung des betreffenden Kindes in eine niedrigere Altersklasse sich von selbst ergibt. (Geistig zurückgebliebene Kinder.)

Diese sehr häufigen Zustände von Intelligenzschwäche sind am besten weil am längsten gekannt und bekannt von allen im Kindesalter vorkommenden psychischen Störungen (S. 14). Bilden sie doch für die ärztliche Anschauung schlechthin das Prototyp von kindlicher Geisteskrankheit. Wie bereits S. 12 erwähnt wurde, ist die Geistesschwäche entweder originär (angeboren) oder erworben. Eine specifische durch endemische Verbreitung ausgezeichnete Form derselben, bei welcher auch körperliche Missstaltung vorhanden ist, stellt der Cretinismus dar, dessen specielle Betrachtung nicht im Plane dieser Darstellung liegt.

Die pathologische Anatomie erweist bei der angeborenen Idiotie fast regelmässig Hemmungsbildungen, Defecte, bei der erworbenen obsolete Krankheiten des Grosshirnes, welche unter den Sammelbegriff der Gehirnarmuth (Griesinger) sich vereinigen lassen. Sehr selten sind die Fälle mit ganz negativem Befunde. Da in diesem Handbuche die Hirnkrankheiten der Kinder und deren Ausgänge bereits sehr eingehend und mustergiltig bearbeitet und alle nachweisbaren der Idiotie zu Grunde liegenden Veränderungen des Centralorganes dabei berücksichtigt worden sind (vgl. Steffen, Bd. V. Gehirnkrankheiten), kommt es hier hauptsächlich darauf an, die klinischen Erscheinungen der in Rede stehenden Geistesstörung so fest ins Auge zu fassen als es bei der Vielgestaltigkeit der Einzelfälle dermalen möglich ist.

In den einzelnen Fällen zeigt die Geistesschwäche sehr verschiedene Grade und man könnte leicht eine sehr grosse Anzahl von Abstufungen derselben unterscheiden. Dadurch würde aber der Uebersichtlichkeit der Formen Eintrag geschehen. Es ist daher gerathen, an der allgemein üblichen von Esquirol herstammenden Unterscheidung zweier Grade festzuhalten, der Imbecillität oder Schwachsinn als leichterer, der Idiotie im engeren Sinne oder Blödsinn als der schweren Form des Leidens. Die eine wie die andere dieser Formen gestattet wiederum in sich geringere und erheblichere Grade von einander zu scheiden.

Symptome. a) Imbecillität, Schwachsinn: geistige Beschränktheit nach Umfang und Tiefe des Denkens. Der leichtere Grad des Schwachsinnes, welcher als Imbecillität schlechtweg bezeichnet wird, unterscheidet sich nur wenig von dem Geisteszustand des Kindes von durchschnittlicher Begabung. In der Säuglingsperiode und im späteren Kindesalter fällt die Störung in den Fällen originärer Geistesschwäche dieser Art noch nicht auf. Zu Beginn des Knabenalters verfügen die Kinder über das gewöhnliche Mass des Wissens, welches die Lebensregeln und Lehren der häuslichen Erziehung umfasst. Soweit der um diese Zeit beginnende Schulunterricht im Memoriren und Reproduciren besteht, leisten sie so viel wie andere Kinder; denn ihr sinnliches Wahrnehmungsvermögen, Gedächtniss und Erinnerung sind gut und der Sprachschatz entspricht der Altersstufe. Beim Aufsagen von Lectionen werden sie aber durch Zwischenfragen leicht verwirrt, verlegen, da sie vorzugsweise nach dem Gesetze der assotiativen Uebung lernen und den leitenden Gedanken der Sache schwer erfassen. Ihre freien Wiedererzählungen und Aufsätze leiden an demselben Fehler: die Phantasie waltet vor dem begrifflichen Denken vor, die Erzählung fliesst in die Breite, Nebenumstände werden gleichwerthig mit den Hauptsachen zur Darstellung gebracht, die Pointe bleibt undeutlich. In Vermeidung orthographischer und grammatischer Fehler stehen diese Kinder hinter dem Gleichaltrigen zurück. Im Rechnen machen sie ebenfalls langsame Fortschritte und bleiben namentlich im Bruchrechnen ganz unsicher. Es sind selten Ausnahmen, dass solche Kinder besondere Fähigkeiten zu geistigen Operationen mit Zahlen zu erkennen geben (vgl. unten).

Die Aufmerksamkeit dieser Kinder ist in Schule und Haus und auf der Strasse den sinnlichen Wahrnehmungen und namentlich deren Wechsel stark hingegeben; um so mehr fällt auf, dass der bei normalen Kindern so energisch hervortretende Trieb, durch Fragen über das Wahrgenommene erklärende Urtheile zu provociren bei ihnen unverhältnissmässig schwach ist. Während das begabte Kind gewöhnlich die erhaltene Auskunft oder Erklärung zum Ausgangspunkt neuer, ja gehäufter Fragen nimmt, da es seinen Gedankenverlauf für die Bildung und Schärfung der Begriffe ausbeutet, ist das imbecille Kind mit der ersten besten, auch einer abfertigenden Antwort zufrieden. Es fehlt ihm der Drang, Ursachen und Wirkungen wahrgenommener und denkbarer Eindrücke und Vorgänge in der Aussenwelt genauer kennen zu lernen, als der Augenschein ergibt. Es geht ihm jenes Causalitätsbedürfniss ab, welches schon frühe auf den Satz vom zureichenden Grunde, natürlich ganz instinktmässig, hinarbeitet. So kommt es nicht zur schärferen Abgrenzung der abstrakten Begriffe und die logische Gliederung des oft so reichen Wissensmaterials bleibt bei diesen Kindern gänzlich aus. Sie lassen sich leicht von anderen etwas »aufbinden«, glauben selbst das unwahrscheinlichste, indem sie aus eigener Initiative zunächst keinen Zweifel hegen, die im Wortsymbole ihnen sehr wohl bekannten Begriffe Unmöglichkeit, Unsinn nicht selbstständig anzuwenden ver-

mögen. Spass verstehen sie schwer, gewöhnlich erst bei Hinweis seitens
Anderer. Die begabten Kameraden experimentiren daher in kindlichem
Uebermuth gern mit der Leichtgläubigkeit des Imbecillen, welcher nun
wiederum, wenn er begriffen hat, dass man ihn hänselt, Misstrauen fasst
und in falscher Verallgemeinerung solcher Erfahrungen auch Wahres
nicht mehr glaubt, was ihm von jener Seite mitgetheilt wird.

Im weiteren Verlaufe des Knabenalters nimmt das potentielle Wissen dieser Kinder erheblich zu, indem sie bei ihrem guten Gedächtniss
und Erinnerungsvermögen, mit welchem sie sogar hier und da Luxus
treiben (vergl. unten Talente) im Unterricht, im Hause von Vertrauenspersonen, weiterhin aus der Lectüre massenhaft fremde Denkprodukte
dogmatisch in sich aufnehmen. Es beginnt jetzt jene im Jugendalter
noch zunehmende Ausbildung, welche L. Meyer so schlagend damit
bezeichnet hat, dass er von dieser Art Schwachsinnigen sagt: so wird
das ganze Leben gleichsam auswendig gelernt [1]. Mit diesem Wissen
kann sich der Imbecille schon in ziemlich vielen Situationen des kindlichen Lebens durchschlagen, da er Identitätsurtheile und Analogieschlüsse aus demselben erwirbt und vollzieht. Aber anhaltend droht
dabei, merklich bereits im Kindesalter, die Gefahr, dass eben auch falsche
Identitätsurtheile und falsche Analogieschlüsse unterlaufen, welche als
verkehrte Handlungen und Unterlassungen in Erscheinung treten. Uebele
Erfahrungen, welche die Folgen dieser inferioren Denkleistungen sind,
bringen daher bei den Imbecillen höherer Altersstufen in der Kindheit
leicht eine hochgradige Unsicherheit im Denken hervor, die auch zu
einer schwachen Erkenntniss der eigenen Unfähigkeit und selbst zu
melancholischer Stimmung (vgl. unten) führen kann. Von Gemüth sind
diese Kinder entweder normal oder lau, dabei so egoistisch und eben
auch so eitel, wie Kinder überhaupt. Indessen sind sie gewöhnlich nach-
tragend in Bezug auf Neckerei und Hänselei, sobald sie solche verstanden haben. Grossmüthiges Verzeihen, worin doch ältere Kinder
gelegentlich schon stark und ambitiös sind, ist ihnen unbekannt und
gänzlich fremd. Verweise und Strafen nehmen sie von Lehrern und
Eltern gefügig hin und halten sich darnach, soweit ihre Fähigkeit richtig
zu verallgemeinern reicht. Die Anfänge der moralischen Gefühle, wie
sie der Kindheit des Menschen entsprechen und durch Erziehung, Unterricht reichlich dargeboten werden, eignen sie sich dogmatisch an.
Kommen sie aber in schlimme Gesellschaft, so kann die Autorität Anderer auch leicht kritiklose Annahme von Schlechtigkeiten bei ihnen
bewirken. Freilich sind sie dann durch entsprechende Erziehung auch

---

1) L. Meyer, Arch. f. Psych. u. Nervkrh. Bd. II. S. 437.

rasch wieder zu bessern. Die religiösen Vorstellungen und Gefühle, welche von Kindern verlangt werden, eignen sich die Imbecillen regelmässig an.

Die Strebungen unterscheiden sich, soweit sie nicht durch Einfluss Anderer veranlasst sind, von denjenigen normaler Kinder nur insoweit, als keine originellen Gedanken in denselben sich verwirklichen.

Den imbecillen Knaben ist die Durchgangsperiode der Flegeljahre mit ihrer starken übermüthigen Initiative dementsprechend erspart.

Am Abschlusse der Kindheit unterliegt die Frage der Confirmationsfähigkeit gewöhnlich keinem Zweifel; auch werden die Knaben zu einem künftigen Lebensberuf von ihren Vertretern bestimmt und mit den Präliminarien zu demselben bei ihnen begonnen. Von da ab gehört der weitere Verlauf der Störung dem Jugendalter an und fällt nicht mehr in den Bereich unserer Betrachtungen.

Der schwerere Grad des Schwachsinns, der sog. Halbidiotismus, kann ebenfalls erst zum Vorschein kommen, wenn ein Theil des späteren Kindesalters zurückgelegt ist. Oft aber bemerkt man doch schon frühzeitig, dass die körperliche und geistige Entwickelung dieser Kinder zögert. Sie zahnen spät, wachsen langsam, greifen im ersten Jahre noch gar nicht nach Gegenständen, lernen spät, manchmal erst im 4. Jahre laufen und etwa ebenso spät am Tage sich rein halten, während das nächtliche Bettnässen sich lange nicht verliert, wohl gar durch die Periode des späteren Kindesalters anhält. Ebenso lernen sie das Sprechen langsam und unvollkommen, behalten das kindliche Lallen unverhältnissmässig lange bei trotz aller Mühe, die man sich mit ihnen gibt. Die onomatopoetische Stufe und weiterhin die Periode des Agrammatismus der Kindersprache überwinden sie nur zögernd, letztere selbst im späteren Kindesalter oft überhaupt nicht. Am Spiel der anderen nehmen sie nicht Theil, sondern sehen nur zu; allein spielen sie träge und phantasielos; nur grelle bunte Sachen erregen zunächst ihre Aufmerksamkeit, langsam lernen sie auch mit Spielzeug sich beschäftigen. Im Gegensatz zu normalen Kindern ahmen sie wenig nach, was sie bei Geschwistern und Eltern sehen. Die Erziehung ist schwieriger, da Gebote und Verbote häufig überhört, nicht verstanden, weiterhin leicht vergessen und gar nicht nach naheliegender Analogie verallgemeinert werden. Was anderen Kindern verboten oder geheissen wird, auf sich anzuwenden, sind sie selbst gegen Ende des späteren Kindesalters nicht fähig. Es haften nur Eindrücke, welche in gleicher oder sehr ähnlicher Form häufig wiedergekehrt oder unter Mitwirkung sinnlicher Gefühle percipirt worden sind, reproducirbar im Gedächtniss. Auf dieser mangelhaften Entwickelung der elementaren Vorstellungsprocesse — der

Wahrnehmung, des Gedächtnisses und der Erinnerung, der Phantasie — beruht die für den Halbidiotismus so charakteristische Trägheit der sog. associativen Synthese der Vorstellungen (W u n d t), dasjenige, was man im gewöhnlichen Leben »Mangel an Auffassungsvermögen« nennt. Und in diesem Defekte wurzelt wieder die Unvollkommenheit der Begriffsbildung. Zwar erwerben die Halbidioten allmählich eine Anzahl von Allgemeinvorstellungen, unter welchen diejenige von der eigenen Person die klarste ist, gelangen aber erst spät (im 5. und 6. Jahre) zu einer Art vom empirischen Ichbegriffe, welcher die intellectuelle Differenzirung der eigenen Person von der Aussenwelt anzeigt. Sie bilden überhaupt nur Erfahrungsbegriffe aus Allgemeinvorstellungen, soweit egoistische Gefühle diesen geistigen Entwickelungsprocess fördern, und das ist bei dem Ich viel mehr der Fall, wie bei andern Vorstellungen, welche eben Aussendinge betreffen. Wenn sich auch ein gewisser Grad von Neugierde bei diesen Kindern ausbildet, es fehlt ihnen doch die kindliche Wissbegierde; sie fragen gar nicht nach Ursachen, Wirkungen, Wesen der Phänomene der Aussenwelt. So bleibt die Entwickelung abstrakter Begriffe ganz kümmerlich und diesem Stand entspricht auch der immer armselige Sprachschatz.

Im Knabenalter, nämlich zu Beginn des Schulunterrichtes, treten die Defekte viel erheblicher hervor. Wenn das halbidiotische Kind die einzelnen Buchstaben auch leidlich merkt, lautiren und nachschreiben lernt, so kommen doch oft grobe Verwechselungen derselben vor und in vielen Fällen zeigt sich dazu noch wie bei kleinen Kindern die Unfähigkeit gewisse Consonanten richtig auszusprechen; so besteht Sigmatismus oder Rhotacismus oder Gammacismus etc., nicht selten vollständiges Stammeln überhaupt und Stottern, welches allerdings W i l d e r m u t h in keinem Falle beobachtete (B e r k h a n [1]), W i l d e r m u t h [2])).

Das Lautiren von Silben und Worten gelingt daher nur schwierig und langsam. auch wo keine positiven Articulationsfehler vorliegen. Bei allgemeiner Verlangsamung des Sprechens herrscht gewöhnlich noch verschwommenes Sprechen, Abwerfen einzelner Silben (W i l d e r m u t h) und oft leidet die grammatisch-syntaktische Fassung der Sätze an den schweren Fehlern des Weglassens einzelner Redetheile wie des Artikels, des Hilfszeitwortes und der Zuhilfenahme der Infinitivconstruction für die modale Flexion des Hauptverbum. Abschreiben von Sätzen und namentlich Dictatschreiben von solchen bringt in zahlreichen Fällen

1) B e r k h a n, Archiv f. Psych. Bd. XIV. S. 321 ff.
2) W i l d e r m u t h, a. a. O.

das Schreibstammeln (B e r k h a n) zum Vorschein. Bei dem oft lang-
samen auch stockenden, von leisem Lautiren begleiteten oder vielleicht
auch sicheren Schreiben werden bei nicht ganz geläufigen Worten einzelne Buchstaben verstellt, weggelassen, oder durch andere ersetzt, überzählige eingefügt; die Worte sind daher kaum wieder zu erkennen. Bei
höherem Grade der Störung können die Schreiber selbst den geschrie-
benen Satz hinterher nicht entziffern, da sie ihn bei ihrer Gedächtnissschwäche vergessen haben. Beim Anschauungsunterricht zeigt sich die
Unfähigkeit, scharfe (empirische) Begriffe aus Allgemeinvorstellungen
zu bilden — der erste Gedanke ist ja schon wieder vergessen, wenn der
nächste appercipirt wird — die associative Synthese der einzelnen Be-
griffsmerkmale zu einem gedachten Ganzen will nicht gelingen. Dazu
ist die Aufmerksamkeit leicht ermüdet und der Vorstellungsverlauf geräth oft in gänzliche Stockung. Haften endlich doch, nach unendlich
häufiger Wiederholung, einzelne begriffliche Vorstellungen nebst Bezeichnungen, so werden sie ebenso leicht wieder vergessen und es gilt
von vorne anfangen mit demselben schwachen Erfolg.

Das Auswendiglernen geht meistens etwas besser als die anderen
Uebungen, aber nur kurze Erzählungen können wiedergegeben werden.
Wissen diese Kinder auch die Zahlwörter bis 100 und darüber, so vermögen sie doch gewöhnlich nur die allereinfachsten Operationen mit
den Zahlbegriffen vorzunehmen, wie Addition und Subtraction mit wenigen Stellen; Multiplication und Division machen ihnen die grössten
Schwierigkeiten. Besondere Begabung zum Rechnen ist bei Halbidioten
nur einige Male beobachtet worden. Mnemonisch lernen sie einige religiöse Vorstellungen, ohne deren Werth zu begreifen.

Jede bessere Schule stösst diese Kinder sobald als möglich ab. In
der Familie, wo gleiche und ähnliche Eindrücke, Vorgänge sich stetig
wiederholen und daher sich mechanisch einprägen, erweisen sie sich
ungleich besser als in der Schule. Sie lernen sich im gewohnten Kreis
der Vorkommnisse einigermassen selbstständig führen, selbstständig
spielen, sich beschäftigen, wobei sie aber nur das mühsam Beigebrachte
wiederholen; sie lernen allmählich sich rein und in ihrem Bereiche
Ordnung halten, mit gefährlichen Dingen, wie Feuer etc. vorsichtig um-
zugehen — alles dies aber nur, wenn sie gut behandelt werden. Schlecht
behandelt, »verprügelt«, werden sie regelmässig in ihren geistigen Fähigkeiten noch schwächer und zugleich verstockt, bösartig, zu schlimmen
Handlungen aller Art geneigt, in deren Conception und Ausführung sie
auch eine gewisse Pfiffigkeit offenbaren können.

Von Gemüth sind die Halbidioten indifferent, soweit es sich um
altruistische Gefühle handelt. Egoistisch sind sie ausnahmslos und

werden es immer mehr, indem sich in ihrem schwachen Verstande um
den dürftigen, der Gegenseitigkeitsgefühle baaren, Ichbegriff immer
mehr untergeordnete nur von diesem abhängige Begriffe ansammeln.
Urtheile der Analogie und des Gegensatzes im grösseren Massstab, soweit sie sich auf Herbeiführung subjectiver Lustgefühle, Vermeidung
von Unlustgefühlen beziehen, werden daher möglich und immer mehr
geläufig. Wirklicher Dankbarkeit und herzlicher Zuneigung ist das
halbidiotische Kind, von ganz seltenen Ausnahmen abgesehen, nicht
fähig. Mitleid kennt es nicht, geschweige denn die höherwerthige Mitfreude. Wuthparoxysmen bei Beeinträchtigung der eigenen Person sind
dagegen eine ganz gewöhnliche Erscheinung; sie ergehen sich in Fra-
tzen, von Anderen gelernten Unfläthigkeiten überhaupt, in abgehörten
Schimpfworten, auch in groben Gewaltakten, welche auf Absehen von
Brutalitäten Anderer beruhen. Rache und Vergeltung (egoistische Analogieschlüsse) vermögen diese Kinder also auszuüben.

Die Stimmung ist bei guter Behandlung vorwiegend heiter, jedoch
vom Charakter der blanden, jeden Uebermuthes entbehrenden Heiterkeit, bei harter, roher Behandlung finster, ängstlich und eben zu Wuthanfällen im Sinne primitiver Nothwehr geneigt.

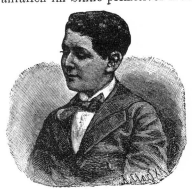

Fig. 8: Halbidiot (schwereren Grades) in
heiterer Stimmung. Nach einer von Herrn
Dr. Wildermuth veranlassten Aufnahme.

Die Strebungen beziehen sich
zunächst auf den Genuss sinnlicher
Lustgefühle, welcher für das halbidiotische Kind in Nahrungsaufnahme
und Sättigung, Erreichung von Genüssen, Wärme, Schatten etc. und
namentlich körperlicher wie geistiger Ruhe, in etwas Abwechselung
von Sinneseindrücken (Neugierde)
und damit zusammenhängenden Spie-
lereien sich erfüllt. Durch passende
Erziehung kann mancherlei, was die
Natur nicht geboten hat, bezüglich
der Strebungen noch gezüchtet wer-
den. Weiterhin gibt es (vgl. unten) Halbidioten mit individuellen Neigungen, Talenten, welche Ausnahmen von der Regel bilden. Ausnahmen von der Regel sind auch anhaltende Aufregungszustände, welche
im Allgemeinen die geistige Entwickelung und die Abschätzung des
Grades der Idiotie bei dieser Form des Schwachsinns so beeinflussen,
dass kein wesentlicher Unterschied von der folgenden Form besteht,
welche ich als Blödsinn bezeichnen muss (denn die zwecklose, keiner
Besonnenheit auf psychische Reize hin weichende Unruhe und Viel-

geschäftigkeit zeigt die Unfähigkeit in abstrakten Begriffen mit Erfolg zu denken — also Blödsinn an).

Die gegen das Ende der Kindheit den Vertretern der Halbidioten sich aufdrängende Frage der Confirmationsfähigkeit und — was die Knaben anlangt — diejenige der künftigen Lebensstellung sind individuell, nämlich von dem Resultate der Erziehung und des Unterrichtes und dann von der Urtheilsfähigkeit der Vertreter, Angehörigen der Kinder selbst abhängig, daher nicht Gegenstand unserer Betrachtung. Ebensowenig haben wir uns mit den späteren Lebensschicksalen dieser Individuen im Jugendalter etc. zu beschäftigen.

Eine Varietät des Schwachsinns ist die von W̠ildermuth (a. a. O. S. 666) u. A. erwähnte Form, deren Charaktere gegeben sind in verhältnissmässig geringer Intelligenzschwäche und hochgradiger motorischer Sprachstörung.

Eine andere Varietät stellen die Fälle dar, bei welchen Schwachsinn mit conträrer Sexualempfindung verbunden ist. Es wurde schon oben (S. 123, 127) erwähnt, dass diese Perversität der Gefühle bereits im Kindesalter hervortreten kann (meistens zu Anfang des Knabenalters, im 8. Jahre). Hierher gehörige Beobachtungen sind von Griesinger, Westphal, Servaes, v. Krafft-Ebing u. A. mitgetheilt worden.

b) Idiotie im engeren Sinne, Blödsinn: Unfähigkeit in abstrakten, von der Sinnlichkeit ganz losgelösten Begriffen zu denken. Wenn die Störung angeboren ist, beobachtet man bisweilen schon bald nach der Geburt, dass die Kinder wenig schreien, sich fast gar nicht bewegen und unverhältnissmässig viel und lange schlafen. Deutlicher und regelmässiger treten die specifischen Erscheinungen in der ersten Hälfte der Säuglingsperiode hervor. Der Blick bleibt matt und leer wie er in den ersten Tagen nach der Geburt schon war, er richtet sich nicht nach der Lichtquelle, folgt später nicht, wie bei gesunden Säuglingen, bewegten und glänzenden Objecten. Das Kind schreit nicht, wenn es nass liegt, behält die normalerweise im 2. Monate verschwindende fötale Stellung der Theile unverhältnissmässig lange bei, es liegt lange Zeit ruhig, wie man es hingelegt hat, stampft aufgewickelt nicht mit den Füsschen. Dabei gedeiht es körperlich gewöhnlich sehr gut. Es fehlen die gegen die Mitte der Säuglingsperiode auftretenden Anfänge des Lächelns, auch das Zusammenfahren bei plötzlichen Gesichtseindrücken und die Beruhigung bei den Vorbereitungen zum Stillen oder der Fütterung will sich nicht einstellen. Weiterhin lernt das Kind die Mutter, bezw. die Amme nicht an der Stimme kennen. Sein Geschrei ist kläglich, misstönend, grunzend und geschieht ohne (die im 4. Monat gewöhnlich vorhandene) Thränenabsonderung. Neben der fortbestehenden Neigung zum Schlafe sind starker Appetit und Obstipation gewöhnliche Erscheinungen.

In der zweiten Hälfte der Säuglingsperiode bestehen die erwähnten Defekte fort. Wenn das Kind jetzt auch die Mutter oder Amme an der Stimme nach und nach kennen lernt, der Anblick ihres Gesichtes bringt kein Zeichen der Zuneigung, der Freude hervor. Während man vom gesunden Kinde dieses Alters schon sagen kann, ob es ein heiteres, ernstes, sanftes oder wildes Naturell habe, erscheint ein solches Kind nur schlechthin stumpf und träge, sein Gesicht hat einen leeren, häufig entschieden dummen Ausdruck. Gehörsreize lässt es unbeachtet; Dinge die man ihm in die Hand gibt, fasst es wohl, lässt sich dieselben aber ohne zu schreien wieder abnehmen, es lernt die umgebenden Personen nicht kennen, greift auch vom 5. Monat ab nicht nach Objekten, die es sieht, z. B. nicht nach den eigenen Füssen. Im Geschrei wird die in dieser Zeit beginnende Differenzirung verschiedener Tonarten vermisst, es fehlen die phonetischen und mimischen Aeusserungen der Behaglichkeit und Freude und namentlich die Production lallender Laute verschiedener Art. Das Sitzen ist gegen Ende der Säuglingsperiode gewöhnlich noch unsicher oder unmöglich, der Kopf wird taumelnd, mühsam aufrecht gehalten, auch wenn er wie so oft recht klein ist, und das Kind strebt aus der Rückenlage gar nicht auf, verlangt nicht auf den Arm, den Schooss. Von den gegen Ende der Säuglingsperiode hervortretenden dauernden Zuneigungen gegen bestimmte Personen und Sachen ist keine Spur zu bemerken. Die Dentition geht verspätet und unregelmässig vor sich; Convulsionen treten um diese Zeit in vielen Fällen auf.

Beim Uebergang der Säuglingsperiode in das spätere Kindesalter gestaltet sich die Weiterentwicklung der einzelnen Fälle so, dass man im Allgemeinen zwei Typen unterscheiden kann: die a u f g e r e g t e, (versatile, erethische) Form und die t o r p i d e (stumpfe, apathische) Form des Blödsinns.

Die a u f g e r e g t e n I d i o t e n lassen noch eine Andeutung des raschen Fortschrittes erkennen, den das gesunde Kind um diese Lebensperiode in geistiger wie körperlicher Hinsicht macht. Sie greifen nach Gegenständen, lernen gewöhnlich rasch und behende auf allen Vieren kriechen und bald auch gehen, sie geben viel Laute und bald auch Lautreihen von sich, auch erreichen sie, jedoch in beschränkter Weise, die onomatopoetische Stufe der Kindersprache, aus welcher das Nachsprechen einzelner Worte und Sätze hervorgeht.

Die Sprache bleibt aber auch in denjenigen Fällen, in welchen sie leidlich vollzogen wird, monoton und bizarr, sie entbehrt des bei normalen Kindern schon frühzeitig scharf prononcirten Wort- und Satzaccentes und oft der richtigen Ausgestaltung zahlreicher Consonanten; das Nachsprechen ist papageienartig, das selbstständige Reden gleicht demjenigen der Kinder im Schlafe bei aufgeregten Träumen (mangelhaft betontes, verschwommenes Sprechen, Wildermuth). Die Bildung der grammatischen Formen, der Flexionen und Constructionen ist dabei ganz fehlerhaft und bleibt so durch das ganze Kindesalter hindurch. Die Sätze sind daher im Ganzen unsinnig. Mit Hülfe ihres aus Naturlauten, onomatopoetischen und unvollständig erlernten Worten und Wortreihen bestehendem Kauderwelsch vermögen sich diese Kinder den sie anhaltend umgebenden Personen einigermassen verständlich zu machen, Anderen bleibt ihr Reden nur Gewäsch. In manchen Fällen besteht die Fähigkeit Melodien nachzusummen oder zu trällern, hie und da richtig nachzusingen. Das sehr lebhafte Mienenspiel dieser Blödsinnigen ist immer hässlich, bei den primitiven Gemüthsbewegungen wie blander Heiterkeit, Furcht, Wuth fratzenhaft oder doch bizarr. Nur der Ausdruck körperlichen Schmerzes und die Physiognomie der Müdigkeit sowie diejenige des Schlafes selbst gleichen denjenigen normaler Kinder.

Des Spielens sind die aufgeregten Idioten ganz unfähig, oft beachten sie Spielsachen gar nicht, höchstens, dass sie Gefallen an grellen und lärmenden beweglichen Gegenständen zu erkennen geben. Aber anhaltend bis zur Ermüdung, welche nur kurze Zeit dauert, führen sie sinnlose Bewegungen und Handlungen aus, wie Rennen von einer Ecke, einem Platz zum anderen, Niederkauern und Aufspringen, Lachen, Kreischen, Heulen, Händeklatschen, Oeffnen und Schliessen der Thür, Sichdrehen im Kreise, Nachahmen von Thierstimmen. Manche wiegen sich hin und her wie Bären, oder sie saugen an den Fingern, kauen die Nägel, spielen mit dem Speichel, denselben zu Faden ausspinnend, stossen sich mit den Fingern in den Gehörgang, reissen sich und anderen die Haare aus etc. Herumlaufen mit anhaltendem Betasten aller Gegenstände, Hinzuspringen auf jeden Eintretenden und Vorbringen sinnloser Sätze sind

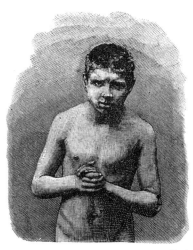

Fig. 9: Idiotischer Knabe in Angst. (Nach einer Momentphotographie.)

sehr häufig; ebenso kleine Zerstörungsacte jeder Art in den mannigfaltigsten Variationen.

Die torpiden Idioten bieten dagegen fast nur negative Erscheinungen dar und gerade dieser Umstand ist charakteristisch. Zu
Anfang des späteren Kindesalters fehlt noch immer das Greifen nach
Gegenständen, welches auch im weiteren Verlauf dieser Altersperiode
ganz unvollkommen und selten bleibt. Nur starke Sinnesreize erregen
einigermassen die Aufmerksamkeit, schwächere werden gar nicht beachtet. Das Gehen erlernen diese Kinder erst spät und unvollkommen
im 3., 4. Jahre. Alle ihre Bewegungen sind langsam, unbeholfen. Sie
verharren fast anhaltend in träger Ruhe, liegend oder plump dasitzend
und vor sich hinblickend, und sie schlafen dabei häufig ein. Die sprachlichen Aeusserungen bleiben lange, bis gegen das Knabenalter hin, bei
manchen dieser Individuen für die Dauer der Kindheit auf die Production weniger unarticulirter Laute beschränkt, z. B. auf Brummen,
Grunzen bei Missbehagen, Schnalzen, Schnurren bei Behaglichkeit
(Wildermuth) oder, wie in einem Falle meiner Beobachtung auf
Kreischen und Pfeifen; oder es werden allmählich einige Rudimente der
Lautsprache erlernt, welche in Onomotopoesien, defektem Nachsprechen
von Worten bestehen. Im Knabenalter kommt höchstens die Fähigkeit
kurze Sätze in Infinitivconstruction mit Weglassen von Artikel und
Copula zur Entwickelung und das seltene Spielen dieser Kinder beschränkt sich auf die gelegentliche Beschäftigung mit bunten, glänzenden, rollenden Gegenständen. Auch die eine oder die andere automatische Bewegung kann stehend werden.

Wenn auch den Erscheinungen nach zwischen diesen beiden Typen
des Blödsinns ein auffallender Unterschied besteht, in den für den geistigen Schwächezustand massgebenden Defekten stimmen sie genau
überein. Die Sinneseindrücke, welche die aufgeregten Idioten massenhaft, die torpiden spärlich percipiren, sind im Allgemeinen nur gleichwerthig mit Summen von Empfindungen. Wirkliche Wahrnehmungen,
bei welchen es sich um sinnliche auf Erinnerung, Phantasie und niederer Erkenntniss beruhende Urtheile handelt, haben sie doch nur bezüglich der räumlichen Anschauung — denn sie orientiren sich im
Raum —, bezüglich des eigenen Körpers — denn sie bewegen sich im
Raume nach Massgabe gewisser Intentionen —, weiterhin bezüglich
der eigenen Person —, denn sie lernen nach und nach die Objecte wieder erkennen, welche ihnen angenehme oder unangenehme Gefühle erregt haben: das Bett, den Ruheplatz überhaupt, die Zurichtungen zum
Essen und dieses selbst, das Getränk, Wärme und Licht, Schatten und
Kühle, dann Personen, die sie gut oder aber schlecht zu behandeln pflegen.

Die Vorstellung von der eigenen Person, welche bei diesen psychischen Processen mitwirkt, erhebt bei beiden Formen sich nicht über den Werth der Allgemeinvorstellung; zur Ausbildung des empirischen Ichbegriffes kommt es bei den Blödsinnigen im Verlauf des Kindesalters nicht. Und damit stimmt überein, dass sie von sich regelmässig nicht anders als in der dritten Person mit Nennung ihres Namens reden lernen.

Während eine Anschauung der Zeit, deren normale Kinder bereits im 3. Jahre fähig sind, sich bei den blödsinnigen Kindern überhaupt nicht entwickelt, muss doch eine schwache Allgemeinvorstellung von der Zukunft unter gewissen Verhältnissen bei ihnen vorhanden sein, denn sie können ungeduldig werden, z. B. wenn das Essen trotz der Zurichtungen ausbleibt und sie äussern Angst und Furcht bei solchen Vorgängen, mit welchen früher erlittene Unbill ihren Anfang nahm. Dazu kommt noch, dass die Idioten auch in ungewohnten Situationen Furcht und Angst offenbaren können (z. B. bei Gewitter) und die oben erwähnte Fähigkeit zukünftige Lustgefühle (sinnliche Genüsse) zunächst nach der Analogie zu anticipiren, aus welcher sich auch die Antecipation nach der Wahrscheinlichkeit entwickeln kann. Ganz primitiver hypothetischer Urtheile sind sie also doch fähig und beweisen dadurch unzweifelhaft, dass auch eine Ahnung von Ursache und Wirkung ihnen zeitweilig vorschwebt. Diese bleibt indessen todt und unfruchtbar für das geistige Leben, indem sie sich nie von der Sinnlichkeit befreit.

Von sinnlichen Gefühlen ist nur die Lust oder Unlust an stärkeren Empfindungen je nach deren Qualität vorhanden. Die ästhetischen Gefühle der blödsinnigen Kinder gehen in der Lust an glänzenden, grellen, farbigen, beweglichen Gesichtsobjekten, in der Lust an Tönen und Geräuschen auf, welche natürlich individuell unendlich variiren. Gemüth ist bei diesen Kindern gar nicht vorhanden. Nur ein gewisser Egoismus lässt sich mehr oder weniger deutlich im Sinne der dürftigen Allgemein-

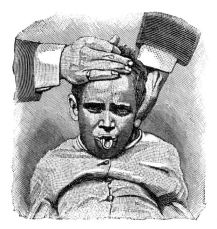

Fig. 10: Idiotisches Mädchen in Wuth über das Festgehaltenwerden bei der Momentaufnahme.

vorstellungen von der eigenen Person erkennen. Er gebietet über die jeweilige Stimmung der Kranken, die indifferent (Stimmungslosigkeit) oder aber heiter ist, solange dem kümmerlichen Ich keine Beeinträchtigung widerfährt, während gleich wüste Wuthparoxysmen ausbrechen können, wenn jenes beschränkte Ich in Conflikt, mit der belebten selbst mit der leblosen Umgebung geräth.

Die Begehrungen und Strebungen sind dem entsprechend rein egoistisch in der beschränktesten Form. Sie gehen auf im Interesse an Nahrungs- und Genussmitteln, weiterhin in Hingabe an träge Ruhe bei den torpiden, an aufgeregtes Verhalten bei den erethischen Blödsinnigen.

Sorgfältige Erziehung kann an diesen Kindern mancherlei bessern: Lernen der Reinlichkeit, der Deposition der Dejektionen am passenden Ort, wobei man häufiges Rennen auf den Abort bei aufgeregten Kindern bemerken kann, Stillsitzen, Stillschweigen, Verlernen des Zerstörungstriebes u. dgl. mehr. Aber das alles ist therapeutischer Effekt, mit dem wir uns hier nicht zu beschäftigen haben.

Höchster Grad des Blödsinns. Diese Kinder lernen schon das Saugen unvollkommen, schreien nicht, wimmern nur, sind schlafsüchtig, meist mit Convulsionen behaftet, oft gehen sie frühzeitig an Marasmus oder apoplektisch zu Grunde. Bleibt das Leben erhalten, so ist es ein Vegetiren, in welchem nur Spuren psychischer Processe zu erkennen sind. Das Gehen wird nicht oder ganz unvollständig erlernt, die Sprache fehlt, nur unarticulirte blöde Töne werden producirt. Die geistige Thätigkeit ist beschränkt auf die Vorstellungen und Begehrungen, welche die Nahrungsaufnahme betreffen. Aber auch diese bleiben kümmerlich, indem nicht einmal die Fähigkeit Essbares von Nichtessbarem zu unterscheiden aus denselben erworben wird. Mögen auch einige triebartige Aeusserungen, Blickrichtung auf auffällige Objecte, Widerstand, Entziehungsbewegungen bei schmerzhaften Reizen zu Stande kommen, es entwickelt sich keine Anschauung der Aussenwelt, keine noch so dürftige Vorstellung von der eigenen Person.

In einzelnen Fällen von Idiotie treten einseitige Begabungen und Talente hervor, welche zu der Geistesschwäche in auffälligem Contrast stehen und bei Nichtsachverständigen leicht Täuschung über den wahren Zustand der Kinder hervorbringen können. Hier findet sich eine auffallende Schärfe des Gedächtnisses für Namen, für Zahlen oder für Worte überhaupt in erstaunlich grosser Menge, dort eine Talentirung zur Nachahmung mechanischer Produkte bis in feines Detail, zum Zeichnen, selbst mit phantastischer Neuerschaffung, dann wieder einmal musikalisches Gehör, verbunden mit auffallender Fertigkeit im Singen oder gewandtem Spielen eines Instrumentes, ja sogar die Fähigkeit und Neigung mit Zahlen intellectuell zu operiren, zu rechnen. Griesinger hat gesagt, dass dergleichen auffallende Eigenschaften nur den originären Formen der Idiotie eigenthümlich seien und dieser Behauptung ist meines Wissens bisher nicht widersprochen worden. Erwägt man, dass weder Gedächtniss noch mechanische Fertigkeit und Zeichentalent nebst einer gewissen Phantasie sehr hohe geistige Leistungen sind, ja fernerhin, dass niedere musikalische Begabung so gut wie nichts bedeutet und dass die auffallenden »Rechengenies« wie Buxton, Dahse u. A. Menschen von im Uebrigen untergeordneter Begabung waren, so ergibt sich auch Werth und Bedeutung dieser bei Idioten vorkommenden Talente, über welche sich, beiläufig gesagt, schon W e s t, dann W i l d e r m u t h abfällig geäussert haben.

G r i e s i n g e r (a. a. O.) sah einen Blödsinnigen, welcher das Modell eines grossen Kriegsschiffes angefertigt hatte. — D r o b i s c h (Empir. Psychol. S. 95) kannte einen blödsinnigen Knaben, der nach einmaligem Ueberlesen einer Druckseite den ganzen Inhalt derselben wörtlich aufsagen konnte, selbst wenn es Latein war, welches er nicht verstand. — S c h r ö t e r (Zeitschr. f. d. Idiotenwesen II. Jahrg. S. 24) hat folgende Idioten betreffende Fälle: Ein Knabe wusste nach einer Eisenbahnfahrt jedesmal alle Stationen zu nennen, merkte sich auch bei Gängen in der grossen Stadt (Dresden) die Namen aller Strassen, die er passirt hatte, dazu noch diejenigen der sich von jenen abzweigenden Strassen, Kurs- und Adressbücher waren seine Lieblingslecture. Ein Mädchen spielt, ohne Noten und Tasten zu kennen eine Melodie auf dem Clavier fehlerlos nach, wenn es dieselbe einigemal gehört hat. Ein Knabe, welcher Unterricht im Klavierspiel hatte, transponirte bereits nach einigen Stunden und ohne die einzelnen Tonarten zu kennen. M ü l l e r (Allg. Zeitschr. f. Psych. Bd. 30. S. 382) berichtet von einem imbecillen Knaben, der grosse Vorliebe für Naturgeschichte hatte, dass er oft irgend eine Scene aus dem Thierleben zeichnend combinirte und dazu eine Erläuterung in Form einer Fabel hinschrieb. Der „Zahlenfex", ein Cretin höheren Grades, von dem G u g g e n b ü h l (Heilung und Verhütung d. Cretinismus S. 11) erzählt, dass er die schwierigsten Kopfrechnungen mit unglaublicher Geschwindigkeit löste und selbst Mathematiker in Erstaunen setzte, befand sich schon im erwachsenen Alter. Von einem gut rechnenden 13jähr. Halbidioten berichtet auch B e r k h a n (Arch. f. Psych. XVI. S. 80).

E r w o r b e n e I d i o t i e. Wenn die Geistesschwäche im Säuglingsalter erworben ist, so ist die Weiterentwickelung der Störung dieselbe wie bei der originären Idiotie. Der einzige Unterschied würde nach G r i e s i n g e r der sein, dass einseitige Fähigkeiten und Talente hier fehlen.

Die im späteren Kindesalter erworbene Idiotie leichterer Grade (Schwachsinn) ist gleichwerthig mit einem Stillstand der geistigen Entwickelung auf derjenigen Altersstufe, auf welcher die veranlassende Ursache einwirkte. Die schweren Formen (Blödsinn) kommen dadurch zu Stande, dass zahlreiche Fähigkeiten, Kenntnisse und Fertigkeiten, welche vor Beginn der Krankheit bereits erworben waren, abhanden

kommen, so die Schärfe und Raschheit der Wahrnehmungen, das gute
Gedächtniss und Erinnerungsvermögen, die lebendige Phantasie, das
Denken in abstrakten Begriffen, die Wissbegierde und namentlich die
Gemüthswärme. Einzelne Fertigkeiten, zumal die Sprache, Neigung
zum Spiel, zum Lärmen können sich dabei erhalten und an Stelle der
verlorenen Fähigkeiten wuchern, ausarten. Es entsteht so die aufgeregte Form des erworbenen Idiotismus mit ihrer sinnlosen Vielgeschwä-
tzigkeit, in der gelegentlich einmal eine richtige Bemerkung, Antwort
unterläuft, mit ihrem Bewegungsdrang und lästig lautem Wesen. Es
kann aber auch die torpide Form des Blödsinns sich entwickeln, welche
auf Verlust auch dieser Reste von psychischen Eigenschaften beruht.

Die Idiotie, welche im Knabenalter erworben ist, umfasst mit den
primären unheilbaren Schwach- und Blödsinnsformen zugleich die secundären psychischen Schwächezustände des Kindesalters, welche aus
den oben besprochenen acuten Psychosen Neurasthenia cerebralis,
Melancholie, Manie, Dementia acuta, Hypochondrie, Paranoia hervorgehen.

In den leichteren Formen kehren nach Ablauf der acuten Psychose
nicht alle Eigenschaften der früheren psychischen Persönlichkeit des
Kindes wieder. Im Vorstellen, im Fühlen, im Streben herrscht Trägheit. Die Energie der Wahrnehmungs- und Reproductionsprocesse, der
Phantasie und der Denkoperationen hat abgenommen. Während sich
der Kranke im Bereiche sehr geläufiger Vorstellungen und Gedanken
noch sicher bewegt und aus der bessern Zeit an Wissen noch vielerlei
bei ihm restirt, versteht er Neues schwer; er denkt wenig über die Eindrücke nach, lernt schwer und unsicher, indem er die mühsam errun-
genen Resultate seiner trägen Denkoperationen rasch und namentlich
das, worauf es ankommt, gleich wieder vergisst. Nachlässigkeiten und
Saumseligkeiten, welche ihm passiren, beweisen seine Gedächtniss- und
Erinnerungsschwäche, die in erster Linie von Abstumpfung der ästhetischen und gemüthlichen Gefühle abhängen. Diese Gefühls-Vertau-
bung zeigt sich in Lauheit, ja Kälte gegen alles, was dem Kranken
sonst lieb, theuer oder auch nur interessant war. Im Verfall der erworbenen psychischen Persönlichkeit ist nur der Egoismus noch geblieben und ausgesprochen vorhanden; aber er ist reducirt auf die niedersten Interessen der eigenen Person, wirklicher Ehrgeiz, auf Nütz-
liches gerichtetes Streben existiren nicht mehr; geistige Initiative
besteht nur im Sinne einer gemüthlichen Impressionabilität noch fort,
welche sich in heftigen Affecten offenbart, in Ausgelassenheit, kindi-
schem Lachen über Nichtigkeiten, aber auch in Zornes- und Verzweif-
lungsparóxysmen bei Beeinträchtigung des Ich. — Statt Ruhe herrscht

geistige Trägheit, statt Lebendigkeit Neigung zu Allotria und allerhand Faxen.

Die schwereren Grade der im Knabenalter erworbenen Idiotie fallen zusammen mit den Bildern des aufgeregten
und des torpiden Blödsinns; sie entsprechen der Verwirrtheit und dem apathischen Blödsinn der Erwachsenen, welche
aus primären Psychosen hervorgehen.

Somatische Symptome kom-
men bei allen Formen der Idiotie, am
häufigsten bei den schweren und schwersten Graden vor. Sie zerfallen zunächst
in morphologische und functionelle Störungen und entsprechen bei der originären Idiotie den Belastungszeichen,
welche bereits S. 34 erwähnt worden sind.

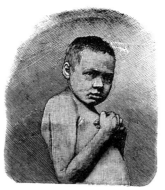

Fig. 11: Verwirrtheit (aufgeregter Blödsinn) nach Chorea. Nach einer Momentphotographie.

Die Physiognomie der Idioten bietet die mannigfaltigsten,
einer knappen Schilderung schwer zugänglichen Bilder. Bei Imbecillen
und manchen Halbidioten zeigt dieselbe oft nur Andeutungen des dummen Ausdruckes: Blick in die Ferne gerichtet, Mund leicht geöffnet.
Die torpiden Blödsinnigen haben plumpe, gealterte, faltige Formen
und Züge; die Augenlider sind bald leicht gesenkt, bald hoch erhoben,
der Blick in die Ferne oder nach unten gerichtet, horizontale Stirnfalten bestehen bei auffallend schwacher Innervation der Musculatur
der untern Gesichtshälfte. Dadurch entsteht der Ausdruck mürrischen,
dumpfen Ernstes. Die oft feinen, sogar hie und da niedlichen Gesichter
der agitirten Idioten wechseln den Ausdruck jeden Augenblick. Das
Mienenspiel ist lebhaft, aber disharmonisch.

Das Wachsthum der Idioten ist wie Kind nachgewiesen hat im
Allgemeinen verzögert; es beträgt die Zunahme des Längenwachsthums.

Im Alter bei	Normalen (Quetelet)		bei Idioten (Kind)	
	Knaben.	Mädchen.	Knaben.	Mädchen.
vom 6.—10. Jahre	225 mm	218 mm	161 mm	172 mm
vom 11.—15. Jahre	240 mm	239 mm	207 mm	189 mm.

In manchen Fällen besteht geradezu Zwergwuchs. Die Imbecillen
können lang von Gestalt sein und dabei feine Beschaffenheit der Glieder
zeigen. Asymmetrien im Wachsthum einzelner Theile, welche bisweilen
bestehen, hängen von intrauterinen oder frühzeitig abgelaufenen Hirn-
und Rückenmarkskrankheiten ab.

Haltung und Gang der Idioten sind meistens schlaff und plump,

es überwiegt die Innervation der Beugemuskulatur über diejenige der
Strecker wie bei ganz kleinen Kindern, wovon selbst Idioten leichten
Grades keine Ausnahme machen. Die Bewegungen sind alle täppisch,
ungeschickt. Selten nur, bei den auf-
geregten Formen des Schwach- und
Blödsinns allein sieht man einmal zier-
liche Bewegungen, aber doch ohne
eigentliche Grazie, indem sie bizarr
und eckig sind. Hemiparesen sind häufig. Der Schädel ist entweder von normaler Form, oder er bietet die Typen
der Mikrocephalie oder der Makrocephalie dar, Schädeldifformitäten, welche
in diesem Handbuche von S t e f f e n
bereits beschrieben worden sind. Ich
verweise daher auf diese Abhandlungen, desgleichen auf die von S t e f f e n
Bd. V. S. 676 ff. gelieferte werthvolle
Tabelle über die Wachsthumsverhält-
nisse des kindlichen Schädels. Weiterhin kommen bei den Idioten progenaee
Schädel (L. M e y e r [1])) und häufig
asymmetrische, skoliotische Schädel
vor. W i l d e r m u t h hat in Schüle's

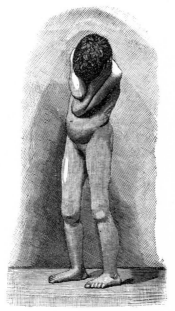

Fig. 12: Idiot in knieschüssiger Stellung.
Nach einer Momentphotographie.

Handb. S. 512 mitgetheilt, dass von 127 Idioten der Anstalt zu Stetten
aufwiesen:

normale Schädel   69
typisch mikroceph. Schädel   9
atypische mikroceph. Schädel 37
hydrocephalisch-makrocephalische Schädel . .   9
nicht hydrocephalisch-makrocephalische Schädel   3.

Von den 127 Fällen dieser Kategorie gehörten über die Hälfte (64)
der ruhigen Form des mittleren und leichten Schwachsinns an und
von diesen hatten normale Schädel 41 Individuen. Die Vertheilung
der Schädeldifformitäten auf die verschiedenen Formen des Schwach-
und Blödsinns, welche durch kleine Zahlen vertreten ist, möge man im
Original nachsehen.

Von den morphologischen und functionellen Degenerationszeichen,
welche bei erblich belasteten oder überhaupt neuropathischen Kindern

---

1) L. M e y e r, Arch. f. Psych. Bd. I. S. 96 ff.

und namentlich bei Idioten häufig vorkommen, war bereits S. 34 die Rede. Wir fügen hier nur eine neuerdings von Wildermuth [1]) veröffentlichte diesen Gegenstand betreffende statistische Zusammenstellung an:

Degenerationszeichen (morphologische) fanden sich bei 142 Idioten 114 mal (80 %) und zwar:

Abnormitäten des Augenhintergrundes [2]) . . . . 6 mal

Missbildungen des äusseren Ohres, nämlich:

plumpe verbildete Ohrmuscheln . . . . 16 »

plumpe asymmetrische Ohrmuscheln . . . . . 8 »

die für Mikrocephalie charakteristische Missbildung [3]) 6 »

flach abstehende Ohren und Prominiren d. Anthelix 29 »

Abnorme Stellung der Zähne . . . . 32 »

Abflachung des harten Gaumens . . . . 11 »

Kielförmige Wölbung desselben . . . . 30 »

Prominiren der mittleren Partie des Unterkiefers . 9 »

Verdickung der Haut . . . . 9 »

Asymmetrie der Gesichtshälften . . . . 25 »

Abnormitäten an den Genitalien . . . . 8 ».

Wichtig ist, dass Wildermuth [4]) nachzuweisen im Stande war, dass die erblich belasteten Idioten von den erblich nicht belasteten sich bezüglich der Häufigkeit des Vorkommens von Degenerationszeichen nur wenig unterscheiden (von jenen weisen 80, von diesen 75 % Degenerationszeichen auf).

Von functionellen Degenerationszeichen fand Wildermuth:

Anomalien der Sehnenreflexe in . . . . . . 60 % der Fälle.

Coordinationsstörungen in den unteren Extremitäten
(Unsicherheit im Treppenabsteigen, im Stehen mit
geschlossenen Augen, beim Spaltgehen etc. . . 44 % » »

Störungen der Augenmuskeln (nach Schleich) . 10 % » »
(darunter Schielen mit 6 %).

Die Zähne der Idioten werden öfter frühzeitig cariös, offenbar deshalb, weil sie meist zu nahe an einander stehen. Speichelfluss ist häufig, zumal bei den schweren Formen, bei welchen auch oft dicke wulstige

---

1) Wildermuth, Württemb. Med. Corr.-Blatt 1886. Nro. 40.
2) Chorioidealcolobom, umschriebene Ektasien, Colobom d. Sehnerven, Arter. hyaloid. persist.; vgl. Schleich, Zeitschr. f. d. Behandl. Schwachs. u. Epil. 1. (V.) Jahrg. S. 25 ff.
3) Fehlen des Ohrläppchens, Abstutzung d. Ohres von hinten oben nach vorn unten, Verkümmerung von Helix u. Anthelix.
4) 65mal bei 108 Fällen und zwar Steigerung 18mal, Fehlen oder hochgradige Herabsetzung 23mal, asymmetrisches Verhalten 24mal.

Lippen und seltener Makroglossie vorkommen. Schwäche der Blasen-
innervation ist sehr häufig, bei den schweren Fällen beinahe die Regel,
öfter mit Parese des Mastdarmes verbunden.

Auf abgelaufene oder noch im Ablauf begriffene, der Geistesschwäche zu Grunde liegende Hirnkrankheiten bezw. auf die Residuen
früherer oder auf bestehende mit der Hirnaffection zusammenhängende
Rückenmarkskrankheiten sind zurückzuführen die bei Idioten nicht selten vorkommenden Hemiparesen, Monoparesen und Monoplegien nebst
begleitenden Contracturen, concomitirender Chorea und Athetose, weiterhin Tremor, spastischer Gang, endlich die selten vorkommenden Störungen der Sinne, welche weder auf geistiger Unfähigkeit einerseits,
noch auf Erkrankungen der Sinnesorgane andererseits beruhen.

Die nähere Schilderung dieser cerebralen und spinalen Krankheitserscheinungen gehört nicht hierher.

Pathologische Anatomie. Charakteristisch ist die Vielgestaltigkeit der anatomischen Befunde, die sich indessen, wie bereits
oben bemerkt wurde, in dem Sammelbegriff Gehirnarmuth vereinigen. Dass diese Gehirnarmuth auch eine nur mikroskopisch nachweisbare Verminderung der Hirnsubstanz sein kann, bedarf kaum der
Erwähnung.

Die pathologische Anatomie der Mikrocephalie und Makrocephalie
ist bei Steffen (Bd. V) zu vergleichen. Von Veränderungen der
Hirnhäute finden sich oft Residuen entzündlicher Processe, Verwach-
sungen der Dura mit dem Schädeldach, mit der Pia, partielle oder
ausgebreitete Verdickung, ödematöse Beschaffenheit der Pia, Verwachsung derselben mit der Hirnrinde. Die Veränderungen des Gehirns sind
entweder Bildungsfehler, Defecte oder Residuen von Krankheiten des
Gehirnes und Meningen, welche intrauterin oder erst nach der Geburt
abgelaufen sind. Die wichtigsten dieser Befunde, deren nähere Beschreibung in der Arbeit Steffens ebenfalls bereits vorliegt, sind: allgemeine
Kleinheit des Gehirns (Miniaturhirn), allgemeine Kleinheit der Gross-
hirnwindungen (Mikrogyrie), allgemeine Abweichung in der Anordnung
der Furchen und Wülste vom Normaltypus, mangelhafte Scheidung der
beiden Hemisphären, Verkümmerung bezw. Atrophie einer Hemisphäre,
Verkümmerung einzelner Lappen (Blosliegen der Insel, unvollkommene
Bedeckung des Kleinhirns durch die Hinterlappen etc.), abnorme Spalten
(Affenspalte) oder Fehlen normaler Furchen (z. B. der Centralfurche,
partieller oder totaler Balkenmangel, weiterhin Hirnhypertrophie, He-
terotopie grauer Substanz, Hydrocephalus, Porencephalie, diffuse Sklerose,
herdartige tuberöse Sklerose des Gehirns als Ausgang von Encephalitis.

Verlauf. Es wurde bereits erwähnt, dass der Verlauf der Idiotie im Kindesalter sehr wesentlich von der Behandlung abhängt, welcher diese Individuen ausgesetzt sind. Verständige, den Fähigkeiten der Kinder angepasste Erziehung und Unterweisung mildert in der Mehrzahl der Fälle die Erscheinungen der Krankheit. Zu strenge, harte Behandlung, Verspottung bringen bei den leichten Formen oft Gemüthsverstimmungen bis zur ausgesprochenen Melancholie, auch Verfolgungsideen hervor. Tieferes Sinken der geistigen Fähigkeiten, mit welchen sich Bösartigkeit verbindet, länger dauernde Aufregungszustände mit Wuthparoxysmen sieht man bei Schwachsinnigen und Blödsinnigen sehr häufig bei roher Behandlung zu Stande kommen. Aber auch ohne dass dergleichen ungünstige Einflüsse einwirken, auch bei rationeller Anstaltsbehandlung stellen sich in manchen Fällen länger dauernde Aufregungszustände hie und da periodisch ein. Witkowski (a. a. O.) betont dass nicht selten der geistige Verfall gelegentlich der zweiten Dentition acut wird, während zugleich die körperliche Constitution sich auf bessert. Aus schwächlichen noch einigermassen geistig regsamen Kindern werden dann robuste Idioten.

Die intercurrenten Psychosen der Schwachsinnigen und Blödsinnigen [1]) haben specifische Eigenschaften, indem sie sich im Rahmen der Geistesschwäche abspielen, welche dementsprechend überall zum Vorschein kommt.

Die Melancholie, welche nur bei der Imbecillität vorkommt, entwickelt sich auf unbedeutende Ursachen hin oft sehr rasch; sie kann die Eigenschaften einfacher Melancholie — und zwar mit starkem Lebensüberdruss — beibehalten, oder sie steigert sich zu völlig haltloser schmerzlicher Verstimmung mit lautem Jammern und Heulen bei albernen Selbstanklagen, mit allgemeiner Schreckhaftigkeit und raptusartigem Drange zur Selbstvernichtung. Vielleicht gehören nicht wenige Fälle von Selbstmord bei Kindern hierher. Zwei interessante Fälle von Melancholie bei imbecillen Kindern hat Müller (Allg. Zeitschr. f. Psych. Bd. 30. S. 381 ff.) mitgetheilt.

Die leichteren tobsüchtigen Aufregungszustände der Schwachsinnigen haben die Eigenschaften der sog. Moria: heiter läppische Exaltation mit Faselei, Fehlen der Schlagfertigkeit in Reden und Gedanken, welche der Manie sonst zukommt. Die schweren Tobsuchten der Schwachsinnigen und Blödsinnigen zeichnen sich aus durch wüstes Schreien, wilden Zerstörungstrieb, Umsichschlagen, Beissen, Kratzen, starkes

---

1) Zur Lit.: vgl. Spielmann, a. a. O. S. 310. — Köhler, a. a. O. S. 130. — Verf., Maschka's Handb. d. Ger. Med. Bd. IV. S. 248. — v. Krafft-Ebing, a. a. O. S. 386. — Kreuser, Zeitschrift f. d. Behandlung Schwachs. u. Epil. I. (V.) Jahrg. S. 87.

Grimmassiren im Falle des Festgehaltenwerdens (Fig. 10). Sehr häufig sind Kothschmieren und Koprophagie bei diesen acuten Psychosen der Idioten.

Paranoia in schwächlicher, systemloser Ausbildung kommt nach Köhler, v. Krafft-Ebing, Kreuser nicht selten bei Schwachsinnigen zur Entwickelung. Witkowski bezeichnet die Verrücktheit mit Ausbau eines Systems als die häufigste den Schwachsinn begleitende Psychose. Ob dies alles schon im Kindesalter vorkomme, sagen die genannten Autoren übrigens nicht ausdrücklich. Eigene Erfahrungen über diesen Gegenstand besitze ich nicht.

Unter den im Verlaufe der Idiotie auftretenden Complicationen steht obenan die Epilepsie. Nach Wildermuth [1]) zeigt sie sich etwa bei 30 % der Fälle. Ihr Einfluss auf die Geistesschwäche ist ungleich; bald wird sie ohne merklichen Schaden für die psychischen Fähigkeiten ertragen, bald degradirt sie auch leichtere Formen des Schwachsinns zur Stufe aufgeregten oder apathischen Blödsinns.

Chorea bildet nach Köhler eine nicht seltene Complication der Idiotie. In einem Falle meiner Beobachtung (L. Tinne S. 39 und Fig. 11) führte dieselbe, indem sie zu mässigem nach Kopfverletzung entstandenem Schwachsinn später hinzutrat, allgemeine Verrücktheit herbei.

Auch Hysterie und Chorea magna, denen wir eine specielle Behandlung widmen werden, können sich bei imbecillen Kindern entwickeln und in Heilung übergehen.

Aetiologie. Da wir der allgemeinen Aetiologie der Geistesstörungen im Kindesalter ein eigenes Capitel gewidmet haben und die angeborene oder frühzeitig erworbene Geistesschwäche die häufigste Form kindlicher Seelenstörung ist, erscheint hier nur eine kurze Recapitulation der ätiologischen Momente dieser Störung gerechtfertigt. Die originäre Idiotie entsteht am häufigsten bei hereditärer Belastung, speciell bei Schwachsinn, Irresein, Epilepsie, Trunksucht, schwerer Hysterie der Erzeuger, bei naher Blutsverwandtschaft derselben, wenn schon neuropathische Disposition in der Familie grassirt, hier und da auch bei sehr jugendlichen oder sehr hohem Alter eines oder beider Erzeuger, bei Zeugung im Rausche des Vaters oder der Mutter, im Zustande erheblicher körperlicher wie geistiger Erschöpfung, bei Syphilis eines der Eltern, vielleicht auch wenn heftiger Schreck, schwerer Kummer die Mutter während der Schwangerschaft trafen.

Beim Geburtsvorgang selbst kann Idiotie noch begründet werden

---

1) Wildermuth (Kölle), Zeitschr. f. Idiotenwesen IV. Jahrg. Nro. 3/4.

durch Schädlichkeiten, welche den Kopf treffen in Folge hochgradiger Beckenverengerung, von schwerer Zangengeburt, Prager Handgriff, vielleicht durch tiefe Asphyxie nach der Geburt überhaupt.

Nach Mitchell[1]) hatte bei 57 von 494 Idioten die Geburt länger als 36 Stunden gedauert, 4 waren unverhältnissmässig rasch geboren, 22 mit der Zange zur Welt gebracht, von denen noch 9 die Spuren der Zangeneindrücke am Kopfe zeigten, 4 waren durch Wendung zur Welt gebracht, 6 in Beckenendlage geboren, 11 waren Zwillingskinder, 9 vorzeitig geboren. Scheintodt geboren waren 29. 89 waren die letzten Kinder der Mutter, je 1 das 17., 15., 14., 13., 4 die 12ten, 6 die 10ten Kinder.

In der Säuglingsperiode kann Idiotie hervorgebracht werden durch anhaltende Ueberhitzung des Kopfes, systematische Einverleibung von Alkohol (Branntwein) und Opium zum Zwecke des Einschläferns, im späteren Kindesalter durch Meningitis jeder Art, Kopfverletzungen, acute Exantheme.

Diagnose, Prognose, Therapie. Die Diagnose bietet nur Schwierigkeiten, aber oft erhebliche, in den leichten Fällen von Imbecillität.

Es handelt sich hierbei nur um ein geringes Zurückstehen der betreffenden Kinder hinter den Gleichaltrigen, welches aber mit der Zeit immer mehr zum Zurückbleiben sich steigert. Das Hauptgewicht fällt auf den immer vorhandenen und durch keinen Unterricht und keine Nachhilfe verbesserlichen Mangel an Spontaneität des Denkens, den ich glaube oben (S. 244 ff.) genügend hervorgehoben zu haben. Die schweren Formen der Idiotie sind um so leichter zu erkennen. Dass man sich durch einseitige Talentirungen nicht täuschen lassen darf, immer die psychischen Leistungen im Ganzen zu prüfen und zu beurtheilen habe, geht aus dem S. 256 Gesagten ohne Weiteres hervor.

Die Prognose, in allen Fällen ungünstig, rechnet erfahrungsgemäss nur mit dem Factor der Bildungsfähigkeit, also einer durch besondere Mittel bewerkstelligten Aufbesserung der defekten Grosshirnfunktionen Sie hängt also innig zusammen mit der Therapie, welche allmählich zum Segen der in Rede stehenden unglücklichen Kinder sich förmlich als eine Specialität innerhalb der Psychiatrie organisirt hat, in zahlreichen Idiotenanstalten waltet, auch in neuester Zeit eine Zeitschrift für sich[2]) begründet hat, auf welche wir im Vor-

---

1) Mitchell, Transact. of the obst. Soc. of Lond. Vol. III. 1862. S. 293 u. Virch. Jahresber. 1862. IV. S. 367. — Vgl. ferner Schultze, Dieses Hdb. Bd. II. S. 31. — Koch, Neurolog. Centralbl. 1887. Nro. 3. S. 51.

2) Zeitschrift für die Behandlung Schwachsinniger und Epileptischer (früher: Zeitschrift für das Idiotenwesen). Dresden, Warnatz und Lehmann.

hergehenden öfter zu verweisen Gelegenheit hatten. Da jeder Fall von
Idiotie als ein Fall für sich aufzufassen ist, indem die Eventualitäten
von Intensitätsgrad und Besserungschancen unübersehbar verschiedene
sind, können wir hier nur den Rath ertheilen und die Hoffnung aussprechen, dass die Angehörigen stets das Urtheil eines Fachmanns ein-
holen möchten.

A n h a n g.   Sogenannte progressive Paralyse der Kinder.

Als Fälle von progressiver Paralyse (Dementia paralytica) bei Kindern sind folgende leider nur sehr fragmentarisch mitgetheilten Beobachtungen angesprochen worden:

K ö h l e r , Allg. Zeitschr. f. Psych. Bd. 33 S. 133.

»Paralysis generalis progrediens wurde einmal bei einem an heredi-
tärem Blödsinn leidenden Knaben beobachtet, der neben zunehmender
Parese der Beine, Muskelzittern aller Glieder, selbst fibrilläre Zuckungen in den Gesichtsmuskeln, den Lippen, der Zunge etc. und im Allgemeinen Wohlbehagen zu erkennen gab.   Die Section ergab chronische
Meningitis mit Verwachsung der Rindensubstanz und allgemeine Durchfeuchtung des Gehirns.«

T u r n b u l l Journ. of ment. sc. 1881 Oct. (Mendels Neurol. Centralbl. 1882 S. 21).   Ein Knabe, von einem Paralytiker und einer epileptischen Frau abstammend, munter und sehr intelligent, hatte im
10. Jahre einen Anfall von Hemiplegie und Sprachlosigkeit, welcher
eine Woche dauerte, aber Stupidität und leicht behinderte Articulation
zur Folge hatte.   Vom 12. Jahre nahm der Schwachsinn deutlich zu,
er wurde reizbar und impulsiv.   Im 15. und 16. Jahre Zunahme der
Sprachstörung.   Der weitere Verlauf gehört dem Jugendalter an.
Die Sektion ergab die bei Paralysis progrediens gewöhnlichen Veränderungen.

K ö h l e r , Irrenfreund 1878 S. 163: „von einem Falle von Paralysis
progressiva getraue ich mich nicht mit Sicherheit zu sprechen; doch war
neben der Erreglichkeit der Pupillen, dem fibrillären Muskeltremor in
den Extremitäten und im Bereich der Facialis offenbares Wohlseinsge-
fühl vorhanden.   Das Mädchen lächelte fortwährend, griff ebenso vergnügt nach der dargebotenen Hand, wie in den heissen Essnapf, verschluckte sich häufig bei masslosem Hineinstopfen in den Mund und war
ziemlich unempfindlich gegen schmerzerzeugende Berührungen.   Es starb
unter Hinzutreten von Convulsionen und die Section zeigt chronische
Meningitis mit Durchfeuchtung des Gehirns" [1]).

C l a u s , ibidem: „schildert gleichfalls einen von ihm in Sachsenberg
beobachteten Fall von progressiver Paralyse bei einem in der dortigen

---

1) Es muss auffallen, dass K ö h l e r bei dieser zweiten Mittheilung die
obige Beobachtung mit keinem Worte erwähnt.

Idiotenanstalt befindlichen Mädchen und stützt die von dem Vortragen-
den gemachte Beobachtung."

Der von L e i d e s d o r f (Wien. med. Wschr. 1884 Nr.
27) erwähnte als Paralyse im Kindesalter mitgetheilte Fall betrifft ein jugendliches,
bei Beginn der Krankheit schon menstruirtes Mädchen, gehört also
nicht mehr hierher.

Epileptische Geistesstörung.

L i t e r a t u r : vgl. zunächst S o l t m a n n, Bd. V. Abth. I. 1. Hälfte dieses
Handbuches S. 64 ff. Ferner W e s t a. a. O. — M a u d s l e y a. a. O. —
S c h e r p f a. a. O. — C o h n a. a. O. — W i l d e r m u t h, bei S c h ü l e Hndb.
d. klinischen Psychiatrie. Leipz. 1886. S. 271. — W i l d e r m u t h (Kölle),
Zeitschr. f. d. Idiotenwesen IV. Jahrg. Nr. 3—4. S. 61 ff.

Da die Epilepsie von S o l t m a n n in diesem Handbuch bereits
sehr eingehend abgehandelt, zugleich auch des Verhaltens der psychischen Functionen bei kindlichen Epileptikern im Ganzen sowie der ausgesprochenen Geistestörungen, welche bei dieser Hirnneurose vorkommen, gedacht worden ist, erachte ich es nur als meine Aufgabe, den speciell psychiatrischen, auf die Epilepsie der Kinder bezüglichen Erfahrungen hier näher zu treten und dabei derjenigen Forschungsresultate
zu gedenken, welche sich seit S o l t m a n n (1880) über diesen Gegenstand
ergeben haben.

Was zunächst die Häufigkeit g e i s t i g e r V e r ä n d e r u n g ü b e r h a u p t
bei Epilepsie der Kinder anlangt, so ist wohl eine von W e s t a. a. O.
gegebene Statistik zu klein und auch zu ungenau, um erheblichen Werth
für die Schlussfolgerung zu beanspruchen [1]. W i l d e r m u t h, welchem ein grösseres Beobachtungsmaterial zu Gebote stand (216 Fälle),
schätzt die Zahl der geistig normalen kindlichen Epileptiker auf höchstens 20% und erwähnt zugleich, er könne sich nicht des Eindrucks
verwehren, dass in letzten Jahren innerhalb seines Beobachtungskreises
die Zahl der psychisch weniger günstig situirten Fälle zugenommen
habe [2]. (In seiner späteren Mittheilung, welche in S c h ü l e's Handbuch Aufnahme gefunden hat, schätzt W i l d e r m u t h die Zahl der
psychisch unversehrten epil. Kinder auf höchstens 20—25%, von welchen aber die Mehrzahl an der Grenze geistiger Gesundheit stehe.)

Schon lange ist bekannt, dass der geistige Zustand der Kinder um

---

1) Von 27 epileptischen Kindern, die W. behandelte, bezeichnet er als:

geisteskrank	1
von Zeit zu Zeit gemüthskrank	1
idiotisch	7
psychisch nicht afficirt	18

aber bei vielen dieser 18 bestand doch geistige Trägheit, Gedächtnisschwäche,
Verzögerung der geistigen Entwickelung im Vergleich zum Alter.

2) Vortrag gehalten von K ö l l e, verfasst von W i l d e r m u t h a. a. O.

so mehr gefährdet ist, je früher im Kindesalter die Epilepsie hervor-
getreten ist. West theilt mit, dass in etwa 9 Fällen, in welchen
er den Geisteszustand merklich afficirt fand, die epileptischen Anfälle
aus dem ersten Lebensjahre datirten, in 2 Fällen waren die Kinder
2—3 Jahre und nur in einem Falle war das Kind 8 Jahre alt, als die
Epilepsie begann. Wildermuth gibt an, dass mehr als 50% in der
im 1.—2. Lebensjahre an Epilepsie befallenen Kranken blödsinnig und
nur 10% mehr oder weniger bildungsfähig sind. Weiterhin ist er soweit
sein noch kleines Material überhaupt Schlüsse zulässt, geneigt, diejenigen Formen der Epilepsie psychopathologisch für die verhängnissvollsten
zu halten, bei welchen Trauma, acute Krankheiten, zumal Scharlach
die Ursachen waren, während die Fälle von Epilepsie auf hereditärer
Grundlage sich so verschieden verhalten, dass Bestimmtes nicht ausgesagt werden kann.

Die psychischen Störungen der kindlichen Epileptiker sind gleich
denjenigen Erwachsener chronische oder intercurrente (acute,
transitorische) Psychosen. Die ersteren verlaufen nicht selten progressiv, indem die Intensität der psychischen Krankheitserscheinungen
stetig zunimmt. So entsteht die psychische Degeneration der
Epileptiker, welche im Kindesalter vorzugsweise die intellectuellen
Fähigkeiten betrifft, aber auch die geistigen Gefühle oft
genug schwer verändert.

Fast immer zeigt sich zuerst Gedächtnissschwäche, mit welcher
sich bald erschwerte Apperception und Trägheit des Vorstellungsverlaufes verbinden, Störungen, welche zunächst mehr in der Schule als
im gewöhnlichen Verkehr auffallen (Wildermuth). Träumerisch
stumpfes Wesen, Schwerfälligkeit aller geistigen Processe charakterisiren die Störung weiterhin als Schwachsinn, welcher alle oben geschilderten Züge des Krankheitsbildes der Imbecillität oder des Halbidiotismus darbietet. Diese Geistesschwäche ist, wie Wildermuth
hervorhebt, oft mit intensivem Krankheitsgefühl — im Gegensatz zu
der nicht epileptischen Idiotie verbunden — und in ihrem Rahmen
entstehen besonders leicht melancholisch-hypochondrische Verstimmungen, welche auch zu Wahnideen führen können.

Wir erinnern uns bei dieser Gelegenheit des S. 105 erwähnten
Falles von Westphal, der einen 13jähr. mit Epilepsie nocturna behafteten Knaben betrifft und das Phänomen der Mysophobie nebst Berührungsfurcht (Angst vor Grünspahn und Tinte) erfährt. Westphal
sagt allerdings nicht, dass der kranke Knabe schwachsinnig war. In
einem Falle meiner Beobachtung (vgl. S. 107) setzten sich mit Beginn
der aus epileptischer Charakterveränderung hervorgehenden psychischen

Degeneration (Gedächtnissschwäche etc.) Zwangsimpulse fest, nämlich
wiederholtes Aufpochen auf den Tisch mit der Hand, Aufstampfen mit
den Füssen. Dergleichen Tics, Bizarrereien, Faxen, welche W i l d e r -
m u t h besonders betont, sind sehr häufig bei epileptischem Schwachsinn. Es gehören dahin auch Neigungen für ganz uninteressante Dinge
z. B. Schlüssel, überhaupt Sammeltrieb ohne irgend welchen Zweck
oder leitenden Gedanken.

Auch Hallucinationen und Wahnideen können zu dem epileptischen
Schwachsinn hinzutreten und untereinander innige Beziehungen haben.
K ö h l e r (Irrenfreund 1878 S. 163) erzählt von einem 12jähr. Epileptiker, dass er oft mit dem Ohr an der Wand oder der Thür lauschte,
plötzlich durch die Stube sprang, mit dem Kopfe durch die Fenster-
scheibe fuhr oder sich mit dem Taschentuche, einem Faden oder was
er sonst finden konnte an den Stuhl festband. Das letztere that er
regelmässig beim Essen; ohne dieses gethan zu haben genoss er keinen
Bissen. W i l d e r m u t h beobachtete bisweilen Vergiftungswahn und
Wahn von Würmern aufgefressen zu werden.

Der e p i l e p t i s c h e B l ö d s i n n bietet die Formen dar, welche oben
(S. 251 ff.) beschrieben worden sind. Je früher im Kindesalter die Epilepsie
auftritt, desto tiefer pflegt in der Regel der von ihr herbeigeführte
Blödsinn zu sein; aber auch noch im Verlaufe des späteren Kindesalters und des Knabenalters kann der epil. Schwachsinn sich zu Blödsinn steigern. Dabei ist nicht zu vergessen, dass gehäufte epileptische
Anfälle die geistigen Functionen erheblich abschwächen und so in freilich sehr seltenen Fällen Zustände herbei führen können, welche gelegentlich der Heilung zugänglich sind, mithin die Eigenthümlichkeiten der acuten Demenz zeigen. Wir kommen noch auf diesen
Sachverhalt zurück.

Entweder mit dem geringen Grade der epileptischen Intelligenzschwäche verbunden oder frei von dieser zeigt sich weiterhin in einer Anzahl von Fällen G e m ü t h s e n t a r t u n g. Die l e i c h t e s t e F o r m d i e s e r
D e g e n e r a t i o n ist — bezüglich der Erwachsenen — unter dem Namen
epileptische Charakterveränderung wohl bekannt. Was den kindlichen
Menschen angeht, dürfte dieselbe überhaupt nur als epilpetische Alienation des Gemüths und der Neigungen (Beziehungen und Aversionen)
bezeichnet werden dürfen. Denn den Kindern ist doch ein ausgesprochener Charakter noch nicht eigen, mithin auch keine Charakterveränderung zuzusprechen, (so oft man auch vom guten oder schlechten
«Charakter« der Kinder reden hört.) Im Ganzen ist diese Veränderung innerhalb der eigentlichen Kindheit seltener als die Abnahme
der intellectuellen Fähigkeit. Ihre Entwickelung fällt hauptsächlich

in die Periode der Pubertät und in das Jugendalter. Freundlichkeit, Liebenswürdigkeit, Schmeichelei contrastiren mit kaltem ja störrischem Wesen, für das kein Grund erfindlich ist, mit starrem Festhalten an eigenen Ideen; Streitsucht contrastirt Indolenz, Reizbarkeit, Empfindsamkeit mit überschwenglicher Hingabe und begleitender Weinerlichkeit. Oft besteht Gleichgiltigkeit gegen Vieles, was dem Kinde sonst theuer war und doch wieder zu Zeiten grosse Vielbegehrlichkeit. Der kindliche Egoismus und Neid wächst dabei übermässig an, andererseits zeigt sich wieder plötzliche kriechende Unterwürfigkeit, die völlige Umkehr jener geistigen Beziehungen vorführt. So werden die epileptischen Kinder in ihren psychischen Leistungen ganz unberechenbar, in scharfem Gegensatz zu normalen Kindern, mit welchen je nach ihrer Begabung und Initiative die erwachsene Umgebung leichter oder schwerer, aber doch immer noch fertig wird, wenn sie Gemüth und Verständniss für die »Kinderseele« besitzt.

Der Knabe, der bereits S. 107 erwähnt wurde, zeigt alle diese wesentlichen Erscheinungen der psychisch epileptischen Gemüthsveränderung des Kindesalters. Bald gab er der energischen Mutter willig in allen auf seine Person bezüglichen Entschlüssen nach, folgte den ärztlichen Anordnungen, bald widersprach er aufbrausend: „wozu das? es ist unnöthig." — Oft forderte er petulant, ja stürmisch die Erfüllung seiner Wünsche. So wollte er durchaus, wie bisher, schwimmen und reiten, obwohl er wusste, dass er jeden Augenblick Absencen und epileptische Anfälle bekommen konnte, ebenso verlangte er trotz der Vorstellung, dass ihm geistige Getränke nur schaden könnten, Bier in dringlichster Weise. Weiterhin wollte er nicht von der Schule wegbleiben, obwohl gewöhnlich beim Unterricht Anfälle kamen. Beim freundlichen Verweigern dieser Forderungen war er kalt, empfindlich oder aufbrausend, um dann gleich wieder in unterwürfiger Weise nachzugeben. Bald beschäftigte er sich bis zur Ueberanstrengung mit seinen Schulbüchern, bald that er viele Tage gar nichts. Häufig verliess er das Haus und blieb lange weg, ungeachtet der Sorge, die man um ihn hatte und von welcher er wusste.
(Eigene Beobachtung.)

Der höhere Grad epileptisch-psychischer Degeneration, welcher sich ebenfalls noch selten im Kindesalter aus der vorigen entwickeln kann, trägt alle Charaktere jener schweren Gemüthsentartung an sich, welche wir S. 231 ff. beschrieben haben. Mit Hinweis auf jene Schilderung sei hier nur hervorgehoben, dass eine scharfe Scheidung der einfachen von der epileptischen Gemüthsentartung um so weniger möglich ist, als convulsive Paroxysmen bei »moralischem Irresein« überhaupt nicht selten sind.

Soltmann hat (dieses Handb. a. a. O. S. 84) geltend gemacht, dass epileptische Kinder leicht zu »Charakterveränderungen« wie Anmassung, Eigensinn, Herrschsucht selbst Böswilligkeit aller Art gelangen könnten, weil sie in der Familie Privilegien, wie kein anderes Kind genössen und die Centralpunkte bildeten, um die sich alles dreht. Wenn dies auch für manche seltene Fälle zutreffen mag — die Erfahrung der Irrenärzte, welche dergleichen kleine epileptische Unholde oft genug wegen ihrer Unmöglichkeit in der Familie zugeführt erhalten, erweisen die Richtigkeit der von Wildermuth (bei Schüle) abgegebenen Erklärung, dass die epileptische Gemüthsentartung ebensowohl in der liebevollen Pflege des Elternhauses, wie unter der rationellen Pflege und consequenten Erziehung in der Anstalt und selbst in den kümmerlichen, durch Indolenz gekennzeichneten Verhältnissen des Proletariats gleich unaufhaltsam sich entwickeln kann.

Die intercurrenten psychischen Störungen der kindlichen Epileptiker, welche ebensowohl bei geistig unversehrten als gemüthlich entartenden, sowie schwach- und blödsinnigen Individuen vorkommen, sind von verschiedener Dauer und fallen dementsprechend je nach dem unter die Rubrik der transitorischen, der acuten, der subacuten (protrahirten) Psychosen. Ihre Beziehungen zu den convulsivischen Anfällen sind folgende: 1) die psychische Störung tritt als Aequivalent des epil. Anfalls auf; 2) sie geht dem epileptischen Anfall voran — praeepileptisches Irresein; 3) sie schliesst sich an den Krampfanfall an — postepileptisches Irresein; 4) sie besteht zur Zeit, in welcher die Krampfanfälle gehäuft auftreten, begleitet eine Serie von convulsivischen Attaquen. Die Regel ist, dass bei aller Vielgestaltigkeit der Symptombilder in den verschiedenen Fällen im Einzelfalle immer die gleiche Erscheinungsreihe typisch wiederkehrt: ein Anfall gleicht dem Andern auf das Haar. Ausnahmen davon sind selten. Die Rückerinnerung an den Anfall fehlt beinahe immer.

Die psychischen Aequivalente, kurze Zeit, Minuten bis Stunden anhaltende Seelenstörungen gehen in manchen Fällen der Entwicklung typischer Epilepsie prämonitorisch voraus: es kommen Anfälle grosser Unruhe und Aufregung mit unzusammenhängendem Schwatzen, plötzlichem Fortspringen etc. vor, welchen im Verlaufe einiger Monate und mehr regelmässige epileptische Anfälle nachfolgen (West, Wildermuth). Andererseits kann es aber vorkommen, dass die typischen convulsiven Anfälle für längere Zeit ausbleiben, statt ihrer Attaquen von Zerstörungssucht, zwecklosem Stehlen, Widerspenstigkeit, Streitsucht (Wildermuth u. A.), auch Zufälle von wüthender Tobsucht mit Gewaltakten gegen Personen und Sachen auftreten (Morel) oder die acute psychische Störung schiebt sich als Aequivalent zwischen zwei epileptischen Anfällen ein, welche unter Umständen auch durch ein recht langes Intervall getrennt sein können. Die Formen dieser Aequi-

valente sind (ausser den bereits genannten) sehr zahlreich: Aufregungszustände mit zusammenhanglosem Geschwätz, Somnambulismus mit automatischen Handlungen der verschiedensten Art (sog. Dämmerzustände),
kataleptische Starre mit wildem stierem Blick und Murmeln abrupter
Worte, Angstzustände mit religiösem Delirium, Furor, Aphasie.

West (a. a. O. Bd. 23 S. 7) beobachtete ein Mädchen im 11. Jahre,
das 8 Jahre alt einen epileptischen Anfall gehabt hatte und anfallsweise
in heftige Aufregungszustände verfiel und dann 6 Monate hindurch sehr
oft 1—2 Minuten dauernde Anfälle kataleptischer Starre bekam, in welchen sie wild und stier um sich blickte und einige unzusammenhängende
Worte murmelte; später traten wieder gewöhnliche epileptische Anfälle auf.

Weiterhin theilt West (a. a. O. Bd. 35 S. 35) mit, dass ein 9jähr.
Knabe, der schon längere Zeit an leichten und schweren epileptischen
Anfällen litt, intervalläre Wuthparoxysmen hatte, in welchen er auf
Andere losfuhr, auch alle Bekleidung von sich warf und nackt im Zimmer
herumlief.

Das praeepileptische — dem convulsiven Anfalle voraus-
gehende — Irresein der Kinder illustriren folgende Fälle:

L. Meyer (Virchow Arch. Bd. VIII. H. 3) berichtet von einem
Knaben, Zögling einer Erziehungsanstalt, der Nachts plötzlich von heftigem Furor befallen im Schlafsal laut und unarticulirt sprechend herumlief, einen anderen, der ihn beruhigen wollte, zu erdrosseln versuchte;
als er mit Mühe gebändigt und zu Bett gebracht worden war, folgte ein
epileptischer Krampfanfall.

Maudsley (a. a. O. S. 280) erzählt nach Whytt folgende Beobachtung: 10jähr. Knabe Epilepsie nach Kopfverletzung. Unwillkürliche
Lachanfälle, zwischen welchen der Kranke über einen seltsamen Geruch
und ein Gefühl von Nadelstichen in der Nase klagt, verwirrtes Reden,
eigenthümliches Vorsichhinstarren leiten regelmässige convuls. Paroxysmen ein.

Postepileptisches Irresein, welches bei Kindern sehr selten ist, lag in folgender Beobachtung vor:

Leidesdorf (Wien. med. Vjschr. 1884 S. 809: 13jähr. Mädchen.
Vollständige und unvollständige epileptische Anfälle. Nach jedem derselben steht sie aus dem Bett auf, kniet auf den Fussboden nieder, ver-
richtet ihr gewohntes Morgengebet, wäscht sich anscheinend Gesicht und
Hände, trocknet sich anscheinend auch ab, zieht ihr Nachthemd aus,
wechselt es und macht alle Handgriffe des Ankleidens. Hierauf jedesmal Schlaf, beim Erwachen keine Erinnerung für das Vorgefallene.

Das epileptische Irresein, welches eine Serie gehäufter Anfälle begleitet, kann bei Kindern unter der Form
von typischer Manie, von furioser Aufregung, von acuten Blödsinnszu-
ständen auftreten, wie die folgenden Beispiele beweisen:

Simon Sjak, 8 Jahre alt, estnischer Bauernknabe, epileptisch seit
dem 12. Lebensmonat, von Gemüth reizbar und empfindlich, intellectuelle

Fähigkeiten unversehrt. Im Mai 1885 häuften sich die epil. Anfälle derartig, dass sie täglich und jede Nacht kamen; einmal hatte er sogar in 24 Stunden 28 Anfälle. Wegen anhaltender heftiger Aufregung und Ausgelassenheit wird er am 27. in die Klinik gebracht. Pat. ist sehr laut, schreit und singt fast den ganzen Tag, läuft anhaltend herum, springt auf die Möbel, das Berufen hat gar keinen Erfolg. Bei Verweisen schlägt er zu, lacht aber gleich wieder, springt fort, schlägt Purzelbäume. Spontane Gewaltthätigkeit fehlt gänzlich, von Hallucinationen keine Spur, Vorhandensein von Angst stellt er lachend in Abrede. Das Bewusstsein ist ganz klar, die Antworten erfolgen rasch und richtig. Er weiss über seine Verhältnisse, die Reise hierher etc. genau Auskunft zu geben, Krankheitsgefühl fehlt, doch weiss er dass er oft Krämpfe hat und dabei die Besinnung verliert. Bei der Visite sprang er mir einmal mit affenartiger Behendigkeit auf den Rücken und klammerte sich fest. Unter lautem Gelächter liess er sich wieder herab, als man versuchte ihn mit Gewalt zu entfernen. Er hatte in der Klinik anfangs noch öfter, an einem Tage sogar elf schwere epil. Anfälle mit Zungenbiss. Unter dem Einfluss der Bromkalium-Behandlung verminderte sich die Häufigkeit derselben, die Manie blieb unverändert forsbestehen. Er wurde von den Angehörigen wegen Mangels an Mittel zurückgenommen. (Eigene Beobachtung.)

West berichtet (a. a. O. Bd. 23 S. 7) von einem 9jähr. Knaben, bei welchem sich die epileptischen Anfälle so gehäuft hatten, dass sie 3—4mal in der Woche und manchen Tag mehr als einmal kamen. Er befand sich in einer Art maniakalischer Aufregung, in welcher er auf andere Kinder losschlug, die ihm durchaus nichts gethan hatten, dabei schien er sich bewusst zu sein, dass er unrecht handle.

Wiedemeister (Allg. Zeitschr. f. Psych. Bd. 29 S. 576): 13jähr. noch nicht menstruirtes Mädchen. Längere Serie von erst unvollständigen, dann regulären epileptischen Anfällen; während der Anfallsserie und diese überdauernd heftige Tobsucht, in welcher sie mit Schlägen und Todtmachen droht, den Eltern mit Messern zu Leibe geht und eine jüngere Schwester zu erdrosseln droht; dabei viel Lachen mit verzerrtem Gesicht, unfreiwilliger Harnabgang.

Derselbe (a. a. O. S. 574): 18jähr. Mädchen von durchaus kindlichem Habitus und noch nicht menstruirt. Fast jeden Tag und jede Nacht auftretende sehr schwere, das Leben bedrohende epil. Anfälle, Speichelfluss, unfreiwilliger Harn- und Stuhlabgang, taumelnder Gang, dabei unablässiges Herumlaufen im Zimmer, Umwerfen von Stühlen und Tischen, Unfähigkeit auch die leichtesten Fragen zu beantworten, Unfähigkeit allein zu essen, überhaupt alle Zeichen des tiefsten Blödsinns.

In vielen Fällen bestehen chronische und acute (intercurrente) Psychosen wie bei Erwachsenen so auch bei kindlichen Epileptikern nebeneinander: während die epileptische Gemüthsveränderung besteht, sich langsam zur deutlichen mit Schwachsinn gepaarten psychischen Degeneration weiter entwickelt und selbst noch im Verlaufe des epil. Blödsinns kommen Tage und Wochen anhaltende und als solche heilende Zustände von tobsüchtig-furioser, melancholisch-ängstlicher Aufregung, stuporöser Abstumpfung vor, nach deren Ablauf das kranke Kind gewöhnlich wieder alle vorher vorhanden gewesenen Erscheinungen psychischer Veränderung zeigt.

Rasche Fortschritte der chronischen Psychosen in Folge dieser Zwischenfälle scheinen selten zu sein.

Pathol. Anatomie, Prognose, Aetiologie, Diagnose und Therapie sind bei S o l t m a n n zu vergleichen. —

Hysterie.

L i t e r a t u r : Die Literatur bis zum Jahre 1880 findet sich zusammengestellt bei H. S m i d t, Arch. f. Kindkrkh. N. F. XV. S. 1 ff.
S e e l i g m ü l l e r, Deutsch. med. Wochschr. 1881. S. 584. — S c h e r p f, C o h n a. a. O. — H e n o c h , Vorles. üb. Kinderkrankh. 2. Aufl. Berl. 1883. S. 193 ff. — S c h ä f e r , Arch. f. Kinderkrankh. V. 1884. S, 401. — J. W e i s s, ibid. S. 451. — L e i d e s d o r f a. a. O. S. 836. — H e r z , Wien. med. Wschr. 1885. Nr. 43—46. — T u c z e k , Berlin. klin. Wschr. 1886. Nr. 31, 32. — C h a r c o t , Neue Vorlesg. üb. d. Krankh. d. Nervensystems insbes. üb. Hysterie, deutsch. v. F r e u d. Leipz. u. Wien. 1886. S. 182 ff. — R i e s e n f e l d , üb. Hysterie b. Kindern. Diss. Kiel. 1887. — L a u f e n a u e r , Erlenmeyers Centralblatt. 1887. Nr. 6. S. 162.

Auch bei Kindern beiderlei Geschlechts und jeder Alterstufe mit Ausnahme der Säuglingsperiode kommen neuropathische Symptomencomplexe vor, welche sich in nichts von jenen Störungen unterscheiden, welche bei Erwachsenen weiblichen Geschlechts häufig beobachtet und unter der Bezeichnung Hysterie zusammengefasst werden. Wir dürfen daher von einer Hysterie der Kinder (in demselben Sinne wie von Hysterie der Männer) sprechen, wenn auch gerade der Name hier sehr w e n i g p a s s e n d erscheint, indem er auf einen Zusammenhang der in Rede stehenden Störungen mit Unordnungen und Krankheiten in den a u s g e b i l d e t e n w e i b l i c h e n S e x u a l o r g a n e n hinweist.

Bezüglich der Geschichte der Hysterie im Kindesalter verweise ich auf S m i d t 's gründliche Arbeit (a. a. O.). Fester begründet wurde diese Lehre in der neuesten Zeit durch zahlreiche casuistische Mittheilungen und die oben angeführten umfassenden Arbeiten, erweitert durch S e e l i g m ü l l e r, welcher derselben die Chorea magna, eine ächt infantile Hirnneurose einverleibte [1]).

Es ist bekannt und allgemein anerkannt, dass eine genaue Definition der Hysterie mit wenig Worten kaum möglich ist, weil Pathogenese, Erscheinungen und Verlauf zu vielgestaltig, das Wesen der Krankheit und der Sitz derselben noch unbekannt sind.

Immerhin kennzeichnet sich die sog. Hysterie bei aller Vielgestaltigkeit des Krankheitsbildes durch gewisse Merkmale als eigenartige

---

1) Andeutungen des nahen Zusammenhanges der Chorea magna mit Hysterie finden sich schon bei B a m b e r g e r , Diss. Ueber Chorea major v. G l i s s m a n n , Würzb. 1861. — G e r h a r d t , Lehrb. d. Kinderkrkh. 1874. — v. Z i e m s s e n , dessen Handb. d. Pathol. u. Ther. Bd. XI.

Nervenaffection. Wie könnte sie auch sonst zu den bekanntesten und am häufigsten diagnosticirten Neurosen gehören? Pathogenetisch ist sie dadurch charakterisirt, dass sie auf Grundlage erblicher oder erworbener Prädisposition vorzugsweise durch psychische Ursachen zu Stande kommt. Pathologisch erweist sich die Hysterie als eine auf abnormer Erregbarkeit der Centren und Bahnen des Nervensystems beruhende Störung, deren vielgestaltige Symptome bald Erscheinungen gesteigerter Reizbarkeit und Reizung, bald solche der Ueberreizung, nämlich Lähmungserscheinungen in zahlreichen oder einzelnen Abschnitten und Systemen des Nervenapparates ausmachen. Dementsprechend gehören der Hysterie sensible, motorische, vasomotorische, secretorische und psychische Störungen an, welche in den verschiedenartigsten Combinationen auftreten können und so die Vielgestaltigkeit der einzelnen Fälle bedingen. Hinsichtlich des Verlaufes und der Ausgänge zeichnet sich die Krankheit aus durch rasches Ausbrechen von Paroxysmen wie durch rasches Verschwinden anscheinend schwerer Störungen selbst nach vielleicht langem Bestehen — und für das Zustandekommen beider Vorgänge sind wiederum psychische Einflüsse in charakteristischer Weise massgebend.

Eine Abhandlung über Kinderpsychosen ist nicht der Ort, an welchem die Frage, ob die Hysterie ihren Sitz im Nervenapparate überhaupt oder speciell im Seelenorgan habe, zur Discussion kommen müsste. Sie gehört mehr der Neuropathologie und Psychopathologie der Erwachsenen an. Dieser Streit ist übrigens ganz müssig, so lange er nur auf Calcül beruht, den keinerlei sichere pathologisch-anatomische (bezw. histologische) Untersuchungen stützen.

Symptome. Bei der ausserordentlichen Vielgestaltigkeit der Symptome und Symptomencomplexe, durch welche die Hysterie im Kindesalter in Erscheinung tritt, ist eine einheitliche allen diesen Eventualitäten Rechnung tragende Schilderung des Krankheitsbildes unmöglich. Auch die von Faye, Seeligmüller (bezüglich der schweren Hysterie), Henoch vorgeschlagenen Abgrenzungen von Krankheitsbildern nach den hervorragendsten Symptomen erschöpfen noch nicht alle Möglichkeiten der Combination der Erscheinungen in den verschiedenen Fällen und in dem wechselvollen Verlaufe, der oft genug der Krankheit noch im Einzelfalle eigenthümlich ist.

Faye (Norsk. Mag. f. Lägevidensk. 3 R. I. 6. 1875 S. 225 Schmidt's Jahrb. Bd. 176. S. 56) unterscheidet: 1) Paralytische Anfälle. 2) Convulsive Anfälle. 3) Chorea. 4) Uebertreibungssucht. 5) Hysterische Arthralgien. 6) Pica.

Seeligmüller (a. a. O.) unterscheidet 1) die maniakalische Form,

2) die hypnotische Form, 3) die epileptische Form, 4) die convulsivische
Form der Chorea magna oder Hysterie der Kinder.

Henoch (a. a. O.) unterscheidet: 1) Ueberwiegen der psychischen
Symptome, vollständige oder unvollständige Bewusstseinspausen. Hallucinationen. Delirien. Convulsionen. 2) Convulsionen. Singultus. Stimm-
krämpfe (Wein- und Schreikrämpfe). Plötzlicher Umschlag der Convulsionen in Lähmungserscheinungen. 3) Coordinirte (Zwangs-)Bewegungen.
„Chorea magna“. 4) Sensibilitätsstörungen und trophische Störungen.

Wir betrachten daher die der Hysterie eigenthümlichen Symptome
der Reihe nach in Kategorien, nämlich die Störungen der Sensibilität,
Motilität, der vasomotorischen, secretorischen Innervation und die psychischen Störungen. Da von Soltmann in diesem Handbuche (Bd. V.)
die functionellen Nervenkrankheiten des Kindesalters bereits sehr sorgfältig geschildert worden sind, können wir uns unter Verweisung auf
jene Abhandlung bei den meisten dieser Störungen (ausgenommen
des psychischen) auf deren einfache Erwähnung beschränken.

Sensibilitätsstörungen. Hyperästhesien kommen vor
als Tastsinnsverschärfung, Feinhörigkeit, Verschärfung des Geruchs-
und Geschmacksinnes, des Muskelsinnes; als allgemeine oder lokale
Hyperalgien, welche oft genug mit entsprechenden spontanen Schmerzen verbunden sind. Es gehören hierher: allgemeine Hyperalgie der
Haut, (Weiss[1]) u. A.) hyperalgische Bezirke derselben (Henoch[2])
u. A.), welche auch bei Kindern dem Transfact unterworfen sein können
(Seeligmüller[3]). Nicht selten ist Schmerzempfindlichkeit der Kopfhaut, entweder diffus oder auf einzelne Punkte beschränkt, allgemeiner, halbseitiger oder lokaler Kopfschmerz, Schmerzempfindlichkeit einzelner oder einer Reihe von Hals- oder
Brustwirbeln, welche gewöhnlich mit spontanem Rückenschmerz verbunden ist, Gastralgien und hyperalgetische
Stellen in der Bauchhöhle, am häufigsten am Eingange in das
kleine Becken, gewöhnlich ohne zwingenden Grund als »Ovarie« bezeichnet; Neuralgien der Gelenke vorzugsweise des Kniegelenkes,
dann des Hüftgelenkes, welche gewöhnlich mit starker Hyperalgie verbunden sind, Trigeminus- und Intercostalneuralgie; weiterhin Empfindlichkeit des Acusticus gegen Geräusche jeder Art und Ohrensausen, Hyperästhesie der Retina und Photopsien der verschiedensten
Art; endlich eine Menge von Idiosynkrasien gegen einzelne
sensible und sensorische Reize, Illusionen und Hallucinationen.

Parästhesien und Paralgien, welche bei Hysterischen häufig

---

1) Weiss, a. a. O. S. 454 (13jähr. Knabe).
2) Henoch, a. a. O. S. 202 (12jähr. Knabe), S. 203 (6½jähr. Knabe).
3) Seeligmüller, a. a. O. S. 584.

vorkommen, sind Formicationen der Haut, subjectives Hitze-
und Frostgefühl, Präcordialangst (vgl. S. 69 ff.) mit Op-
pressionsgefühl, Druckgefühl in der Magengegend und die fast
ausschliesslich dieser Neurose eigenthümliche Bulimie, die wahrscheinlich mancherlei perversen Gelüsten der Hysterischen zu Grunde
liegt. (Globus vgl. unten). Kitzelgefühl im Kehlkopf (Titillatus) ver-
ursacht offenbar den so häufigen hysterischen Husten, der oft stundenlang anhält, leer und bellend ist.

Anästhesien bestehen entweder in Abschwächung bezw. Verlust einzelner Qualitäten des Tastsinnes (Tast-, Druck-, Raum-, Tem-
peraturempfindung) oder sie haben, was häufiger ist, die Bedeutung
von Analgesien. Analgesie leistet zahlreichen Wunderdingen Vorschub, welche auch hysterische Kinder vorführen.

Die für die Hysterie charakteristische Hemianästhesie ist von
Barlow [1]), Lykke [2]) u. A. auch bei Kindern beobachtet worden.
Dieselbe setzt sich zusammen aus genau halbseitiger Anästhesie und
Analgesie der Haut an Kopf, Stamm und Extremitäten sowie der zugänglichen Schleimhäute bei Erhaltensein aller Reflexe, womit Anästhesie
der Muskeln, Knochen, Gelenke verbunden sein kann, aus halbseitiger
Anosmie, Ageustie; es besteht ferner doppelseitige, aber auf dem der
hemianästhetischen Seite zugehörigen Auge erheblichere Amblyopie,
besonders als Dyschromatopsie in Erscheinung tretend, oft auch mehr
oder weniger ausgesprochene, auf der erkrankten Seite stärkere Schwerhörigkeit.

Motilitätsstörungen. Tonische und klonische Krämpfe,
welche entweder allgemein oder auf einzelne Nervengebiete beschränkt
sind, kommen sehr häufig bei Hysterie vor, so kataleptische Starre,
Opisthotonus (hyst. Kreisbogen), allgemeine Convulsionen,
welche alle den Anfällen schwerer Hysterie eigenthümlich sind, weiterhin Chorea electrica (oder Spasmus Dubini, welche ich bei zwei
Geschwistern beobachtet habe), deren lokale und häufigste Form der
Spasmus mutans ist; in weiterem Sinne gehören auch die unten
noch zu erwähnenden der Chorea magna eigenthümlichen Zwangsbe-
wegungen hierher. Von lokalen Krämpfen sind charakteristisch für
die Hysterie der offenbar dem »Globusgefühl« zu Grunde liegende
Krampf der Osophagus-Musculatur; sehr häufig sind Re-
flexkrämpfe wie Würgen mit oder ohne Erbrechen, Rülpsen und namentlich Singultus, weiterhin krampfhafte Erscheinungen im Re-

---

1) Barlow, Med. Times et Gaz. 1877. I. S. 537.
2) Lykke, cit. b. Smidt a. a. O. S. 9.

spirationsapparat: hochgradige Beschleunigung der Athem-bewegungen (von dem hysterischen Husten war bereits die Rede), Oscedo, Glottiskrampf und die geradezu specifischen Schrei-krämpfe, bei welchen unarticulirte oder verschiedenen Thierstimmen gleichende Laute producirt werden; dazu kommen endlich als irritative Coordinationsstörungen höherer Ordnung die ebenfalls häufigen und charakteristischen Lach- und Weinkrämpfe.

Am Harnapparat tritt bisweilen krampfhafter Verschluss der Blase mit heftigem Harndrang auf (welchen ich selbst bei einem 7jähr. Mäd-chen neben Rückenschmerz das ganze Krankheitsbild beherrschen sah.)

Lähmungen mit oder ohne Contracturen kommen in den man-nigfaltigsten Formen bei Hysterie der Kinder vor. Charakteristisch ist, dass die elektrische Erregbarkeit unverändert und die Haut- und Sehnenreflexe vorhanden sind, dass die Contracturen bei Chloroform-narkose sich lösen. Die hysterischen Lähmungen entstehen nach psy-chischen Einflüssen (Imitation etc.) oder nach leichten Traumen oder sie gehen aus convulsiven Anfällen hervor.

Die Lähmungen (bezw. Paresen) haben vorzugsweise ihren Sitz in den Extremitäten; kaum jemals betreffen sie die Gebiete des Facialis und des Hypoglossus, hie und da dasjenige des Oculomotorius (Jacobi [1]), häufiger auch schon bei Kindern dasjenige des Laryngeus inf. (vgl. Gerhardt, über Stimmbandlähmung Bd. III. 2. S. 317 ff. dieses Handb.). Die Paresen und Lähmungen der Extremitäten sind vorwiegend halb-seitig, jedoch auf Arm und Bein bei Freisein des Gesichts und der Zunge beschränkt, weiterhin häufig Paraparesen oder Paraplegien; häufig kommen Monoparesen und Monoplegien, Schwäche oder Läh-mung aller Extremitäten (Riegel [2])) vor. Die hysterische Hemiplegie, nicht selten mit gleichseitiger Hemianästhesie verbunden, bringt oft Contracturen im Arm Flexions- im Bein Streckstellung mit sich. Die hysterische Paraparese ermöglicht ziemlich vollkommene Bewegungen der Extremitäten in der Rückenlage und im Sitzen aber beim Versuche auf die Füsse zu treten knicken die Kranken in Knie und Hüfte zu-sammen. Die Paraplegien sind oft mit Flexionscontracturen verbunden. Zittern in den paretischen und gelähmten Nervengebieten kommt auch bei Kindern manchmal vor.

In seltenen Fällen wurde auch hysterische Aphasie bei Kindern beobachtet (v. Franque [3]), Jackson [4]).

---

1) Jacobi, cit. b. Schäfer a. a. O.
2) Riegel, Zeitschr. f. klin. Med. VI. S. 453.
3) v. Franque, Journ. f. Kinderkrankh. Bd. 49. S. 226.
4) Jackson, vgl. Clarus, Ueber Aphasie bei Kindern. Diss. Würzb. 1874. S. 28.

Von Innervationsstörungen innerer Organe sind am häufigsten Athemstörungen, Herzklopfen und Meteorismus.

Auch vasomotorische Störungen, Blässe, Temperaturverminderung, welche freilich auch auf der oft vorhandenen Anämie beruhen kann, lokaler Gefässkrampf, andererseits Gefässerweiterung mit örtlicher Steigerung der Temperatur und vermehrter Schweisssecretion kommen in vielgestaltiger Vertheilung und verschiedener Intensität vor. Der Puls ist bald klein und leer, bald voll und gross in einer der Uebersichtlichkeit sich entziehenden Variabilität. Auch typische Blutungen, z. B. Blutbrechen sind bei Kindern schon beobachtet worden (Henoch). In wie fern die Menstruatio praematura bei hysterischen Mädchen den Werth eines neuropathischen Symptomes hat, wage ich nicht zu entscheiden. Conolly [1]) sah dieselbe öfter mit Neigung zu impulsiven Akten zusammenfallen.

Secretorische Störungen. Hierher gehören: Steigerung der Schweissabsonderung, welche besonders zu Ende der grossen hysterischen Anfälle sich zeigt, Speichelfluss, Absonderung reichlichen, hellen Harnes von niederem spec. Gewicht (urina spastica) zumal bei den Krampfparoxysmen, endlich Oligurie und Anurie.

Psychische Störungen. Von der massgebenden Bedeutung, welche denselben in den wechselnden Krankheitsbildern der kindlichen Hysterie zukommt, war oben bereits die Rede. Wir unterscheiden zwei Gruppen derselben: die hysterische Gemüthsveränderung, bezw. hysterische Gemüthsentartung, welche der gleichnamigen Charakterveränderung bei Erwachsenen entspricht, und die vorübergehenden hysterischen Psychosen.

Die hysterische Gemüthsveränderung ist die Reaction gegen körperliches und geistiges Missbehagen, welches die Krankheit immer hervorbringt. Sie hat daher sehr viel Aehnlichkeit mit der Hypochondrie, von welcher sie auch, wie S. 198 erwähnt wurde, oft schwer zu unterscheiden ist. Die Kinder glauben ganz besonders schwer leiden zu müssen und wollen ihren Zustand gewürdigt, verstanden wissen, verlangen allseitig und immer Berücksichtigung, welche, auch wo sie gewährt wird, ihnen doch nicht genügend, nicht intensiv genug erscheint. Ueber das Maass der normalen kindlichen Selbstsucht hinaus egoistisch sind sie anspruchsvoll genug, auch zu verlangen, dass die perversen Aeusserungen ihrer Gefühle, ihre Idiosynkrasien etc. nicht nur ohne weiteres hingenommen, sondern ästimirt, bestaunt werden. Gerade das letztere ist nun bei der Hypochondrie der Kinder

---

1) Conolly, a. a. O. S.

nicht der Fall, und darin liegt ein wichtiges Unterscheidungsmal zwischen Hypochondrie und Hysterie.

Nicht selten bringt dieser Entwicklungsgrad der hysterischen Ge-müthsveränderung ein typisches Krankheitsbild hervor, dessen Haupt-symptome anhaltende, durch Schwächegefühle in den unteren Ex-tremitäten, Paraplegie oder auch nur unangenehme Empfindungen beim Treten auf die Füsse veranlasste Bettsucht ausmacht, zu welcher sich allmählich eine Menge anderer, diese an sich schon starke Offenbarung schweren Krankseins weiter illustrirende Erscheinungen gesellen, nament-lich Nahrungsabstinenz, Verhaltung von Stuhl und Urin, Schreikrämpfe und zahlreiche Bizarrerien und Faxen, deren wirkliche oder simulirte Bedeutung oft schwer zu eruriren ist. Diese Zustände bestehen oft lange Zeit und deuten damit auf eingreifende psychische Veränderungen zuverlässig hin. Uebel angebrachte Verhätschelung und Rücksicht dienen nur dazu, sie ständig zu machen.

In anderen Fällen entwickelt sich, da, wie gesagt, die hysterischen Kinder in Sachen der Theilnahme nie zufrieden zu stellen sind, bei wachsender Verstimmung, bei Verbitterung, die nach verzweifelter Lösung ringt, die Sucht, die wirkliche oder scheinbar versagte Wür-digung des Leidenszustandes, mit welchen Mitteln es auch sei, zu er-zwingen. Nachdem stille Resignation, Duldermiene, darauf Rühr-scenen, klagende Praetentionen umsonst versucht worden sind, greifen die Kranken zur Schaustellung auffallender Vorgänge am eigenen Körper: sie unterhalten, steigern geflissentlich vorhandene Störungen, provociren solche, täuschen unmögliche krankhafte Erscheinungen vor, oft mit mit raffinirter Schlauheit.

Aber auch ganz abgesehen von dieser Art Lust am Betrug, die immer noch in dem Bestreben Mitleid zu erwecken wurzelt, kann sich förmliche Gemüthsentartung auf Grund von Hysterie entwickeln. Garstige Verläumdungen anderer Personen, rohes Schimpfen, obscönes Betragen, Lust am Entwenden fremden Eigenthums, am Lügen ohne Noth — Erscheinungen, deren Conolly a. a. O. gedenkt — Freude am Peinigen anderer Organismen kennzeichnen diese Störung, mit welcher auch vorzeitiges Erwachen und Lebendigsein sexueller Er-regung verbunden sein, vielleicht derselben geradezu zu Grunde liegen kann. So verschmilzt denn, wie wir oben andeuteten, hie und da die hysterische mit der ordinären Gemüthsentartung.

Vorübergehende hysterische Psychosen. Leichtere Störungen dieser Art sind unbegründete Launen, sentimentale oder bei der habituellen Depression auffallende Exaltationen. Viel wichtiger sind die sog. schweren Anfälle von Hysterie, welche eine

Gruppe bilden, die sich zusammensetzt aus kataleptischen Zuständen, hysterisch-epileptischen Anfällen, Somnambulismus, Chorea magna, Furor, religiöser Ekstase, schreckhaftem Delirium mit Phantasmen. Es herrscht die innigste Verwandtschaft zwischen diesen Störungen. Sie wechseln unter einander ab, können sich als Phasen des Krankheitsbildes in demselben Anfall folgen, ja es können Elemente des einen dieser Zustände in den anderen sich einmischen, wodurch ihre Zusammengehörigkeit genügend erwiesen ist. Und weiterhin haben diese psychopathischen Anfälle die Eigentümlichkeit, dass sie gewöhnlich nicht vereinzelt im Verlaufe der Krankheit dastehen, sondern wiederkehren und zwar gerade oft um dieselbe Tageszeit, ja um eine bestimmte Stunde auftreten. Schon diese Erscheinung weist auf das Zustandekommen dieser Anfälle durch psychische Einflüsse (Erinnerung an die früheren Paroxysmen der Zeit nach) hin; andererseits sind es nicht selten ganz bestimmte psychische Reize (Schreck, Aerger), welche den Anfall auslösen oder er wird provocirt durch Druck auf einen »hysterogenen« Punkt. Der Anfall beginnt gewöhnlich mit Prodromalerscheinungen, von welchen verändertes Aussehen, Veränderung der Stimmung, Singultus, Gähnen, Dyspnoe, Uebelkeit, Globus und krampfhafte Schlingbewegungen, Herzklopfen die häufigsten sind. Diese Anfälle dauern eine Reihe von Minuten bis eine Stunde und länger, sie endigen plötzlich oder allmählich. Das Bewusstsein ist in denselben gemeinhin nur stark getrübt, nicht ganz erloschen, sodass hinterdrein noch einzelne dumpfe Erinnerungen an die Zeit des Anfalles vorhanden sein können. In der Zwischenzeit der Anfälle bestehen fast immer ausgesprochen hysterische Erscheinungen.

Katalepsie. Das Krankheitsbild dieses Zustandes ist demjenigen gleich, welches Soltmann Bd. V. 22 S. 184 d. Hdb. geschildert hat.

Hysteroepilepsie. Diese Paroxysmen haben, wie die Bezeichnung aussagt, frappante Aehnlichkeit mit epileptischen Anfällen. Wie aber schon Soltmann hervorgehoben hat sind dieselben auch bei Kindern durch die oben genannten Prodromalerscheinungen, namentlich Gähnen, Globus, psychische Verstimmung charakterisirt. Der Anfall beginnt mit Zittern der geschlossenen Augenlider, der Kranke sinkt oder stürzt zu Boden ohne Schrei und Verletzungen beim Fall kommen nicht vor. Unter Stockung der Respiration, Laryngismus stridulus, entsteht rasch Cyanose, es folgt Nackenstarre, Adduction der Arme, Pronation der zur Faust geschlossenen Hände; Streckung der unteren Extremitäten, darauf brechen allgemeine klonische, mit Stöhnen und Verdrehungen des Körpers verbundene Zuckungen aus. Einseitige Pupillenerweiterung ist nach Laufenauer häufig; unfreiwilliger

Abgang der Excrete findet ebenso wenig statt wie Zungenbiss, die
Reflexe erlöschen nie, oft sogar sind sie, namentlich im Gesicht, gesteigert; schmerzhafte Reize bringen entsprechende, allerdings oft
schwache Reactionen hervor und nach dem Anfall besteht meist noch
eine schwache Erinnerung an die Versuche, die sensible Reaction nachzuweisen. Der Paroxysmus löst sich mit Schluchzen, Singultus, Weinen,
Lachen und hinterlässt oft eine länger dauernde Abspannung mit Schlaf,
aus welchem die Kranken entweder unverändert oder mit Heisshunger
und Gefrässigkeit, hie und da auch mit Paresen, einige Zeit oder lange
anhaltenden Lähmungen und Contracturen erwachen. Es kommt aber
auch vor, dass somnambule Zustände, Chorea magna, Katalepsie, Delirium oder religiöse Ekstase sich an den Anfall anschliessen.

Somnambulismus (hypnotische Zustände). Von diesem Symptomencomplex war bereits S. 133 die Rede. Das Auftreten desselben
am Tage (S. diurnus) ist für die infantile Hysterie ganz charakteristisch.
Der höhere, durch das Vorwalten starker motorischer Reizungserscheinungen ausgezeichnete Grad dieser Störung ist die sogenannte

Chorea magna. Nach den oben erwähnten Prodromalerscheinungen tritt der Anfall mit convulsivischen Bewegungen, Katalepsie,
Irrereden in Scene. Mit scheinbar ganz geschlossenen Augen führen
die Kranken bald einförmige, bald mannigfaltige coordinirte Bewegungen
aus und offenbaren in derselben eine grosse Kraft, Behendigkeit und
Sicherheit (Eleganz, Laufenauer), besonders in Adaptirung derselben
an Dinge der Umgebung, an Hindernisse. Diese Bewegungen sind
Springen, Tanzen, Klettern, Kriechen, Rollen um die Längsaxe, Nach-
ahmungen des Schwimmens oder Fliegens, oder sie entsprechen akro-
batischen Stellungen (Charcot's Kreisbogen) und Kunststücken, wie
Sichüberschlagen, Purzelbäumen (Charcot's Clownismus). Während
dieser Bewegungen oder in den kurzen Pausen derselben tritt oft
feierlich gehobene, sentimentale Stimmung hervor. Die Kranken
singen, reden mit ungewöhnlichem Pathos in fremden Dialekten und
Sprachen, selbstverständlich nur, soweit sie dieselben kennen, bringen
allerhand Dinge vor, die längst vergessen scheinen, gerathen wohl
auch in Verzückungen mit phantastischen geläufigen Deklamationen,
sich selbst eine bestimmte Rolle, der Umgebung eine entsprechende
Bedeutung beilegend. Alle diese motorischen wie psychischen Vorgänge vollziehen sich mit Zwang, indem selbst schmerzhafte Einflüsse,
Erschöpfung und Missbehagen an ihrem Ablauf dieselben nicht sistiren.
Oft ist in den Anfällen die Schmerzempfindlichkeit aufgehoben, Kneipen
und Stechen bleiben unbeachtet, während die Temperaturempfindlichkeit

(Reaction auf nasse, kalte Gegenstände) erhalten, die Tastempfindung und namentlich der Muskelsinn verschärft erscheinen.

Selten besteht allgemeine Hyperästhesie mit Reflexconvulsibilität. Gehör und Geruch sind bald abgeschwächt, bald auffallend fein. Idiosynkrasien des Geruches, des Appetits können im Anfall vorhanden sein. Der Paroxysmus schliesst plötzlich oder allmählich mit Erschöpfung und allerlei hysterischen Erscheinungen, wie Sopor, Gähnen, Seufzen, Singultus, Uebelkeit, Stöhnen, Greifen nach dem Kopfe ab. Athemnoth und Schweiss sind natürliche Folgen der starken Muskelaktion. Die psychischen Functionen bleiben meist noch eine zeitlang gestört. Von dem während der Attaque Vorgefallenen wissen die Kranken hinterher entweder nichts oder sie haben dumpfe Erinnerungen oder sie glauben, was ja dem Sachverhalte entspricht, das Geschehene geträumt zu haben.

Anfälle furibunder Tobsucht. Diese bilden die S. 131 geschilderten Eigenschaften; besonders charakteristisch ist für dieselben die oft typische Wiederkehr zu bestimmter Tageszeit, namentlich Abends vor Schlafengehen. (Fälle von Lähr [1]), Müller [2]) u. A.)

Anfälle von religiöser Ekstase, welche die Eigenschaften der S. 132 erwähnten Störung vorführen und mit Visionen, Hallucinationen sublimen Inhalts, Singen und Beten verbunden sind, gehören bei Kindern so ausschliesslich der Hysterie an, dass wo sie sich zeigen gar keine andere Seelenstörung angenommen werden kann. Es gehören hierher die von Kerner (Griesinger [3]), Brierre de Boismont [4]), Steiner [5]) u. A. beschriebenen Fälle und weiterhin zweifelsohne die »Erweckungen« im Elberfelder Waisenhause und ähnliche Erscheinungen, auf welche wir S. 55 hingewiesen haben.

Anfälle von schreckhaften Verfolgungsdelirien mit Hallucinationen ähnlich dem Pavor nocturnus, aber bei Tage auftretend, sind ebenfalls häufig. Einen Fall, den Henoch erwähnt, haben wir S. 97 kennen gelernt. Zwei solcher Fälle berichtet auch Charcot a. a. O. S. 188 und Laufenauer betont diese Delirien scharf.

Endlich scheinen die S. 89 erwähnten Zustände von alternirendem Bewusstsein zur Hysterie zu gehören.

Der Verlauf der Hysterie im Kindesalter bietet zahlreiche Verschiedenheiten. Hier sieht man eine einzelne, vielleicht auf einen eng begrenzten Nervenbezirk lokalisirte Störung welcher Art sie auch sei mit

1) Lähr, Allg. Zeitschr. f. Psych. Bd. 29 S. 602.
2) Müller, ibid. Bd. 30. S. 380.
3) Griesinger, Lehrbuch S. 247.
4) Brierre de Boismont, Ann. d'hyg. publ. X. 1858. S. 364.
5) Steiner, Jahrb. f. Kinderheilk. N. F. II. 1869. S. 205.

ermüdender Gleichmässigkeit durch langeZeitfortbestehen, bis sie plötzlich bei Gelegenheit der Einwirkung eines psychischen oder somatischen
Reizes plötzlich verschwindet um vielleicht nie wiederzukehren, dort
herrscht steter Wechsel zwischen vielgestaltigen pathologischen Zu-
standsbildern im Anfall und in der interparoxysmellen Zeit. Constant
ist nur die über allen diesen Phasen des Wechsels und längerer Gleich-
förmigkeit auf gleicher Höhe beharrende Gemüthsveränderung mit den
oben genannten Eigenthümlichkeiten der gedrückten, nach Lösung und
Befriedigung ringenden, Denken und Handeln specifisch beeinflussenden
Stimmung, welche anwachsend Exacerbationen, nachlassend Remissionen
in der Intensität der krankhaften, zum Theil provocirten Erscheinungen
hervorbringt. So ist der Verlauf der Krankheit vielgestaltig genug,
um überdrüssig zu machen.

Die Anfänge der Hysterie bei Kindern sind noch zu wenig studirt,
als dass wir Bestimmtes auszusagen vermöchten. Wahrscheinlich
schleppt sich in den meisten Fällen die remittirende und selbst für
längere Zeit intermittirende Krankheit in das Jugendalter hinüber,
d. h. sie kehrt eben trotz scheinbarer Heilung wieder, wenn accidentelle
Ursachen von Neuem wirken.

Jolly hat gefunden, dass in zahlreichen schweren Fällen von Hysterie bei Erwachsenen die Krankheit bis in die Kindheit zurückdatirt.

Die Prognose ist demnach im Ganzen nicht günstig, wenn auch
selbst schwere Störungen sich oft rasch ausgleichen und die Remissionen
bedeutend sind und lange anhalten können.

Aetiologie. Die allgemeine Prädisposition zu hysterischen
Affectionen jeder Art (von der einfachen Stimmbandlähmung bis zu
den als Chorea magna bezeichneten Anfällen) ist etwas stärker bei
Mädchen als bei Knaben. Bezüglich der individuellen Prädisposition
spielt die erbliche Anlage, speciell die Abstammung von hysterischen
Müttern die Hauptrolle. Erworben kann die Prädisposition werden
durch verkehrte Pflege und Erziehung in somatischer wie psychischer
Hinsicht. Nach den Erfahrungen einiger Kinderärzte (Jacobi, Baginsky, Lindner) wirkt auch in manchen Fällen die Masturbation
als prädisponirendes Moment.

Die Gelegenheitsursachen sind, wie oben bereits angedeutet wurde,
vornehmlich psychische, Schreck (Oxley), Angst, anhaltende Besorgniss
und Aufstachelung des Ehrgeizes, endlich die für diese Neuropsychose
besonders wichtige Imitation oder Contagion (Anblick hysterischer
Zufälle und Störungen bei der Mutter, bei anderen Kindern). Bei
Kindern sah Charcot schwere Hysterie nach spiritistischen Sitzungen
entstehen.

Somatische Ursachen der infantilen Hysterie sind namentlich traumatische Einwirkungen, welche in der Regel leichte und vorübergehende
waren. Selbstverständlich gehören auch Züchtigungen hierher. In
seltenen Fällen geben Erkrankungen des Genitalapparates und acute
Krankheiten (Gelenkrheumatismus) die Gelegenheitsursachen der Hysterie ab.

Diagnose. Bei der Vielgestaltigkeit des Krankheitsbildes kann
die Diagnose nicht von einem oder ein paar bestimmten Symptomen
abhängen. Sie beruht auf der Feststellung des ganzen Zustandes, von
welchem einzelne Erscheinungen nur specielle Aeusserungen sind, dessen
Entwickelung auf dem Boden einer Krankheitsanlage unter Einwirkung
von Gelegenheitsursachen ebenso wichtig für die Diagnose ist, wie
der bei ganz bestimmten psychischen und somatischen Einflüssen so
leicht sich ändernde Verlauf. Im Zusammenhang mit diesen Kriterien
gewinnen nun auch bestimmte nur oder fast nur bei Hysterie auftretende
Symptome bedeutenden Werth. Die wesentlichsten derselben sind:
Gelenksneuralgien, Druckpunkte an der Wirbelsäule, Hyperalgie des
Peritoneums (Ovarie), Globus, Lach- und Weinkrämpfe, Hemianästhesie,
Hemiparesen und Hemiplegien, Paraparesen und Paraplegien, die Gemüthsveränderung und die hysterischen Anfälle.

Dass man stets die Möglichkeit der Simulation des ganzen Er-
scheinungscomplexes im Auge zu behalten habe, ist selbstverständlich.
Allgemeine Regeln lassen sich diesbezüglich nicht geben. Auch ist
dieser Gegenstand für die psychiatrische Betrachtung der
Hysterie ziemlich gegenstandslos, indem eine, lange Zeit mit Consequenz und Schlauheit fortgesetzte, Simulation von Krankheitserscheinungen bei kindlichen Individuen an sich schon krankhaft ist.

Therapie. Vielgestaltig wie die Krankheit ist auch deren
Therapie, welche bei genauer Erwägung der Symptome im Einzelfalle
sich vielmehr auf die Anwendung physikalischer und psychischer als
pharmakologischer Mittel angewiesen sieht. Mag man immerhin Valeriana, Castoreum u. s. w. reichen, die Hydrotherapie, Elektro-
therapie, Massage und Diätetik und die psychische Behandlung beherrschen das Feld bei allen hysterischen Störungen.

Zunächst gilt es, die gesunkene Initiative und das Selbstbewusstsein der Kranken, die Hoffnung auf Besserung und Heilung zu erwecken,
wobei mit ruhiger Bestimmtheit den absichtlichen Uebertreibungen zu
begegnen, nicht die geringste Concession über das Maass möglicher
Störungen hinaus in Anerkennung des Leidenszustandes zu machen ist.
Der Arzt darf sich nie von den Capricen der hysterischen Kinder
düpiren oder gar werfen lassen. Jede systematische Behandlung wirkt,

weil sie Anerkennung des Krankseins beweist, schon-günstig auf das
kranke Kind ein, hat somit psychischen Werth. Erfahrungsgemäss
wirken meistens die leichteren Kaltwassermethoden günstig: kalte
Waschungen, Abreibungen, Abklatschungen. Hysterische Paroxysmen
coupirt ein kalter Wasserstrahl, und sei es auch nur der Inhalt eines
Wasserglases »rücksichtslos in das Gesicht geschleudert, sobald der
Kranke Miene macht, einen Anfall zu bekommen« (Seeligmüller).
Weiterhin kommen in Betracht Galvanisation schmerzhafter Wirbel,
der Wirbelsäule überhaupt, allgemeine Faradisation und namentlich
die Application des elektrischen Pinsels, welcher oft überraschende
Wirkungen erzielt. Die Behandlung der einzelnen functionellen Ner-
venaffectionen geschieht nach den Bd. V entwickelten Grundsätzen.

In allen schweren Fällen gebietet sich die Verbringung in eine
entsprechende Heilanstalt von selbst, da die Kinder in der häuslichen
Pflege nicht prosperiren, weil sie mehr oder weniger verhätschelt
werden. Es gilt hier genau dieselbe Regel der Absonderung und
rationellen Pflege wie bei erwachsenen Hysterischen.

Choreatisches Irresein.

Der psychischen Störungen, welche bei Chorea minor sehr häufig
vorkommen, hat Soltmann bereits Bd. V. 2. 2 S. 158 gedacht. Dieselben sind vielgestaltig, bieten aber nichts Specifisches dar. Am
häufigsten beobachtet man psychopathische Zustände, welche der Neurasthenia cerebralis oder einer milderen Form der stuporösen
oder agitirten Dementia acuta entsprechen. In anderen
Fällen begleitet Gemüthsentartung die Chorea oder es sind Zustände angstvoller, agitirter Melancholie vorhanden. Seltener sind
typische Manie, acute hallucinatorische Paranoia [1]). Es
handelt sich also um Krankheitsformen, welche wir sämmtlich bereits
beschrieben haben. Bisweilen endigt die Chorea mit aufgeregtem
Schwachsinn, welcher die Form der Verwirrtheit annimmt. Einen
derartigen Fall haben wir S. 39 und in der Abbildung auf S. 259
kennen gelernt.

Toxisches Irresein.

Die acuten Einwirkungen giftiger Substanzen auf das Grosshirn
und die durch dieselben hervorgebrachten psychischen Störungen sind
wesentlich Objekte der Toxikologie. In der allgemeinen Aetiologie

---

1) Einige Fälle bei Leidesdorf, Vierteljahrsschrift für Psychiatrie
Bd. 2 (1869) S. 204. Wir tragen diese Arbeit zu Soltmann's Literaturver-
zeichniss hier nach.

S. 50 haben wir kurz die transitorischen und acuten Psychosen erwähnt, welche aus der Vergiftung mit Alkohol, Datura, Belladonna hervorgehen; neuerdings reiht sich denselben die Cocainpsychose an, welche auch bei Kindern vorkommen kann. H a u p t [1]) erwähnt einen solchen Fall, der einen 14jährigen Knaben betrifft. Chronische Vergiftungen mit schwereren oder leichteren Störungen der psychischen Processe haben wir ebenfalls oben bereits kurz erwähnt. Es gehört hierher die durch Missbrauch von O p i a t e n , von A l k o h o l bei Kindern entstehende I d i o t i e , welche nichts Specifisches hat. D e l i r i u m t r e m e n s ist einige Male auch bei Kindern beobachtet worden. Dass diese Form des Alcoholismus chronicus specifische Eigenschaften hat, bedarf kaum der Erwähnung: S i n n e s t ä u s c h u n g e n , D e l i r i u m und S c h l a f l o s i g k e i t charakterisiren dieselbe nebst meist vorhandenem T r e m o r als Krankheit sui generis. Immerhin ist es wichtig und verdient hier hervorgehoben zu werden, dass in den grossen Statistiken über die Frequenz des Säuferwahnes die Altersklassen bis zu 15 Jahren nicht oder kaum merklich vertreten sind. So stehen denn die Fälle von Delirium tremens, von welchen W e i s s [2]), ein mir unbekannter Autor in der ungar. Vereinszeitschrift [3]), R o s e [4]), M a d d e n [5]) von Kindern berichten, als Unica da, während die Säuferleber (vgl. Bd. IV. 2 d. Hdb. S. 745) nicht so selten auch bei Kindern beobachtet wurde.

Wie leicht aber durch schwere acute Alkoholintoxication bei Kindern ein dem Delirium tremens genau gleichender psychopathischer Krankheitsprocess hervorgerufen werden kann, beweisen die Beobachtungen von H o h l [6]) S t a d l e r [7]) U h d e [8]) H ö h n e r k o p p f [9]), bezüglich welcher ich auf die Originalien verweise.

Nachtrag
zu dem Abschnitt Paranoia S. 199 ff.

6³/₄ jähriges Mädchen. Eine Schwester starb 10 Monate alt an lange dauernden Krämpfen, der Vater an Tetanus, welcher indessen traumatisch begründet war. In der Familie sonst keine Geistes- und Nervenkrankheiten. Pat. war skrophulös, hatte an Ekzema capitis und öfter an Ohrenschmerz (ohne Ausfluss) gelitten, war aber geistig gesund, bis sie einen Monat vor Zuziehung des Arztes ohne bekannte Veranlassung

---

1) H a u p t , Mendels Neurol. Centralblatt 1886, S. 462.
2) W e i s s , Preuss. Vereinszeitschr. 1856, cit. b. R o s e , a. a. O. S. 38.
3) Referat im Irrenfreund 1859. S. 14.
4) R o s e , Deutsche Chirurgie, Lief. 7, Stuttg. 1884. S. 38.
5) M a d d e n , Brit. med. Journ. Aug. 1884.
6) H o h l , Journ. f. Kinderkrankh. Bd. IV. S. 452.
7) S t a d l e r , Caspers Vierteljahrsschr. 1846. Nr. 28.
8) U h d e , Deutsche Klinik 1854. S. 424.
9) H ö h n e r k o p p f , Vierteljahrsschr. f. ger. Med. X. 1856. S. 146.

schweigsam wurde und das Spiel mit anderen Kindern einstellte. Sie war unruhig und eigensinnig, wurde leicht bös und zornig, wie ihr der Wille nicht geschah; hatte Angst vor dem Alleinsein, zumal in den Nächten, in welchen das Kind schlecht schlief und aus Furcht vor dem Alleinsein in seinem Bette in demjenigen der Mutter zubrachte. In der letzten Zeit hatte das Kind in Speisen und Getränken allerhand Un-reinlichkeiten, wie Haare, Ungeziefer etc. zu sehen gewähnt, daher die-selben regelmässig mit dem Ausrufe „pfui" von sich gewiesen; einmal sagte es auch, als das Essen aufgetragen wurde: „wie schlecht müssen doch die Menschen sein, die hier oben wohnen, da sie in unsere Speisen spucken". — Eines Abends in einem heftigen Anfall von Angst glaubte es auf der Thür zwei glühende Augen zu sehen, welche, wie Pat. sich ausdrückte, sie nehmen und ihr Böses thun wollten. Wiederholt drehte sich das Kind plötzlich und ganz unmotivirt um und rief mit ärgerlichem Gesichtsausdruck: „stille da, schweig" u. dgl. Von Beginn der Krank-heit an bestand Obstipation. Die Stimmung war anhaltend gedrückt, das Kind sehr zum Weinen geneigt, in den Exacerbationen, welche der Zustand häufig erkennen liess, beruhigte es sich erst, wenn es die Mutter auf den Schooss nahm.

Die ärztliche Untersuchung ergibt: kleiner Wuchs, Abmagerung, Blässe, blaue Ringe unter den Augen, keinerlei Organveränderungen, ausser Schwellung der Halslymphdrüsen, für das Alter sehr bestimmten, sogar stechenden Blick, mürrischen Gesichtsausdruck, absolutes Schweigen und Verweigerung der Antwort auf gestellte Fragen. Nach Anwendung von Bromkalium, Eisen, Valeriana, Chinin bessert sich allmählich die Nachtruhe, die Sinnestäuschungen aber dauern noch etwa 3 Wochen fort. Es gelingt nur mit Mühe und allerlei Kunstgriffen ihr die noth-wendige Nahrung, meist Milch, beizubringen. Nach dem Nachlass der Sinnestäuschungen hält die gedrückte Stimmung noch mehrere Monate an. Auch nach längerer Zeit (im Herbst), nachdem das Kind inzwischen die Schule mit gutem Erfolg besucht hatte, bestand noch Blässe, Ab-magerung bei gehemmtem Wachsthum; der Gesichtsausdruck war erstaunt und das Kind erschien der Mutter noch nicht ganz so wie früher, jedenfalls einsilbiger. In den Nächten erwachte es oft und plötzlich mit wildem klagenden Geschrei. Ausgang unbekannt.

(Berner, Norsk. Mag. f. Lägevidensk, 3 R. XII. 3. 1882) [1]).

Schlussbemerkung.

Nicht alle beobachteten Fälle von psychischer Störung im Kindes-alter lassen sich der einen oder anderen der im Vorstehenden beschriebenen Formen des Irrseins unterordnen. Wie bei Erwachsenen liegen diesen atypischen Fällen von Seelenstörung entweder hereditäre

---

[1) Die genaue Uebersetzung dieses Falles verdanke ich der Güte des Herrn Prof. Dr. J. W. Runeberg in Helsingfors; aus derselben ist ersichtlich, dass es sich nicht, wie es nach dem Referat in Mendels Centralbl. 1882, S. 498 scheinen könnte, um Melancholie, sondern um acute Paranoia handelt.

Belastung, einschliesslich der Abkunft von Phthisikern (Beobachtungen von Ideler [1]), Magnan [2]), Strahan [3]) zu Grunde oder
eine organische Hirnkrankheit (Beobachtung von Stolz [4]) oder es
handelt sich um postfebriles Irresein (Beobachtungen von Ferber [5]),
Chatelain [6]), u. A.). Auch Epilepsie, Hysterie und Chorea können
atypische psychische Störungen bei Kindern hervorbringen.

1) Ideler, Annal. de Charité. III. 1852. S. 329.
2) Magnan, Ref. in Allg. Zeitschr. f. Psych. Bd. 40. S. 444.
3) Strahan, Irrenfreund. 1885. S. 44.
4) Stolz, Med. Jahrb. d. Oesterr. Staates. Bd. 46. 1844. S. 191.
5) Ferber, Arch. d. Heilk. X. S. 259.
6) Chatelain, Ann. méd. psychol. 1870. Sept.

Register.

phylaxe dess. 166. — Symptome dess. 165. — Urs. dess. 158. — Versuche 156.
Sensibilitätsstörungen b. Hysterie 277.
Sinneseindrücke, Einfluss b. K. 8.
Sinnestäuschungen s. Phantasmen.
Sitophobie 125.
Somnambulismus 133. — b. Hysterie 280, 282.
Spasmus nutans b. Hysterie 277.
Spielarten, psych. d. K. 9.
Statistik d. Kinderpsychosen 28. — der erblichen Belastung 32.
Stehlsucht 128.
Stimmungsmangel 78. — -mischung 79. — -wechsel 79.
Strafen, Urs. d. psych. Stör. 59.
Strebungen, perverse 126. — geistige 127.
Stupor, Arten 132.
Sucht nach Feuer 128.
Symptomencomplexe, psych. 131.
Syphilidophobie 195.

Talente, einseitige d. Idioten 256.
Temperaturcontraste, Urs. d. Irres. 50.
Temperaturgang, abnormer bei Belasteten 35.
Tobsucht 167. — b. Idioten 177. — b. psych. Entarteten 177.
Toxisches Irresein 50, 286.
Transitorisches Irresein 219.
Traumatisches Irresein 47.
Trigeminusneuralgie b. Hysterie 276.
Tuberculose d. Eltern, Bez. z. Irres. d. K. 35.
Tücke 129.
Typen, geist. d. K. 8.
Typhus, Bez. z. Irres. 47.

Ueberanstrengung, geist., Bez. z. psych. Stör. 59. — z. Neurasth. cerebr. 134.
Ueberbürdung, Bez. z. psych. Stör. 59.
Unlust, perverse, psych. 80.
Unruhe, krankh. 75. — b. Idiotie 252.
Ursachen d. Irres. 27 ff. — cumulative 37. — gemischte 37, 38. — organische 37. — prädisponirende 27 ff. — psychische 37, 50. — veranlassende 37 ff.

Varietäten, geist. d. K. 8.
Vasomotor. Stör. b. Hyst. 279.
Verdauungsstörungen, Urs. d. Irres. 44.
Vererbung 31, 32, 283.
Verfolgungswahn 118.
Vergiftungen, Urs. v. Irres. 50, 286.
Verlegenheit 75.
Verrücktheit s. Paranoia.
Verstimmung, heitere s. Lust — traurige s. Seelenschmerz.
Vorstellen, Anomalien dess. 82 ff.
Vorstellungsverlauf, Anomalien dess. 103 ff. — Beschleunigung s. Ideenflucht. — Lücken dess. 114. — Trägheit 114.

Wachsthum, Störung dess., Bez. z. Psychosen 35. — b. Idioten 259.
Wärmebestrahlung d. Kopfes, Bez. z Irres. 41.
Wahnideen, Wahnvorstellungen 115 ff. — Grössen- 119. — hypochondrische 117. — melancholische (Kleinheits-) 117. — Verfolgungs- 118.
Wahrnehmungen d. Kinder 8. — Störungen ders. 82 ff.
Wille s. Wollen.
Wirbelschmerz b. Hysterie 276. — b. Neurasthenia cereb. 135.
Wollen, unfertig b. K. 7, 8.

Zähne, Defecte ders. Deg.-Zeichen 34. — b. Idioten 261.
Zähneknirschen b. Belasteten 35.
Zerstörungstrieb 124.
Zuckungen b. Belasteten 34.
Züchtigungen, Urs. v. Irresein 59.
Zwangshandlungen 130.
Zwangsimpulse 130.
Zwangsvorstellungen 103. — impulsive 104, 107. — mentale 104. — theoretische 104. — Geistesstörung in Z. 215.
Zweifelsucht, krankh. 106.

Druckfehlerberichtigung.

Classics in Psychiatry

An Arno Press Collection

American Psychiatrists Abroad. 1975

Arnold, Thomas. **Observations On The Nature, Kinds, Causes, And Prevention Of Insanity.** 1806. Two volumes in one

Austin, Thomas J. **A Practical Account Of General Paralysis, Its Mental And Physical Symptoms, Statistics, Causes, Seat, And Treatment.** 1859

Bayle, A[ntoine] L[aurent] J[esse]. **Traité Des Maladies Du Cerveau Et De Ses Membranes.** 1826

Binz, Carl. **Doctor Johann Weyer.** 1896

Blandford, G. Fielding. **Insanity And Its Treatment.** 1871

Bleuler, Eugen. **Textbook Of Psychiatry.** 1924

Braid, James. **Neurypnology.** 1843

Brierre de Boismont, A[lexandre-Jacques-François]. **Hallucinations.** 1853

Brown, Mabel Webster, compiler. **Neuropsychiatry And The War:** A Bibliography With Abstracts and **Supplement I**, October 1918. Two volumes in one

Browne, W. A. F. **What Asylums Were, Are, And Ought To Be.** 1837

Burrows, George Man. **Commentaries On The Causes, Forms, Symptoms And Treatment, Moral And Medical, Of Insanity.** 1828

Calmeil, L[ouis]-F[lorentin]. **De La Folie:** Considérée Sous Le Point De Vue Pathologique, Philosophique, Historique Et Judiciaire, Depuis La Renaissance Des Sciences En Europe Jusqu'au Dix-Neuvième Siècle. 1845. Two volumes in one

Calmeil, L[ouis] F[lorentin]. **De La Paralysie Considérée Chez Les Aliénés.** 1826

Dejerine, J[oseph Jules] and E. Gauckler. **The Psychoneuroses And Their Treatment By Psychotherapy.** [1913]

Dunbar, [Helen] Flanders. **Emotions And Bodily Changes.** 1954

Ellis, W[illiam] C[harles]. **A Treatise On The Nature, Symptoms, Causes And Treatment Of Insanity.** 1838

Emminghaus, H[ermann]. **Die Psychischen Störungen Des Kindesalters.** 1887

Esdaile, James. **Mesmerism In India,** And Its Practical Application In Surgery And Medicine. 1846

Esquirol, E[tienne]. **Des Maladies Mentales.** 1838. Three volumes in two

Feuchtersleben, Ernst [Freiherr] von. **The Principles Of Medical Psychology.** 1847

Georget, [Etienne-Jean]. **De La Folie:** Considérations Sur Cette Maladie. 1820

Haslam, John. **Observations On Madness And Melancholy.** 1809

Hill, Robert Gardiner. **Total Abolition Of Personal Restraint In The Treatment Of The Insane.** 1839

Janet, Pierre [Marie-Felix] and F. Raymond. **Les Obsessions Et La Psychasthénie.** 1903. Two volumes

Janet, Pierre [Marie-Felix]. **Psychological Healing.** 1925. Two volumes

Kempf, Edward J. **Psychopathology.** 1920

Kraepelin, Emil. **Manic-Depressive Insanity And Paranoia.** 1921

Kraepelin, Emil. **Psychiatrie:** Ein Lehrbuch Für Studirende Und Aerzte. 1896

Laycock, Thomas. **Mind And Brain.** 1860. Two volumes in one

Liébeault, A[mbroise]-A[uguste]. **Le Sommeil Provoqué Et Les États Analogues.** 1889

Mandeville, B[ernard] De. **A Treatise Of The Hypochondriack And Hysterick Passions.** 1711

Morel, B[enedict] A[ugustin]. **Traité Des Degénérescences Physiques, Intellectuelles Et Morales De L'Espèce Humaine.** 1857. Two volumes in one

Morison, Alexander. **The Physiognomy Of Mental Diseases.** 1843

Myerson, Abraham. **The Inheritance Of Mental Diseases.** 1925

Perfect, William. **Annals Of Insanity.** [1808]

Pinel, Ph[ilippe]. **Traité Médico-Philosophique Sur L'Aliénation Mentale.** 1809

Prince, Morton, et al. **Psychotherapeutics.** 1910

Psychiatry In Russia And Spain. 1975

Ray, I[saac]. **A Treatise On The Medical Jurisprudence Of Insanity.** 1871

Semelaigne, René. **Philippe Pinel Et Son Oeuvre Au Point De Vue De La Médecine Mentale.** 1888

Thurnam, John. **Observations And Essays On The Statistics Of Insanity.** 1845

Trotter, Thomas. **A View Of The Nervous Temperament.** 1807

Tuke, D[aniel] Hack, editor. **A Dictionary Of Psychological Medicine.** 1892. Two volumes

Wier, Jean. **Histoires, Disputes Et Discours Des Illusions Et Impostures Des Diables, Des Magiciens Infames, Sorcieres Et Empoisonneurs.** 1885. Two volumes

Winslow, Forbes. **On Obscure Diseases Of The Brain And Disorders Of The Mind.** 1860

Burdett, Henry C. **Hospitals And Asylums Of The World.** 1891-93. Five volumes. 2,740 pages on NMA standard 24x-98 page microfiche only